W0255230

Psychiatrie der Gegenwart

erscheint in der dritten, völlig neu gestalteten Auflage mit neuem Konzept in neun handlichen Bänden. Jeder Band ist in sich abgeschlossen und umfaßt einen praktisch bedeutsamen Themenkreis der Psychiatrie. In ihrer Gesamtheit bilden die Bände ein Informations- und Nachschlage-Werk für Psychiater, Psychotherapeuten, Psychosomatiker und klinische Psychologen, welche in der praktischen Arbeit oder in der Forschung stehen. Es soll zugleich denjenigen Lesern dienen, welche in Weiterbildung und Fortbildung nach einer systematischen Darstellung des heutigen Erfahrungsstandes der Psychiatrie suchen.

Band 1 Neurosen, Psychosomatische Erkrankungen, Psychotherapie

Band 2 Krisenintervention, Suizid, Konsiliarpsychiatrie

Band 3 Abhängigkeit und Sucht

Band 4 Schizophrenien

Band 5 Affektive Psychosen

Band 6 Organische Psychosen

Band 7 Kinder- und Jugendpsychiatrie

Band 8 Alterspsychiatrie

Band 9 Brennpunkte der Psychiatrie Diagnostik, Datenerhebung, Krankenversorgung

Psychiatrie der Gegenwart 5

Dritte, völlig neu gestaltete Auflage

Herausgegeben von

K. P. Kisker H. Lauter J.-E. Meyer

C. Müller E. Strömgren

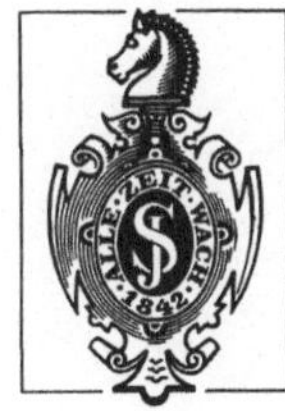

Affektive Psychosen

Bearbeitet von

J. Angst, G. Benedetti, F. Holsboer, A. Kraus, H. Kuhs,
M. Linden, N. Matussek, H.-J. Möller, J.-O. Ottosson,
E.S. Paykel, B. Pflug, M. Schou, R. Tölle, B. Woggon,
E. Zerbin-Rüdin, D.v. Zerssen

Mit 10 Abbildungen

Springer-Verlag
Berlin Heidelberg New York
London Paris Tokyo

Professor Dr. Dr. K. P. KISKER
Medizinische Hochschule Hannover, Psychiatrische Klinik
Konstanty-Gutschow-Str. 8, D-3000 Hannover 61

Professor Dr. H. LAUTER
Psychiatrische Klinik und Poliklinik rechts der Isar der Technischen Universität
Ismaninger Str. 22, D-8000 München 80

Professor Dr. J.-E. MEYER
Georg-August-Universität Göttingen, Psychiatrische Klinik
von-Siebold-Str. 5, D-3400 Göttingen

Professor Dr. C. MÜLLER
Hôpital de Cery, Clinique Psychiatrique Universitaire de Lausanne
CH-1008 Prilly

Professor Dr. E. STRÖMGREN
Psychiatrisches Krankenhaus, DK-8240 Risskov

ISBN-13:978-3-642-71820-5 e-ISBN-13:978-3-642-71819-9
DOI: 10.1007/978-3-642-71819-9

CIP-Kurztitelaufnahme der Deutschen Bibliothek:
Psychiatrie der Gegenwart / hrsg. von K. P. Kisker ... –
3., völlig neu gestaltete Aufl. –
Berlin; Heidelberg; New York; London; Paris; Tokyo: Springer
Teilw. mit d. Erscheinungsorten Berlin, Heidelberg, New York, Tokyo
NE: Kisker, Karl Peter [Hrsg.]
5. Affektive Psychosen. – 1987
Affektive Psychosen / bearb. von J. Angst ... –
Berlin; Heidelberg; New York; London; Paris; Tokyo: Springer, 1987.
(Psychiatrie der Gegenwart; 5)
ISBN-13:978-3-642-71820-5

NE: Angst, Jules [Mitverf.]

Gesamtherstellung: Brühlsche Universitätsdruckerei, Gießen
2122/3130-543210

Mitarbeiterverzeichnis

ANGST, J., Prof. Dr.; Psychiatrische Universitätsklinik, Forschungsdirektion, Lenggstraße 31, CH-8029 Zürich 8

BENEDETTI, G., Prof. Dr.; Kantonsspital, Psychiatrische Universitäts-Poliklinik, Petersgraben 4, CH-4031 Basel

HOLSBOER, F., Prof. Dr.; Klinikum der Johannes-Gutenberg-Universität Mainz, Psychiatrische Klinik und Poliklinik, Langenbeckstraße 1, D-6500 Mainz

KRAUS, A., Prof. Dr.; Klinikum der Ruprecht-Karls-Universität Heidelberg, Psychiatrische Klinik, Voßstraße 4, D-6900 Heidelberg 1

KUHS, H., Dr.; Psychiatrische- und Nervenklinik der Westfälischen Wilhelms-Universität, Klinik für Psychiatrie, Albert-Schweitzer-Straße 11, D-4400 Münster/ Westf.

LINDEN, M., Privatdozent Dr.; Universitätsklinikum Charlottenburg, Psychiatrische Klinik und Poliklinik (WE 12), Eschenallee 3, D-1000 Berlin 19

MATUSSEK, N., Prof. Dr.; Nervenklinik der Universität, Psychiatrische Klinik und Poliklinik, Nußbaumstraße 7, D-8000 München 2

MÖLLER, H.-J., Prof. Dr.; Psychiatrische Klinik und Poliklinik rechts der Isar der Technischen Universität, Ismaninger Straße 22, D-8000 München 80

OTTOSSON, J.-O., Prof. Dr.; Göteborgs Universitet, Psykiatriska Kliniken, Sahlgrenska sjukhuset, S-413 45 Göteborg

PAYKEL, E. S., Prof. Dr.; University of Cambridge Clinical School, Department of Psychiatry, Addenbrooke's Hospital, Hills Road, GB-Cambridge CB2 2QQ

PFLUG, B., Prof. Dr.; Klinikum der Johann Wolfgang Goethe-Universität, Zentrum der Psychiatrie, Abteilung für Klinische Psychiatrie II, Heinrich-Hoffmann-Straße 10, D-6000 Frankfurt/Main 71

SCHOU, M., Prof. Dr.; Aarhus University, Department of Psychiatry, Psychiatric Hospital, Psychopharmacology Research Unit, Skovagervej 2, DK-8240 Risskov

TÖLLE, R., Prof. Dr.; Psychiatrische und Nervenklinik der Westfälischen Wilhelms-Universität, Klinik für Psychiatrie, Albert-Schweitzer-Straße 11, D-4400 Münster/Westf.

WOGGON, Brigitte, Privatdozent Dr.; Psychiatrische Universitätsklinik, Forschungsdirektion, Lenggstraße 31, CH-8029 Zürich 8

ZERBIN-RÜDIN, Edith, Prof. Dr.; Max-Planck-Institut für Psychiatrie, Klinik, Kraepelinstraße 10, D-8000 München 40

ZERSSEN, D. v., Prof. Dr.; Max-Planck-Institut für Psychiatrie, Klinik, Kraepelinstraße 10, D-8000 München 40

Vorwort

Der Begriff der affektiven Erkrankungen ist weit und unscharf abgegrenzt; bei der Mehrzahl der psychischen Erkrankungen kommen affektive Symptome vor. Der vorliegende Band beschränkt sich auf die Beschreibung von Zuständen, bei denen die affektive Symptomatik ganz im Vordergrund steht und außerdem weitgehend direkt mit den pathogenetischen Faktoren in Verbindung zu stehen scheint. Dabei wird die Darstellung in erster Linie auf Zustände psychotischen Grades beschränkt, obwohl die Zusammenhänge dieser Psychosen mit leichteren affektiven Störungen bei den Problemen des genetischen Hintergrundes und der prämorbiden Persönlichkeit deutlich hervortreten.

Die seit langem angestellten Vermutungen über eine genetische Heterogenität affektiver Psychosen scheinen in jüngster Zeit durch Feststellung von relevanten Markern gestärkt worden zu sein.

Die Einflüsse von psychologischen bzw. biologischen Faktoren auf Entstehung und Verlauf von affektiven Psychosen werden gesondert abgehandelt, wobei auch umgekehrt die Einflüsse dieser Psychosen innerhalb der erwähnten Gebiete beschrieben werden. Den wichtigen und innerhalb der deutschen Psychiatrie früh und eingehend untersuchten Rhythmusfragen wird ein Sonderkapitel gewidmet, das auch die therapeutischen Konsequenzen der diesbezüglichen Forschungen behandelt.

Die sich in schneller Entwicklung befindende somatische Behandlung der affektiven Psychosen wird von der Pharmakotherapie dominiert, wobei die Lithiumbehandlung eine Sonderstellung einnimmt, in erster Linie in Bezug auf die Prophylaxe. Die Elektrokonvulsionstherapie behauptet ihre Stellung als die bei bestimmten Indikationen erfolgreichste Behandlung, deren unerwünschte Nebenwirkungen durch Verbesserungen der Technik an Bedeutung ganz erheblich verloren haben.

Die Bedeutung der Psychotherapien für Behandlung und Vorbeugung der affektiven Psychosen ist umstritten; auch deshalb benötigt dieses Thema eine ausführliche Darstellung, sowohl vom analytischen wie auch von anderen Gesichtspunkten ausgehend. Die zunehmende Erkenntnis der Bedeutung von rollendynamischen Faktoren hat eine Darstellung der diesbezüglichen Problematik nahegelegt.

Die Herausgeber

Inhaltsverzeichnis

I. Begriff der affektiven Erkrankungen

J. ANGST

INHALTSVERZEICHNIS

A. Zweck der Klassifikation – Symptom, Syndrom, Krankheit, Melancholie, Depression

Es gibt keine „natürliche" Klassifikation psychiatrischer Erkrankungen, wie sie z. B. im Bereiche einer Systematik der Spezies in der Biologie möglich ist. Aus Mangel an Kenntnissen über die Ursachen und pathogenetischen Prozesse erfolgt die Typisierung psychiatrischer Störungen größtenteils auf der Ebene von Symptomen und Syndromen, d. h. phänomenologisch. Die *Ziele* syndromaler psychiatrischer Klassifikationsversuche sind pragmatisch. Die wichtigsten sind: Deskription, um international kommunizieren zu können, Selektion, um homogene Stichproben für Forschungszwecke zu gewinnen, Indikation, als Handlungsanweisung für die Therapie (z. B. bei der Indikation bestimmter Substanzklassen von Psychopharmaka) und schließlich Prognose auf kürzere oder längere Sicht [Strecken- und Richtungsprognose nach MÜLLER (1949)]. Grundsätzlich gibt es so viele Klassifikationen wie Zweckbestimmungen (COPELAND 1981). Ein Beispiel dafür ist die Klassifikation von Pflanzen bei Naturvölkern, wie sie LEVI-STRAUSS

(1973) anschaulich darstellte; für Eingeborene ist weniger eine Linnésche Systematik der Pflanzen als vielmehr eine solche nach Toxizität, Geschmack und praktischer Verwendbarkeit relevant. Auf dem gleichen Niveau bewegt sich die phänomenologische psychiatrische Klassifikation. Dies gilt im besonderen für die depressiven Syndrome, die mit großer Wahrscheinlichkeit eine Manifestation zahlreicher verschiedener pathogenetischer Prozesse mit gemeinsamer Endstrecke sind.

Terminologisch besteht auf dem Gebiete der Affektivität eine verwirrende Situation. SCHARFETTER (1985) behandelt deshalb die Begriffe „Affekt", „Emotion", „Gefühl" und „Stimmung" als synonym, unterscheidet aber doch zwischen Zustandsgefühlen und dauerhaften Verstimmungen. Als *Emotion* werden in der Regel kurzdauernde Gefühlsveränderungen, als *Stimmung* eher länger anhaltende Zustände der Befindlichkeit verstanden; die Übergänge sind natürlich fließend. Zur Beschreibung depressiver Gefühle innerhalb der Norm werden Begriffe wie „Kummer", „Gram", „Trauer", „schwermütig", „depressiv", „melancholisch" verwendet. LEHMANN (1966) unterscheidet zwischen Depression innerhalb der Norm als universellem menschlichem Zustand und pathologischer Depression. Innerhalb der letzteren trennt er scharf zwischen Symptom (depressive Stimmung), Syndrom (Symptomenkomplex) und Diagnose (z. B. manisch-depressive Erkrankung, Involutionsmelancholie, reaktive Depression). Analog unterscheidet SILVERMAN (1968) zwischen Depression als Gefühl, als Reaktion, als Syndrom und als Krankheit. Es ist offenkundig, daß dieser Gruppierung verschiedene Kategorien zugrundeliegen: die Unterscheidung zwischen „normal" und „pathologisch", zwischen einzelnen Symptomen und Symptom-Komplexen und schließlich Annahmen über deren Ätiologie.

Zur Geschichte der Theorien- und Begriffsbildungen, vor allem der beiden Termini „Melancholie" und „endogene Depression", haben entscheidend die Werke von FISCHER-HOMBERGER (1968), TELLENBACH (1976) und SCHMIDT-DEGENHARD (1983) beigetragen. Der *Melancholie*begriff geht gesichert bis zum Corpus hippokraticum zurück, ist aber wahrscheinlich noch älter. Ursprünglich wurde die Melancholie oder Schwarzgalligkeit in der Vier-Säfte-Lehre für somatische (Apoplexie, Krämpfe) wie auch für seelische Störungen (Furcht, Traurigkeit, Mutlosigkeit) verwendet. Recht früh dehnte sich die Bedeutung des Melancholie-Begriffs aus und schloß allgemein das Verrückt- oder Irresein ein. Wie FISCHER-HOMBERGER (1968) darlegte, wird seit der Renaissance und dem 17. Jahrhundert unter Melancholie ein Zustand von Traurigkeit mit „partieller Verrücktheit" verstanden, was eher in Richtung auf die heutige Bezeichnung „affektive Psychose" hindeutet. Der Begriff „Melancholie" wurde aber auch in der Literatur- und Kunstgeschichte für normale Gefühle der Wehmut, Schwermut, Weltschmerz, Vergänglichkeit, Traurigkeit und Empfindsamkeit verwendet (VÖLKER 1983) und die Verwandtschaft zur Genialität hervorgehoben (TELLENBACH 1976). Die Vermengung dieses Begriffes mit demjenigen der pathologischen Melancholie hat bis in neuere Zeit Anlaß zur Verwischung der Unterschiede und zu ungerechtfertigter Sinninterpretation melancholischen Geschehens Anlaß gegeben (GUARDINI 1949; WYRSCH 1980). Nach SCHMIDT-DEGENHARD liegt problemgeschichtlich in der depressiven Hemmung die konstituierende Grundstörung der psychotischen Ausprägung von Melancholie. Nach vorübergehender Reservation für die Depressionen des Rückbildungsalters gab KRAEPELIN (1913) den Melancholie-Begriff schließlich zugunsten der Depression ganz auf. In der psychiatrischen Anthropologie (TELLENBACH 1976) und in der deutschen Psychiatrie blieb er aber bis heute ein entscheidender Grundbegriff und deckt sich mit der „endogenen Depression".

Der Begriff der *Depression* geht nach SCHMIDT-DEGENHARD (1983) auf CULLEN (1786) zurück und bezeichnete ursprünglich eine zentralnervöse vaskuläre Atonie, eine Art Depression der Hirngefäße, die einen Kollaps des gesamten Gehirns zur Folge hat. Den Durchbruch des Terminus „Depression" schuf schließlich KRAEPELIN (1913), als er den Melancholie-Begriff ganz aufgab. [Einen weiteren Schritt bedeutete auch die Schaffung des Begriffs „reaktive Depression" durch REISS (1910).] Heute meint Depression meistens ein Syndrom verschiedenster Genese. In den letzten Jahrzehnten hat sich vor allem im angelsächsischen Raum die Bezeichnung „affektive Erkrankungen" für alle möglichen Gruppen von depressiven und manischen Störungen durchgesetzt. Der Term „melancholia" wird dann nur ausnahmsweise verwendet, z. B. in der DSM-III (American Psychiatric Association 1980) als operational definierte Unterkategorie depressiver Syndrome besonderer Schwere („major depression") (ZIMMERMANN et al. 1986a).

Die Beschränkung der Begriffe Melancholie oder endogene Depression auf den Bereich der affektiven *Psychosen* ist nicht problematisch, aber der *Psychosebegriff* selbst ist es. Der Psychosebegriff, der auf VON FEUCHTERSLEBEN (1845) zurückgeht, ist eine unscharfe, allgemeinste psychiatrische Bezeichnung für viele Formen psychischen Andersseins und psychischer Krankheit. Im Rahmen affektiver Erkrankungen von „endogenen Psychosen" oder gar „manisch-depressivem Irresein" (KRAEPELIN 1913) zu sprechen, ist problematish, da KRAEPELIN selbst explizit nichtpsychotische Manifestationen in die Definition des manisch-depressiven Irreseins einschloß. Er zählt dazu „gewisse leichte und leichteste, teils periodische, teils dauernde krankhafte Stimmungsfärbungen, die einerseits als Vorstufe schwererer Störungen anzusehen sind, andererseits ohne scharfe Grenzen in das Gebiet der persönlichen Veranlagungen übergehen". Angesichts dieser verwirrenden Situation kann heute kein Konsens erwartet werden. Die internationale Entwicklung geht in Richtung klarer Definitionen, zum Teil unter Heranziehung operationaler Kriterien. Die Verwirrung wird dadurch besser definiert, aber nicht aufgehoben! Eine Konsequenz ist die sogenannte Polydiagnostik (BERNER et al. 1982) (s. S. 32).

In diesem Kapitel wird der Begriff Melancholie synonym mit dem der endogenen Depression verwendet. Wenn möglich wird auch der Empfehlung von HELMCHEN u. LINDEN (1980) gefolgt, stets klar die Abstraktionsebene zu bezeichnen, auf symptomatologischer Ebene wird z. B. von depressivem Symptom oder depressiver Verstimmung gesprochen, auf syndromaler Ebene von depressivem Syndrom, und auf Krankheitsebene z. B. von Melancholie, unipolarer depressiver Erkrankung oder bipolarer Erkrankung. Auf den Begriff Psychose wird oft verzichtet, weil auch milde nichtpsychotische Zustände eingeschlossen sind.

Im angelsächsischen Raum wird oft von „*„minor depression*" oder Dysthymie gesprochen. Der Begriff der Dysthymie geht auf FLEMMING (1844) zurück. Er verstand darunter Gemütsstörungen und unterschied nach dem Verlauf eine akute (transitoria sive subita), eine anhaltende (continua) und eine remittierende (remittens) Form. Nach der dominierenden Symptomatik unterschied er die „dysthymia atra“ (Melancholie), die „dysthymia candida“ (heitere Dysthymie, Hypomanie) und die „dysthymia mutabilis“ mit einem bipolaren Wechsel der beiden vorhergehenden Formen. Die Dysthymie gehörte zur Klasse der Vesania, d. h. der Geistesverwirrung, zu der er auch die klassische „mania“ (Tobsucht) zählte, die mit dem heutigen Begriff der Manie sehr wenig zu tun hat. In der DSM-III wird mit Dysthymie (statt depressiver Neurose) ein über mindestens zwei Jahre in mehr als der Hälfte der Zeit vorhandenes depressives Syndrom charakterisiert, das in der Symptomatik nicht den Kriterien einer „major depression“ genügt. Diese Dysthymien sind mit großer Wahrscheinlichkeit sehr heterogen, und der Begriff soll nur mit größter Vorsicht verwendet werden.

B. Kontinuum von normaler Traurigkeit zu pathologischer Depression – Falldefinition

Jeder Gesunde kennt aus Selbsterfahrung depressive Stimmungen. Klassische Beispiele sind Verlust- und im besonderen Trauerreaktionen. Depressive Gemütsbewegungen sind aber kein Privileg der menschlichen Spezies, sondern wahrscheinlich im Tierreich weit verbreitet. Darwin hat schon 1872 auf die evolutiven Wurzeln hingewiesen. Price (1967) ordnet aus evolutiver Sicht die wichtigsten Emotionen in ihrer Bedeutung der Dominanzhierarchie sozialer Gruppen (z. B. bei Affen) zu. Stimmungshebung und -senkung werden Auf- und Abwärtsbewegungen auf der Rangskala der Dominanz zugeordnet. Er nimmt an, daß mildere Zustände der depressiven Verstimmung ursprünglich evolutiv sinnvolle adaptive Mechanismen waren; sie dienten der Neuanpassung an eine niedrigere Stufe der Hierarchie. Dazu passen die Gefühle des Unterlegenseins, der Wertlosigkeit, des Rückzugs, des selektiven Vergessens, Appetitlosigkeit und Libidoverlust. Alle diese Symptome verhüten, daß das Individuum vergeblich versucht, auf der Stufenleiter wieder hochzukommen. Allfällige Symptome der Reizbarkeit oder Aggression des depressiv Gestimmten richten sich auf die sozial noch tiefer stehenden (Ehefrau, Kinder).

In einer umfassenden Arbeit über die Definition der Depression hat Bebbington (1978) klar dargelegt, daß es keine Definition pathologischer Depressionen und damit auch keine klare Abgrenzung gegen Trauerreaktionen des Gesunden gibt. In einer Untersuchung an einer normalen Bevölkerungsgruppe von mindestens 65jährigen fanden Cooper u. Schwarz (1982) keine Anhaltspunkte für eine natürliche Trennung zwischen psychisch Kranken und Gesunden. Vielmehr liegt bezüglich Depression ein Kontinuum vor, wie bei physiologischen Variablen der somatischen Medizin (z. B. Blutdruck, Blutzucker). Das Kontinuum ist offenkundig, wenn Instrumente in der Untersuchung verwendet werden, welche quantitativ das Ausmaß der Depression erfassen.

Wie depressive Gefühle wahrgenommen, verarbeitet und mitgeteilt werden, hängt von vielen Faktoren ab, u. a. von kulturellen Rahmenbedingungen, eigenen und fremden Interpretationen (Rippere 1981), welche wiederum kulturabhängig sind. *Transkulturell* bestehen daher enorme Unterschiede bezüglich der Grenzziehung zwischen krank und gesund und den Erklärungsmechanismen für Stimmungsveränderungen (psychoanalytisch z. B. Verlusterlebnisse, psychophysiologisch z. B. Stressoren, religiös z. B. Strafe für Sünde oder Einfluß dämonischer Mächte). Zahlreiche Arbeiten widmen sich der Abgrenzung zwischen normal und abnorm, aus statistischer, kultureller, gesellschaftspolitischer und anderer Perspektive. Scharfetter (1982) hat u. a. unterschieden zwischen somatischen, soziologischen, psychologischen, psychoanalytischen, kommunikationspsychologischen, behavioristischen, forensischen und anderen Modellen.

Das Dilemma, daß es keine natürlichen Grenzen zwischen normal und krankhaft gibt (Williams et al. 1980) kann nicht gelöst werden. Die Bildung eines sogenannten Schwellenwertes zur *„Falldefinition"* ist daher immer arbiträr, Fehlklassifikationen sind unvermeidlich und können nur durch bestimmte Methoden minimiert werden. Aus diesem Grunde ist es von ausschlaggebender Bedeutung, daß die Definition eines Falles, wie Häfner (1978) betont, objektiv, quantitativ, gültig und trennscharf ist. Als *Außenkriterium* für die *Validierung* der Diagnose gilt häufig das *Expertenurteil* durch Psychiater, was nicht unproblematisch ist. Copeland (1981) hat die Gläubigkeit an die diesbezüglichen Fähigkeiten von Psychiatern zu Recht ernsthaft in Frage gestellt. Der Psychiater urteilt aufgrund eines ihm vorschwebenden typischen klinischen Krankheitsbildes, welches aus der professionellen Erfahrung an einer nicht repräsentativen Gruppe von schwerer Kranken gewonnen wurde. Häufig ist das Bild sogar noch durch hospitalisierte Kranke besonders eingefärbt, worauf Angst (1973), Copeland et al. (1975) wie auch Wing et al. (1977) hinweisen. Die methodische Entwicklung standardisierter Techniken ging denn auch von klaren psychiatrischen Fällen (hospitalisierte und ambulante) aus, um die so gewonnenen Kriterien später einer Bewährungsprobe in der Allgemeinbevölkerung zu unterziehen. Daß die Verallgemeinerung für epidemiologische Zwecke der Normalbevölkerung nicht unproblematisch ist, haben z. B. Dohrenwend et al. (1978) für die durch Spitzer et al. (1978) entwickelten Research Diagnostic Criteria gezeigt.

Die meisten psychiatrischen Feldstudien, so z. B. klassische skandinavische Arbeiten wie diejenige von Larsson u. Sjögren (1954), oder Strömgren (1938) beruhen auf klinischen Diagnosen erfahrener Experten, die durch ein freies oder sehr wenig standardisiertes Interview gewonnen wurden. Wo liegt der Fortschritt der letzten Jahrzehnte, wenn neuere, standardisierte Methoden, z. B. strukturierte Interviews verwendet werden, die sich aber wiederum am Urteil erfahrener Kliniker orientieren? Bleibt damit nicht letztlich stets der Kliniker wegleitend? Wird nicht mit standardisierten Methoden versucht, weniger Geschulten eine erfahrenen Experten nahekommende Diagnostik zu ermöglichen? In gewisser Weise dreht sich also die methodische Entwicklung doch stets im Kreis um das Expertenurteil herum, welches an sich zweifelhaft ist.

Es überrascht denn auch nicht, daß in der Allgemeinpraxis die Übereinstimmung zwischen dem Praktiker, der den Kranken schon länger kennt, und dem psychiatrischen Experten, der ein Interview durchführt, eindrücklich schlecht ist. In Traunstein (Oberbayern) wurde z. B. in einer epidemiologischen Studie in Allgemeinpraxen durch Bruder et al. (1982) das Problem der Falldefinition aufgrund des durch Goldberg et al. (1970) entwickelten Interviews überprüft. Praktiker und Psychiater wichen entscheidend voneinander ab. 42% der Patienten von 18 Allgemeinpraxen wurden als psychisch gestört befunden, 16% nur durch den psychiatrischen Interviewer, 10% nur durch den Allgemeinpraktiker: eine Übereinstimmung bestand lediglich in 16 der 42% (Dilling et al. 1978). Es wäre billig, die Diagnosen der Praktiker einfach als invalid abzutun.

Die *Beurteilerübereinstimmungsstudien* zwischen Experten zeigen zwar tröstlicherweise eine auf den ersten Blick ermutigende Konkordanz von bis zu 90% in England (Wing et al. 1978, 1981; Bebbington et al. 1981) sowie in Uganda (Orley u. Wing 1979). Problematisch bleibt aber die Einschätzung der Schwere affektiver Symptome, und es ist anerkannt, daß nur eine genaue Schulung von Experten die Anwendung bestimmter Instrumente wie der Present State Examination (PSE) ermöglicht. Inwieweit aber schafft das diesbezügliche Training nicht einfach nur eine Indoktrinierung oder eine bestimmte Sichtweise, die lokalen Bedingungen einer reputierten Schule oder dominierenden Persönlichkeit entspricht und die natürlichen Verhältnisse nur bedingt wiedergibt? Wäre es etwa zweckmäßiger, Verfahren zu entwickeln, die möglichst wenig sogenanntes Expertenwissen, d. h. systematisches Training und Lernen voraussetzen? Sollte es nicht Ziel der methodischen Entwicklung sein, möglichst verständliche, strukturierte, in einer Alltagssprache formulierte Interviews zu entwickeln, die den individuellen Interpretationen von Experten möglichst wenig Raum lassen?

Verschiedene Untersuchungen deuten darauf hin, daß zwar die *Spezifität* der Falldefinitionen relativ hoch ist, z. B. nach Goldberg et al. (1970) um 95%, daß aber die *Sensitivität* mit 59% tief ist. Gastpar (1979) gibt für eine Studie in Allgemeinpraxen ebenfalls 60% an. In der Traunsteiner Studie wurden z. B. unter Anwendung eines gewissen Cut-off-Kriteriums des Goldbergschen Interviews 41% (166 von 406 psychiatrischen Fällen) nicht erfaßt, was natürlich eine gravierende Zahl von Fehlklassifikationen darstellt. Wenn auch Wing et al. (1978) auf eine gute Übereinstimmung der Falldefinition hinweisen, wenn es darum geht, die Absenz von psychiatrischen Erkrankungen festzustellen (89% Übereinstimmung), so müssen sie doch eingestehen, daß nur 60% Übereinstimmung erzielt werden, wenn es um die Präsenz psychiatrischer Störungen geht – worauf es letztlich wohl entscheidend ankommt. Diese nicht gerade optimistisch stimmenden Zahlen stammen aus einer Übereinstimmungsstudie der Falldefinition durch eine Expertengruppe des Institute of Psychiatry of London (Medical Research Council), unter Anwendung des Present State Examination (PSE) und des Index of Definition. Es ist dabei offenkundig, daß es sich um eine homogene, seit Jahren gemeinsam ausgebildete Expertengruppe handelt. Wie sähen die Zahlen wohl sonst aus?

C. Historische Konzepte und Gegenwart

Die Geschichte der Begriffsbildung von Melancholie und Depression ist bereits im ersten Abschnitt dieses Kapitels behandelt worden. Über die Vielfalt in der Entwicklung, vor allem ätiologischer Modelle, geben Vliegen et al. (1975) eine gute Übersicht. In diesem Abschnitt sollen nur diejenigen diagnostischen Konzepte kurz zusammengefaßt werden, die auch aktuell noch von großem Einfluß sind.

Bahnbrechend war 1851 die Arbeit von FALRET, der die *bipolaren Psychosen* als eigentliche Krankheitseinheit schuf. In der Folge entwickelte sich unter BAILLARGER (1854) eine äußerst komplizierte Typologie, die sich auf Dutzende von Verlaufsformen bipolarer Störungen bezog. Die „folie circulaire" von FALERT (1851) wurde durch KRAEPELIN (1889) zusammen mit den Depressionen unter dem *„manisch-depressiven Irresein"* vereint. Diese Subsumierung hat sich für die spätere Forschung nachteilig ausgewirkt, indem nicht mehr zwischen bipolaren manisch-depressiven und unipolaren depressiven Psychosen unterschieden wurde. Später hat besonders KLEIST (1953) immer wieder eine differenziertere Typologie endogener Psychosen verlangt und er hat auch wieder klar zwischen *monopolaren und bipolaren Erkrankungen* unterschieden. Unter die unipolaren Störungen zählte er periodische Melancholien, periodische Manien und andere Erkrankungen, unter die bipolaren die manisch-depressiven Störungen, aber auch Motilitätspsychosen, Verwirrtheitspsychosen, d.h. zykloide Erkrankungen. Sein Konzept entstand zusammen mit seinen Schülern LEONHARD (1939) und NEELE (1949): NEELES Monographie war wohl der erste Versuch, KLEISTS Konzept auch genetisch zu validieren. Das Kleistsche Begriffspaar monopolar/bipolar ist also weiter gefaßt als das heute gebräuchliche. Heute werden im Gegensatz zu KLEIST-LEONHARD die unipolaren Manien den bipolaren Störungen zugeordnet.

Den Durchbruch für die Dichotomie zwischen unipolaren Depressionen und bipolaren Störungen, die auf FALRET (1851) zurückgeht, schufen schließlich die Arbeiten von LEONHARD et al. (1962), ANGST (1966), PERRIS (1966) sowie WINOKUR u. CLAYTON (1967). In der Folge wurden weitere Untergruppen vorgeschlagen, die aber noch der Klärung bedürfen. DUNNER et al. (1976a) gliederten bipolare Psychosen in „Bipolar I" und „Bipolar II", definiert durch eine Hospitalisierung im Falle Typ I wegen Manie, im Falle von Typ II sind die manischen Manifestationen milder. ANGST (1978) schlug 3 Untergruppen vor, nämlich eine Kerngruppe mit schweren Manien und Depressionen (MD), eine mehr manische (Md) und eine mehr depressive (Dm) bipolare Erkrankungsform.

WINOKUR versuchte wiederholt, aufgrund der Familiengeschichte sowohl bipolare (WINOKUR et al. 1986) wie auch unipolar-depressive (WINOKUR 1982) Erkrankungen zu gliedern. Für die letzteren schuf er aufgrund des familiären Vorkommens von Soziopathie und Alkoholismus weitere Untergruppen (s. Abschn. D. X). Diese Gruppierung vermochte im Vergleich zur Subklassifikation bipolarer Störungen noch weniger durchzudringen.

In den USA wurde der Begriff der *primären Depression* durch ROBINS, GUZE und WINOKUR geschaffen und später durch FEIGHNER et al. (1972) diagnostisch operationalisiert. Es folgte eine Weiterentwicklung über die Research Diagnostic Criteria (SPITZER et al. 1978) bis hin zur dritten Ausgabe des Diagnostic and Statistical Manual of Mental Disorders (DSM-III, American Psychiatric Association 1980). Auf diesem Wege wurden die ursprünglich zu Forschungszwecken aufgestellten Kriterien weiter differenziert, und es drang immer mehr der Term *"major depression"* durch. Dieser ist durch die Präsenz gewisser Symptome über eine bestimmte Zeitdauer und durch gewisse Ausschlußkriterien (welche die sekundäre Depression betreffen) definiert. (Näheres dazu s. Abschn. D. VII). Wichtig ist jedoch festzustellen, daß die Begriffe der primären oder auch der "Major Depression" sich keineswegs mit dem der endogenen Depression decken, sondern aufgrund ihrer deskriptiven Definition weit ins Gebiet der sogenannten reaktiven und neurotischen Depression hineingreifen. Am nächsten kommt der im deutschen Sprachraum üblichen Gruppe der endogenen Depression die Untergruppe "Major Depression with Melancholia", die neben der depressiven Stimmung durch morgendliche Verschlimmerung, frühes Aufwachen, starke psychomotorische Hemmung oder Agitation, starken Appetitverlust oder Gewichtsverlust sowie exzessive oder unangebrachte Schuldgefühle charakterisiert wird. Sie stellt nach Zimmermann et al. (1986b) nur eine schwerere Form der Erkrankung dar.

Langfristig wird sich voraussichtlich die psychiatrische Diagnostik am stärksten durch die Einführung der sog. *multiaxialen Modelle* entwickeln. Sie offerieren einen Ausweg aus der eindimensionalen Betrachtungsweise, die sich z. B. nur auf die Symptomatik oder auf die Ätiologie stützt (Mezzich 1979). Dieses Modell erfaßt systematisch den Zustand eines Patienten mit Hilfe verschiedener Variablen, Aspekte oder Achsen, die hohen klinischen Informationswert haben sowie quasi unabhängig voneinander konzipiert und graduiert werden können. Das Modell ist mit kategorialen und dimensionalen oder gemischten diagnostischen Ansätzen vereinbar. Klassische Lösungsversuche stammen von Essen-Möller u. Wohlfahrt (1947), Essen-Möller (1971), Ottosson u. Perris (1973) und Helmchen (1980). Der Ansatz wurde früh durch die WHO (Stengel 1959; Rutter et al. 1975) aufgenommen und weiterentwickelt und spielt auch im amerikanischen Diagnostic and Statistical Manual of Mental Disorders (DSM-III) eine ausschlaggebende Rolle. Die glänzende Übersicht von Mezzich (1979) erwähnt folgende Achsen: Phänomenologie, ätiologische und assoziierte Faktoren, zeitlicher Verlauf, soziale Anpassung, andere. In der Kinderpsychiatrie (Rutter et al. 1975) wurde rasch erkannt, daß auch Intelligenz und Persönlichkeit eigenständige Achsen darstellen.

Im deutschen Sprachraum wurde jüngstens durch Berner (1983) ein Klassifikationssystem mit operationalisierten sog. *Achsensyndromen* geschaffen, die u. a. endogenomorph-depressive, -manische, -dysphorische und -gemischte Syndrome enthalten. Eine umfassende Darstellung findet sich in Berner et al. (1983) (s. dazu S. 32).

D. Moderne Klassifikationsversuche

I. Traditionelle ätiologische Konzepte

Eine gute Übersicht über traditionelle typologische Gruppierungen geben Busch (1977), Helmchen u. Linden (1980) und Faust et al. (1983). Kendell (1976) hat in einer Übersicht verschiedenste typologische Systeme zusammengestellt, die sehr heterogen sind (deutsche Übersetzung in Helmchen u. Linden 1980). Kielholz (1965) folgend, wird aus ätiologischer Sicht oft eine Dreiteilung in somatogene, endogene und psychogene Depressionen vorgenommen. Die psychogenen gliedern sich in reaktive, neurotische Depressionen und einfach depressive Entwicklungen; die endogenen Depressionen bestehen aus unipolaren (monopolaren) Depressionen, bipolaren (zyklischen) Depressionen, Spät- oder Involutionsdepressionen; die somatogenen Depressionen teilen sich in organische und symptomatische.

Im folgenden wird auf eine solche ätiologische Klassifikation verzichtet, da sie grundsätzlich problematisch ist. Auf einige Schwierigkeiten allein schon in der Praxis hat HEIMANN (1981) hingewiesen. Alle Versuche der Typisierung depressiver Syndrome sind fragwürdig, wie z. B. die vitale Depression (SCHNEIDER 1955), die endoreaktive Dysthymie (WEITBRECHT 1952) und die Erschöpfungsdepression (KIELHOLZ 1959).

II. Primäre und sekundäre Depressionen / sekundäre Manie

Die Dichotomie depressiver Syndrome in primäre und sekundäre wurde in den Fünfzigerjahren in St. Louis unter E. ROBINS, S. GUZE und G. WINOKUR entwickelt, und die erste Publikation stammt von WOODRUFF et al. (1967). Die Unterscheidung primärer von sekundärer Depression gilt in den USA als elementarer erster Schritt einer Subklassifikation depressiver Syndrome. CLAYTON (1983) gibt eine Übersicht. Die Definitionen wurden wiederholt verfeinert; wichtige Entwicklungsstadien bilden die Feighner-Kriterien (FEIGHNER et al. 1972) und die Research Diagnostic Criteria von SPITZER et al. (1978). Ein Vergleich mit den Kriterien von CASSIDY et al. (1957) stammt von MURPHY et al. (1974a). Das Kriterium zur Unterscheidung liegt in der zeitlichen Abfolge psychiatrischer Syndrome. Von „primärer Depression" wird gesprochen, wenn keine andere nichtaffektive psychiatrische Erkrankung der Depression vorausging; „sekundäre Depressionen" folgen zeitlich einer anderen nichtaffektiven Erkrankung. Depressionen, die während oder im Anschluß an eine paralysierende oder lebensbedrohliche körperliche Erkrankung auftreten, werden ebenfalls in diese Definition eingeschlossen, umfassen also die üblicherweise auch als „symptomatisch" bezeichneten depressiven Syndrome. Es ist offenkundig, daß die Gruppe der sekundären Depressionen heterogen ist. Am häufigsten werden sie sekundär als Folge der nachstehenden Störungen genannt: Alkohol- (WOODRUFF et al. 1973; DACKIS et al. 1986) oder Drogenabhängigkeit, Hysterie (somatization disorder), Migräne (GARVEY et al. 1984), Soziopathie (antisoziale Persönlichkeit), Borderline Persönlichkeitsstörungen (Perry 1985), Angstneurosen inkl. Panikerkrankungen, phobische Erkrankungen, Zwangskrankheiten, Schizophrenie, Bulimie and Anorexia nervosa (KATZ et al. 1984; KATZ 1985; BIEDERMAN et al. 1985; BROTMAN et al. 1985; SWIFT et al. 1986), Apoplexie (ROBINSON et al. 1985). Die überzufällige Assoziation dieser Störungen mit Depressionen ist nicht bewiesen, geschweige denn ein kausaler Zusammenhang. Die kritischen Übersichten von SCHUCKIT (1985, 1986) stellen den Zusammenhang mit dem Alkoholismus sehr in Frage, das gleiche gilt für unsere epidemiologischen Befunde (ANGST u. DOBLER-MIKOLA 1983) bezüglich der Migräne.

In ihrer Symptomatik unterscheiden sich primäre und sekundäre Depressionen nur geringfügig. Die Präsenz psychotischer Symptome (Wahn, Halluzinationen) ist gleich (GUZE et al. 1975; AKISKAL et al. 1978). Primäre Depressionen sind nach WOOD et al. (1977) sowie ANDREASEN u. WINOKUR (1979a) häufiger durch Hemmung charakterisiert, was zur Vermutung Anlaß gab, daß primär eine Störung der Psychomotorik vorliegen könnte (CLAYTON 1983; SCHMIDT-DEGENHARD 1983). Eine engere Verwandtschaft primärer Depressionen zu endogenen Depressionen wurde an der verkürzten REM-Latenz aufgewiesen (KUPFER 1976). Suizidalität findet sich bei sekundärer Depression häufiger, besonders bei Depressionen im Gefolge von Soziopathien (GARVEY u. SPODEN 1980). Sekundär Depressive zeigen anamnestisch mehr Suizidversuche (REVELEY u. REVELEY 1981). Sie weisen ein früheres Ersterkrankungsalter auf, ihre Eltern sind häufiger getrennt oder geschieden (WOODRUFF et al. 1972); die Patienten stammen häufiger aus sozial tieferen Schichten (WEISSMAN et al. 1977) und haben ein niedrigeres Bildungsniveau (ANDREASEN u. WINOKUR 1979a). Im Gegensatz zu den primären Depressionen finden sich Männer und Frauen etwa gleich häufig unter den sekundären Formen.

Zur Validierung der Unterscheidung zwischen primären und sekundären Depressionen wurden vor allem das Familienbild (Vorkommen affektiver Erkrankungen unter der Verwandtschaft) sowie der Verlauf und biologische Kriterien herangezogen. Die Hypothesen, wonach primäre Depressionen sich familiär häufen, sekundäre aber nicht, und wonach primäre Depressionen besser remittieren, sekundäre aber im Intervall natürlich Symptome der der Depression vorangehenden Grundkrankheit aufweisen, haben sich weitgehend bestätigt. Subjektiv fühlen sich primär Depressive während ihrer Krankheitsphasen tiefgreifender verändert als sekundär Erkrankte.

Die *Diagnose* einer primären affektiven Erkrankung erscheint relativ stabil, wie verschiedene Katamnesen zeigen: über 5–10 Jahre an ambulanten Patienten (CLAYTON 1983), über 5 Jahre (MURPHY et al. 1974a–c), über 4 Jahre (FARAVELLI u. POLI 1982), ferner in einer prospektiven Studie an ambulanten Patienten über 16 Monate von ROUNSAVILLE et al. (1980).

Die Ergebnisse *genetischer Untersuchungen* an Verwandten ersten Grades sind kontrovers. In der Clinical Collaborative Study of Depression, welche 5 Zentren in den USA an 950 ambulanten und klinischen Patienten mit Affekterkrankungen durchführten, zeigte sich nur unter den männlichen Verwandten primär gegenüber sekundär Depressiver ein deutlich höheres Risiko für "major depressive disorder", bei Frauen hingegen war die Relation eher umgekehrt, wenn auch nicht signifikant. Beide Gruppen unterschieden sich deutlich von Kontrollen aus der Normalbevölkerung. Unerwarteterweise differenzierte auch das Vorkommen von Alkoholismus nicht genügend zwischen primär und sekundär Depressiven (CLAYTON 1983). Auch ANDREASEN u. WINOKUR (1979a) hatten, entgegen der Hypothese, unter Patienten mit sekundären Depressionen relativ viele Verwandte mit Affekterkrankungen gefunden (19% vs 10%). Hier hatte sich wenigstens die Hypothese bestätigt, daß Alkoholismus und Drogenabusus unter Verwandten von sekundär Depressiven deutlich vermehrt waren. Das gleiche galt für andere psychiatrische Diagnosen. Definitive Schlußfolgerungen erscheinen verfrüht, bis jetzt liegt keine sichere Validierung der Dichotomie primär-sekundär aufgrund genetischer Befunde vor.

Sekundäre Depressionen sind eine häufige Komplikation von Angstneurosen (CLANCY et al. 1978), wie auch von Angsterkrankungen allgemein (DAVIDSON et al. 1980; DEALY et al. 1981; NOYES et al. 1980). Angstneurotische Probanden mit sekundärer Depression zeigen keine signifikant erhöhte Morbidität für Depressionen unter Verwandten ersten Grades gegenüber Angstneurotikern ohne Depression, wenn auch ein kleiner Trend nicht auszuschließen ist (DEALY et al. 1981).

Erst kürzlich wurde die Unterscheidung zwischen primären und sekundären affektiven Erkrankungen auch bei Adoleszenten näher studiert und zwar durch FRIEDMAN et al. (1983). Die Autoren fanden zu Beginn der Störungen oft sogenannte "minor affective disorder", in deren Verlauf sich schon ein Abusus von Drogen oder Alkohol entwickelte, bevor eine "major depression" vorlag. Demzufolge wird longitudinal die Unterscheidung zwischen primären und sekundären affektiven Erkrankungen sehr erschwert.

Die *Verlaufsuntersuchungen* erscheinen nur auf den ersten Blick überzeugender. Die Katamnese über 3–4 Jahre von AKISKAL et al. (1978) ergab eine bessere Remission bei primären als bei sekundären Depressionen, wobei vor allem neurotische Depressionen untersucht wurden. Die als sekundär diagnostizierten Fälle hatten mehr psychiatrische Symptome und zeigten eine ungünstigere soziale Bewährung. 75% der Probanden mit primären Depressionen zeigten einen wellenförmigen Krankheitsverlauf, während dies nur für 24% der sekundären Fälle galt. In der schon zitierten Collaborative Study hingegen gelang es nicht, den Verlauf der beiden Gruppen zu differenzieren (CLAYTON 1983). Eine stärkere Persistenz von Symptomen bei sekundären gegenüber primären Depressionen hingegen zeigte die Studie von BRIM et al. (1984), die kurzfristig und prospektiv hospitalisierte Depressive von Tag zu Tag verfolgte.

Sekundäre Manie. Das Konzept der sekundären Depression der St. Louis-Gruppe wurde durch KLERMAN u. BARRETT (1973) mit dem Begriff der sekundären Manie ergänzt. Ob es eine symptomatische oder sekundäre Manie gibt, ist von großer theoretischer Bedeutung, da dann auch klare somatische Prozesse pathogenetisch mitwirken würden. Kausale Agenzien wären danach alle möglichen Infektionen, entzündliche oder raumverdrängende zerebrale Prozesse, aber auch Pharmaka (Kortikosteroide, Psychopharmaka). Die Alternativhypothese, daß es sich um endogene Manien handelt, die latent waren und durch organische Erkrankungen ausgelöst werden oder mit diesen zeitlich zufällig zusammenfallen, ist bis heute nicht hinreichend überprüft worden. Die Kriterien für die Annahme einer sekundären Manie sind nach KRAUTHAMMER u. KLERMAN (1978) zeitliche Nähe zwischen organischer Erkrankung und nachfolgender Manie, negative Anamnese bezüglich Manie, negative Familienanamnese und spätes Erkrankungsalter. KRAUTHAMMER u. KLERMAN fanden bei ihren Fällen die letzten beiden Kriterien erfüllt. Es ist allerdings darauf hinzuweisen, daß ein spätes Erkrankungsalter ein relativ schwaches Validierungskriterium ist.

In diesem Zusammenhang wurde wenig überzeugend die Frage aufgeworfen, ob die Inzidenz und Prävalenz manischer Erkrankungen seit dem Ersten Weltkrieg zurückgegangen ist (MALZBERG 1955). Kritischer ist der Mythos, wonach unter Psychopharmaka eine Zunahme der sogenannten Umschlagsrate von Depression in Hypomanie und Manie zu beobachten ist, wofür sich bis jetzt aber keine Anhaltspunkte finden lassen (LEWIS u. WINOKUR 1982; ANGST 1985, 1987).

Die Existenz einer sekundären Manie ist aufgrund der heutigen Befunde also durchaus zweifelhaft. Die Hypothese einer unspezifischen Auslösung statt einer eigentlichen Verursachung manischer Erkrankung durch körperliche Prozesse ist nicht widerlegt. Genetische Untersuchungen fehlen, ebenso wie epidemiologische, die eine überzufällige Assoziation manischer Syndrome mit somatischen Erkrankungen nachweisen. Eine Zunahme unter antidepressiver Behandlung ist statistisch ebensowenig gesichert. Weitere Forschungen auf diesem Gebiete sind nötig, weil offenkundig das manische Syndrom sehr viel höhere Spezifität ätiologischer Art aufweist als das depressive. Manien ohne Depressionen sind, wie WINOKUR einmal formulierte, "a rare bird indeed" (WINOKUR et al. 1969).

III. Unipolare und bipolare affektive Erkrankungen

KLEIST (1953) glaubte, Manien und Depressionen seien zwei verschiedene Erkrankungen, die sich in der bipolaren Form häufig verbinden. LEONHARD (1957) nahm an, es existierten zwei Erkrankungsformen, einerseits bipolare, andererseits unipolare Manien und Depressionen. Letztere ordnete er zusammengehörig den monopolaren Erkrankungen zu, die gemeinsam durch eine niedrigere hereditäre Belastung charakterisiert seien (TROSTORFF 1968). Unter dem Einfluß der Arbeiten von ANGST (1966), PERRIS (1966), WINOKUR u. CLAYTON (1967) hat sich in den letzten zwanzig Jahren eine modifizierte Unterscheidung zwischen unipolaren Depressionen und bipolaren Erkrankungen durchgesetzt; die unipolaren Manien werden dabei als Artefakt des Verlaufs bipolarer Erkrankungen betrachtet (ANGST 1974, 1978; PFOHL et al. 1981). Gestützt wird die Dichotomie besonders durch die Zwillingsuntersuchungen von BERTELSEN (1979) und TORGERSEN (1986). Unter den von BERTELSEN untersuchten 32 eineiigen Zwillingen mit Konkordanz für Affekterkrankungen waren 25 für Polarität konkordant, 7 diskordant. Unipolarität ist kein sicheres Merkmal, da im Laufe wiederholter Erkrankungen unipolare Fälle immer zu bipolaren werden können. Aus diesem Grunde ist das Alter der untersuchten Probanden und Verwandten von ausschlaggebender Bedeutung, ebenso die Beobachtungsdauer seit der Ersterkrankung. Trotz der Bestätigung genetischer Unterschiede zwischen den beiden Gruppen, z. B. durch PERBELLINI u. CASTELLANI (1972), TRZEBIATOWSKA-TRZECIAK (1974) und PERRIS et al. (1982), gab es wiederholt negative Studien, wie z. B. RAO (1973), NULLER (1973, 1976), TAYLOR et al. (1980) und JAKIMOW-VENULET (1981). Die Diskussion, ob die Trennung von unipolaren und bipolaren Affekterkrankungen gerechtfertigt ist, geht aber unverändert weiter (PFOHL et al. 1982). Gute Übersichten geben GERSHON et al. (1976), DUNNER (1980) und PERRIS (1969, 1982). Es ist gesichert, daß in den Familien bipolar Erkrankter unipolare und bipolare Störungen vorkommen (ANGST 1966; GERSHON et al. 1975b; JAMES u. CHAPMAN 1975). GERSHON et al. (1975a, 1976) schlugen wiederholt ein Mehrschwellenmodell im Sinne eines Kontinuums von unipolaren zu bipolaren Störungen vor. Auch ein X-chromosomaler Erbgang wurde in Erwägung gezogen und ist bis heute für Untergruppen nicht ausgeschlossen (MENDLEWICZ u. FLEISS 1974; MENDLEWICZ et al. 1975). Eine gute Übersicht geben NURNBERGER u. GERSHON (1982).

Unipolare und bipolare Erkrankungen unterscheiden sich während depressiver Phasen nicht nennenswert in ihrer Symptomatik (BROCKINGTON et al. 1982;

KATHOL u. WINOKUR 1977; CASPER et al. 1985), was aber nicht unbestritten blieb (AYUSO-GUTIERREZ et al. 1978). WEISSMAN et al. (1984b) finden bei bipolaren Störungen mehr Wahn, KATZ et al. (1982) mehr Hemmung.

Kaum große Zweifel bestehen darüber, daß der Verlauf unipolarer und bipolarer Störungen sich grundlegend unterscheidet; bipolare Erkrankungen manifestieren sich früher und wiederholen sich rascher und häufiger (ANGST 1986a). Wahrscheinlich bestehen aber keine Unterschiede im Endzustand (LOYD u. TSUANG 1985). Die beiden Gruppen scheinen sich auch in der Lateralität zu unterscheiden (METZIG et al. 1976). Wiederholt wurde darauf hingewiesen, daß bipolare Erkrankungen oder auch solche mit positiver Familienanamnese besser auf Lithium ansprechen (MENDLEWICZ et al. 1973; ZVOLSKY et al. 1974; BUNNEY et al. 1970).

Die prämorbide Persönlichkeit bipolar Erkrankter weicht nicht von Kontrollen ab, hingegen diejenige von unipolar Depressiven. Unipolar Depressive sind prämorbid gemessen signifikant aggressiver als Bipolare. Die prämorbide Persönlichkeit von unipolar Depressiven ist charakterisiert durch höhere Werte auf einer Skala „Aggression nach außen“, wie auch auf einer Skala „vegetative Labilität“ (ANGST u. CLAYTON 1986).

Angesichts der Unsicherheiten über Homogenität oder Heterogenität affektiver Erkrankungen hat sich die Grundlagenforschung mit Recht auf möglichst homogene Gruppen konzentriert, und diesbezüglich hat sich die Dichotomie bipolare versus unipolare Erkrankungen überall durchgesetzt (s. z. B. Übersichtsreferate von FIEVE u. DUNNER 1975; DUNNER 1980; MENDELS et al. 1976).

IV. Reaktiv und endogen

Die Unterscheidung zwischen reaktiven und endogenen depressiven Syndromen ist über lange Zeit völlig unbestritten und klinisch üblich gewesen. Es handelt sich allerdings um eine grobe Vereinfachung angesichts der Tatsache, daß ein Kontinuum und eine Mischung von Reaktivität und Endogenität vorliegen, solange man unter *„reaktiv“* die kausale oder auslösende Mitbeteiligung von psychischen oder somatischen Streßfaktoren in der Genese versteht. Es ist offenkundig, daß auch die Diagnose einer endogenen Depression, d. h. einer unipolaren affektiven Psychose oder auch einer bipolaren affektiven Psychose, die Auslösung durch Umweltereignisse nicht ausschließt. Umgekehrt schließt die Diagnose einer reaktiven Depression prinzipiell auch nicht eine vererbte Disposition zu depressiven Erkrankungen aus. Reaktiv ausgelöste oder nicht ausgelöste depressive Syndrome unterscheiden sich in der Regel im Schweregrad und in der Länge der depressiven Manifestationen sowie in der Indikation zur Psycho- und Pharmakotherapie. Endogene Depressionen sollen nur kombiniert, reaktive können manchmal nur psychotherapeutisch behandelt werden.

Schwieriger wird die Problematik, sobald unter *„Reaktivität“* aber die Reagibilität, d. h. die Abhängigkeit des Schweregrades des depressiven Syndroms von Umweltereignissen im Verlauf oder bei der Untersuchung, verstanden wird. Dieses Kriterium wird neuerdings, GILLESPIE (1929) folgend, in den USA oft verwendet. Es trifft mehr die Umweltlabilität bzw. -stabilität des psychopathologischen

Bildes und weniger dessen Genese. Auch hier dürfte aber der Schweregrad als Einflußgröße mit hineinspielen, indem auch leichter erkrankte endogen Depressive auf Umweltveränderungen reagibler sind als schwerer erkrankte. Gillespie (1929) charakterisierte die reaktiven Depressionen durch das Bewußtsein von Ereignissen, die zur Depression führen, durch die Besorgnis um die eigene Gesundheit, die Einsicht, starke Angst, Reduktion der motorischen Aktivität, aber keine Hemmung, Abhängigkeit vom Arzt. Er unterschied diese Gruppe von den *„autonomen" Depressionen,* die der Melancholie entsprechen und den hypochondrischen Syndromen.

Mit der Konzeption, daß sich Endogenität und Reaktivität nicht ausschließen, ist auch die Auffassung von Lewinsohn et al. (1977) vereinbar, wonach es sich um zwei orthogonale Dimensionen handle, sowie auch diejenige von Klein (1974). Letzterer geht noch einen Schritt weiter, indem er sogenannte *„endogenomorphe"* Depressionen isoliert, die durch das Fehlen einer reaktiven Auslösung und die Präsenz gewisser Symptome charakterisiert sein sollen. Als endogenomorphe Depression wird so eine Untergruppe der Melancholien künstlich herausgeschält.

Die „life-event"-Forschung hat im allgemeinen gezeigt, daß auch endogene Depressionen durchaus reaktive Züge in der Genese aufweisen, s. z. B. Paykel (1979) oder Angst (1966). Ähnlich wie bei der Abgrenzung zwischen psychotischen und neurotischen Depressionen zeigt sich auch hier, daß es leichter gelingt, eine Kerngruppe endogen depressiver Kranker zu charakterisieren, um die herum sich heterogenere Syndrome gruppieren (Matussek et al. 1982a).

Neuere Studien, die sich der *Validierung des reaktiv-endogenen Konzeptes* widmen, sind erstaunlicherweise weitgehend negativ verlaufen. Eine Fünfjahreskatamnese von Copeland (1984) verglich mit Hilfe der Present State Examination ursprünglich hospitalisierte reaktiv depressive Psychosen mit nicht-reaktiv depressiven. Weder in der Symptomatik noch in der Fünfjahreskatamnese fanden sich irgendwelche Unterschiede. Ähnlich negativ ist eine Untersuchung von Hirschfeld et al. (1985) im Rahmen des Collaborative Programs on the Psychobiology of Depression: Definiert man depressive Syndrome mit RDC-Kriterien als "major depression", so unterscheiden sich situativ ausgelöste von nicht situativ ausgelösten weder im klinischen Bild noch in der familiären Belastung oder im "social support". Situativ ausgelöste Erkrankungen fanden sich eher bei jüngeren Patienten und bei anamnestisch geringerer Phasenzahl. Dies stimmt mit dem alten Befund überein, daß bei periodischen Depressionen die reaktiven Auslöser mit steigender Phasenzahl immer weniger ausgeprägt festgestellt werden können (Angst 1966). Eine weitere Familienstudie zur Validierung des Konzepts endogener Depressionen von Andreasen et al. (1986b) kam zum überraschenden Ergebnis, daß sich endogene versus nichtendogene Depressionen in der hereditären Belastung nicht unterscheiden lassen. In dieser Studie wurden verschiedene Klassifikationen zur Definition endogener Depressionen benützt, so die Newcastle Skala (Carney et al. 1965), die DSM-III-, die RDC- und noch andere Kriterien. Keine dieser Dichotomien ergab klare Unterschiede in der Morbidität der Verwandtschaft. Weitere Forschungen auf diesem Gebiete sind sicher angezeigt, doch scheinen die in den Lehrbüchern verankerten Gruppierungen reaktive versus endogene Depressionen der wissenschaftlichen Überprüfung nicht standzuhalten. Hier stellt sich die Frage, ob nicht Mendels u. Cochrane (1968) recht haben, wenn sie annehmen, daß Patienten, die als nicht endogen diagnostiziert werden, oft durch andere nicht depressive klinische Charakteristika auffallen. Erfolgversprechend scheint es, nach Persönlichkeitsabweichungen zu suchen, worauf die Studien von Shapiro (1970), McCabe (1975) und Winokur (1985) hinweisen.

V. Depressive und ängstlich/phobische Syndrome

Lewis (1934) postulierte ein Kontinuum zwischen depressiven und ängstlichen Syndromen, gestützt auf die Tatsache, daß Angst ein allgemeines und wahrscheinlich integrales Symptom depressiver Erscheinungen ist. Die Beziehung zwischen depressiven und ängstlichen Syndromen stellt ein zentrales Problem in der Klassifikation von Erkrankungen der Affektivität dar (Roth 1981). Die meisten depressiven Patienten sind ängstlich und ängstliche Patienten depressiv (Roth u. Mountjoy 1982; Fawcett u. Kravitz 1983). Es gibt eine größere Literatur zum Thema, ob und wie depressive und ängstliche Krankheiten diagnostisch getrennt werden können. Übersichten stammen von Derogatis et al. (1972), Marks u. Lader (1973), Hamilton (1975), Klerman (1977), McNair u. Fisher (1978), Gersh u. Fowles (1979). Die Gruppe aus Newcastle unter Roth hat sich über lange Zeit am intensivsten mit der Frage beschäftigt und kam zum Schluß, daß Depressionen und Angsterkrankungen klar zu trennen sind. Zusammenfassend wurden die Resultate neuerdings wieder dargestellt von Roth (1981), Roth u. Mountjoy (1982) sowie Mountjoy u. Roth (1982a, b). Sie bestätigen damit die früheren Arbeiten aus derselben Schule von Gurney et al. (1972), Roth et al. (1972) und Schapira et al. (1972). Diese Untersuchungen erfolgten an zwei großen Stichproben von hospitalisierten Kranken. Eine ganze Reihe anderer Studien, aus den USA, stehen mit der Newcastle-Gruppe im Einklang, so zum Beispiel ebenfalls an hospitalisierten Kranken: Fleiss et al. (1971), Klerman (1977), Coryell et al. (1983) sowie Vanvalkenburg et al. (1983b) und an ambulanten Patienten: Claghorn (1970), Downing u. Rickels (1974), Prusoff u. Klerman (1974), Fawcett u. Kravitz (1983) sowie Kolvin et al. (1984). Auch der Befund von Dealy et al. (1981), wonach Angstkranke mit oder ohne sekundärer Depression, sich im Familienbild nicht unterscheiden lassen, spricht für die dichotome Konzeption. Die diagnostische Trennung der beiden Krankheitsgruppen wurde validiert durch Familienstudien und durch Verlaufsuntersuchungen. Seriöse katamnestische Studien zeigen bedeutsame Unterschiede zwischen depressiven und ängstlichen Erkrankungen. Eine Katamnese über 42 Monate zeigte mehr Besserungen unter depressiven (sowohl neurotisch wie endogen) verglichen mit ängstlichen Patienten. Ferner blieb die Diagnose bei Rückfällen in der Regel stabil, außerdem war die Residualsymptomatik psychopathologisch verschieden (Kerr et al. 1972; Schapira et al. 1972).

Die ursprüngliche Einhelligkeit der Ergebnisse wurde in jüngster Zeit wieder in Frage gestellt und die Hypothese eines Kontinuums oder auch der Existenz einer Zwischengruppe von ängstlich-depressiven Störungen erneut aufgeworfen (Derogatis et al. 1972; Prusoff u. Klerman 1974; Downing u. Rickels 1974;

Gersh u. Fowles 1979). Clusteranalysen von Overall et al. (1966), Claghorn (1970), Paykel (1971) sowie Paykel u. Henderson (1977) ergaben die Existenz eines ängstlich-depressiven Syndroms. Dieses Konzept wurde auch durch Behandlungsergebnisse gestützt (Raskin et al. 1974; Johnstone et al. 1980; Crook 1982; Russell u. De Silva 1983).

Die genetische Validierung der Trennung von Depressionen und Angsterkrankungen deutete primär auf eine getrennte Vererbung hin, indem beide Störungen sich homotypisch in der Verwandtschaft wiederfinden ließen (Coryell et al. 1983; Crowe et al. 1983; Harris et al. 1983). Widersprochen wurde dieser Einheitlichkeit durch Leckman et al. (1983 a, b) und Weissman et al. (1984 a), welche Evidenz für eine Beziehung zwischen sogenannten Panikerkrankungen und Depression fanden, sowie die Existenz eines ängstlich-depressiven Krankheitsbildes, welches sich nicht einfach einer dichotomen Klassifizierung zuordnen ließ. Die Widersprüchlichkeit der Befunde wurde zum Teil auf methodische Differenzen zurückgeführt: Selektion der Probanden und Kontrollen, Diagnostik ängstlicher und depressiver Erkrankungen, Trennung primärer von sekundären Formen, Unterschiede in den Behandlungszentren (Leckman et al. 1984 a, b). Panikerkrankungen (DSM-III) und depressive Syndrome mögen eine gemeinsame genetische Wurzel haben (Raskin et al. 1982; Leckman et al. 1983 b; Breier et al. 1985; Grunhaus 1985).

Angst und Depression in der Normalbevölkerung waren Gegenstand weniger Studien, die durch Roth u. Mountjoy (1982) sowie durch Angst u. Dobler-Mikola (1985 b) zusammengefaßt wurden. Die Befunde deuten auf eine Überlappung von ängstlichen und depressiven Syndromen hin. In dieser Richtung geht der 1979 durchgeführte National Survey of Psychotherapeutic Drug Use (Mellinger u. Balter 1981), eine Fragebogenstudie an 3 810 Zwillingspaaren aus Australien (Jardine et al. 1984) sowie die Zürich-Studie (Angst u. Dobler-Mikola 1985 b). Der Einwand von Roth u. Mountjoy, daß Untersuchungen an der Normalbevölkerung nicht auf pathologische Gruppen verallgemeinert werden können, ist nicht ohne weiteres zu akzeptieren, da ein Großteil der Probanden diagnostische „Fall“-Kriterien erfüllt. Auch auf dieser Ebene ist durchaus eine größere Überlappung vorhanden. Ob diese durch ein echtes Kontinuum bedingt ist oder vielmehr durch eine erhöhte Wahrscheinlichkeit, bei Präsenz der einen auch an der andern Erkrankung zu leiden, ist bis heute offen.

VI. Trauerreaktion und Depression

Trauer nach dem Tod einer geliebten nahestehenden Person (“bereavement”) ist eine universelle menschliche Erfahrung. Der Tod ist in manchen Fällen voraussehbar, in andern nicht, und es gibt Anhaltspunkte dafür, daß der unerwartete Verlust sich schwerer auswirkt und eher zu psychiatrischen Erkrankungen führt (Lundin 1984). Das natürliche Ereignis mit seinen Folgen hat sich in der Psychiatrie als klassisches Modell für gut kontrollierte prospektive Studien im Vergleich zu Kontrollgruppen entwickelt. Die wichtigsten methodischen Probleme und Ergebnisse sind durch Clayton et al. (1980) und Clayton (1982, 1986) zusammengefaßt worden. Patienten, die sich depressiv fühlen, erleben die Krankheit als eine Veränderung, sie empfinden sich anders als sonst, was sie zum Hilfesuchen motiviert (Woodruff et al. 1967), Trauernde hingegen empfinden ihre depressiven psychischen und somatischen Symptome als normal und akzeptieren sie. Dies gilt auch dann, wenn die Symptome gleich schwer sind wie diejenigen der Depressiven. Die Symptomatik ist jedoch weitgehend gleich, vor allem geprägt durch starke körperliche Beschwerden, die häufig vor den psychischen auftreten. Letztere werden oft durch eine Phase des Betäubtseins in Damm gehalten, bevor die eigentliche depressive Stimmung auftritt mit Müdigkeit, Interesseverlust, Konzentrationsstörungen, Schuldgefühlen, Hoffnungslosigkeit und Todeswünschen (in der Regel keine manifeste Suizidalität). Körperlich dominieren Schlafstörungen sowie Appetit- und Gewichtsverlust. Im Gegensatz zu den Depressionen sind Trauernde in der Regel nicht gehemmt, sondern eher agitiert. Die durchschnittliche Reaktion hält etwa vier Monate an, um sich dann in der Regel aufzulösen. Über ein Jahr sind noch etwa 15% anhaltend depressiv. In einer andern Studie von Vachon et al. (1982) waren es nach 2 Jahren sogar noch 26% der Witwer. Männer und Frauen sind gleich häufig befallen, und es zeigt sich keine Beziehung zu einer positiven Familienanamnese für Affekterkrankungen oder zu früheren affektiven Störungen, was für die nosologische Eigenständigkeit spricht. Zur Messung der Symptomatik wurde ein spezieller Fragebogen durch Zisook et al. (1982) entwickelt. Auch transkulturelle Vergleiche (Eisenbruch 1984) sind vielversprechend, haben aber bis jetzt keine verallgemeinerungsfähige Erkenntnisse gebracht.

Die Mortalität der Trauernden ist leicht erhöht (Helsing u. Szklo 1981), und zwar wahrscheinlich deshalb, weil sich sehr häufig ein Konsum und Abusus von Alkohol, Tranquilizern, Hypnotika und Tabak entwickelt (Mor et al. 1986) oder verstärkt. Es könnte auch sein, daß eine streßbedingte Immunschwäche beteiligt ist, da Trauernde auf Lymphozyten-Stimulationstests weniger ansprechen (Bartrop et al. 1977), wie es auch für Depressive (Schleifer et al. 1985) gezeigt worden ist. Der Dexamethasone Suppression Test zeigt in der Regel keine Veränderungen (Das u. Berrios 1984).

Man kann die Trauerreaktion als eine der bestdefinierten Formen reaktiv-depressiver Störungen betrachten und von daher berechtigt Zweifel an der Kontinuitätshypothese von reaktiven zu endogenen Syndromen äußern.

VII. „Minor" und „Major depression"

Die operationale Definition schwererer depressiver Syndrome läßt natürlicherweise eine Gruppe übrig, die unterhalb der Definitionsschwelle liegt. Diese milderen depressiven Syndrome haben vielerlei Bezeichnungen erhalten, z. B. minor, atypisch, „dysphoric", aber auch reaktiv, neurotisch usw. Intensive Forschungen der letzten Jahre haben gezeigt, daß es sich bei den milderen depressiven Syndromen um eine Großzahl von psychisch Gestörten handelt, die kaum je ins Gesichtsfeld des Psychiaters rücken, sondern höchstens in der Allgemeinpraxis oder in der Sprechstunde von Spezialärzten, z. B. als sogenannte *larvierte Depressionen* erscheinen. Die Untersuchung von Brown et al. (1985) hat nachgewiesen, daß dazu noch eine größere Zahl von Fällen kommt, die bei Untersuchungen der Normalbevölkerung identifiziert werden, aber gar nicht in Behandlung stehen. Mildere depressive Syndrome, oder mildere psychische Störungen überhaupt, sind sehr viel schwerer zu klassifizieren. Aus der Sicht der Allgemeinpraxis haben sich damit zum Beispiel Clare (1982) theoretisch und Gastpar (1981) praktisch beschäftigt. Gastpar weist eindrücklich darauf hin, daß die in der Allgemeinpraxis auffindbaren Depressionen nosologisch viel unspezifischer sind, und daß sich die gewöhnlichen diagnostischen Grenzen verwischen. Paskind (1929) hat früh darauf hingewiesen, daß ambulant bei bipolar und unipolar Depressiven Stimmungsschwankungen von wenigen Stunden oder Tagen sehr häufig sind, solche Kranke höchstens durch den Allgemeinpraktiker gesehen werden, daß die Störungen noch oft auf einfache Maßnahmen abklingen, daß sie aber auch über Jahrzehnte immer wieder auftreten können, ohne beobachtet zu werden, bevor eine eigentliche schwerere depressive Phase auftritt, und daß sie deshalb oft einfach übersehen oder ignoriert werden. Solche Kranke suchen oft spezialärztliche Behandlung wegen Magen-/Darmstörungen, Kopfschmerzen, Migräne, Monatsbeschwerden, Neurasthenie usw. auf. Paskind hat auch (1930 a) gezeigt, daß in der Praxis depressive Syndrome einen benigneren Verlauf aufweisen (kürzere Phasendauer, längere Intervalle), und daß sogar Männer und Frauen gleich häufig daran leiden (Paskind 1930 b, s. auch Angst u. Dobler-Mikola 1985 a). Ähnliches geht aus den Arbeiten von Montassut (1936), der auf die Existenz abortiver (larvierter) Formen der periodischen Melancholie hinwies, und aus den Arbeiten von Hertrich (1962) hervor. Aufgrund dieser alten Beobachtungen ist es gewiß nicht nötig, bei longitudinaler Präsenz milderer und schwererer depressiver Syndrome von einer *"double depression"* zu sprechen (Keller u. Shapiro 1982; Kashani et al. 1985). Dieser Terminus ist ein Artefakt der Definition; affektive Erkrankungen können sich als milde oder schwere Syndrome am selben Patienten manifestieren. Es wurde versucht, die „minor depression" nach den Research Diagnostic Criteria von Spitzer et al. (1978) schärfer zu definieren (mindestens eine Woche Dauer, 2 von 16 Symptomen müssen präsent sein), oder auch nach dem Catego-Programm von Wing u. Sturt (1978).

Verwirrung hat über viele Jahre der durch West u. Dally (1959) und Sargant (1961) geschaffene Ausdruck *"atypical depression"* verursacht. Es handelt sich um Depressive mit starkem Angstgefühl, hysterischen Zügen, Phobie, emotioneller Überreaktivität, Umkehrung von Tag-Wach-Rhythmus, Einschlafstörung und angeblich gutem Ansprechen auf Monoaminoxydasehemmer und schlechtem Ansprechen auf Elektroschocks. Der jetzige Stand der Forschung auf diesem problematischen Gebiet wurde durch Beeber u. Pies (1983) kurz zusammengefaßt. Es ist noch immer offen, ob es sinnvoll ist, eine solche Gruppe zu diagnostizieren. Eine Übersicht von Davidson u. Pelton (1986) über Doppelblindversuche mit Mao-Hemmern und trizyklischen Antidepressiva kommt zu einem ernüchternden Ergebnis. Ähnlich steht es mit der durch Liebowitz u. Klein (1979) geschaffenen Diagnose der *"hysteroid dysphoria"*; sie gilt als Untergruppe der atypischen Depression, was die Sache nicht klarer macht. Diese Patienten sollen häufige kurze depressive Episoden mit chronischer sozialer Behinderung aufweisen.

In den Vereinigten Staaten hat vor allem Stone (1979) begonnen, die ursprünglich als pseudoneurotische Schizophrenien bezeichneten Syndrome als

Borderline-Erkrankungen auf affektivem Gebiet zu betrachten. Er hat diesbezüglich umfassende Familienuntersuchungen und Katamnesen durchgeführt (Stone 1980).

In den USA hat sich in jüngerer Zeit Akiskal mit dem Problem milderer affektiver Erkrankungen, vor allem aus poliklinischer Sicht, beschäftigt (Akiskal 1983a, b; Akiskal u. Webb 1983). Es handelt sich um eine wichtige Forschung, die versucht, mehr diagnostische Klarheit auf dem Gebiete der milderen affektiven Störungen zu erreichen. Es geht darum, die milderen endogenen bipolaren Erkrankungen, die milden Melancholien, aber auch die milden periodischen Hypomanien besser zu diagnostizieren. Ein weiteres Ziel liegt darin, die ursprünglich als Psychopathien oder als Persönlichkeitsstörungen angesehenen zyklothymen, hyperthymen oder depressiven Charaktere nicht mehr als Persönlichkeitsvarianten, sondern ebenfalls als milde chronische Affekterkrankungen zu identifizieren. Die Klassifikation und Terminologie auf diesem Gebiete ist in vollem Fluß und noch unausgereift. So werden zum Beispiel die milderen Verlaufsformen affektiver Störungen als *„subaffektive Formen"*, milde periodische Hypomanien als „Hyperthymie", entsprechende bipolare Verläufe als „pure cyclothymia" und periodische milde Depressionen als „subaffective dysthymia" bezeichnet. Es ist gewiß unnötig, für diese einfachen Tatbestände derart viele neue inkonsistente Termini zu entwickeln. Akiskal et al. (1979) und Akiskal (1983b) haben aber verdienstlicherweise begonnen, diese milden affektiven Erkrankungen systematisch bezüglich Heredität, Verlauf, Ansprechbarkeit auf Behandlungen und Schlafphysiologie zu untersuchen. Es liegen auch erste Vergleiche zwischen "dysthymic disorders" und Kontrollen vor (Roy et al. 1985), wobei der Dexamethasone Suppression Test nicht differenzierte. Dieser Entwicklungsrichtung wird zusammen mit den epidemiologischen Forschungen in Zukunft mehr Bedeutung zukommen und das Übergewicht, das bisher in der Erforschung schwerer affektiver Psychosen lag, abbauen helfen.

In der Schweiz haben anhand einer prospektiven epidemiologischen Untersuchung einer jungen Bevölkerungskohorte Angst u. Dobler-Mikola (1985a) die milderen depressiven Syndrome in *rekurrierende und nicht-rekurrierende* getrennt. Sie postulieren, daß die rekurrierenden kurzen Depressionen ("recurrent brief depression" RBD) ähnlich wie schwerere depressive Syndrome operational definiert werden können und in ihrer Symptomatik, im subjektiven Leiden, in den sozialen Konsequenzen der sogenannten "major depression" nicht nachstehen, ebensowenig in ihrer Prävalenz in der Bevölkerung. Diese Syndrome verlaufen nicht chronisch, wie es die operationale Definition der "dysthymic disorder" der DSM-III nahelegt, sondern klar intermittierend. Die weitere longitudinale Untersuchung dieser "recurrent brief depression" wird zeigen, ob es sich um Frühstadien von Melancholien bzw. bipolaren Erkrankungen handelt oder, was in einem Teil zu vermuten ist, um mildere Formen derselben Störungen.

VIII. Psychotisch-neurotisch

Der Begriff der neurotischen Depression wurde derart vielfältig verwendet, daß er unbrauchbar geworden ist. Im deutschen Sprachraum lehnt sich die Definition an Freuds Hypothesen über die Ätiologie an. So formuliert zum Beispiel Kielholz (1959) "unter einer depressiven Neurose verstehen wir eine durch ganz oder teilweise verdrängte und abgekapselte Konflikte bedingte Störung der psychischen Verarbeitung, die zeitweise oder dauernd mit einer vorwiegend depressiven Symptomatik einhergeht". Ähnlich drückt sich Voelkel (1959) aus, der aber auch auf die schlechte Abgrenzbarkeit des klinischen Bildes gegen die Melancholien hinweisen muß. Im englischen Sprachraum vermochte sich diese Umschreibung nie durchzusetzen: Zum Teil wurde unter "neurotisch" im Gegensatz zu "psychotisch" einfach eine mildere Ausprägung eines depressiven Syndroms verstanden (Annahme eines psychotisch-neurotischen Kontinuums, Klerman 1978), oder es wurde der Begriff "neurotische Depression" synonym der reaktiven Depression (Reiss 1910) verwendet oder als Übergangsform zur Bezeichnung von depressiven Syndromen gemischter Genese zwischen den endogenen und reaktiven (Mapother 1926; Voelkel 1959; Schimmelpenning 1973; Hoffmann 1986) oder schließlich für depressive Syndrome, die bei Persönlichkeitsstörungen zu beobachten sind. Für eine engere Beziehung zwischen neurotischen und endogenen Depressionen sprechen genetische Befunde von Stenstedt (1966) und die neuen Untersuchungen von Perris et al. (1982).

Die geltenden Klassifikationssysteme, ICD 9 und DSM-III, verzichten auf die ätiologische (ursprünglich psychoanalytische) Definition „neurotische Depression" oder unterdrücken den Terminus in ihrer Nomenklatur. Die vorläufigen Vorschläge für die ICD 10 enthalten deshalb die Diagnose „neurotische Depression" nicht mehr. Damit ist wohl aber das Problem nicht gelöst. Es ist bemerkenswert, daß das British Handbook of Psychiatry von Russell u. Hersov (1983) im Band über neurotische Zustände zwar noch depressive Syndrome aufführt, diese aber nicht einmal mehr in der Kinderpsychiatrie als „neurotisch" benennt (Graham 1983), hingegen durchaus noch Abschnitte über Persönlichkeitsstörungen von Erwachsenen als Prädisposition zu depressiven Reaktionen enthält (Goldberg 1983). Auch in Paykels Handbook of Affective Disorders (1982) findet sich kein Abschnitt über depressive Neurosen. Der Begriff ist aus der moderneren Fachliteratur weitgehend verschwunden.

Aus der Sicht einer multiaxialen Diagnostik sind noch viele Fragen offen, im besonderen die Beziehung zwischen Persönlichkeitsstörungen (neurotisch-psychopathische Entwicklung) und depressiven Syndromen. Neuere Arbeiten, die sich auf die Klassifikation von Persönlichkeitsstörungen nach den Kriterien der DSM-III stützen, meinen, daß etwa die Hälfte aller schwereren depressiven Erkrankungen (DSM-III: Major Depressive Disorder) mit Persönlichkeitsstörungen einhergehen (Pfohl et al. 1984). Die künftige Persönlichkeitsforschung hat zu klären, inwiefern das klinische Zustandsbild durch Persönlichkeitscharakteristika nur gefärbt wird oder inwiefern kausale Zusammenhänge zwischen Persönlichkeitsstörung und Depression bestehen.

Im angelsächsischen Raum wurde früher zwischen psychotischer und neurotischer Depression unterschieden, was obsolet ist. Neuere Übersichten stammen von Fowles u. Gersh (1979) sowie von Ni Bhrolchain et al. (1979). Die Begriffsverwirrung, was unter „neurotisch" zu verstehen sei, hat sich auch in den Forschungsergebnissen deutlich niedergeschlagen. Sandifer et al. (1966) benutzen die Begriffe „endogen" und „psychotisch" einerseits sowie „neurotisch" und

„reaktiv" andererseits als synonym, ähnlich geht KENDELL (1968) vor. Pionierarbeit in der Trennung von zwei Typen depressiver Syndrome, wobei der eine eher als endogen, der andere eher als neurotisch betrachtet wurde, wurde durch die Gruppe um ROTH in Newcastle geleistet. Eine frühe Übersicht geben KILOH u. GARSIDE (1963). Weitere wichtige Arbeiten stammen von SANDIFER et al. (1966), KAY et al. (1969a) und GARSIDE et al. (1971). Es gelang, aufgrund der Symptomatik zwei Krankheitstypen zu umschreiben, die eher endogenen und neurotischen Störungen zuzuordnen sind. Entscheidend war, daß wiederholt Unterschiede in der Prognose nachgewiesen wurden. Die als „neurotisch" diagnostizierten Kranken hatten eine schlechtere Prognose (KAY et al. 1969b; PAYKEL et al. 1974; ROTH et al. 1981; BRONISCH et al. 1985), und vor allem sprachen endogene gegenüber neurotischen depressiven Syndromen besser auf Elektroschocks an (s. z.B. GARMANY 1958; CARNEY et al. 1965; PILOWSKY u. MCGRATH 1970). MENDELS (1965) bestätigt dies, betont aber gleichzeitig, daß die meisten Fälle „endoreaktiv" seien. Ein besseres Ansprechen endogener Depressionen auf Antidepressiva wurde ebenfalls immer wieder geltend gemacht, z.B. für Amitriptylin (KILOH et al. 1962). SIMPSON et al. (1976) z.B. fanden aber kaum Unterschiede bei Imipramin. Immer wieder fällt auch auf, daß das Symptom „Hemmung" offenbar besonders gut diskriminiert und auch ein Prädiktor besserer Prognose ist (KAY et al. 1969b). Eine Unterscheidung zwischen endogenen und neurotischen Syndromen wird durch ROTH (1983) auch bei Altersdepressionen für sinnvoll erachtet. MATUSSEK et al. (1981, 1982b) halten an der traditionellen Trennung endogener und neurotischer Depressionen fest, sie konnten in einer Gegenüberstellung von 112 endogen Depressiven und 57 neurotisch Depressiven zwar eine Rangordnung von Symptomen, die die endogene Depression charakterisieren, angeben, nicht aber analog für neurotische Depressionen. Charakteristisch für endogene waren morgendliche Verschlimmerungen, Nicht-Reaktivität, Qualität der depressiven Verstimmung, Hemmung, Entscheidungsschwierigkeiten, plötzlicher Beginn, Appetitverlust, Rückzug, nicht weinen können, Wahnideen, Impulshemmung, sexuelle Störungen. Für neurotische Depressionen charakteristisch fanden sich an der Spitze Traurigkeit (unspezifisch!), initiale Insomnie, vegetative Störungen und Verschlimmerung am Abend. Die Symptomatik neurotischer Depressionen ist also wenig charakteristisch. Es gelang den Autoren denn auch nicht, mit einer Clusteranalyse ein spezielles neurotisches Cluster zu gewinnen. Solange nicht umfassende Studien an repräsentativen Stichproben aus der Normalbevölkerung vorliegen, die eine Dichotomie neurotisch/endogen begründen, sind erhebliche Zweifel an diesem Konzept angebracht. Die Auseinandersetzung über diese Dichotomie, der sich vor allem KENDELL (1968, 1969, 1976) sowie PAYKEL et al. (1971) als Anhänger einer Kontinuitätshypothese widersetzt haben, hat schon fast historisches Ausmaß erreicht. KILOH u. GARSIDE (1977) reanalysierten dabei das ursprüngliche Material von LEWIS (1934, 1936) und wiesen clusteranalytisch eine mehr endogene und eine mehr neurotische Gruppe nach. Es genügt wohl, festzuhalten, daß bis heute keine Einigung erzielt worden ist. Einigkeit herrscht darüber, daß die als „neurotische Depression" bezeichnete Gruppe heterogen ist. Auch hier wäre vor allem von einer geeigneten Persönlichkeitstypologie und -diagnostik her eine gewisse Klärung zu erhoffen.

IX. Affektiv und schizoaffektiv

Manische und depressive Syndrome treten nicht nur im Rahmen affektiver Erkrankungen, sondern auch im Verlauf von Schizophrenien häufig auf. Die entsprechenden klassischen Schilderungen finden sich schon bei Kahlbaum (1874) und bei Kraepelin (1913), aber auch bei Bleuler (1911). Kahlbaum (1874) beschrieb das Vorhandensein manisch-melancholischer Episoden bei beiden Grundformen. Er unterschied zwischen zyklisch verlaufenden Affekterkrankungen, die er Zyklothymien nannte, und phasischen, zu Verblödung führenden Erkrankungen. Bleuler schreibt: „Manische und melancholische Symptome sind bei unseren Kranken so gewöhnlich, daß wir annehmen müssen, sie werden meist durch den Krankheitsprozeß ausgelöst, gehören also der Schizophrenie an... Und diejenigen Fälle, die nach dem Schema des zyklischen Irreseins oder doch mit einer gewissen regelmäßigen Periodizität verlaufen, werden wohl zu einem großen Teil Mischformen des manisch-depressiven Irreseins mit der Schizophrenie sein, eventuell manisch-depressive Anfälle, die bei entsprechender Disposition durch die Schizophrenie ausgelöst werden."

Nach einer vorübergehenden Phase der Unsicherheit, ob wirklich die Prognose die Dichotomie zwischen manisch-depressiven Psychosen und Schizophrenien begründen soll, hat sich das Gewicht in den letzten Jahrzehnten mehr der Symptomatik zugewendet. Die durch Kraepelin diagnostizierten Fälle von Dementia praecox heilten sozial, nach einer Katamnese von Zendig (1909), in 30% ab. Andererseits steht es seit langem auch fest, daß affektive Psychosen einen durchaus chronischen Verlauf nehmen können.

Das diagnostische und klassifikatorische Problem der Psychosen zwischen Schizophrenien und Affektpsychosen ist bis heute ungelöst und strittig. Beschrieben wurden diese Störungen immer wieder, z. B. als Mischpsychosen, als Zwischenpsychosen, als Zwischen-Fälle, intermediäre Psychosen, Legierungspsychosen usw. Seit Kasanin (1933) hat sich vor allem im angelsächsischen Raum der Begriff „schizoaffektive Psychosen" verbreitet.

Gröblich vernachlässigt wurde beim Studium des Syndromwandels der Längsschnitt. Die meisten Forschungsarbeiten über die Diagnostik schizoaffektiver Störungen beziehen sich auf eine Querschnittsdiagnose, die nach gewissen operationalisierten Kriterien die Präsenz von schizophrenen und/oder depressiven Syndromen erfordern. Es gibt aber durchaus im Längsschnitt Psychosen, die als manisch-depressive beginnen und als schizophrene enden, aber auch umgekehrt. Bezüglich dieser longitudinal sich wandelnden Krankheitsformen wissen wir noch relativ wenig.

Es gibt vielerlei Versuche, schizoaffektive Psychosen weiter diagnostisch zu differenzieren, z. B. a) nach Dominanz der schizophrenen oder der affektiven Symptomatik, in schizodominante und affektdominante Untergruppen (Hoffmann et al. 1975; Felder 1977; Angst et al. 1979, 1981), b) Klassifikationen aufgrund des Verlaufs im Längsschnitt (Angst 1966), c) aufgrund der Präsenz bestimmter schizophrener Syndrome, wie katatoner oder paranoider oder d) auch vor allem in solche mit manischen und nicht-manischen Syndromen (Cadoret et al. 1974). Die letztere Trennung in depressive und bipolare Unterformen schizoaffektiver Psychosen hat sich als recht relevant erwiesen, wie vor allem die Arbeiten von BROCKINGTON et al. (1980a, b) gezeigt haben. Schizomanische Erkrankungen erschienen homogener als schizodepressive und standen den bipolaren Affektpsychosen näher als den Schizophrenien. BROCKINGTON et al. (1980b) sind der Meinung, daß die schizodepressive Gruppe heterogen ist und eigentlich nicht diagnostiziert werden sollte. Die Untersuchungen von ANGST u. GROF (1988) zeigen, daß schizoaffektive Erkrankungen in ihrer Prognose eine Mittelstellung zwischen Affekterkrankungen und Schizophrenien einnehmen, und daß sie tatsächlich in schizodepressive und schizobipolare oder schizomanische Unterformen getrennt werden sollten. Die genetischen Untersuchungen von ANGST u. SCHARFETTER (1988) zeigen, daß schizoaffektive Psychosen mit größter Wahrscheinlichkeit heterogen sind und zu einem größeren Teil aus Probanden bestehen, die mit Schizophrenie belastet sind, zu einem kleineren aus solchen, die mit Affektpsychosen belastet sind; nur in einer Minderzahl kann überhaupt die Existenz einer eigenständigen Kerngruppe mit gleichsinniger schizoaffektiver Belastung in der Familie angenommen werden. Diese Befunde stehen also im Gegensatz zu denjenigen von PERRIS über zykloide Psychosen (1974).

In der DSM-III ist die schizoaffektive Psychose als Krankheitsgruppe völlig an den Rand gedrängt und nicht operational definiert. Statt dessen wurde das Konzept der Affekterkrankungen stark erweitert, indem Syndrome, die durch Wahn und Halluzinationen charakterisiert sind, auch wenn sie nicht synthym ("mood-congruent") zur Stimmung passen, doch den Affektstörungen zugeordnet werden. ANGST (1986a, b) hat gezeigt, daß dieses Vorgehen nicht unbedenklich ist, da sowohl depressive wie auch bipolare Erkrankungen getrennt nach der Parathymie von Wahn und Halluzinationen sich sehr stark im Erkrankungsalter und in der Prognose unterscheiden. Kranke mit synthymen Wahn oder Halluzinationen haben keine schlechtere Prognose als solche ohne psychotische Symptome, hingegen verlaufen Erkrankungen mit parathymen psychotischen Phänomenen ungünstiger.

Es herrscht bis heute keinerlei Einigkeit über die verschiedensten Konzepte oder gar die Definitionen schizoaffektiver Psychosen. Es handelt sich aber um ein theoretisch wie praktisch wichtiges Forschungsgebiet. Im Rahmen der erweiterten Behandlungsmöglichkeiten durch eine medikamentöse Prophylaxe gegen Affektpsychosen kommt der diagnostischen Zuordnung der schizoaffektiven Erkrankungen große praktische Relevanz zu. Die Erfahrungen zeigen, daß man sie besser als Affektpsychosen oder als eine Kombination von beiden denn nur als Schizophrenien behandelt. Einen umfassenden Überblick über den Stand der Forschung gibt ein Symposiumsbericht von MARNEROS u. TSUANG (1986).

X. Heterogenität unipolar depressiver Erkrankungen

Die Gruppe um WINOKUR hat als erste mit Hilfe verschiedener Kriterien versucht, unipolare Depressionen, in der Regel definiert nach Feighner-Kriterien, diagnostisch weiter zu gliedern. Die Hauptkriterien waren Erstmanifestationsalter und Familienanamnese. Die letztere wurde gegliedert in solche mit einer positiven oder fehlenden Belastung für Affekterkrankungen oder auch das Vorhandensein qualitativ anderer Erkrankungen wie Soziopathie und Alkoholismus. Alle diese

Ansätze gehen auf die bahnbrechende Arbeit von Winokur u. Clayton (1967) zurück. In ihr schon wurde die Hypothese von zwei Typen affektiver Erkrankungen, solche mit einer positiven/negativen Familiengeschichte, aufgrund verschiedener Befunde aufgestellt, jedoch noch nicht, wie später, entzweigebrochen nach unipolaren und bipolaren Erkrankungen gegliedert.

Die Entwicklung ging zuerst in Richtung eines – letztlich doch gescheiterten – Versuchs, Früh- und Spätmanifestationen affektiver Erkrankungen (Mendlewicz u. Baron 1981), wie sie schon traditionell dem Konzept der Involutionsmelancholie zugrundeliegen, zu trennen. Winokur et al. (1971) kamen vorerst aufgrund der Berücksichtigung des Geschlechtes zu zwei problematischen Typen von Depressionen, nämlich entzweigebrochen durch das Erstmanifestationsalter von 40 Jahren, eine früherkrankende weibliche Gruppe und eine späterkrankende männliche Gruppe. Unter den früherkrankenden Frauen fanden sich in der weiblichen Verwandtschaft Depressionen, und das „Defizit" in den männlichen wurde durch Alkoholismus und Soziopathie kompensiert, so daß sich das Geschlechtsverhältnis ausglich. Der zweite Prototyp, bestehend aus späterkrankenden Männern, zeigte gleich hohe Depressionsraten unter männlichen und weiblichen Verwandten und dazu wenig Alkoholismus oder Soziopathie unter männlichen Verwandten. Kritisch ist dazu einzuwenden, daß die Dichotomie aufgrund irgendeines Manifestationsalters angesichts einer kontinuierlichen Verteilung artefiziell ist. Auch das Familienbild ist eine Funktion des Ersterkrankungsalters; es ist zu erwarten, daß frühmanifestierende Erkrankungen eine höhere Belastung in den Familien aufweisen als spätmanifestierende, und daß auch Unterschiede bezüglich der Malignität der Erkrankungen vorliegen könnten. Außerdem sind solche Untersuchungen stets noch durch das Kohortenproblem (Klerman et al. 1985) konfundiert, indem im Querschnitt selegierte Späterkrankte aus einer völlig anderen Generation stammen, was wiederum z. B. gerade die Häufigkeit von Depression, Soziopathie oder Alkoholismus schwer beeinflussen kann. Spätere Untersuchungen ergaben denn auch, daß die Geschlechtsdifferenzierung der frühmanifestierten Depressionen sich nicht bewährte, da unter den Vätern von Männern und Frauen signifikant mehr Alkoholismus gefunden wurde im Vergleich zu Späterkrankten (Winokur u. Cadoret 1977).

Unter gleichzeitiger Berücksichtigung der familiären Belastung kam Winokur schließlich zur jetzt noch postulierten Dreiteilung depressiver Störungen, in *"depressive spectrum disease"*, *"pure depressive disease"* und *"sporadic depressive disease"* (Winokur 1972). Die erste Gruppe der depressiven Spektrumerkrankungen erhielt diese Bezeichnung aufgrund der Heterogenität des familiären Bildes, welches vermehrt Depressionen bei Frauen, vor allem aber Alkoholismus und Soziopathie bei männlichen Verwandten aufweist. Diesem Konzepte liegt die Hypothese zugrunde, daß sich die bei Frauen zeigende Bereitschaft zu Depressionen bei Männern in Form von Alkoholismus und Soziopathie manifestieren kann (Vanvalkenburg et al. 1983 a). Die Gruppe der reinen familiären Depressionen (ohne Alkoholismus oder Soziopathie unter Verwandten ersten Grades, hingegen Präsenz von affektiven Störungen) stellt in den Arbeiten von Winokur eine weitgehend endogen-depressive Patientenpopulation dar. Ihre Abgrenzung von den sporadischen Depressionen lediglich aufgrund einer stummen Familienanamnese für Affekterkrankungen ist methodisch natürlich problematisch. Bei jeder genetischen Erkrankung gibt es sporadische Fälle: auch bei den bipolaren manisch-depressiven Störungen zeigen nur etwa die Hälfte der Probanden eine positive Familienanamnese unter Verwandten ersten Grades. Es fragt sich also sehr, ob die Dichotomie aufgrund der Präsenz oder Absenz von Affekterkrankungen nicht nur artefiziell ist. Die Trennung ist natürlich auch eine Funktion der gesamten Information und des Alters der Angehörigen. Die Gruppe der sporadischen Fälle ist immer heterogen, da sich im Laufe der Zeit die Familiengeschichte verändern kann.

In Iowa wurden sehr große Anstrengungen unternommen, um die familiären Subtypen unipolar depressiver Störungen klinisch zu validieren unter Berücksichtigung von Symptomatik, Verlauf, Persönlichkeit und biologischen Variablen. Die Häufigkeit der ersten Gruppe "depressive spectrum disease" (DSD) wird durch Behar et al. (1981) mit etwa 17% von unipolar Depressiven angegeben. 26% gehören zur Gruppe der "familial pure depressive disease" (FPDD) und 32% zu den sporadischen Fällen (SDD). Eine restliche Gruppe von 25% wurde wegen unsicherer Familienanamnese von der Klassifikation ausgeschlossen (Winokur et al. 1978). Die Autoren fanden, daß die Gruppe mit stummer Familienanamnese (SDD) weniger häufig anamnestisch prämorbide Persönlichkeitsabweichungen aufwies. Die beiden anderen Gruppen unterschieden sich jedoch nicht. Auch bezüglich klinischer Symptome waren die Unterschiede zwischen den Gruppen geringfügig oder fehlend (Perris et al. 1983). Perris et al. (1982) finden neuerdings in der Verwandtschaft zweiten Grades von Depressiven mit stummer Familienanamnese (SDD) doch Sekundärfälle. In ihrer neuesten Übersicht berichten Coryell u. Winokur (1984) über Verlaufsunterschiede zwischen den depressiven Spektrumerkrankungen und den familiären reinen depressiven Erkrankungen. Letztere zeigen etwa zweimal so häufig Rückfälle (50%) und führen auch zweimal so häufig zu späteren Hospitalisierungen.

In den letzten Jahren wurden neue größere Anstrengungen unternommen, um – meistens ausgehend von der Diagnose "major depression" – homogene Untergruppen zu definieren und validieren. Angenommen werden kann, daß die Gruppe heterogen ist. Leckman et al. (1984b) untersuchten nach RDC-Kriterien definierte endogene Depressionen, nach DSM-III definierte Melancholien und autonome Depressionen sowie wahnhafte Depressionen. Aus genetischer Sicht können sie keine wesentlichen Unterschiede zwischen den Gruppen (Weissman et al. 1986) feststellen. Auch Zimmermann et al. (1986a) versuchten vergeblich, die Untergruppe Melancholie, definiert durch DSM-III Kriterien, aufgrund der Symptomatik zu trennen. Es scheint bald mehr hypothetische diagnostische Untergruppen als unterscheidende Merkmale zu geben. Wahnhaft Depressive unterscheiden sich auch gemäß Price et al. (1984) in ihrem Familienbild nicht von den übrigen, durch DSM-III Kriterien als "major depression" diagnostizierten Fälle.

Enttäuschend sind die Resultate des Dexamethasone Suppression Test, die vorerst auf eine Differenzierung depressiver Patienten hoffen ließen (Schlesser et al. 1979), die aber der Nachprüfung nicht standhielten. Eine Zusammenfassung der widersprüchlichen Dexamethasone Suppression Test-Ergebnisse findet sich in Lewis u. Winokur (1983). Im gesamten fanden sich mehr pathologische Serumkortisolwerte nach Dexamethason in der Gruppe der FPDD (63%) gegenüber der SDD (41%) und der DSD (18%). Die Befunde innerhalb der elf zitierten Studien variieren aber recht beträchtlich. Weitere Hoffnungen richten sich auf die Insulintoleranz (LEWIS et al. 1983), die untersuchten Stichproben sind aber viel zu klein, um die Hypothese, wonach die Spektrumerkrankten weniger pathologisch reagieren sollten, zu überprüfen. Interessanter sind die Validierungsversuche mit Hilfe der Elektroenzephalographie, die darauf hinwiesen, daß die FPDD-Gruppe signifikant weniger oft die Schlafstadien 3 und 4 aufwiesen (RUSH et al. 1982; KUPFER et al. 1982). Weitere Forschungen auf diesem Gebiete werden interessant sein. Die Autoren weisen selbst darauf hin, daß es schwierig ist, prämorbide Persönlichkeitszüge zur Klassifikation heranzuziehen, da es sich um relativ unzuverlässige mit retrospektiver Methodik gesammelte Informationen handelt. Die Bilanz war denn schließlich, daß es noch nicht gelungen ist, nachzuweisen, daß unipolar Depressive mit Hilfe der Familiengeschichte diagnostisch sinnvoll weitergegliedert werden können. Es wird darauf hingewiesen, daß die Klassifikation eventuell für die Vorhersage von Behandlungseffekten nützlich ist. Die nichtfamiliären und die reinen familiären unipolaren Depressionen sollen besser auf Antidepressiva ansprechen als die Spektrumerkrankungen (ANDREASEN u. WINOKUR 1979b). Die Forschungen auf diesem Gebiete gehen aber weiter.

Aufgrund der besonderen Häufung von Persönlichkeitsstörungen unter den depressiven Spektrumerkrankungen (PFOHL et al. 1984; DAVIDSON et al. 1985) kommt nun wieder die Hypothese auf, daß es sich hier teilweise um die sonst als „neurotisch" bezeichneten Depressionen handeln könnte (WINOKUR 1985).

XI. Heterogenität bipolarer Erkrankungen

Für eine gewisse Heterogenität bipolarer Erkrankungen spricht eine zweigipflige Verteilung des Ersterkrankungsalters (ANGST 1978). DUNNER et al. (1976a) unterschieden erstmals zwischen Bipolar I- und Bipolar II-Erkrankungen. Die ersteren bestehen aus Manien oder bipolaren Störungen, die eine Hospitalisierung benötigen, Typ II weist nur Hypomanien auf. Es machte vorerst den Anschein, als ob sich die beiden Gruppen in psychopathologischer Hinsicht unterschieden (Hostilität, depressive Hemmung bei Typ I vermehrt) und daß auch der Typ I früher erkrankt (PESELOW et al. 1982), oder daß mindestens Typ II eine Zwischenstellung zwischen Typ I und unipolaren Erkrankungen im Ersterkrankungsalter (DUNNER et al. 1976a) und im Erstbehandlungsalter einnimmt (PESELOW et al. 1982; AYUSO-GUTIERREZ u. RAMOS-BRIEVA 1982). Auch ANGST (1980) fand beim Typ II ein späteres Manifestationsalter und eine etwas mildere Verlaufsform, ferner aufgrund katamnestischer Befunde ein Überwiegen der Frauen, während im Typ I Männer und Frauen sich etwa gleich häufig vorfinden. Im Laufe der letzten Jahre hat sich die Meinung durchgesetzt, daß die Unterschiede zwischen den beiden Untertypen relativ gering und wahrscheinlich zu vernachlässigen sind (CORYELL et al. 1985). Dies betrifft u.a. genetische Befunde (DUNNER et al. 1980; DUNNER 1983; ENDICOTT et al. 1985). GERSHON et al. (1982) nehmen genetisch ein Kontinuum in der Disposition an, wobei der Bipolar II-Typ ebenfalls eine Mittelstellung zwischen unipolar-depressiven und Bipolar I-Kranken einnimmt. Einwände dagegen brachte ANGST (1981) vor. CORYELL (1982) und PFOHL et al. (1982)

schließen, daß die klinischen Unterschiede zwischen Bipolar I- und Bipolar II-Erkrankten gering sind, was sich mit der Verlaufsuntersuchung von ENDICOTT et al. (1985) deckt. Neuerdings wird aufgrund genetischer Befunde eine Heterogenität des Typ II angenommen (CORYELL et al. 1984).

KLERMAN hat 1981 nicht weniger als 6 bipolare Unterformen vorgeschlagen. Er fügte den oben genannten beiden noch die pharmakogene Hypomanie als Typ III hinzu, die zyklothyme Persönlichkeit (Typ IV), Depressive mit manischer Familienanamnese (Typ V) und unipolare Manien als Typ VI. Diese Numerierung hat sich nicht durchgesetzt. Patienten mit sogenannter pharmakogener Manie sind nicht sicher von den bipolaren zu trennen (LEWIS u. WINOKUR 1982; ANGST 1985, 1987).

Weitere Versuche, bipolare Erkrankungen zu differenzieren, erfolgten mit Hilfe des Ersterkrankungsalters, z. B. in solche mit einer Erstmanifestation unter 30 oder über 30 Jahren (TAYLOR u. ABRAMS 1973; 1981; ABRAMS u. TAYLOR 1974). Es wurde vorerst gefunden, daß die Spätmanifestationen seltener eine hereditäre Belastung aufweisen, was sich aber letztlich als Funktion des Ersterkrankungsalters und nicht als speziellen Untertyp herausstellte. Von WEISSMAN et al. (1984b) stammt die originelle Hypothese, wahnhaft Depressive aufgrund der Häufung von bipolaren Störungen in der Verwandtschaft der letzteren zuzuordnen.

Einig ist man sich darüber, daß die *unipolaren Manien* den bipolaren Störungen zuzuordnen sind, was sowohl bezüglich der Psychopathologie (ABRAMS u. TAYLOR 1974) wie auch bezüglich des Verlaufes gilt. In der Regel sind die sog. unipolaren Maniker entweder ein statistisches Zufallsprodukt bipolarer Krankheitsverläufe (ANGST 1978) oder, noch häufiger, einfach diagnostisch falsch klassifiziert, weil die Informationen unzuverlässig sind (NURNBERGER et al. 1979).

Aus genetischer Sicht wurde versucht, Unterklassen mit und ohne Vater/Sohn-Transmission zu bilden, und es ist bis heute nicht ausgeschlossen, daß es einzelne Familien mit X-chromosomalen Erbgängen gibt (TURNER u. KING 1981). Diese Frage ist Gegenstand anhaltender Forschung.

XII. Saisonale Depressionen

Saisonale Schwankungen somatischer und psychischer Störungen sind häufig und bezüglich Melancholien wurden sie, nach GRIESINGER (1845), schon durch Aretaeus und Hippokrates beschrieben. Spätere Arbeiten sind im Kapitel „Verlauf" zusammengefaßt.

ROSENTHAL et al. (1984, 1986) haben neuerdings unter dem Terminus "*seasonal affective disorders*-SAD" ein depressives Syndrom charakterisiert, welches vorzugsweise zwischen Oktober und Dezember beginnt und bis ca. März dauert, und bei dem nicht die klassischen depressiven Symptome vorherrschen, sondern ein gesteigertes Schlafbedürfnis, gesteigertes Essen mit Verlangen nach Kohlehydraten. Schlafstudien zeigten eine verlängerte Schlaflatenz und eine Reduktion des Deltaschlafes. Verschiedene Arbeiten widmen sich, auf Initiative des National Institute of Mental Health in Bethesda, USA, seit 1980 der Behandlung solcher Störungen mit künstlichem Licht (WIRZ-JUSTICE 1984; WIRZ-JUSTICE et al. 1986), (s. auch Kap. IV.5 in diesem Band).

Die Existenz dieser Krankheitsform ist noch nicht gesichert. Es gibt bis jetzt keine repräsentative epidemiologische Studien über das Auftreten und die Häufigkeit dieser Winterdepressionen. Zahlreiche Fehlerquellen sind zu beachten. Es besteht zur Zeit die Gefahr, daß suggestiv als Mode und Artefakt saisonale Erkrankungen erzeugt werden, wie es z.B. auf dem Gebiete des prämenstruellen Syndroms geschehen ist. Die Stichproben werden zum Teil durch Inserate oder über Fernsehsendungen gesammelt. Es ist sehr schwierig, den Beginn einer Phase genau zu datieren, die Angaben zwischen Angehörigen und Patienten weichen oft gravierend voneinander ab. Schließlich ist zu beachten, daß, je weiter wir etwas zurückdatieren, um so mehr unser Zeitraster vergröbert. Weiter zurückliegende Ereignisse werden in der Regel nur noch in Vierteljahren datiert, was natürlich künstlich eine saisonale Häufung erzeugen kann. Hinzu kommen gesellschaftliche Bräuche, so z.B. die Sommerferien, welche zu einer Abnahme der Behandlungsbedürftigkeit in vielen Gebieten der Medizin führen. Die Untersuchungen von Angst u. Grof (1988) zeigen, daß die saisonalen Gipfel der Manifestation depressiver und manischer Episoden vor allem bei unzuverlässigen Angaben prominent sind; je genauer die Datierung ist, um so mehr gleichen sich die Unterschiede aus. Gute prospektive Studien werden schließlich zu klären haben, ob die sog. saisonalen Depressionen langfristig nicht doch auch einen unregelmäßigen phasischen Verlauf zeigen.

E. Operationale Diagnostik

Die erste Arbeit zur operationalen Diagnostik manisch-depressiver Erkrankungen entstand unter Mandel Cohen in Boston und wurde 1957 durch Cassidy et al. publiziert. Damals wurde zur diagnostischen Selektion eine Symptomliste verwendet, die neben sämtlichen Verstimmungen (depressiv, ängstlich, ärgerlich, euphorisch usw.) die Präsenz von 6 der folgenden 10 Symptome forderte: verlangsamtes Denken, schlechter Appetit, Konstipation, Insomnie, Müdigkeit, Konzentrationsverlust, Suizidgedanken, Gewichtsverlust, Verlust von sexuellem Interesse und schließlich als letztes „unruhige Hände oder unruhiges Umhergehen, Logorrhoe, Klagsamkeit".

Als Schüler von Mandel Cohen begründete Eli Robins in St. Louis, USA, die *neokraepelinsche Bewegung* mit systematischer Entwicklung der operationalen Diagnostik, welche von Jahr zu Jahr mehr internationalen Einfluß gewinnt. Bahnbrechend wurden aus dieser Schule die ursprünglich für die Forschung entwickelten diagnostischen St. Louis-Kriterien (Feighner et al. 1972). Es folgten die Research Diagnostic Criteria (RDC) von Spitzer et al. (1978) und das heute in den USA geltende "Diagnostic and Statistical Manual of Mental Disorders" (DSM-III).

In Europa leistete die Gruppe aus Newcastle um Sir Martin Roth Pionierarbeit in der Trennung von endogenen und neurotischen Depressionen durch die Entwicklung der Newcastle-Skala I von Carney et al. (1965) und der Newcastle-Skala II (Gurney 1971). [Letztere wurde kürzlich durch Bech et al. (1980) noch einmal modifiziert.] Im ganzen aber setzten sich in Europa, wo vor allem die International Classification of Diseases der W.H.O. verwendet wird, operationalisierte Typologien relativ spät durch. Die in Zusammenarbeit mit der W.H.O. durch WING et al. (1974) geschaffene Present State Examination (PSE) mit dem computerisierten Klassifikationssystem Catego brachte schließlich international einen eigentlichen Durchbruch.

Weitere Entwicklungen der operationalen Diagnostik betreffen in USA die von TAYLOR und ABRAMS publizierten Kritieren zur Definition von Manie und Depression (TAYLOR u. ABRAMS 1978; TAYLOR et al. 1981) und den Michigan Discrimination Index von FEINBERG u. CARROLL (1983) sowie in England die Hamilton Endogenomorphy Subscale (KOVACS et al. 1981; THASE et al. 1983). Im deutschen Sprachraum entwickelte sich eine einheitliche Psychopathologie und deren Dokumentation mit dem AMDP-System (Arbeitsgemeinschaft für Methodik und Dokumentation in der Psychiatrie) (s. z.B. die Übersicht von PIETZCKER u. GEBHARDT 1983). VON ZERSSEN (1976) entwickelte die zugehörigen Algorithmen, um aufgrund der ICD 8 diagnostische Klassen zu gewinnen, und verglich diese sogenannte DiaSiKa mit der PSE/Catego-Diagnostik (SCHMID et al. 1982; ELLENDORF 1975). Der DiaSiKa-Ansatz wurde leider nicht mehr weiter verfolgt.

Die Kriterien verschiedenster diagnostischer Konzepte sind durch den Weltverband für Psychiatrie unter BERNER et al. (1983) in allen Einzelheiten dargestellt und kommentiert worden. Tabelle 1 führt die heute gebräuchlichsten amerikanischen *Kriterien für das depressive Syndrom* "major depression" auf, nämlich diejenigen von FEIGHNER, die Research Diagnostic Criteria und diejenigen der DSM-III.

Die Feighner-Kriterien sind bedeutend restriktiver, weil sie eine vierwöchige Dauer der depressiven Symptomatik voraussetzen. Außerdem müssen 5 von 8 Symptombereichen vorhanden sein. Die Research Diagnostic Criteria verlangen lediglich eine zweiwöchige Dauer der Depression, jedoch ebenfalls 5 von 8 Symptomen und neu soziale Konsequenzen der Depression. Am weichsten ist die Falldefinition aufgrund der DSM-III Kriterien, da nur 4 der 8 Symptome vorhanden sein müssen und keine sozialen Konsequenzen gefordert werden.

Die wichtigsten Konzepte zur *Definition der Melancholien* (endogenen Depressionen) sind die Newcastle-Skala II, die Research Diagnostic Criteria für endoge-

Tabelle 1. Definition der Depression

FEIGHNER	RDC	DSM-III
Depressive Stimmung	Depressive Stimmung	Depressive Stimmung
Phasendauer 4 Wochen	Phasendauer 2 Wochen	Phasendauer 2 Wochen
5 von 8 Symptomen:	5 von 8 Symptomen:	4 von 8 Symptomen:

- Appetit/Gewicht (Zu- oder Abnahme)
- Insomnie oder Hypersomnie
- psychomotorische Agitation oder Verlangsamung
- Interessenverlust
- Energieverlust, Müdigkeit
- Gefühle der Wertlosigkeit und Schuld
- Gedächtnis- und Konzentrationsschwierigkeiten
- Todes- oder Suizidgedanken

Soziale Konsequenzen:
Behandlung
Selbstmedikation
soz. Beeinträchtigung

Tabelle 2. Endogene Depression

Newcastle depressive diagnostic scale II (ROTH et al. 1983)		RDC (SPITZER et al. 1978) (endogene Depression)	DSM-III (APA 1980) (Melancholie)	Wiener Forschungskriterien (BERNER et al. 1983) (endogenomorph-depr. Achsensyndrom)
Plötzlicher Beginn		A1 Qualität d. depr. Verstimmung	A Freudlosigkeit	A1 Depressiv (± ängstlich)
ja	− 6	2 Fehlende Reagibilität	B Mangel an Reagibilität	2 Affektives Ansprechen aufgehoben oder nur negativ
nein	0	3 Am Morgen schlechter		3 Antrieb herabgesetzt oder Agitation
Dauer		4 Verlust von Interessen und an Vergnügen		
<3 Monate	− 6			
3 Monate bis <1 Jahr	− 4			
1 Jahr bis <2 Jahre	− 2	B1 Selbstvorwürfe, Schuldgef.	C1 Qualität d. depr. Stimmung	B1 Tagesschwankungen der Symptome von A
2 Jahre und mehr	0	2 Frühes morgendl. Erwachen oder Durchschlafstörung	2 Morgens schlimmer	2 Schlafstörung
Psychologischer Stress			3 Frühes Erwachen	a) Durchschlafstörung
schwer	+12	3 Psychomotorische Hemmung oder Agitation	4 Psychomotorische Hemmung oder Agitation	b) vorzeitiges Erwachen
mittel/mäßig	+ 6			c) Schlafverlängerung
keiner	0	4 Appetitmangel		
Situationsbezogene Phobien		5 Gewichtsverl. (spezifiziert)		
schwer/behindernd	+ 8	6 Interessenverlust oder Verlust an Vergnügen bei Aktivitäten oder vermindertes sexuelles Interesse		
mittel/mäßig	+ 4			
keine	0			
Andauernde Depression				
ja	− 2			
nein	0			
Depression am Morgen schlimmer				
ja	−16			
nein	0			
Verfrühtes Erwachen				
ja	−10			
nein	0			
Verlangsamung				
ja	− 9			
nein	0			
Wahn				
ja	− 7			
nein	0			
		erforderlich Symptome:		
−19 u. mehr = reaktive Depr.				
−20 u. weniger = endogene Depr.		6/10, davon 1/4 aus A	3/4 aus C	A 1/3
				B 1+2 (a oder b oder c)
		Dauer:		
		≧2 Wochen	≧2 Wochen	

ne Depression, die DSM-III Kriterien für Melancholie und die Wiener Forschungskriterien für das „endogenomorph-depressive-Achsensyndrom" (BERNER 1977) (Tabelle 2).

In der Newcastle Depressive Diagnostic Scale II (ROTH et al. 1983) wird aufgrund einer gewichteten Skala zwischen reaktiven und endogenen Depressionen unterschieden, wobei offenkundig Kriterien für die endogene Depression der plötzliche Beginn, kurze Dauer, morgendliche Verschlimmerung, frühes Aufwachen, Hemmung und Wahnideen sind. Abgesehen von den zeitlichen Kriterien sind alle anderen auch in den RDC, der DSM-III und den Wiener Forschungskriterien enthalten. Wichtige Gesichtspunkte sind das qualitative Anderssein der depressiven Verstimmung, deren fehlende Reagibilität, schließlich die psychomotorische Hemmung bzw. Agitation sowie die Betonung von zirkadianen Schwankungen (vorzeitiges Erwachen, morgendliche Verschlimmerung der Symptomatik usw.). Die Biorhythmusveränderungen sind bei den Wiener Forschungskriterien besonders hoch gewichtet.

Es werden neuerdings im Rahmen operationalisierter Diagnosen erhebliche Anstrengungen unternommen, um möglichst präzise die *melancholische (endogen-depressive) Symptomatik zu definieren.* Ein strukturiertes Interview für das "vital-depression"-Syndrom wurde früh durch VAN PRAAG et al. (1965) entwickelt. MACFAYDEN (1975) sowie NELSON u. CHARNEY (1981) geben eine gute Übersicht über frühere, eher enttäuschende, faktorenanalytische und clusteranalytische Bestrebungen, die endogene Entität nachzuweisen. Viele Studien geben Hinweise auf eine derartige Kernsymptomatik. Sie läßt sich auch transkulturell nachweisen (SARTORIUS et al. 1983). Es bleibt aber offen, ob es sich dabei um eine diskrete Entität oder nur um das schwere Ende eines Spektrums depressiver Erkrankungen handelt. Aus zahlreichen Studien ging hervor, daß mit der autonomen (endogenen) Depression die folgenden Symptome am höchsten korrelieren: psychomotorische Veränderung (in der Regel Hemmung, gelegentlich aber auch Agitation), Schwere der depressiven Stimmung und deren Mangel an Reaktivität, depressive Wahnideen, Selbstvorwürfe und Interessenverlust. Weniger eng mit der Diagnose verknüpft sind veränderte Stimmungsqualität, morgendliche Verschlimmerung, Konzentrationsstörungen; gar nicht charakteristisch sind Schlaf-, Appetit- und Gewichtsveränderungen, während verfrühtem Erwachen und morgendlichen Verschlimmerungen eine noch nicht geklärte Rolle zukommt. Als nicht-charakteristisch gelten somit vor allem die Schlaf-, Appetitveränderungen, Energieverlust und Suizidgedanken, Symptome, welche gerade in den RDC und der DSM-III bei der Falldefinition eine große Rolle spielen. Weitere systematische Untersuchungen, z. B. mit dem neu entwickelten Yale-New Haven (Conn. Hospital) Depressive Symptom-Inventory, sind sicher dringend erwünscht.

Es ist offenkundig, daß die verschiedenen diagnostischen Konzepte mehr oder weniger stark miteinander überlappen (COPOLOV et al. 1986). CORDING-TÖMMEL et al. (1984) aus dem Max-Planck-Institut in München haben einen genauen Vergleich angestellt und nachgewiesen, daß eine weitgehende Annäherung der amerikanischen und europäischen Definition der endogenen Depression erreicht werden kann. Die Überschneidungen, z. B. der RDC-Kategorie "major depressive disorder" mit andern Klassifikationen, sind in Abb. 1 wiedergegeben. Ähnliche Venn-Diagramme publizierten LECKMAN et al. (1984b) und BERNER (1983).

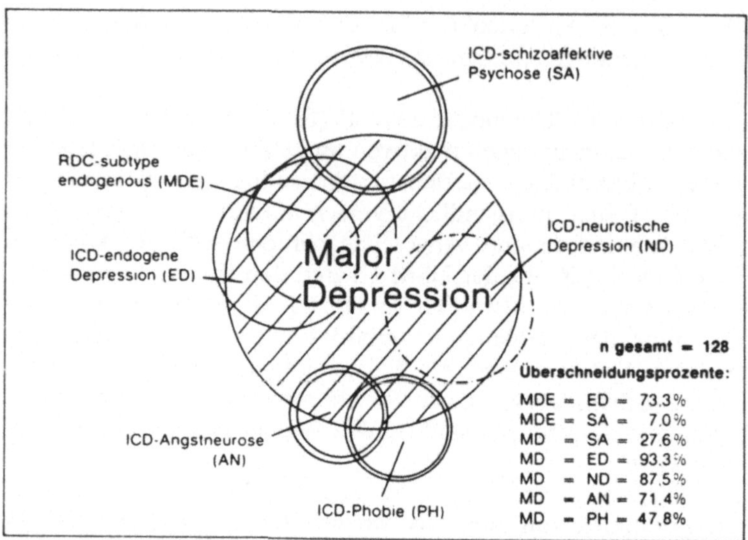

Abb. 1. Diagnostische Breite der RDC-Kategorie "major depressive disorder" (Nach Wittchen et al., in Vorbereitung). (Aus CORDING-TÖMMEL et al. 1984)

Grundsätzliche Erwägungen über standardisierte Methoden der Klassifikation psychischer Erkrankungen stammen von WING (1983) und bezüglich der multiaxialen Klassifikation von BERNER u. KATSCHNIG (1983). Entscheidend ist, daß das diagnostische Prozedere als Algorithmus für ein Computerprogramm formalisiert wird.

Aus der Fülle dieser Perspektiven wachsen naturgemäß Bestrebungen zur Synthese, wie sie sich im Symposiumsbericht von BECH u. HIPPIUS (1983) widerspiegeln. Es wurde z. B. von BECH u. CLEMMESEN (1983) eindrücklich dargestellt, wie die Verläßlichkeit (Reliabilität) psychiatrischer Diagnostik in den letzten 20 Jahren gestiegen ist. Während BECK et al. (1962) die Beurteiler-Übereinstimmung aufgrund der DSM-I für Forschungszwecke als inakzeptabel schildern mußten (Übereinstimmungen spezifischer Kategorien im Durchschnitt 54%), sind heute Übereinstimmungen in 80–93% vorhanden.

Noch voll im Fluß ist die Entwicklung halbstandardisierter und standardisierter *Interviews* zur Befunderhebung und Diagnostik, um zusätzlich die Reliabilität zu verbessern. Der Present State Examination (PSE) von WING et al. (1974) folgten das "Schedule for Standardized Assessment of Depressive Disorders" (SADD) der W. H. O. (SARTORIUS et al. 1983) und das Clinical Interview for Depression (PAYKEL 1985) und in den USA das Schedule for affective disorders and schizophrenia (SADS) von ENDICOTT u. SPITZER (1978) sowie die Diagnostic Interview Schedule (DIS) von ROBINS et al. (1981) und das Structured Clinical Interview for DSM-III (SCID) von SPITZER (1983). Neu wird als Synthese von PSE und DIS das Composite International Diagnostic Interview (CIDI) entwickelt (unveröffentlicht).

Die Pluralität der Konzepte hat logischerweise dazu geführt, daß der gleiche Patient verschiedene Depressionsdiagnosen erhalten kann; diese sogenannte *Po-*

lydiagnostik (BERNER et al. 1982) stellt einen wichtigen Forschungsansatz zur Homogenisierung von Patientengruppen dar. PULL et al. (1985) entwickelten das zur Polydiagnostik gehörende LICET-System mit den nötigen Algorithmen zur Computerklassifikation. Eine analoge Entwicklung erfolgte in Dänemark, in Form des MULTI-CLAD-II von RAFAELSEN et al. (1983), welches eine multiaxiale Klassifikation erlaubt.

Angesichts der verwirrenden Polydiagnostik ist der Vorschlag von PHILIPP et al. (1985) sicher zu beherzigen, bei der Patientenselektion für Forschungsprojekte mit einer weiten Definition zu operieren, um alle Subkategorien einschließen zu können. Ferner muß das Instrument sämtliche diagnostische Algorithmen ermöglichen.

Validierung der operationalen Diagnostik. Die heutigen operationalen diagnostischen Konzepte unterscheiden sich zum Teil wenig; sie sind beliebig wandelbar, weiter entwicklungsfähig, vielversprechend, stellen aber auch eine große Gefahr dar. Unüberprüft können immer wieder neue Verfeinerungen erfolgen. Ein Gütekriterium für diagnostische Typologien liegt in deren Validierung. Als Kriterien für die Validierung dienen u. a. biologische Variablen (biochemische Befunde und Genetik), Verlauf und Prognose, therapeutische Ansprechbarkeit (Psychopharmaka, Elektroschocks, Psychotherapie). *Die Hauptschwierigkeit liegt darin, daß diese Ansätze zur Validierung viel weniger differenzierungsfähig sind als allgemein angenommen wird, und daß damit niemals kleine Unterschiede in der operationalen Definition in ihrer Güte geklärt werden können.* Methodisch sind wir also noch weit davon entfernt, entscheidende Fortschritte zu erzielen. Zum Beispiel ist es KATSCHNIG et al. (1986) nicht gelungen, bei endogenen gegenüber neurotisch Depressiven, definiert durch die Newcastle-Skala, Differenzen zu zeigen in bezug auf vorangegangene belastende Lebensereignisse oder den Krankheitsverlauf; ähnliches galt für die Familiengeschichte, biologische Marker und Entwicklung in der Kindheit. Validierungen mit Hilfe von Familienstudien über die genetische Belastung haben ebenfalls enttäuscht. Eine größere Untersuchung von ANDREASEN et al. (1986b), in der neben der Newcastle-Skala auch die RDC- und DSM-III-Kriterien verwendet wurden, endete im Trend zugunsten der Newcastle-Skala für endogene Depressionen, im ganzen überwogen aber die Gemeinsamkeiten über die Differenzen zwischen den verschiedenen Konzepten. Eine unter vielen Ursachen dürfte in der Unzuverlässigkeit der Familienuntersuchungen liegen, wie sie z. B. eindrücklich durch ANDREASEN et al. (1986a) geschildert werden. Eine analoge Studie über die Validität vier verschiedener Definitionen von endogenen Depressionen stammt von ZIMMERMANN et al. (1986b). Es wurde nach Unterschieden in der Symptomatologie, in psychosozialen Faktoren, in der Familiengeschichte und im Dexamethasone Suppression Test gesucht. Die Unterschiede können wohl zwanglos strikteren oder weicheren Falldefinitionen zugeschrieben werden, wobei die Schwere der Erkrankung als Variable entscheidend mitspielt.

Große Hoffnungen haben vorerst die neuroendokrinen Befunde geweckt. Basierend auf Untersuchungen des Plasmakortisols bei Depressiven durch SACHAR et al. (1973) folgten intensive Forschungen auf dem Gebiete des Hypothalamus-Hypophysen-Nebennierenrinden-Systems. Die Entwicklung des Dexamethasone Suppression Test (DST, CARROLL et al. 1976; CARROLL 1982) weckte die Hoffnung, einen Test zur Diagnose einer Kerngruppe biologisch fundierter (z. B. endogener) Depressionen gefunden zu haben. In München wurde jedoch früh durch HOLSBOER et al. (1980) sowie VON ZERSSEN et al. (1984) und BERGER et al. (1986) nachgewiesen, daß auch der DST in der Validierung operationaler diagnostischer Gruppierungen von Depressionen nicht weiterhilft. Die Hoffnung auf die diagnostische Anwendung ist weitgehend der bescheideneren Absicht gewichen, aufgrund des DST homogenere Untergruppen von Depressiven für weitere Forschungen zu definieren.

Die Validierungsversuche mit Hilfe der Behandlungsresultate unter Elektroschocks sind kontrovers (ZIMMERMANN et al. 1984), ebenso diejenigen mit Antidepressiva (ZIMMERMANN et al. 1986b). Das Dilemma der Validierung kann nicht dadurch gelöst werden, daß die Validierungskriterien in die Definition einbezogen werden, wie es zum Beispiel ZIMMERMANN et al. (1986b) vorschlagen. Der Kreis der Argumente ist damit geschlossen, die Schlange hat sich in den Schwanz gebissen.

F. Zusammenfassung

Die klassische Kategorisierung depressiver Syndrome aufgrund von Annahmen über deren Ätiologie wird heute angezweifelt oder bestritten und durch ein Zurückweichen auf eine syndromale Diagnostik unter Verzicht auf ätiologische Spekulationen ersetzt. Was früher wahr schien, ist heute problematisch. Zahlreiche dichotome Klassifikationsversuche sind, wenn nicht gescheitert, so doch sehr in Frage gestellt, und vieles spricht dafür, daß manche Typologien polare Gruppen auf einem Kontinuum darstellen. Dies gilt zum Beispiel für die Unterscheidung folgender Depressionsklassen: primär-sekundär, unipolar-bipolar, reaktiv-endogen, neurotisch-endogen, ängstlich-depressiv, normal traurig (bereavement)-depressiv, neurotisch-psychotisch, affektiv-schizoaffektiv, saisonal-nichtsaisonal, “minor”-“major depression”. Eine wichtige Aufgabe besteht darin, aus der bisherigen Tradition der klinischen Psychiatrie das Erhaltenswürdige in die Neuentwicklung hinüberzuretten.

Auf dem Gebiete der Diagnostik ist der operationale Ansatz bahnbrechend geworden. Wohin er letztlich führen wird, ist noch nicht abzusehen. Er hat zu einer starken Verbesserung der Verläßlichkeit psychiatrischer Diagnosen auf deskriptivem Niveau geführt, zur Homogenisierung von Syndromen im Rahmen der Forschung wesentlich beigetragen und so auch die internationale Verständigung bedeutsam gefördert. Die rasch voranschreitende Veränderung operationaler diagnostischer Kriterien schafft aber eine Vielfalt von Problemen und eine kaum mehr zu überblickende Flut von Konzepten. Die computergestützte Polydiagnostik vermag zwar etwas Abhilfe zu schaffen, löst aber grundsätzlich das Problem, welcher Ansatz nun der gültigere sein soll, in keiner Weise. Diesbezüglich verspricht man sich zuviel von sogenannter externer Validierung. Die verfügbaren Validierungskriterien entsprechen in ihrer Aussagekraft in keiner Weise der Differenziertheit und den geringen Unterschieden zwischen verschiedenen diagnostischen Konzepten. Validierungskriterien wie Genetik (Familienbild), Verlauf, therapeutische Ansprechbarkeit sind mit derart großen eigenen Unsicherheiten belastet, daß sie die Unsicherheiten der Diagnostik nicht lösen. Die Untersucher sind sich oft bei der Anwendung von Validierungskriterien nicht im klaren darüber, daß sie z. T. einem Zirkelschluß erliegen, z. B. werden besonders häufig Verlaufsmerkmale (Länge einer Manifestation, Akuität) implizite als diagnostische und Validierungskriterien benützt.

Der Gefahr einer babylonischen Vielfalt deskriptiver, nicht weiterführender diagnostischer Konzepte kann nur durch einen pragmatischen Konsens begegnet werden. Es wäre wichtig, auf leichtfertige Revisionen bestehender Konzepte ohne hinreichende empirische Fundierung zu verzichten.

Wichtig ist der multiaxiale diagnostische Ansatz. Er bringt an sich zwar grundsätzlich nichts Neues, vermeidet aber in beispielhafter Weise Fehler, die durch die Kontamination verschiedener Aspekte entstehen können. Es ist daher folgerichtig, wenn die syndromale Diagnostik streng getrennt wird von der Diagnostik der Intelligenz, der Persönlichkeit und Spekulationen über die Ätiologie.

Literatur

Abrams R, Taylor MA (1974) Unipolar mania. A preliminary report. Arch Gen Psychiatry 30:441–443

Akiskal HS (1983 a) The bipolar spectrum: new concepts in classification and diagnosis. In: Grinspoon L (ed) Psychiatry update: The American Psychiatric Association Annual Review, vol II. American Psychiatric Press, Washington DC, pp 271–292

Akiskal HS (1983 b) Dysthymic and cyclothymic disorders: a paradigm for high-risk research in psychiatry. In: Davis JM, Maas JW (eds) The affective disorders. American Psychiatric Press, Washington DC, pp 211–231

Akiskal HS, Webb WL Jr (1983) Affective disorders. I. Recent advances in clinical conceptualization. Hosp Community Psychiatry 34:695–702

Akiskal HS, Bitar AH, Puzantian VR, Rosenthal TL, Walker PW (1978) The nosological status of neurotic depression. A prospective three- to four-year follow-up examination in light of the primary-secondary and unipolar-bipolar dichotomies. Arch Gen Psychiatry 35:756:766

Akiskal HS, Khani MK, Scott-Strauss A (1979) Cyclothymic temperamental disorders. Psychiatr Clin North Am 2:527–554

American Psychiatric Association (1980) Diagnostic and statistical manual of mental disorders (DSM-III), 3rd edn. American Psychiatric Association, Washington DC

Andreasen NC, Winokur G (1979 a) Secondary depression: familial, clinical, and research perspectives. Am J Psychiatry 136:62–66

Andreasen NC, Winokur G (1979 b) Newer experimental methods for classifying depression. A report from the NIMH Collaborative Pilot Study. Arch Gen Psychiatry 36:447–452

Andreasen NC, Rice J, Endicott J, Reich T, Coryell W (1986 a) The family history approach to diagnosis. How usefull is it? Arch Gen Psychiatry 43:421–429

Andreasen NC, Scheftner W, Reich T, Hirschfeld RMA, Endicott J, Keller MB (1986 b) The validation of the concept of endogenous depression. A family study approach. Arch Gen Psychiatry 43:246–251

Angst J (1966) Zur Aetiologie und Nosologie endogener depressiver Psychosen. Eine genetische, soziologische und klinische Studie. Springer, Berlin Heidelberg New York (Monographien aus dem Gesamtgebiet der Neurologie und Psychiatrie, Heft 112)

Angst J (1973) Die larvierte Depression in transkultureller Sicht. In: Kielholz P (Hrsg) Die larvierte Depression. – La depression masquée. – Masked depression. Int. Symposium, St. Moritz 1973. Huber, Bern Stuttgart Wien, S 276–281

Angst J (1974) The classification of affective psychoses. Lecture given at the Meeting of the Royal College of Psychiatrists, London (unveröffentlichtes Manuskript)

Angst J (1978) The course of affective disorders. II. Typology of bipolar manic-depressive illness. Arch Psychiatr Nervenkr 226:65–73

Angst J (1980) Clinical typology of manic-depressive illness. In: van Praag HM, Belmaker RH (eds) Mania – An evolving concept. Spectrum Publications, New York Jamaica, pp 61–76

Angst J (1981) Clinical subgroups of affective disorders. Results of a genetic study. In: Perris C, Struwe G, Jansson B (eds) Biological psychiatry 1981. Proceedings of the IIIrd World Congress of Biological Psychiatry, Stockholm 1981. Elsevier/North-Holland Biomedical Press, Amsterdam New York Oxford, pp 148–156

Angst J (1985) Switch from depression to mania. A record study over decades between 1920 and 1982. Psychopathology 18:140–154

Angst J (1986a) The course of affective disorders. In: Kielholz P, Pöldinger W (eds) Latest findings on the aetiology and therapy of depression. Psychopathology [Suppl 2] 19: 47–52

Angst J (1986b) The course of major depression, atypical bipolar disorder, and bipolar disorder. In: Hippius H, Klerman GL, Matussek N (eds) New results in depression research. Springer, Berlin Heidelberg New York, pp 26–35

Angst J (1987) Switch from depression to mania, or from mania to depression (im Druck)

Angst J, Clayton PJ (1986) Premorbid personality of depressive, bipolar, and schizophrenic patients with special reference to suicidal issues. Compr Psychiatry 27:511–532

Angst J, Dobler-Mikola A (1983) Epidemiologische Untersuchung über Kopfschmerzen bei 20jährigen. In: Barolin GS, Kugler J, Soyka D (Hrsg) Kopfschmerz 1983. Nomenklatur und Klassifizierung des Kopfschmerzes in bezug auf Praxis und Klinik. Kopfschmerz-Bezüge zu Arbeit und Wetter. Die Sanol-Migräne-Studie: Neue Ergebnisse in den Beziehungen zu Depressivität, Neurotizismus, Arbeitsverhalten; transkulturelle Vergleiche. Enke, Stuttgart, S 120–130

Angst J, Dobler-Mikola A (1985a) The Zurich Study – A prospective epidemiological study of depressive, neurotic and psychosomatic syndromes. IV. Recurrent and nonreccurent brief depression. Eur Arch Psychiatr Neurol Sci 234:408–416

Angst J, Dobler-Mikola A (1985b) The Zurich Study – VI. A continuum from depression to anxiety disorders? Eur Arch Psychiatr Neurol Sci 235:179–186

Angst J, Grof P (1988) Clinical course of affective disorders (in Vorbereitung)

Angst J, Scharfetter C (1988) Familial aspects of bipolar schizoaffective disorders (im Druck)

Angst J, Felder W, Lohmeyer B (1979) A genetic study on schizoaffective disorders. In: Obiols J, Ballus C, Gonzales Monclus E, Pujol J (eds) Developments in psychiatry, vol. 2 A: Biological psychiatry today. Proceedings of the IInd World Congress on Biological Psychiatry, Barcelona 1978. Elsevier/North-Holland Biomedical Press, Amsterdam New York Oxford, pp 12–18

Angst J, Grigo H, Lanz M (1981) Classification of depression. In: Carlsson A, Gottfries CG, Holmberg G, Modigh K, Svensson T, Igren SO (eds) Recent advances in the treatment of depression. Proceedings of an International Symposium, Corfu, Greece, 1980. Acta Psychiatr Scand [Suppl] 290:23–28

Ayuso-Gutierrez JL, Ramos-Brieva JA (1982) The course of manic-depressive illness. A comparative study of bipolar I and bipolar II patients. J Affective Disord 4:9–14

Ayuso-Gutierrez JL, Montejo Iglesias ML, Ramos Brieva JA (1978) Differences in clinical characteristics between unipolar and bipolar depression. IRCS Med Sci: Clin Med Psychol Psychiatry 6:252

Baillarger J (1854) De la folie à double forme. Ann Med Psychol 6:369–384

Bartrop RW, Lazarus L, Lockhurst E, Kiloh LG, Penny R (1977) Depressed lymphocyte function after bereavement. Lancet I:834–836

Bebbington PE (1978) The epidemiology of depressive disorder. Cult Med Psychiatry 2:297–341

Bebbington PE, Hurry J, Tennant C, Sturt E, Wing JK (1981) Epidemiology of mental disorders in Camberwell. Psychol Med 11:561–579

Bech P, Clemmesen L (1983) The diagnosis of depression: 20 years later. Acta Psychiatr Scand [Suppl] 310:9–30

Bech P, Hippius H (eds) (1983) Joining together clinical assessment systems for depression. Paper presented at a symposium held at the VIIth World Congress of Psychiatry, Vienna 1983. Acta Psychiatr Scand [Suppl] 310:1-130

Bech P, Gram LF, Reisby N, Rafaelsen OJ (1980) The WHO Depression Scale. Relationship to the Newcastle scales. Acta Psychiatr Scand 62:140–153

Beck AT, Ward CH, Mendelson M, Mock JE, Erbaugh JK (1962) Reliability of psychiatric diagnoses: 2. A study of consistency of clinical judgments and ratings. Am J Psychiatry 119:351–356

Beeber AR, Pies RW (1983) The nonmelancholic depressive syndromes. An alternate approach to classification. J Nerv Ment Dis 171:3–9

Behar D, Winokur G, Vanvalkenburg C, Lowry M, Lachenbruch PA (1981) Clinical overlap among familial subtypes of unipolar depression. Neuropsychobiology 7:179–184

Berger M, Pirke KM, Doerr P, Krieg JC, Zerssen D von (1986) The limited utility of the dexamethasone suppression test for the diagnostic process in psychiatry (unveröffentlichtes Manuskript)

Berner P (1977) Psychiatrische Systematik. Ein Lehrbuch. Huber, Bern

Berner P (1983) Die Unterteilung der endogenen Psychosen. Differentialdiagnostik oder Differentialtypologie? In: Gross G, Schüttler R (Hrsg) Empirische Forschung in der Psychiatrie. Schattauer, Stuttgart New York, S 79–91

Berner P, Katschnig H (1983) Principles of "multiaxial" classification in psychiatry as a basis of modern methodology. In: Helgason T (ed) Methodology in evaluation of psychiatric treatment. Proceedings of a Workshop, Vienna 1981. Cambridge University Press, Cambridge London New York New Rochelle Melbourne Sydney, pp 71–79

Berner P, Katschnig H, Lenz G (1982) Poly-diagnostic approach: A method to clarify incongruences among the classification of the functional psychoses. Psychiatr J Univ Ottawa 7:244–248

Berner P, Gabriel E, Katschnig H, Kiefer W, Koehler K, Lenz G, Simhandl C (1983) Diagnosekriterien für schizophrene und affektive Psychosen. Weltverband für Psychiatrie

Bertelsen A (1979) A Danish twin study of manic-depressive disorders. In: Schou M, Strömgren E (eds) Origin, prevention and treatment of affective disorders. Academic Press, London New York San Francisco, pp 227–239

Biederman J, Rivinus T, Kemper K, Hamilton D, MacFayden J, Harmatz J (1985) Depressive disorders in relatives of anorexia nervosa patients with and without a current episode of nonbipolar depression. Am J Psychiatry 142:1495–1497

Bleuler E (1911) Dementia praecox oder Gruppe der Schizophrenien. In: Aschaffenburg G (Hrsg) Handbuch der Psychiatrie, spez. Teil, 4. Abt., 1. Hälfte. Deuticke, Leipzig Wien

Breier A, Charney DS, Heninger GR (1985) The diagnostic validity of anxiety disorders and their relationship to depressive illness. Am J Psychiatry 142:787–797

Brim J, Wetzel RD, Reich T, Wood D, Viesselman J, Rutt C (1984) Primary and secondary affective disorder: Part III. Longitudinal differences in depression symptoms. J Clin Psychiatry 45:64–69

Brockington IF, Kendell RE, Wainwright S (1980a) Depressed patients with schizophrenic or paranoid symptoms. Psychol Med 10:665–675

Brockington IF, Wainwright S, Kendell RE (1980b) Manic patients with schizophrenic or paranoid symptoms. Psychol Med 10:73–83

Brockington IF, Altman E, Hillier V, Meltzer HY, Nand S (1982) The clinical picture of bipolar affective disorder in its depressed phase. A report from London and Chicago. Br J Psychiatry 141:558–562

Bronisch T, Wittchen HU, Krieg C, Rupp HU, Zerssen D von (1985) Depressive neurosis. A long-term prospective and retrospective follow-up study of former inpatients. Acta Psychiatr Scand 71:237–248

Brotman A, Herzog DB, Weilburg J (1985) Are eating disorders and affective disorders related? (Reply to Katz JL 1984) Am J Psychiatry 142:391

Brown GW, Craig TKJ, Harris TO (1985) Depression: Distress or disease? Some epidemiological considerations. Br J Psychiatry 147:612–622

Bruder W, Weyerer S, Dilling H (1982) Probleme der Fallidentifikation mit einem halbstrukturierten psychiatrischen Interview am Beispiel einer epidemiologischen Untersuchung in Allgemeinpraxen. Arch Psychiatr Nervenkr 231:187–202

Bunney WE, Brodie KH, Murphy DL, Goodwin FK (1970) Psychopharmacological differentiation between two subgroups of depressed patients. Proceedings of the 78th Annual Convention of the APA, pp 829–830

Busch H (1977) Diagnostik depressiver Erkrankungen. In: Helmchen H (Hrsg) Depressive Syndrome. Diagnostik – Pathogenese – Therapie. Werk-Verlag, München Gräfelfing, S 17–26
Cadoret RJ, Fowler RC, McCabe MS, Winokur G (1974) Evidence for heterogeneity in a group of good-prognosis schizophrenics. Compr Psychiatry 15:443–450
Carney MWP, Roth M, Garside RF (1965) The diagnosis of depressive syndromes and the prediction of ECT response. Br J Psychiatry 111:659–674
Carroll BJ (1982) The dexamethasone suppression test for melancholia. Br J Psychiatry 140:292–304
Carroll BJ, Curtis GC, Mendels J (1976) Neuroendocrine regulation in depression. II. Discrimination of depressed from nondepressed patients. Arch Gen Psychiatry 33:1051–1058
Casper RC, Redmond E Jr, Katz MM, Schaffer CB, Davis JM, Koslow SH (1985) Somatic symptoms in primary affective disorder. Presence and relationship to the classification of depression. Arch Gen Psychiatry 42:1098–1104
Cassidy WL, Flanagan NB, Spellman M, Cohen ME (1957) Clinical observations in manic-depressive disease. A quantitative study of one hundred manic-depressive patients and fifty medically sick controls. JAMA 164:1535–1546
Claghorn J (1970) The anxiety-depression syndrome. Psychosomatics 11:438–441
Clancy J, Noyes R, Hoenk PR, Slymen DJ (1978) Secondary depression in anxiety neurosis. J Nerv Ment Dis 166:846–850
Clare AW (1982) Problems of psychiatric classification in general practice. In: Clare AW, Lader M (eds) Psychiatry and general practice. Academic Press, London New York Paris San Diego San Francisco Sao Paulo Sydney Tokyo Toronto, pp 15–25
Clayton PJ (1982) Bereavement. In: Paykel ES (ed) Handbook of affective disorders, part 5: Special aspects. Churchill Livingstone, Edinburgh London Melbourne New York, pp 403–415
Clayton PJ (1983) A further look at secondary depression. In: Clayton PJ, Barrett JE (eds) Treatment of depression: Old controversies and new approaches. Raven, New York, pp 169–191 (American Psychopathological Association Series)
Clayton PJ (1986) Bereavement and its relation to clinical depression: In: Hippius H, Klerman GL, Matussek N (eds) New results in depression research. Springer, Berlin Heidelberg New York London Paris Tokyo, pp 59–69
Clayton PJ, Parilla RJ Jr, Bieri MD (1980) Methodological problems in assessing the relationship between acuteness of death and the bereavement outcome. In: Reiffel J, DeBellis R, Mark LC, Kutscher AH, Schoenberg B (eds) Psychosocial aspects of cardiovascular disease. The life-treatened patient, the family, and the staff. Columbia University Press, New York, pp 267–275
Cooper B, Schwarz R (1982) Psychiatric case-identification in an elderly urban population. Soc Psychiatry 17:43–52
Copeland JRM (1981) What is a "case"? A case for what? In: Wing JK, Bebbington P, Robins LN (eds) What is a case? The problem of definition in psychiatric community surveys. Grant McIntyre, London, pp 9–11
Copeland JRM (1984) Reactive and endogenous depressive illness and five-year outcome. J Affective Disord 6:153–162
Copeland JRM, Kelleher MJ, Gourlay AJ, Smith AMR (1975) Influence of psychiatric training, medical qualification, and paramedical training on the rating of abnormal behaviour. Psychol Med 5:89–95
Copolov DL, Rubin TR, Mander AJ, Sashidharan SP, Whitehouse AM, Blackburn IM, Freeman CP, Blackwood DHR (1986) DSM-III melancholia: Do the criteria accurately and reliably distinguish endogenous pattern depression? J Affective Disord 10:191–202
Cording-Tömmel C, Berger M, Zerssen D von (1984) Der Beitrag von Selbst- und Fremdbeurteilungs-Skalen sowie von operationalen Diagnostikverfahren zur Differentialdiagnose endogener und neurotischer Depressionen. In: Haase HJ (Hrsg) Der depressive Mensch. Perimed, Erlangen, S 91–103
Coryell W (1982) Hypomania. J Affective Disord 4:167–171
Coryell W, Tsuang MT (1985) Major depression with mood-congruent or mood-incongruent psychotic features: outcome after 40 years. Am J Psychiatry 142:479–482
Coryell W, Winokur G (1984) Depression spectrum disorders: Clinical diagnosis and biological implications. In: Post RM, Ballenger JC (eds) Neurobiology of mood disorders. Williams & Wilkins, Baltimore London, pp 102–106

Coryell W, Noyes R, Clancy J (1983) Panic disorder and primary unipolar depression. A comparison of background and outcome. J Affective Disord 5:311–317

Coryell W, Endicott J, Reich T, Andreasen NC, Keller MB (1984) A family study of bipolar II disorder. Br J Psychiatry 145:49–54

Coryell W, Endicott J, Andreasen NC, Keller MB (1985) Bipolar I, bipolar II, and nonbipolar major depression among the relatives of affectively ill probands. Am J Psychiatry 142:817–821

Crook T (1982) Diagnosis and treatment of mixed anxiety-depression in the elderly. J Clin Psychiatry 43 (9, sect 2):35–43

Crowe RR, Noyes R, Pauls DL, Slymen D (1983) A family study of panic disorder. Arch Gen Psychiatry 40:1065–1069

Cullen W (1786) Kurzer Begriff der medicinischen Nosologie. (Nach der 3. Aufl. übersetzt) Leipzig

Dackis CA, Gold MS, Pottash ALC, Sweeney DR (1986) Evaluating depression in alcoholics. Psychiatry Res 17:105–109

Darwin C (1872) The expression of the emotions in man and animals. Murray, London

Das M, Berrios GE (1984) Dexamethasone suppression test in acute grief reaction. Acta Psychiatr Scand 70:278–281

Davidson J, Pelton S (1986) Forms of atypical depression and their response to antidepressant drugs. Psychiatry Res 17:87–95

Davidson J, Turnbull CD, Miller RD (1980) A comparison of inpatients with primary unipolar depression and depression secondary to anxiety. Acta Psychiatr Scand 61:377–386

Davidson J, Miller R, Strickland R (1985) Neuroticism and personality disorder in depression. J Affective Disord 8:177–182

Dealy RS, Ishiki DM, Avery DH, Wilson LG, Dunner DL (1981) Secondary depression in anxiety disorder. Compr Psychiatry 22:612–618

Derogatis LR, Lipman RS, Covi L, Rickels K (1972) Factorial invariance of symptom dimensions in anxious and depressive neuroses. Arch Gen Psychiatry 27:659:665

Dilling H, Weyerer S, Enders I (1978) Patienten mit psychischen Störungen in der Allgemeinpraxis und ihre psychiatrische Überweisungsbedürftigkeit. In: Häfner H (Hrsg) Psychiatrische Epidemiologie. Geschichte, Einführung und ausgewählte Forschungsergebnisse. Springer, Berlin Heidelberg New York, S 135–160

Dohrenwend BP, Yager TS, Egri G, Mendelsohn FS (1978) The Psychiatric Status Schedule as a measure of dimensions of psychopathology in the general population. Arch Gen Psychiatry 35:731–737

Downing RW, Rickels K (1974) Mixed anxiety-depression. Fact or myth? Arch Gen Psychiatry 30:312–317

Dunner DL (1980) Unipolar and bipolar depression: Recent findings from clinical and biologic studies. In: Mendels J, Amsterdam JD (eds) The psychobiology of affective disorders. Karger, Basel, pp 11–24

Dunner DL (1983) Sub-types of bipolar affective disorder with particular regard to bipolar II. Psychiatr Dev 1:75–85

Dunner DL, Fleiss JL, Fieve RR (1976a) The course of development of mania in patients with recurrent depression. Am J Psychiatry 133:905–908

Dunner DL, Gershon ES, Goodwin FK (1976b) Heritable factors in the severity of affective illness. Biol Psychiatry 11:31–42

Dunner DL, Go R, Fieve RR (1980) A family study of patients with bipolar II illness (bipolar depression with hypomania). Presented at the Annual Meeting, American College of Neuropsychopharmacology, San Juan, Puerto Rico

Eisenbruch M (1984) Cross-cultural aspects of bereavement. I. A conceptual framework for comparative analysis. Cult Med Psychiatry 8:283–309

Ellendorff C (1975) Studie zur Validierung der diagnostischen Sichtlochkartei DiaSiKa. Med Diss, München

Endicott J, Spitzer RL (1978) A diagnostic interview. The schedule for affective disorders and schizophrenia. Arch Gen Psychiatry 35:837–844

Endicott J, Nee J, Andreasen NC, Clayton PJ, Keller MB, Coryell W (1985) Bipolar II. Combine or keep separate? J Affective Disord 8:17–28

Essen-Möller E (1971) Suggestions for further improvement of the international classification of mental disorders. Psychol Med 1:308–311

Essen-Möller E, Wohlfahrt S (1947) Suggestions for the amendment of the official Swedish classification of mental disorders. Acta Psychiatr Scand [Suppl] 47:551–555

Falret JP (1851) De la folie circulaire ou forme de maladie mentale characterisée par l'alternative réguliére de la manie et de la mélancolie. Bull Acad Natl Med (Paris)

Faravelli C, Poli E (1982) Stability of the diagnosis of primary affective disorder. A four-year follow-up study. J Affective Disord 4:35–39

Faust V, Wolfersdorf M, Hole G (1983) Zur Diagnose der Depressionen. In: Faust V (Hrsg) Compendium Psychiatricum. Depressionen: Symptomatik – Ätiopathogenese – Therapie. Hippokrates, Stuttgart, S 9–17

Fawcett J, Kravitz HM (1983) Anxiety syndromes and their relationship to depressive illness. J Clin Psychiatry 44 (8, sect 2):8–11

Feighner JP, Robins E, Guze SB, Woodruff RA Jr, Winokur G, Munoz R (1972) Diagnostic criteria for use in psychiatric research. Arch Gen Psychiatry 26:57–63

Feinberg M, Carroll BJ (1983) Separation of subtypes of depression using discriminant analysis. Separation of bipolar endogenous depression from nonendogenous („neurotic") depression. J Affective Disord 5:129–139

Felder W (1977) Katamnestische und genetische Untersuchung über 85 Patienten mit schizoaffektiver Mischpsychose. Med Diss, Zürich

Feuchtersleben E Frh von (1845) Lehrbuch der ärztlichen Seelenkunde. Als Skizze zu Vorträgen bearbeitet. Gerold, Wien

Fieve RR, Dunner DL (1975) Unipolar and bipolar affective states. In: Flach FF, Draghi SC (eds) The nature and treatment of depression. Wiley, New York London Sydney Toronto, pp 145–160

Fischer-Homberger E (1968) Das zirkuläre Irresein. Juris-Druck, Zürich

Fleiss JL, Lawlor W, Platman S, Fieve RR (1971) On the use of inverted factor analysis for generating typologies. J Abnorm Psychol 77:127–132

Flemming CF (1844) Über Classification der Seelenstörungen nebst einem neuen Versuche derselben mit besonderer Rücksicht auf gerichtliche Psychologie. Allg Z Psychiatr 1:97–130

Fowles DC, Gersh F (1979) Neurotic depression: endogenous-neurotic distinction. In: Depue RA (ed) The psychobiology of the depressive disorders. Implications for the effects of stress. Academic Press, New York Toronto Sydney San Francisco, pp 55–80

Friedman RC, Hurt SW, Clarkin JF, Corn R (1983) Primary and secondary affective disorders in adolescents and young adults. Acta Psychiatr Scand 67:226–235

Garmany G (1958) Depressive states: their aetiology and treatment. Br Med J 8:341–345

Garside RF, Kay DWK, Wilson IC, Deaton ID, Roth M (1971) Depressive syndromes and the classification of patients. Psychol Med 1:333–339

Garvey MJ, Spoden F (1980) Suicide attempts in antisocial personality disorder. Compr Psychiatry 21:146–149

Garvey MJ, Tollefson GD, Schaffer CB (1984) Migraine headaches and depression. Am J Psychiatry 141:986–988

Gastpar M (1979) Diagnose und Therapie depressiver Patienten in der Praxis. Eine Untersuchung mit spezieller Berücksichtigung von Symptomatologie und Epidemiologie. Habilitationsschrift, Basel

Gastpar M (1981) The problem of diagnosing depressive states in general practice. In: Kielholz P (ed) The general practitioner and his depressed patients. A digest of up-to-date knowledge. Huber, Bern Stuttgart Vienna, pp 56–62

Gersh FS, Fowles DC (1979) Neurotic depression: the concept of anxious depression: In: Depue RA (ed) The psychobiology of the depressive disorders. Implications for the effects of stress. Academic Press, New York London Toronto Sydney San Francisco, pp 81–104

Gershon ES, Baron M, Leckman JF (1975 a) Genetic models of the transmission of affective disorders. J Psychiatr Res 12:301–317

Gershon ES, Mark A, Cohen N, Belizon N, Baron M, Knobe KE (1975 b) Transmitted factors in the morbid risk of affective disorders: a controlled study. J Psychiatr Res 12:283–299

Gershon ES, Bunney WE Jr, Leckman JF, Van Eerdewegh M, DeBauche BA (1976) The inheritance of affective disorders: a review of data and of hypotheses. Behav Genet 6:227–261

Gershon ES, Hamovit J, Guroff JJ, Dibble E, Leckman JF, Sceery W, Targum SD, Nurnberger JI Jr, Goldin LR, Bunney WE Jr (1982)A family study of schizoaffective, bipolar I, bipolar II, unipolar and normal control probands. Arch Gen Psychiatry 39:1157–1167

Gillespie RD (1929) The clinical differentiation of types of depression. Guy's Hosp Rep 9:306–344

Goldberg DP (1983) Personality disorders in adults predisposing to minor depressive reactions. In: Russell GFM, Hersov L (eds) Handbook of psychiatry, vol 4: The neuroses and personality disorders. Cambridge University Press, Cambridge London New York New Rochelle Melbourne Sydney, pp 194–198

Goldberg DP, Cooper B, Eastwood MR, Kedward HB, Shepherd M (1970) A standardized psychiatric interview for use in community surveys. Br J Prev Soc Med 24:18–23

Graham P (1983) Minor depressive syndromes in childhood. In: Russel GFM, Hersov L (eds) Handbook of psychiatry, vol. 4: The neuroses and personality disorders. Cambridge University Press, Cambridge London New York New Rochelle Melbourne Sydney, pp 189–193

Griesinger W (1845) Pathologie und Therapie der psychischen Krankheiten. Krabbe, Stuttgart

Grunhaus L (1985) Simultaneous panic and depressive disorders. Am J Psychiatry 142:1230–1231

Guardini R (1949) Vom Sinn der Schwermut. Arche, Zürich

Gurney C, Roth M, Garside RF, Kerr TA, Schapira K (1972) Studies in the classification of affective disorders. The relationship between anxiety states and depressive illnesses – II. Br. J Psychiatry 121:162–166

Guze SB, Woodruff RA, Clayton PJ (1975) The significance of psychotic affective disorders. Arch Gen Psychiatry 32:1147–1150

Häfner H (Hrsg) (1978) Psychiatrische Epidemiologie. Geschichte, Einführung und ausgewählte Forschungsergebnisse. Springer, Berlin Heidelberg New York

Hamilton M (1975) Anxiety and depressive states. What is the difference? In: Boissier JR, Hippius H, Pichot P (eds) Neuropsychopharmacology. Proceedings of the IXth Congress of the Collegium Internationale Neuropsychopharmacologium, Paris 1974. Excerpta Medica, Amsterdam, American Elsevier, New York, pp 32–34

Harris EL, Noyes R Jr, Crowe RR, Chaudhry DR (1983) Family study of agoraphobia. Report of a pilot study. Arch Gen Psychiatry 40:1061–1064

Heimann H (1981) Zur Diagnose und Therapie depressiver Syndrome. In: Pflug B (Hrsg) Depressive Syndrome. Klinik Forschung und Praxis. Fischer, Stuttgart New York, S 1–9

Helmchen H (1980) Multiaxial systems of classification. Types of axes. Acta Psychiatr Scand 61:43–55

Helmchen H, Linden M (1980) Depressive Erkrankungen. In: Bock E, Gerok W, Hartmann F (Hrsg) Klinik der Gegenwart, Bd II. Urban & Schwarzenberg, München Wien Baltimore, S 861–937

Helsing KJ, Szlko M (1981) Mortality after bereavement. Am J Epidemiol 114:41–52

Hertrich O (1962) Beitrag zur Diagnostik und Differentialdiagnostik der leichteren depressiven Zustandsbilder. Fortschr Neurol Psychiatr 30:237–272

Hirschfeld RMA, Klerman GL, Andreasen NC, Clayton PJ, Keller MB (1985) Situational major depressive disorder. Arch Gen Psychiatry 42:1109–1114

Hoffmann SO (1986) Psychoneurosen und Charakterneurosen. In: Kisker KP, Lauter H, Meyer JE, Müller C, Strömgren E (Hrsg) Neurosen, psychosomatische Erkrankungen, Psychotherapie. Springer, Berlin Heidelberg New York Tokyo (Psychiatrie der Gegenwart, 3. Aufl, Bd 1, S 29–62)

Hofmann G, Gruenberger J, Hofmann H (1975) Zum Längsschnittverlauf atypischer Psychosen. Psychiatr Clin (Basel) 8:115–126

Holsboer F, Bender W, Benkert O, Klein HE, Schmauss M (1980) Diagnostic value of dexamethasone suppression test in depression. Lancet I:706

International classification of diseases (ICD 9) (1978) Mental disorders: glossary and guide to their classification in accordance with the ninth revision of the international classification of diseases. World Health Organization, Geneva

Jakimow-Venulet B (1981) Hereditary factors in the pathogenesis of affective illnesses. Br J Psychiatry 139:450–456

James NM, Chapman CJ (1975) A genetic study of bipolar affective disorder. Br J Psychiatry 126:449–456

Jardine R, Martin NG, Henderson AS (1984) Genetic covariance between neuroticism and the symptoms of anxiety and depression. Genet Epidemiol 1:89–107

Johnstone EC, Cunningham Owens DG, Frith CD, McPherson K, Dowie C, Riley G, Gold A (1980) Neurotic illness and its response to anxiolytic and antidepressant treatment. Psychol Med 10:321–328

Kahlbaum J (1874) Die Katatonie oder das Spannungsirresein. Eine klinische Form psychiatrischer Krankheit. August Hirschwald, Berlin (Klinische Abhandlungen über psychische Krankheiten, Heft 1)

Kasanin J (1933) The acute schizo-affective psychoses. Am J Psychiatry 13:97–126

Kashani JH, Keller MB, Solomon N, Reid JC, Mazzola D (1985) Double depression in adolescent substance users. J Affective Disord 8:153–157

Kathol R, Winokur G (1977) "Organic" and "psychotic" symptoms in unipolar (UP) vs. bipolar (BP) depressions. Compr Psychiatry 18:251–253

Katschnig H, Nutzinger D, Schanda H (1986) Validating depressive subtypes. In: Hippius H, Klerman GL, Matussek N (eds) New results in depression research. Springer, Berlin Heidelberg New York London Paris Tokyo

Katz JL (1985) Are eating disorders and affective disorders related? (Reply to Brotman et al. 1985) Am J Psychiatry 142:391–392

Katz MM, Robins E, Croughan J, Secunda S, Swann A (1982) Behavioural measurement and drug response characteristics of unipolar and bipolar depression. Psychol Med 12:25–36

Katz JL, Kuperberg A, Pollack CP, Walsh BT, Zumoff B, Weiner H (1984) Is there a relationship between eating disorder and affective disorder? New evidence from sleep recordings. Am J Psychiatry 141:753–759

Kay DWK, Garside RF, Beamish P, Roy JR (1969a) Endogenous and neurotic syndromes of depression: a factor analytic study of 104 cases. Clinical features. Br J Psychiatry 115:377–388

Kay DWK, Garside RF, Roy JR, Beamish P (1969b) Endogenous and neurotic syndromes of depression: a five–seven year follow-up of 104 cases. Br J Psychiatry 115:389–399

Keller MB, Shapiro RW (1982) "Double depression": superimposition of acute depressive episodes on chronic depressive disorders. Am J Psychiatry 139:438–442

Kendell RE (1968) The classification of depressive illnesses. Oxford University Press, London (Maudsley Monograph No 18)

Kendell RE (1969) The continuum model of depressive illness. Proc R Soc Med 62:335–339

Kendell RE (1976) The classification of depressions: A review of contemporary confusion. Br J Psychiatry 129:15–28

Kerr TA, Roth M, Schapira K, Gurney C (1972) The assessment and prediction of outcome in affective disorders. Br J Psychiatry 121:167–174

Kielholz P (1959) Klinik, Differentialdiagnostik und Therapie der depressiven Zustandsbilder. Documenta Geigy, Basel (Acta Psychosomatica No 2)

Kielholz P (1965) Diagnose und Therapie der Depressionen für den Praktiker. Lehmann, München

Kiloh LG, Garside RF (1963) The independence of neurotic depression and endogenous depresson. Br J Psychiatry 109:451–463

Kiloh LG, Garside RF (1977) Depression: A multivariate study of Sir Aubrey Lewis's data on melancholia. Aust NZ J Psychiatry 11:149–156

Kiloh LG, Ball JRB, Garside RF (1962) Prognostic factors in treatment of depressive states with imipramine. Br Med J 1:1225–1227

Klein DF (1974) Endogenomorphic depression. A conceptual and terminological revision. Arch Gen Psychiatry 31:447–454

Kleist K (1953) Die Gliederung der neuropsychischen Erkrankungen. Monatsschr Psychiatr Neurol 125:526–554

Klerman GL (1977) Anxiety and depression. In: Burrows GD (ed) Handbook of studies on depression. Section I: Studies in Classification, phenomenology and aetiology of depression. Excerpta Medica, Amsterdam London New York, pp 49–68

Klerman GL (1978) Affective disorders. In: Nicholi AM (ed) The Harvard guide to modern psychiatry. Harvard University Press, Cambridge MA, pp 253–281

Klerman GL (1981) The spectrum of mania. Compr Psychiatry 22:11–20

Klerman GL, Barrett JE (1973) The affective disorders: clinical and epidemiological aspects. In: Gershon ES, Shopsin B (eds) Lithium. Its role in psychiatric research and treatment. Plenum Press, New York London, pp 201–236

Klerman GL, Lavori PW, Rice J, Reich T, Endicott J, Andreasen NC, Keller MB, Hirschfeld RMA (1985) Birth-cohort trends in rates of major depressive disorder among relatives of patients with affective disorder. Arch Gen Psychiatry 42:689–693

Kolvin I, Berney TP, Bhate SR (1984) Classification and diagnosis of depression in school phobia. Br J Psychiatry 145:347–357

Kovacs M, Rush AJ, Beck AT, Hollon SD (1981) Depressed outpatients treated with cognitive therapy or pharmacotherapy. A one-year follow-up. Arch Gen Psychiatry 38:33–39

Kraepelin E (1889) Psychiatrie. Ein Lehrbuch für Studierende und Ärzte, 3. Aufl. Barth, Leipzig

Kraepelin E (1913) Das manisch-depressive Irresein. In: Psychiatrie. Ein Lehrbuch für Studierende und Ärzte, 8. Aufl, Bd III/II. Teil, Barth, Leipzig, S 1183–1395

Krauthammer C, Klerman GL (1978) Secondary mania. Manic syndromes associated with antecendent physical illness or drugs. Arch Gen Psychiatry 35:1333–1339

Kupfer DJ (1976) REM latency: a psychobiologic marker for primary depressive disease. Biol Psychiatry 11:159–174

Kupfer DJ, Targ E, Stack J (1982) Electroencephalographic sleep in unipolar depressive subtypes: Support for a biological and familial classification. J Nerv Ment Dis 170:494–498

Larsson T, Sjögren T (1954) A methodological, psychiatric and statistical study of a large Swedish rural population. Acta Psychiatr Scand [Suppl] 89:1–20

Leckman JF, Merikangas KR, Pauls DL, Prusoff BA, Weissman MM (1983 a) Anxiety disorders and depression: contradictions between family study data and DSM-III conventions. Am J Psychiatry 140:880–882

Leckman JF, Weissman MM, Merikangas KR, Pauls DL, Prusoff BA (1983 b) Panic disorder and major depression. Increased risk of depression, alcoholism, panic, and phobic disorders in families of depressed probands with panic disorder. Arch Gen Psychiatry 40:1055–1060

Leckman JF, Weissman MM, Merikangas KR, Pauls DL, Prusoff BA (1984 a) Methodologic differences in major depression and panic disorder studies. Arch Gen Psychiatry 41:722–723

Leckman JF, Weissman MM, Prusoff BA, Caruso KA, Merikangas KR, Pauls DL, Kidd KK (1984 b) Subtypes of depression: a family study perspective. Arch Gen Psychiatry 41:833–838

Lehmann HE (1966) Depression: Categories, mechanisms and phenomena. In: Cole JO, Wittenborn JR (eds) Pharmacotherapy of depression. Charles C Thomas, Springfield IL, pp 3–29

Leonhard K (1939) Das ängstlich-ekstatische Syndrom aus innerer Ursache (Angst-Eingebungspsychose) und äußerer Ursache (symptomatische Psychose). Allg Z Psychiatr 110:101–142

Leonhard K (1957) Aufteilung der endogenen Psychosen. Akademie Verlag, Berlin

Leonhard K, Korff I, Schulz H (1962) Die Temperamente in den Familien der monopolaren und bipolaren phasischen Psychosen. Psychiatr Clin (Basel) 143:416–434

Levi-Strauss C (1973) Das wilde Denken. Suhrkamp Taschenbuch Wissenschaft 14

Lewinsohn PM, Zeiss AM, Zeiss RA, Haller R (1977) Endogeneity and reactivity as orthogonal dimensions in depression. J Nerv Ment Dis 164:327–332

Lewis AJ (1934) Melancholia: a clinical survey of depressive states. A historical review. J Ment Sci 80:1–42, 277–378, 488–558

Lewis AJ (1936) Melancholia: prognostic study and case material. J Ment Sci 82:488–558

Lewis DA, Winokur G (1983) The familial classification of primary unipolar depression: biological validation of distinct subtypes. Compr Psychiatry 24:495–501

Lewis DA, Kathol RG, Sherman BM, Winokur G, Schlesser MA (1983) Differentiation of depressive subtypes by insulin insensitivity in the recovered phase. Arch Gen Psychiatry 40:167–170

Lewis JL, Winokur G (1982) The induction of mania. A natural history study with controls. Arch Gen Psychiatry 39:303–306

Liebowitz MR, Klein DF (1979) Hysteroid dysphoria. Psychiatr Clin North Am 2:555–575

Loyd DW, Tsuang MT (1985) Duration criteria and long-term outcome in affective disorder and schizophrenia. J Affective Disord 9:35–39

Lundin T (1984) Morbidity following sudden and unexpected bereavement. Br J Psychiatry 144:84–88

MacFayden HW (1975) The classification of depressive disorders. I. A review of statistically based classification studies. II. A review of historical and physiological classification studies. J Clin Psychol (Spec Monogr Suppl) 31:380–401

Malzberg B (1955) Distribution of mental disease, NY State, 1949–1951. Psychiatr Q [Suppl] 29:209

Mapother E (1926) Discussion on manic-depressive psychosis. Br Med J 2:872–886

Marks I, Lader M (1973) Anxiety states (anxiety neurosis): a review. J Nerv Ment Dis 156:3–18

Marneros A, Tsuang MT (eds) (1986) Schizoaffective psychoses. Springer, Berlin Heidelberg New York London Paris Tokyo

Matussek P, Söldner ML, Nagel D (1981) Identification of the endogenous depressive syndrome based on the symptoms and the characteristics of the course. Br J Psychiatry 138:361–372

Matussek P, Luks O, Nagel D (1982a) Depression symptom patterns. Psychol Med 12:765–773

Matussek P, Söldner ML, Nagel D (1982b) Neurotic depression. Results of cluster analyses. J Nerv Ment Dis 170:588–597

McCabe MS (1975) Reactive psychoses. A clinical and genetic investigation. Acta Psychiatr Scand [Suppl] 259:1–133

McNair D, Fisher S (1978) Separating anxiety from depression. In: Lipton MA, DiMascio A, Killam KF (eds) Psychopharmacology. A generation of progress. Raven Press, New York, pp 1411–1418

Mellinger GD, Balter MB (1981) Prevalence and patterns of use of psychotherapeutic drugs: results from a 1979 National Survey of American adults. In: Tognoni G, Bellantuono C, Lader M (eds) Epidemiological impact of psychotropic drugs. Proceedings of the International Seminar on the Impact of Psychotropic drugs. North-Holland, Amsterdam, pp 117–135

Mendels J (1965) Electroconvulsive therapy and depression. II. Significance of endogenous and reactive syndromes. Br J Psychiatry 111:682–686

Mendels J, Cochrane C (1968) The nosology of depression: The endogenous-reactive concept. Am J Psychiatry (Suppl) 124:1–10

Mendels J, Stern S, Frazer A (1976) Biochemistry of depression. Dis Nerv Syst 37:3–9

Mendlewicz J, Baron M (1981) Morbidity risks in subtypes of unipolar depressive illness: differences between early and late onset forms. Br J Psychiatry 139:463–466

Mendlewicz J, Fleiss JL (1974) Linkage studies with X-chromosome markers in bipolar (manic-depressive) and unipolar (depressive) illness. Biol Psychiatry 9:261–294

Mendlewicz J, Fieve RR, Stallone F (1973) Relationship between effectiveness of lithium therapy and family history. Am J Psychiatry 130:1011–1013

Mendlewicz J, Fleiss JL, Fieve RR (1975) Linkage studies in affective disorders: the Xg blood and manic-depressive illness. In: Fieve RR, Rosenthal D, Brill H (eds) Genetic research in psychiatry. Johns Hopkins University Press, Baltimore, pp 219–232

Metzig E, Rosenberg S, Ast M, Krashen SD (1976) Bipolar manic-depressives and unipolar depressives distinguished by tests of lateral asymmetry. Biol Psychiatry 11:313–323

Mezzich J (1979) Patterns and issues in multiaxial psychiatric diagnosis. Psychol Med 9:125–137

Montassut M (1936) Formes mineures de la mélancolie périodique. Arch Int Neurol (Paris) 55:113–120

Mor V, McHorney C, Sherwood S (1986) Secondary morbidity among the recently bereaved. Am J Psychiatry 143:158–163

Mountjoy CQ, Roth M (1982a) Studies in the relationship between depressive disorders and anxiety states. Part I. Rating scales. J Affective Disord 4:127–147

Mountjoy CQ, Roth M (1982b) Studies in the relationship between depressive disorders and anxiety states. Part II. Clinical items. J Affective Disord 4:149–161

Müller M (1949) Prognose und Therapie der Geisteskrankheiten, 2. Aufl. Thieme, Leipzig

Murphy GE, Woodruff RA Jr, Herjanic M (1974a) Primary affective disorder. Selection efficiency of two sets of diagnostic criteria. Arch Gen Psychiatry 31:181–184

Murphy GE, Woodruff RA Jr, Herjanic M, Fischer JR (1974b) Validity of the diagnosis of primary affective disorder. A prospective study with a five-year follow-up. Arch Gen Psychiatry 30:751–756

Murphy GE, Woodruff RA Jr, Herjanic M, Super G (1974c) Variability of the clinical course of primary affective disorder. Arch Gen Psychiatry 30:757–761

Neele E (1949) Die phasischen Psychosen nach ihrem Erscheinungs- und Erbbild. Barth, Leipzig

Nelson JC, Charney DS (1981) The symptoms of major depressive illness. Am J Psychiatry 138:1–13

Ni Bhrolchain M, Brown GW, Harris TO (1979) Psychotic and neurotic depression. 2. Clinical characteristics. Br J Psychiatry 134:94–107

Noyes R Jr, Clancy J, Hoenk PR, Slymen DJ (1980) The prognosis of anxiety neurosis. Arch Gen Psychiatry 37:173–178

Nuller YL (1973) On the nosological heterogeneity of the manic-depressive psychosis. (Russian with English summary) In: Khvilivitsky TY, Nuller YU (eds) Depressions and their treatments. Ministry of Public Health of the RSFSR, Leningrad, pp 7–18

Nuller YL (1976) Some pathogenetical mechanisms and classification of manic-depressive psychosis. (Russian) Zh Nevropatol Psikhiatr 76:717–723

Nurnberger JI Jr, Gershon ES (1982) Genetics. In: Paykel ES (ed) Handbook of affective disorders. Part 2: Causative aspects. Churchill Livingstone, Edinburgh London Melbourne New York, pp 126–145

Nurnberger JI Jr, Roose SP, Dunner DL, Fieve RR (1979) Unipolar mania: A distinct clinical entity? Am J Psychiatry 136:1420–1423

Orley J, Wing JK (1979) Psychiatric disorders in two African villages. Arch Gen Psychiatry 36:513–520

Ottosson JO, Perris C (1973) Multidimensional classification of mental disorders. Psychol Med 3:238–243

Overall JE, Hollister LE, Johnson M, Pennington V (1966) Nosology of depression and differential response to drugs. JAMA 195:162–164

Paskind HA (1929) Brief attacks of manic-depressive depressions. Arch Neurol (Chicago) 22:123–134

Paskind HA (1930a) Manic-depressive psychosis as seen in private praxis. Length of the attack and length of the interval. Arch Neurol (Chicago) 23:789–794

Paskind HA (1930b) Manic-depressive psychosis as seen in private praxis. Sex distribution and age incidence of first attacks. Arch Neurol (Chicago) 23:152–158

Paykel ES (1971) Classification of depressed patients: a cluster analysis derived grouping. Br J Psychiatry 118:275–288

Paykel ES (1979) Recent life events in the development of depressive disorders. In: Depue RA (ed) The psychobiology of the depressive disorders. Implications for the effects of stress. Academic Press, New York London Toronto Sydney San Francisco, pp 245–262

Paykel ES (ed) (1982) Handbook of affective disorders. Churchill Livingstone, Edinburgh London Melbourne New York

Paykel ES (1985) The clinical interview for depression. Development, reliability and validity. J Affective Disord 9:85–96

Paykel ES, Henderson AJ (1977) Application of cluster analysis in the classification of depression. A replication study. Neuropsychobiology 3:111–119

Paykel ES, Prusoff BA, Klerman GL (1971) The endogenous-neurotic continuum in depression: rater independence and factor distributions. J Psychiatr Res 8:73–90

Paykel ES, Klerman GL, Prusoff BA (1974) Prognosis of depression and the endogenous-neurotic distinction. Psychol Med 4:57–64

Perbellini D, Castellani A (1972) Studio sulla familiarità dominante della psicosi depressiva. Fracastoro 65:276–307

Perris C (1966) A study of bipolar (manic-depressive) and unipolar recurrent depressive psychoses. Acta Psychiatr Scand [Suppl] 194:1–189

Perris C (1969) The separation of bipolar (manic-depressive) from unipolar recurrent depressive psychoses. Behav Neuropsychiatry 1:17–24

Perris C (1974) A study of cycloid psychoses. Acta Psychiatr Scand [Suppl] 253:1–77

Perris C (1982) The distinction between bipolar and unipolar affective disorders. In: Paykel ES (ed) Handbook of affective disorders. Churchill Livingstone, Edinburgh London Melbourne, pp 45–58

Perris C, Perris H, Ericsson U, Knorring L von (1982) The genetics of depression. A family study of unipolar and neurotic-reactive depressed patients. Arch Psychiatr Nervenkr 232:137–155

Perris H, Eisemann M, Ericsson U, Knorring L von, Perris C (1983) Attempts to validate a classification of unipolar depression based on family data. Symptomatological aspects. Neuropsychobiology 9:103–107

Perry JC (1985) Depression in borderline personality disorder. Lifetime prevalence at interview and longitudinal course of symptoms. Am J Psychiatry 142:15–21

Peselow ED, Dunner DL, Fieve RR, Deutsch SI, Rubinstein ME (1982) Age of onset of affective illness. Psychiatr Clin 15:124–132

Pfohl B, Vasquez N, Nasrallah H (1981) The mathematical case against unipolar mania. J Psychiatr Res 16:259–265

Pfohl B, Vasquez N, Nasrallah H (1982) Unipolar vs. bipolar mania: A review of 247 patients. Br J Psychiatry 141:453–458

Pfohl B, Stangl D, Zimmermann M (1984) The implications of DSM-III personality disorders for patients with major depression. J Affective Disord 7:309–318

Philipp M, Maier W, Benkert O (1985) Operational diagnosis of endogenous depression. II. Comparison of 8 different operational diagnoses. Psychopathology 18:218–225

Pietzcker A, Gebhardt R (1983) Depressive syndromes and scales in the AMDP-system. Acta Psychiatr Scand [Suppl] 310:65–84

Pilowsky I, McGrath MD (1970) Effect of ECT on responses to a depression questionnaire: implications for taxonomy. Br J Psychiatry 117:685–688

Praag HM van, Uleman AM, Spitz JC (1965) The vital syndrome interview. A structured standard interview for the recognition and registration of the vital depressive symptom complex. Psychiatr Neurol Neurochir 68:329–346

Price J (1967) The dominance hierarchy and the evolution of mental illness. Lancet II:243–246

Price LH, Nelson JC, Charney DS, Quinlan DM (1984) Family history in delusional depression. J Affective Disord 6:109–114

Prusoff BA, Klerman GL (1974) Differentiating depressed from anxious outpatients. Use of discriminant function analysis for separation of neurotic affective states. Arch Gen Psychiatry 30:302–309

Pull CB, Pull MC, Pichot P (1985) Berner's axial syndromes and the polydiagnostic approach of the LICET system. Psychopathology 18:111–114

Rafaelsen OJ, Andersen J, Bech P, Clemmesen L, Gjerris A, Kastrup M, Kramp P (1983) Multiaxial classification of depression: Multi-Clad-2 case record systems. Acta Psychiatr Scand [Suppl] 310:85–102

Rao AV (1973) Affective illness in first degree relatives, parental loss and family jointness in depressive disorders. Br J Psychiatry 122:601–602

Raskin A, Schulterbrandt JG, Reatig N, Crook TH, Odle D (1974) Depression subtypes and response to phenelzine, diazepam, and a placebo. Arch Gen Psychiatry 30:66–75

Raskin M, Peeke HVS, Dickman W, Pinsker H (1982) Panic and generalized anxiety disorders. Developmental antecedents and precipitants. Arch Gen Psychiatry 39:687–689

Reiss E (1910) Konstitutionelle Verstimmung und manisch-depressives Irresein. Z Gesamte Neurol Psychiatr 2:347–628

Reveley AM, Reveley MA (1981) The distinction of primary and secondary affective disorders. Clinical implications. J Affective Disord 3:273–279

Rippere V (1981) How depressing: an other cognitive dimension of commonsense knowledge. Behav Res Ther 19:169–181

Robins LN, Helzer JE, Croughan J, Ratcliff KS (1981) National Institute of Mental Health Diagnostic Interview Schedule. Its history, characteristics, and validity. Arch Gen Psychiatry 38:381–389

Robinson RG, Starr LB, Lipsey JR, Rao K, Price TR (1985) A two-year longitudinal study of poststroke mood disorders. In-hospital prognostic factors associated with six-month outcome. J Nerv Ment Dis 173:221–226

Rosenthal NE, Sack DA, Gillin JC, Lewy AJ, Goodwin FK, Davenport Y, Mueller PS, Newsome DA, Wehr TA (1984) Seasonal affective disorder. A description of the syndrome and preliminary findings with light therapy. Arch Gen Psychiatry 41:72–80

Rosenthal NE, Carpenter CJ, James SP, Parry BL, Rogers SLB, Wehr TA (1986) Seasonal affective disorder in children and adolescents. Am J Psychiatry 143:356–358

Roth M (1981) Depressive and anxiety disorders. Medicographia 3:15–22

Roth M (1983) Depression and affective disorder in later life. In: Angst J (ed) The origins of depression: current concepts and approaches. Report of the Dahlem Workshop, Berlin 1982. Springer, Berlin Heidelberg New York Tokyo, pp 39–75 (Life Sciences Research Report 26)

Roth M, Mountjoy CQ (1982) The distinction between anxiety states and depressive disorders. In: Paykel ES (ed) Handbook of affective disorders. Churchill Livingstone, Edinburgh London Melbourne New York, pp 70–92

Roth M, Gurney C, Garside RF, Kerr TA (1972) Studies in the classification of affective disorders. The relationship between anxiety states and depressive illnesses – I. Br J Psychiatry 121:147–161

Roth M, Garside RF, Gurney C, Kerr TA (1981) Depressive illness: clinically diverse? Br J Psychiatry 138:162–163

Roth M, Gurney C, Mountjoy CQ (1983) The New Castle Rating Scales. Acta Psychiatr Scand (Suppl) 310:42–54

Rounsaville BJ, Prusoff BA, Padian N (1980) The course of nonbipolar, primary major depression. A prospective 16-month study of ambulatory patients. J Nerv Ment Dis 168:406–411

Roy A, Sutton M, Pickar D (1985) Neuroendocrine and personality variables in dysthymic disorder. Am J Psychiatry 142:94–97

Rush AJ, Giles DE, Roffwarg HP, Parker CR (1982) Sleep EEG and dexamethasone suppression test findings in outpatients with unipolar major depressive disorders. Biol Psychiatry 17:327–341

Russell GFM, Hersov L (eds) (1983) Handbook of psychiatry, Vol. 4: The neuroses and personality disorders. Cambridge University Press, Cambridge London New York New Rochelle Melbourne Sydney

Russell GFM, Silva P de (1983) Observations on the relationship between anxiety and depressive symptoms during the course of depressive illnesses. Br J Clin Pharmacol [Suppl 2] 15:147S–153S

Rutter M, Shaffer D, Shepherd M (1975) A multiaxial classification of child psychiatric disorders. World Health Organization, Geneva

Sachar EJ, Hellman L, Roffwarg HP, Halpern FS, Fukushima DK, Gallagher TF (1973) Disrupted 24-hour patterns of cortisol secretion in psychotic depression. Arch Gen Psychiatry 28:19–24

Sandifer MG, Wilson IC, Green L (1966) The two-type thesis of depressive disorders. Am J Psychiatry 123:93–97

Sargant W (1961) Drugs in the treatment of depression. Br Med J 1:225–227

Sartorius N, Davidian H, Ernberg G, Fenton FR, Fujii I, Gastpar M, Gulbinat W, Jablensky A, Kielholz P, Lehmann HE, Naraghi M, Shimizu M, Shinfuku N, Takahashi R (1983) Depressive disorders in different cultures. Report on the WHO collaborative study on standardized assessment of depressive disorders. World Health Organization, Geneva

Schapira K, Roth M, Kerr TA, Gurney C (1972) The prognosis of affective disorders: the differentiation of anxiety states from depressive illnesses. Br J Psychiatry 121:175–181

Scharfetter C (Hrsg) (1982) Abnormität, Krankheit, Therapie in der Psychiatrie. Die Differenzierung der Devianz und das Konstrukt Krankheit. Vom Schamanen zum Psychotherapeuten. Interdisziplinäres Kolloquium über den gesellschaftlichen Umgang mit psychisch Kranken von Vertretern der Psychiatrie, Medizinhistorik, Soziologie, Volkskunde und Religionswissenschaft, Zürich

Scharfetter C (1985) Allgemeine Psychopathologie. Eine Einführung, 2. Aufl. Thieme, Stuttgart New York

Schimmelpenning GW (1973) Neurotische Depressionen. Therapiewoche 23:4351–4356

Schleifer SJ, Keller SE, Meyerson AT, Raskin MJ, Davis KL, Stein M (1985) Lymphocyte function in major depressive disorder. Arch Gen Psychiatry 41:484–486

Schlesser MA, Winokur G, Sherman BM (1979) Genetic subtypes of uniopolar depressive illness distinguished by hypothalamic-pituitary-adrenal axis activity. Lancet I:739–741
Schmid W, Bronisch T, Zerssen D von (1982) A comparative study of PSE/CATEGO and DiaSiKa: two psychiatric computer diagnostic systems. Br J Psychiatry 141:292–295
Schmidt-Degenhard M (1983) Melancholie und Depression. Zur Problemgeschichte der depressiven Erkrankungen seit Beginn des 19. Jahrhunderts. Kohlhammer, Stuttgart Berlin Köln Mainz
Schneider K (1955) Klinische Psychopathologie, 4. Aufl. Thieme, Stuttgart
Schuckit MA (1985) The clinical implications of primary diagnostic groups among alcoholics. Arch Gen Psychiatry 42:1043–1049
Schuckit MA (1986) Genetic and clinical implications of alcoholism and affective disorder. Am J Psychiatry 143:140–147
Shapiro RW (1970) A twin study of non-endogenous depression. Acta Jutlandica 42 (2):1–179
Silverman C (1968) The epidemiology of depression. Johns Hopkins Press, Baltimore
Simpson GM, Lee JH, Cuculic Z, Kellner R (1976) Two dosages of imipramine in hospitalized endogenous and neurotic depressives. Arch Gen Psychiatry 33:1093–1102
Spitzer RL (1983) Structured Clinical Interview for DSM-III. SCID, March version (unveröffentliches Manuskript)
Spitzer RL, Endicott J, Robins E (1978) Research diagnostic criteria: rationale and reliability. Arch Gen Psychiatry 35:773–782
Stengel E (1959) Classification of mental disorders. Bull WHO 21:601–663
Stenstedt A (1966) Genetics of neurotic depression. Acta Psychiatr Scand 42:393–409
Stone MH (1979) Contemporary shift of the borderline concept from a subschizophrenic disorder to a subaffective disorder. Psychiatr Clin North Am 2:577–594
Stone MH (1980) The borderline syndromes. Constitution, personality and adaption. McGraw-Hill, New York
Stone MH (1986) Suicide in borderline personality disorder. Am J Psychiatry (in Vorbereitung)
Strömgren E (1938) Beiträge zur psychiatrischen Erblehre. Acta Psychiatr Scand [Suppl] 19
Swift WJ, Andrews D, Barklage NE (1986) The relationship between affective disorder and eating disorders: a review of the literature. Am J Psychiatry 143:290–299
Taylor MA, Abrams R (1973) Manic states. A genetic study of early and late onset affective disorders. Arch Gen Psychiatry 28:656–658
Taylor MA, Abrams R (1978) The prevalence of schizophrenia: a reassessment using modern diagnostic criteria. Am J Psychiatry 135:945–948
Taylor MA, Abrams R (1981) Early- and late-onset bipolar illness. Arch Gen Psychiatry 38:58–61
Taylor MA, Abrams R, Hayman MA (1980) The classification of affective disorders. A reassessment of the bipolar-unipolar dichotomy. A clinical, laboratory, and family study. J Affective Disord 2:95–109
Taylor MA, Redfield J, Abrams R (1981) Neuropsychological dysfunction in schizophrenia and affective disease. Biol Psychiatry 16:467–478
Tellenbach H (1976) Melancholie. Problemgeschichte, Endogenität, Typologie, Pathogenese, Klinik, 3. Aufl. Springer, Berlin Heidelberg New York
Thase ME, Hersen M, Bellack AS, Himmelhoch JM, Kupfer DJ (1983) Validation of a Hamilton subscale for endogenomorphic depression. J Affective Disord 5:267–278
Torgersen S (1986) Genetics of somatoform disorders. Arch Gen Psychiatry 43:502–505
Trostorff S von (1968) Über die hereditäre Belastung bei den bipolaren und monopolaren phasischen Psychosen. Schweiz Arch Neurol Neurochir Psychiatr 102:235–243
Trzebiatowska-Trzeciak O (1974) An analysis of hereditary factors in etiology of monopolar and bipolar endogenous affective psychoses. (Polnisch) Med Diss, Poznan (Polen)
Turner WJ, King S (1981) Two genetically distinct forms of bipolar affective disorder? Biol Psychiatry 16:417–439
Vachon MLS, Sheldon AR, Lancee WJ, Lyall WAL, Rogers J, Freeman SJJ (1982) Correlates of enduring distress patterns following bereavement: social network, life situation and personality. Psychol Med 12:783–788

Vanvalkenburg C, Akiskal HS, Puzantian V (1983 a) Depression spectrum disease or character spectrum disorder? A clinical study of major depressives with familial alcoholism or sociopathy. Compr Psyschiatry 24:589–595

Vanvalkenburg C, Winokur G, Lowry M, Behar D, Vanvalkenburg D (1983 b) Depression occurring in chronically anxious persons. Compr Psychiatry 24:285–289

Vliegen J, Vogel T, Lungershausen E (1975) Modelle endogener Psychosen. Fortschr Neurol Psychiatr 43:223–253

Voelkel H (1959) Neurotische Depression. Thieme, Stuttgart

Völker L (Hrsg) (1983) „Komm, heilige Melancholie". Eine Anthologie deutscher Melancholie-Gedichte. Reclam, Stuttgart

Weissman MM, Pottenger M, Kleber H, Ruben HL, Williams D, Thompson WD (1977) Symptom patterns in primary and secondary depression. A comparison of primary depressives with depressed opiate addicts, alcoholics, and schizophrenics. Arch Gen Psychiatry 34:854–862

Weissman MM, Leckman JF, Merikangas KR, Gammon GD, Prusoff BA (1984 a) Depression and anxiety disorders in parents and children. Results from the Yale family study. Arch Gen Psychiatry 41:845–852

Weissman MM, Prusoff BA, Merikangas KR (1984 b) Is delusional depression related to bipolar disorder? Am J Psychiatry 141:892–893

Weissman MM, Merikangas KR, Wickramaratne P, Kidd KK, Prusoff BA, Leckman JF, Pauls DL (1986) Understanding the clinical heterogeneity of major depression using family data. Arch Gen Psychiatry 43:430–434

Weitbrecht HJ (1952) Zur Typologie depressiver Psychosen. Fortschr Neurol Psychiatr 20:247–269

West ED, Dally PJ (1959) Effect of iproniazid in depressive syndromes. Br Med J 1:1491–1494

Williams P, Tarnopolsky A, Hand D (1980) Case definition and case identification in psychiatric epidemiology: review and assessment. Psychol Med 10:101–114

Wing JK (1983) Standardized methods of classification of mental disorders. In: Helgason T (ed) Methodology in evaluation of psychiatric treatment. Proceedings of a Workshop, Vienna 1981. Cambridge University Press, Cambridge London New York New Rochelle Melbourne Sydney, pp 81–92

Wing JK, Sturt E (1978) The PSE-ID-CATEGO-system: a supplementary manual. Institute of Psychiatry, Mimeo, London

Wing JK, Cooper JE, Sartorius N (1974) Description and classification of psychiatric symptoms. An instruction manual for the PSE and CATEGO-system. Cambridge University Press, London

Wing JK, Henderson AS, Winckle M (1977) The rating of symptoms by a psychiatrist and a non-psychiatrist: a study of patients referred from general practice. Psychol Med 7:713–715

Wing JK, Mann SA, Leff JP, Nixon JM (1978) The concept of a "case" in psychiatric population surveys. Psychol Med 8:203–217

Wing JK, Bebbington P, Hurry J, Tennant C (1981) The prevalence in the general population of disorders familiar to psychiatrists in hospital practice. In: Wing JK, Bebbington P, Robins LN (eds) What is a case? The problem of definition in psychiatric community surveys. Grant McIntyre, London, pp 45–61

Winokur G (1972) Depression spectrum disease: Description and family study. Compr Psychiatry 13:3–8

Winokur G (1982) The development of validity of familial subtypes in primary unipolar depression. Pharmacopsychiatria 15:142–146

Winokur G (1985) The validity of neurotic-reactive depression. New data and reappraisal. Arch Gen Psychiatry 42:1116–1122

Winokur G, Cadoret R (1977) Genetic studies in depressive disorders. In: Burrows GD (ed) Handbook of studies on depression, Section I: Studies in classification, phenomenology and aetiology of depression. Excerpta Medica, Amsterdam London New York, pp 69–77

Winokur G, Clayton PJ (1967) Family history studies. I. Two types of affective disorders separated according to genetic and clinical factors. In: Wortis J (ed) Recent advances in biological psychiatry, vol 9. Plenum Press, New York, pp 35–50

Winokur G, Clayton PJ, Reich T (1969) Manic depressive illness. Mosby, Saint Louis

Winokur G, Cadoret R, Dorzab J, Baker M (1971) Depressive disease. A genetic study. Arch Gen Psychiatry 24:135–144
Winokur G, Behar D, Vanvalkenburg C, Lowry M (1978) Is a familial definition of depression both feasible and valid? J Nerv Ment Dis 166:764–768
Winokur G, Crowe R, Kadrmas A (1986) Genetic approach to heterogeneity in psychoses: relationship of a family history of mania or depression to course in bipolar illness. Psychopathology 19:80–84
Wirz-Justice A (1984) Behandlung saisonaler Depressionen mit künstlichem Licht. Epidemiologische und therapeutische Studie. Schweiz Ärzteztg 65:1812–1813
Wirz-Justice A, Bucheli C, Graw P, Kielholz P, Fisch HU, Woggon B (1986) How much light is antidepressant? Psychiatry Res 17:75–76
Wood D, Othmer S, Reich T, Viesselman J, Rutt C (1977) Primary and secondary affective disorder. I. Past social history and current episodes in 92 depressed inpatients. Compr Psychiatry 18:201–210
Woodruff RA Jr, Murphy GE, Herjanic M (1967) The natural history of affective disorders. I. Symptoms of 72 patients at the time of index hospital admissions. J Psychiatr Res 5:255–263
Woodruff RA Jr, Guze SB, Clayton PJ (1972) Divorce among psychiatric outpatients. Br J Psychiatry 121:289–292
Woodruff RA Jr, Guze SB, Clayton PJ, Carr C (1973) Alcoholism and depression. Arch Gen Psychiatry 28:97–100
Wyrsch J (1980) Vom Sinn der Melancholie. Arche, Zürich
Zendig (1909) Beiträge zur Differentialdiagnose des manisch-depressiven Irreseins und der Dementia praecox. Allg Z Psychiatr 66:932–933
Zerssen D von (1976) Neue Wege zur einheitlichen Terminologie. Wie die „babylonische Sprachverwirrung“ in der psychiatrischen Diagnostik überwunden werden soll. MPG-Spiegel 5:16–18
Zerssen D von, Berger M, Doerr P (1984) Neuroendocrine dysfunction in subtypes of depression. In: Shah NS, Donald AG (eds) Psychoneuroendocrine dysfunction in subtypes of depression. Plenum, New York, pp 357–382
Zimmermann M, Coryell W, Pfohl B, Stangl D (1984) Five definitions of endogenous depression: relationship to ECT response. Read before the 39th Annual Meeting of the Society of Biological Psychiatry, Los Angeles
Zimmermann M, Coryell W, Pfohl B (1986a) Melancholic subtyping: a qualitative or quantitative distinction? Am J Psychiatry 143:98–100
Zimmermann M, Coryell W, Pfohl B, Stangl D (1986b) The validity of four definitions of endogenous depression. II. Clinical, demographic, familial, and psychosocial correlates. Arch Gen Psychiatry 43:234–244
Zisook S, Devaul RA, Click MA Jr (1982) Measuring symptoms of grief and bereavement. Am J Psychiatry 139:1590–1593
Zvolsky P, Vinarova E, Dostal T, Soucek K (1974) Family history of manic-depressive and endogenous depressive patients and clinical effect of treatment with lithium. Act Nerv Super (Praha) 16:194–195

II. Epidemiologie der affektiven Psychosen

J. ANGST

INHALTSVERZEICHNIS

A. Grundsätzliches

Dic Epidemiologie funktioneller Psychosen wurde in der zweiten Auflage dieses Handbuchs durch ØDEGÅRD (1972) eingehend behandelt, so daß hier vor allem die seitherige Entwicklung der Epidemiologie depressiver Erkrankungen darzustellen ist. Methodisch sind nach WING u. BEBBINGTON (1982) verschiedene Entwicklungsperioden zu verzeichnen. Die erste, klassische Periode bezieht sich auf die skandinavischen Feldstudien, welche auf Interviews durch erfahrene Psychiater gründen. Die zweite Periode begann in den USA mit der Einführung von Beschwerdelisten statt klinischen Diagnosen, wie z.B. in der Midtown Manhattan Study (SROLE et al. 1962; SROLE u. FISCHER 1986) und der Stirling County Study (LEIGHTON et al. 1963; MURPHY 1986). Es folgte die Entwicklung mehr spezifischer Skalen zur Messung depressiver Syndrome, z.B. von BECK et al. (1961), ZUNG (1965) und RADLOFF (1977). Beschwerdelisten geben keine klinischen Diagnosen. Die Anwendung von Skalen depressiver Symptome zieht deshalb unweigerlich das methodische Problem des Schwellenwertes nach sich, d.h. der Frage, wieviele Symptome erforderlich sind, um einen „Krankheitsfall" zu definieren. Ein hoher Wert auf einer solchen Skala korreliert nicht sehr stark mit RDC- oder DSM-III-Kriterien für "major depression" (MYERS u. WEISSMAN 1980; BOYD u. WEISSMAN 1981), die Validität ist also nicht hoch. Viele Personen sind traurig und haben depressive Symptome, ohne sich krank zu fühlen oder krank zu sein. Die jüngste Phase epidemiologischer Forschung gründet auf semistrukturierten oder strukturierten Interviews. Sie ging in Europa aus von Symptominventaren mit Glossaren zur Definition von Einzelsymptomen, die ursprünglich zur psychopathologischen Beschreibung von Kranken konzipiert wurden, wie dem AMDP-System (1979) oder der PSE (Present State Examination) von Wing et al. (1974). Letztere wurde später auch zur Fallidentifikation weiterentwickelt, ergänzt durch eine Etiology Schedule, die Syndrome Checklist sowie den Index of Definition (Wing et al. 1978, 1981) und schließlich das CATEGO-Programm (Wing et al. 1974) zur Computerklassifikation. In den USA verlief die Entwicklung anders. Ausgehend von diagnostischen Konzepten und deren operationaler Definition wurden darauf abgestimmte strukturierte Interviews wie die SADS (Schedule for Affective Disorders and Schizophrenia) von Endicott u. Spitzer (1978) oder die DIS (Diagnostic Interview Schedule) von Robins et al. (1981) entwickelt. Solche Instrumente führen zu einer relativen Standardisierung der Diagnostik, da die Fallidentifikationskriterien definiert sind; ein Nachteil liegt im relativ kleinen Symptominventar.

Das Konzept depressiver Erkrankungen, im besonderen von Melancholien, wurde an schwereren klinischen Fällen entwickelt. Der Einschluß milderer, z. T. sogar unbehandelter, Erkrankungen in die Diagnostik brachte notgedrungenerweise die Abgrenzung gegen die Norm als bis heute ungelöstes Problem mit sich (Bebbington 1978). Trotz der neuen Fortschritte herrscht keine Einigkeit über die Fallidentifikationskriterien, obwohl transkulturelle Studien – vor allem der WHO (Sartorius et al. 1983) – auf eine Kernsymptomatik depressiver Syndrome unabhängig von kulturellen Einflüssen hindeuten. Es bleibt nur die Empfehlung, die Regeln der Falldefinition möglichst klar darzulegen und operational zu definieren. Die Diagnostik hat sich seit den klassischen skandinavischen Untersuchungen stark geändert. Da in den neueren Studien viel mildere depressive Störungen als Fälle berücksichtigt werden, sind die Zahlen über Inzidenzen und Prävalenzen nicht mehr vergleichbar.

Weitere Probleme der epidemiologischen Forschung liegen in der Frage, welche Patienten oder Populationen eigentlich studiert werden sollen. Die Behandlungsfälle von Psychiatern sind sicher nicht repräsentativ. Nach Kaesar u. Cooper (1971) schicken die Praktiker etwa jeden zwanzigsten Fall psychischer Störungen zum Psychiater, nach Shepherd et al. (1966) und Kessel (1960) ungefähr jeden zehnten. Hinzu kommen zehn Prozent klinisch signifikante psychiatrische Störungen, die durch den Allgemeinpraktiker nicht diagnostiziert werden (Johnstone u. Goldberg 1976; Goldberg et al. 1976). Studiert man Stichproben aus der Allgemeinpraxis, so sind auch diese Ergebnisse nicht repräsentativ; die einzige Lösung besteht somit letztlich in Studien der Allgemeinbevölkerung. Solche Arbeiten gehen zurück bis zu Rosanoff (1916).

Epidemiologische Grundinformationen bestehen in Zahlen über 1. Inzidenz (neue Fälle in der Population pro Jahr), 2. Punktprävalenz (in einem definierten Zeitpunkt vorhandene Fälle in der Population, oft auf einen Zeitraum von ca. einem Monat bezogen), 3. Lebenszeitprävalenz = lifetime prevalence (Streckenprävalenz ab Geburt bis zum Stichtag der Untersuchung) und 4. Morbiditätsrisiko = morbid risk, expectancy (das hypothetische Erkrankungsrisiko über die ganze Lebenserwartung).

Heute wird angestrebt, von der deskriptiven Epidemiologie vermehrt in die analytische Epidemiologie vorzustoßen, welche sich z. B. Risikofaktoren widmet

(Bedingungen, welche die Wahrscheinlichkeit einer Person, die Krankheit zu entwickeln, erhöhen) oder gar kausalen Mechanismen. Dabei hat man sich stets zu vergegenwärtigen, daß Korrelationen von Risikofaktoren mit Punktprävalenzdaten oder gar Morbiditätsrisiken keine kausalen Schlüsse auf die Entstehungsbedingungen ermöglichen. Aufschluß darüber können nur prospektive Longitudinaluntersuchungen geben, in welchen das Auftreten gewisser Ereignisse oder Bedingungen mit dem nachfolgenden Erstauftreten von Erkrankungen (Inzidenzen) verknüpft werden. Zu unterscheiden sind ferner kausale Einflußgrößen bezüglich des Erstauftretens von solchen des Krankheitsverlaufes. Faktoren, die den Verlauf mitgestalten, müssen keineswegs schon bei der Krankheitsentstehung kausal eine Rolle spielen. Unglücklicherweise beziehen sich die meisten Studien über Risikofaktoren auf Prävalenzdaten und nicht auf Inzidenzuntersuchungen, wodurch deren Aussagekraft erheblich beeinträchtigt wird. Die Ergebnisse können nur die Hypothesenbildung für weitere Untersuchungen erleichtern.

B. Inzidenz

Untersuchungen über die wahre Inzidenz, d.h. das Erstauftreten von affektiven – im besonderen depressiven – Störungen, sind außerordentlich schwierig durchzuführen, und es existieren deshalb sehr wenige. Oft wird auf die Behandlungsinzidenz, d.h. Jahresraten der Erstbehandlung, ausgewichen. Die Bestimmung des Erstauftretens einer Störung ist nicht leicht; es gibt zahlreiche Fehlerquellen, wie das Nichterinnern früherer Episoden, das Verheimlichen, das erstmalige Auftreten unterschwelliger Phänomene, die nur langsam einen Krankheitsgrad erreichen (oft fangen affektive Störungen sehr milde an, bis sie einen pathologischen Grenzwert erreichen), ein Wandel in der Einstellung der Bevölkerung bezüglich dessen, was als „normal" hinzunehmen ist und was Krankheitswert hat. Schließlich bestehen Anhaltspunkte dafür, daß ein größerer Teil der Suizide Erstmanifestationen von Depressionen zuzuschreiben sind und gewöhnlich in den Inzidenzdaten für Depression fehlen. In einer der besten Longitudinalstudien, der Lundby-Study, berichten Hagnell u. Rorsman (1978) über 28 Suizide während eines Beobachtungszeitraumes von 25 Jahren. Genau die Hälfte, nämlich 14, waren vor dem Suizid depressiv, davon 7 das erste Mal im Leben. Danach wäre *ein Viertel der Suizide Erstmanifestationen von Depressionen zuzuschreiben*. Ferner werden Inzidenzdaten bezüglich des Geschlechtsverhältnisses durch die Suizide verzerrt, da z.B. in der erwähnten Studie 23 von 28 Suiziden auf Männer fielen.

Die verfügbaren Daten über Inzidenzen sind kürzlich durch Weissman u. Boyd (1983) nochmals tabellarisch zusammengestellt worden; die Raten beziehen sich auf 1000 Personen der Bevölkerung pro Jahr. Für affektive Psychosen werden folgende Inzidenzen angegeben: Essen-Möller u. Hagnell (1961) 1,62 (M+F), 0,82 (M), 2,47 (F); Nielsen (1976) 1,1–2,7 (M+F); Helgason (1977) 0,42 (M), 1,23 (F); Jablensky et al. (1981) 0,27 (M+F).

Unter Einbezug milder depressiver Syndrome sind die Zahlen erheblich höher, z.B.: Hällström (1973) 5,98 (F); Brown u. Harris (1978) 7,86 (F), inkl. Borderlinefälle 14,85 (F); Hagnell et al. (1982b) 7,7 (M+F); Surtees et al. (1986b)

12,6 (F). Bei der Edinburgh Study von Surtees et al. (1986 b) handelt es sich um die erste longitudinale Kohortenstudie mit standardisierter Diagnostik. Die großen Schwankungen zwischen den Studien sind natürlich durch methodische Unterschiede bedingt und wahrscheinlich nur zu einem geringen Grade durch tatsächliche.

C. Punktprävalenz und Sechsmonatsprävalenz

Die Punktprävalenz wird in neueren Studien oft auf einen Zeitraum von etwa einem Monat vor dem Interview bezogen; streng genommen handelt es sich also um eine Einmonatsprävalenz. Die Raten sind natürlich von der Diagnostik abhängig. Die früheren skandinavischen Studien konzentrierten sich auf schwerere Störungen (z. B. Strömgren 1938: 0,27% manisch-depressive Psychosen plus 0,11% andere depressive Psychosen), während neuere Untersuchungen milde depressive Syndrome einschließen (z. B. Nielsen 1976: 1,31%). Beschränkt man sich auf Industrienationen und Untersuchungen mit neuen diagnostischen Techniken, dann beträgt die Punktprävalenz 2,3% bis 3,2% für Männer und 4,5% bis 9,3% für Frauen. Roberts u. Vernon (1982) finden in Kalifornien eine Punktprävalenz für "major depression" von 2,1% und für "minor depression" von 1,3%, was weniger ist als in der New Haven Studie mit 6,8%. Die Untersuchung von Hällström (1984) aus Göteborg findet bei Frauen im Alter von 38–54 Jahren eine Punktprävalenz von 6,9% (DSM-III-Kriterien für "major depressive disorders"). In der Zürich Studie (Angst u. Dobler-Mikola 1985) finden sich in einer Kohorte von 21- bis 22jährigen 4,4% "major depressive disorders" und 4,4% "minor depressive disorder". Surtees u. Sashidharan (1986) verglichen die Punktprävalenz von Edinburg mit derjenigen von St. Louis. Sie betrug für "major depression" 3,1% bzw. 1,9% und für "minor depression" 4,2% bzw. 4,6%. Meistens werden für Frauen etwa zweimal höhere Zahlen angegeben als für Männer. Eine neue Untersuchung aus Oberbayern von Dilling et al. (1984) fand eine Punktprävalenz von 1,4% von affektiven Psychosen, 0,1% reaktive depressive Psychosen und 12,8% depressive Neurosen. Fast alle Psychosen, aber nur die Hälfte der depressiven Neurosen wurden behandelt.

Die z. Z. wohl größte epidemiologische Studie, nämlich die NIMH Epidemiologic Catchment Area (ECA) Studie, umfaßt etwa 20000 Personen und wurde in fünf verschiedenen Zentren der USA durchgeführt (Regier et al. 1984; Eaton et al. 1984). Resultate liegen bis jetzt aus drei Zentren vor. Danach liegt die Sechsmonatsprävalenz für "major depressive episodes" für Männer zwischen 1,3% und 2,2%, für Frauen zwischen 2,2% und 3,5%, für manische Episoden zwischen 0,4% und 0,8% ohne Geschlechtsunterschiede. Hinzu kommen sog. Dysthymien (mildere, meist chronische oder rekurrierend chronisch verlaufende Depressionen) bei Männern in 1,2% bis 2,6%, bei Frauen in 2,1% bis 3,8%. Unter Einschluß von Trauerreaktionen wurde eine totale Sechsmonatsprävalenz für affektive Störungen bei Männern zwischen 2,7% und 4,6%, bei Frauen zwischen 4,6% und 6,5% beschrieben. Diese Zahlen sind kompatibel mit den zitierten Punktprävalenzen.

D. Morbiditätsrisiko (morbid risk, expectancy) und Lebenszeitprävalenz

Das Morbiditätsrisiko berechnet die Wahrscheinlichkeit, daß eine Person während ihres Lebens von einer spezifischen Krankheit befallen wird. Einflußgrößen wie unterschiedliche Mortalität zur Normalbevölkerung, säkulare Trends (Kohorteneffekte), bilden dabei grundsätzliche Probleme, dazu kommt noch die Unschärfe der Bestimmung des Ersterkrankungsalters, welche hier eine kritische Größe bildet. Frühere methodische Entwicklungen sind WEINBERG (1920) sowie SLATER (1938) zu verdanken. Neuere Berechnungen beruhen auf der Anwendung von Survival Analyses (KAPLAN u. MEIER 1958). Eine kurze Darstellung findet sich bei STURT et al. (1984). Das Morbiditätsrisiko ist die Grundlage für genetische Studien. Es erlaubt die altersbezogene Gewichtung der Verwandten von Probanden. Das Morbiditätsrisiko wurde in den klassischen Studien für manisch-depressive Psychosen ursprünglich relativ niedrig angesetzt, z. B. STRÖMGREN (1938) 0,23% bis 0,26%; ØDEGÅRD (1946) 0,7%; LARSSON u. SJÖGREN (1954) 0,9% (M) und 1,2% (F); HELGASON (1964) 2,18% (M) und 3,23% (F); HELGASON (1977) 1,2% (M) und 3,17% (F).

Das Morbiditätsrisiko für bipolare Erkrankungen wurde nach verschiedenen Studien auf 0,6% bis 0,9% der Bevölkerung geschätzt, doch dürften diese Zahlen zu niedrig liegen, beziehen sie sich doch vor allem auf schwerere Fälle. Neue Untersuchungen, unter Einschluß der Hypomanien, werden das Risiko wahrscheinlich auf einige Prozente erhöhen. Es laufen verschiedene Untersuchungen mit Hilfe des General Behavior Inventory (GBI) von DEPUE et al. (1981).

In ihrem Sammelreferat kommen BOYD u. WEISSMAN (1981) auf ein Morbiditätsrisiko für Depressionen für Männer von 8–12%, für Frauen von 20–26%. Die oberen Zahlen gelten vor allem, wenn diagnostische Kriterien, z. B. RDC, verwendet werden. Diese Zahlen mögen überhöht erscheinen, sind es aber wahrscheinlich nicht. Darauf deuten schon die Ergebnisse der Camberwell-Studie hin (STURT et al. 1984): Allein für Behandlungen werden bei Männern bis zum 65. Altersjahr 9,6%, für das ganze Leben 11,9% Morbidität errechnet, für Frauen 17,7% bzw. 20,2%. Diese hohen Zahlen der modernen Studien sind nicht vergleichbar mit den klassischen skandinavischen Arbeiten, weil es sich um Angaben über depressive Syndrome, unter Einschluß von reaktiven und neurotischen Störungen handelt. Nach der Camberwell-Studie ist aber die Stabilität der Diagnostik longitudinal nicht besonders groß, so daß die Subklassifikation problematisch erscheint.

Lebenszeitprävalenzraten mit Hilfe operationaler Diagnostik liegen aus der ECA Studie vor (ROBINS et al. 1984). Es fanden sich affektive Erkrankungen in den verschiedenen Zentren zwischen 6,1% und 9,5%, davon Manien in 0,6% bis 1,1%, “major depression” in 3,7% bis 6,7% und „Dysthymien“ (nach DSM-III) in 2,1% bis 3,2%. Das Geschlechtsverhältnis Männer zu Frauen beträgt dabei etwa 1 : 2.

E. Risikofaktoren

I. Geschlecht

Manisch-depressive bipolare Erkrankungen scheinen bei Männern und Frauen annähernd gleich häufig vorzukommen (Weissman et al. 1984), was die frühere Familienuntersuchung von Angst (1966) bestätigt.

Hingegen zeigen fast alle epidemiologischen Studien über Depressionen eine höhere Punktprävalenz und ein höheres Morbiditätsrisiko von Frauen gegenüber Männern; das Verhältnis ist in der Regel etwa 2:1 (Weissman u. Klerman 1977). Kritik an dieser Schlußfolgerung wurde durch Parker (1979) und Jenkins (1985) vorgebracht, indem auf methodische Mängel mancher Studien hingewiesen wurde. Mehrfach wurden keine Geschlechtsunterschiede in der Prävalenz für Depressionen gefunden, z.B. Orley u. Wing (1979), Linn et al. (1979), Dube (1970), Finlay-Jones u. Burvill (1977). Besonders bei jüngeren Erwachsenen scheinen kaum oder keine Geschlechtsunterschiede zu bestehen: Hammen u. Padesky (1977), Golin u. Hartz (1977), Parker (1979). Unter den neuesten Studien, die eine gleiche Prävalenz von Depressionen bei Männern und Frauen nachweisen, figuriert die Amish Studie von Egeland u. Hostetter (1983), die Zürich Studie von Angst u. Dobler-Mikola (1984a) und die Monographie von Jenkins (1985) aus England. In der Oregon Studie von Amenson u. Lewinsohn (1981) findet sich nur in der Punktprävalenz ein Geschlechtsverhältnis Frauen zu Männern von 2:1, in der Inzidenz jedoch ein solches von 1:1. Die Autoren glauben, daß die Erstmanifestation bei Frauen und Männern gleich häufig ist, daß aber Frauen eine viel höhere Rückfallneigung aufweisen, was die hohen Prävalenzen erklären würde.

Viele Fehlerquellen sind erwägenswert (Angst u. Dobler-Mikola 1984b, c), die ein Überwiegen der Frauen vortäuschen können. Frauen geben im allgemeinen ausführlicher und zuverlässiger Auskunft. Dies gilt sowohl für Interviews über die engere Verwandtschaft wie auch hinsichtlich der eigenen Vorgeschichte; Frauen geben also häufiger eine positive Anamnese an. Die Zürcher Studie zeigt, daß Männer und Frauen nur über drei Monate zurück vergleichbare Angaben liefern, weiter zurückliegende depressive Störungen werden von Männern signifikant weniger angegeben. Außerdem geben sie mehr Beschwerden in allen möglichen Symptomskalen wie auch in Interviews an. Angst und Dobler haben deshalb die Frage aufgeworfen, ob bei operationaler Definition einer Depression die Schwelle der geforderten Symptome bei Männern und Frauen gleich hoch sein solle oder nicht. In der Zürcher Studie wurde gefunden, daß Männer und Frauen, wenn sie eine Arbeitsbehinderung aufweisen, auf einer Analogskala (0–100) sich subjektiv global auch gleich schwer beeinträchtigt fühlen; dabei berichten aber Männer in einem Interview im Median nur über 3 der 8 DSM-III Symptomgruppen, Frauen aber 5 der 8.

Sehr interessant ist die Frage, ob *säkulare Trends* auch das Geschlechtsverhältnis verändern. Die Lundby Study von Hagnell u. Rorsman (1978) zeigte einen besonders starken Anstieg der Inzidenz von Depressionen bei jungen Männern, wobei allerdings paradoxerweise die schweren Depressionen und Suizide abnahmen, was von den Autoren nicht erwartet worden war. Drei andere Studien, die

Tabelle 1. Abnahme des Geschlechtsverhältnisses

		Raten[a]	Männer	Frauen	F:M	
Camberwell-Studie[b]	1976	LR	11,9	20,2	1,7	↓
Sturt et al. (1984)	1981	LR	9,4	12,3	1,3	
Stirling County-Studie[c]	1952	PP	8,2	16,7	2,0	↓
Murphy et al. (1984)	1970	PP	10,4	15,1	1,5	
Lundby-Studie[d]	1947-57	LR	11,4	29,9	2,6	↓
Hagnell et al. (1982a, b)	1957-72	LR	25,8	49,4	1,9	
mildere Fälle	1947-57	LR	9,0	19,8	2,2	↓
ausgeschlossen	1957-72	LR	18,4	23,6	1,3	

[a] LR = Lebenszeitrisiko.
PP = Punkt-Prävalenz.
[b] ICD-8-Diagnose.
[c] Voraussetzung für die Diagnose war eine mindestens einmonatige Beeinträchtigung der normalen Aktivitäten.
[d] Klinische Diagnose.

in Tabelle 1 wiedergegeben werden, deuten im gesamten auf eine Abnahme der Dominanz der Frauen gegenüber den Männern bezüglich des Erkrankungsrisikos für Depressionen hin.

Tabelle 1

In der Lundby-Study zeigt sich in den ersten 10 Jahren (1947–1957) ein Geschlechtsverhältnis von 2,6, in den letzten 15 Jahren (1957–1972) ein solches von 1,9. In der Camberwell Study von Sturt et al. (1984), wo nur Behandlungsfälle berücksichtigt sind, hat sich das Geschlechtsverhältnis innerhalb von 5 und 10 Jahren von etwa 1,7 auf 1,3 reduziert, in der Stirling County Study von Murphy et al. (1984), welche die Jahre 1952 und 1970 vergleicht, ging das Geschlechtsverhältnis von 2,0 auf 1,5 zurück. Die Ursachen für diese Veränderungen sind unbekannt, in der Camberwell Study ist eine Abnahme behandelter Frauen zu verzeichnen, in den anderen Studien eher eine Zunahme der erkrankten Männer. Hier stellt sich die Frage, ob Männer nun tatsächlich mehr erkranken oder ob sie nicht in neuerer Zeit vielleicht ihre Erkrankung eher eingestehen als früher. Die eigene Haltung gegenüber emotionellen Störungen und das Krankheitsverhalten hängt stark von sozialen Bedingungen ab. Der Zeitgeist erlaubt dem Manne heute mehr Emotionen, ohne daß sein Selbstbild als Mann geschädigt wird. Es gilt nicht mehr als männlich und gentlemanlike, wenn man wenig Emotion zeigt. Die Tendenz zur Negation, Dissimulation und zum Verschweigen depressiver Störungen hat bei Männern deshalb wahrscheinlich abgenommen. Abgenommen hat auch die Tabuierung psychischen Krankseins in der Bevölkerung. Junge Menschen sind heute auffallend offen im Eingestehen sozial abweichenden Verhaltens und psychischen Befindens. Die von Klerman et al. (1985) vermuteten Kohorteneffekte, d. h. ein allgemeiner „Anstieg" der Depressionen, könnten damit z. T. erklärt sein.

II. Alter

Der Satz „Depressionen nehmen mit dem Alter zu" ist aus epidemiologischer Sicht unpräzis und z. T. falsch, legt er doch eine besondere Anfälligkeit älterer Menschen für depressive Erkrankungen nahe. Der höchste Gipfel für die Inzidenz und Punkt- sowie Sechsmonatsprävalenz ist für junge Erwachsene bis zum 34. Altersjahr nachgewiesen. Dies gilt sowohl für Studien an der Normalbevölkerung, wie der ECA Teilstudie in Yale (Holzer et al., unveröffentlicht), wie auch für Erstbehandlungen in Camberwell/London nach Sturt et al. (1984). Für bipolare manisch-depressive Erkrankungen gibt es nur eine eingipflige Erstmanifestations-Verteilung. Melancholien scheinen sich nach gewissen Arbeiten, z. B. Adelstein et al. (1968) zweigipflig zu verteilen, mit einem Tief zwischen 40 und 50 oder zwischen 40 und 59 und einer nachfolgenden nochmaligen Erhöhung der Inzidenz. Ein besonderes Risiko für psychische Störungen stellt die postpartale Periode dar (O'Hara 1986); eine Spezifität für depressive Störungen besteht aber nicht. Arentsen (1968) bearbeitete die Thematik monographisch. Er fand in der Hälfte der postpartalen manisch-depressiven Erkrankungen anamnestisch bereits psychotische Phasen, in einer kleinen Gruppe von etwa 10% der Fälle jedoch bestand ein enger Zusammenhang der affektiven Erkrankung mit der Geburt. Das Klimakterium bringt erstaunlicherweise kein erhöhtes Risiko mit sich (Hällström 1973). Im Alter scheint sich das Geschlechtsverhältnis umzukehren, indem relativ mehr Männer gegenüber Frauen erkranken. Unterschiede im Erkrankungsalter bestehen vor allem zwischen neurotischen und psychotischen Depressionen (Spicer et al. 1973), für Frauen liegt der Gipfel der Inzidenz für neurotische Depressionen zwischen 25 und 29 Jahren, derjenige für psychotische Depressionen zwischen 50 und 54 Jahren; bei Männern für neurotische Depressionen zwischen 40 und 45 Jahren, für psychotische Depressionen zwischen 60 und 64 Jahren. Es ist allerdings darauf hinzuweisen, daß die Diagnostik z. T. das Erkrankungsalter berücksichtigt, was die Aussagekraft der Daten vermindert.

In den Altersgruppen 65–74 und 75+ finden Blazer u. Williams (1980) global eine Punktprävalenz von 14,6% bzw. 15,1% für sämtliche depressive Syndrome. Problematisch ist die Unterteilung in primäre, sekundäre, symptomatische Depressionen, da mit steigendem Alter körperliche Krankheiten naturgemäß an Häufigkeit zunehmen und so die Wahrscheinlichkeit einer Diagnose „sekundäre Depression" erhöhen, ohne daß ein kausaler Zusammenhang bestehen muß. In der genannten Arbeit aus den USA nehmen denn auch die primären Depressionen zugunsten der sekundären mit steigendem Alter ab, was wahrscheinlich ein Artefakt dieser Diagnostik ist. Verschiedene Studien, die sich der Punkt- oder Sechsmonatsprävalenz im höheren Alter widmen, erlauben Vergleiche von Alterskohorten, z. B. 65–69-, 70–74-, 75–79jähriger. Es zeigen sich dabei keine systematischen Veränderungen, auf keinen Fall ein Anstieg der Prävalenzen. Eine detaillierte Diskussion findet sich bei Angst (1986). Die Studien stammen von Nielsen (1962), Blazer u. Williams (1980), Gurland et al. (1980), Nilsson u. Persson (1984), Holzer et al. (unveröffentlicht).

Die Punktprävalenz für Depressionen im Alter beträgt 2% für affektive Psychosen; schließt man sämtliche depressive Syndrome unterschiedlicher Genese zusammen, so kommen Punktprävalenzen von 15–17% zustande. Angaben über niedrige Prävalenzen von Depressionen im Alter ist skeptisch zu begegnen. Es bestehen Anhaltspunkte dafür, daß sowohl die Untersucher als auch die depressiven Patienten die Symptome im Alter anders werten als in der Jugend; dies gilt z. B. für Verlust von Interessen, Dynamik, Tempo, Energie, Konzentration, Optimismus, besonders aber auch körperlicher Symptome, wie Schlaf, Appetit und Sexualität.

III. Soziale Faktoren

Die ursprüngliche Hoffnung der Medizinsoziologie, endogene Psychosen würden stark von sozialen Strukturmerkmalen abhängen, haben sich nicht erfüllt, und es ist eine eigentliche Ernüchterung eingetreten. Auch hier ist eine nuanciertere, vor allem mikrosoziologische Betrachtung aufgekommen. Methodisch ist zu bedenken, daß die meisten Studien die depressiven Syndrome nicht auf diagnostischer Ebene, sondern nur mit Hilfe von Skalen und cut-off-Werten, d. h. auf der Symptomebene erfaßten. Sie sind klinisch in ihrer Bedeutung schwer abzuschätzen.

Der *Urbanisierung,* d. h. dem Leben in der Stadt oder auf dem Land, wurde nach der Übersicht von Mueller (1981) ein leichter Effekt zugeschrieben, der aber jüngstens durch Neff (1983) nicht bestätigt werden konnte. Auf diagnostischer Ebene finden sich keine Unterschiede (Binder et al. 1982). Interessant ist einzig die Frage, ob in den Vororten größerer Städte allgemein mehr psychische Störungen und damit auch depressive Symptome auftreten (Eaton u. Kessler 1981), was natürlich weitgehend einem Ausleseeffekt zuzuschreiben wäre.

Die ursprünglich aufsehenerregende Vermutung, wonach Schizophrenien in niedrigen *sozialen Schichten,* manisch-depressive Störungen eher in höheren, entstehen sollen (Hollingshead u. Redlich 1958; Faris u. Dunham 1967), hat sich als Mythos erwiesen. Es lassen sich keine Beziehungen zwischen sozialer Herkunftsschicht und Inzidenz von Depressionen finden. Die „Drifthypothese“, wonach Korrelationen zwischen sozialer Schicht und Prävalenzen vorhanden sind, ist bestätigt; sekundär erfolgt oft infolge psychischer Erkrankungen ein sozialer Abstieg. Erneut ist hier zu betonen, daß Korrelationen sozialer Merkmale mit Prävalenzdaten nur Spekulationen über Zusammenhänge erlauben. Für den Nachweis eines Kausalzusammenhanges sind prospektive Studien mit Inzidenzen nötig.

Anerkannt ist, daß die *Rasse* keinen Einfluß auf die Prävalenz von Depressionen hat. Verglichen wurden vor allem Schwarze und Weiße in den USA (Comstock u. Helsing 1976).

Arbeitslosigkeit erhöht wahrscheinlich das Risiko für depressive Verstimmungen bei beiden Geschlechtern (Costello 1982). Unsicher ist, ob eine Beschäftigung außerhalb des Haushaltes Frauen vor Depressionen eher schützt oder sie gefährdet. Die Studien sind kontrovers.

Einigkeit herrscht darüber, daß dem *Zivilstand* für beide Geschlechter, besonders aber für Frauen, eine besondere Rolle zukommt. Gesichert ist eine höhere Rate depressiver Symptome bei getrennten und geschiedenen Personen (Hirschfeld u. Cross 1982). Noch wichtiger als der Zivilstand, aber mit ihm oft korrelierend, ist das *Fehlen einer vertrauensvollen persönlichen Beziehung,* welches einen weiteren Risikofaktor darstellt. Dieser auf BROWN u. HARRIS (1978) zurückgehende Befund wurde auch auf diagnostischer Ebene durch COSTELLO (1982) sowie HÄLLSTRÖM u. PERSSON (1984) gesichert. Die nuanciertere Betrachtung der inneren Wertung von menschlichen Beziehungen, *sozialer Unterstützung* durch den Ehepartner, positive Entwicklung der Ehe oder auch im beruflichen Sektor, Befriedigung bei der Arbeit, sind wichtige, wahrscheinlich protektive Variablen (HÄLLSTRÖM u. PERSSON 1984). Diskutiert wird die Frage, ob verheiratete Frauen mit mehreren Kindern ein erhöhtes Risiko für Depressionen aufweisen (BEBBINGTON et al. 1981). Weitere Untersuchungen sind abzuwarten.

Wiederholt wurde die Frage untersucht, ob Traumata in der *frühen Kindheitsentwicklung,* z.B. Verlust eines Elternteils vor dem 11. Altersjahr, einen Risikofaktor darstellt (BROWN u. HARRIS 1978). Die Übersicht von ORVASCHEL et al. (1980) kommt zu einem negativen Schluß.

Ein großes Forschungsgebiet stellen *Stressoren* (life events) als Auslöser oder Verursacher von depressiven Erkrankungen dar. Bahnbrechend waren hier die Arbeiten von BROWN u. HARRIS (1978, 1982). Sie zeigen an Frauen aus der Normalbevölkerung eine Beziehung zwischen unabhängigen, unkontrollierten Ereignissen, besonders Verlustereignissen, und der Depression. Es besteht heute kaum ein Zweifel darüber, daß Beziehungen kausaler Art bestehen, indem der Beginn depressiver Störungen streßvollen Ereignissen innerhalb des letzten halben Jahres, besonders aber der letzten 3 Wochen, gehäuft folgt. Die diesbezüglichen Daten sind allerdings in der Regel retrospektiv gesammelt. Am überzeugendsten sind z.Z. die prospektiven Untersuchungen von SURTEES et. al. (1986a), die eine signifikante Häufung von Life events in den letzten 3 Wochen vor Erkrankungsbeginn finden, wobei sich allerdings vor allem die personenabhängigen, viel weniger die personenunabhängigen Ereignisse häufen. In dieser prospektiven Studie über ein Jahr ist die Assoziation geringer als in anderen Studien und nicht überwältigend, wie die Autoren selbst festhalten. Eine andere prospektive Studie von HENDERSON et al. (1981) mit Untersuchungsintervallen von drei Monaten über ein Jahr findet keine gesicherten Beziehungen zwischen Life events zu Symptomen von Depression und Angst auf Skalenebene.

Umstritten ist die Größe des Effektes von Life events; er wird allgemein als eher gering eingeschätzt (DEAN u. ENSEL 1983). Es scheint aber festzustehen, daß auch sog. unabhängige Ereignisse (nicht durch die Krankheit und den Probanden selbst verursachte) gehäuft vorkommen (COSTELLO 1982). Methodisch originell ist der Ansatz von SURTEES u. RENNIE (1983), welche einen linearen Abfall der Stressorwirkung nach dessen Auftritt über 6 Monate annehmen und ein additives Modell über die Zeit anwenden. Diese Methode scheint Depressive von Kontrollen noch stärker zu unterscheiden.

Die Forschungen auf dem Gebiete der Life events stellen uns vor viele Probleme. Der Depressive hat Gedächtnisstörungen, leidet aber auch an kognitiven Störungen, die die Verhältnisse verzerren können. Das depressive Verhalten kreiert selbst neue Life events, weshalb man sich auf die Analyse sog. unabhängiger Ereignisse beschränken sollte.

Viel diskutiert wurde die Frage, ob „Depressive", wie sie durch BROWN et al. (1985) studiert wurden, auch Kranke sind. Die Autoren haben versucht, diesem Einwand durch methodische Studien unter Anwendung diagnostischer Kriterien zu begegnen. Nachdenklich stimmen die prospektiven Studien über den *Verlust eines Ehepartners* (bereavement) von CLAYTON (1986). Sie zeigen, daß bei Verwitweten nach 1 Monat 35%, nach 4 Monaten 25% und nach 1 Jahr 17% die diagnostischen Kriterien für Depressionen erfüllen. Die wenigsten Betroffenen betrachten sich aber als abnorm depressiv und noch weniger suchen Behandlung auf. Das Syndrom, welches alle Fallkriterien erfüllt, wird subjektiv als normale Reaktion auf den Verlust erlebt. Haben wir das Recht, solche Probanden als „Fälle" oder gar als „Kranke" einzustufen?

Die *soziale Unterstützung* ist Gegenstand einer besonderen Untersuchung von DEAN u. ENSEL (1983). Hier bestätigt sich erneut die Bedeutung enger persönlicher Beziehungen, wobei die Effekte bei Frauen größer zu sein scheinen als bei Männern, bei jungen größer als bei älteren. Dazu paßt die Untersuchung von HENDERSON et al. (1981), die gezeigt hat, daß objektive Merkmale, wie Größe des sozialen Beziehungsnetzes, nicht aussagekräftig sind, sondern eher der subjektive Eindruck, ob man unterstützt wird oder nicht. Eine Literaturübersicht geben HIRSCHFELD u. CROSS (1982).

Ganz allgemein ist, abgesehen von den Studien über Life events, die eine Teilkausalität begründen, keine andere soziale Größe über den korrelativen Zusammenhang hinaus auch als kausaler Faktor bei der Genese von Depressionen gesichert. Es ist noch einmal zu bemerken, daß praktisch alle Untersuchungen korrelative Modelle benutzen, in die die Prävalenz und nicht die Inzidenz, d. h. nicht das Auftreten sondern das Vorhandensein von Depressionen eingehen. Der Mangel an intensiven prospektiven Studien auf diesem Gebiete ist evident.

IV. Familienanamnese

Es gibt Anhaltspunkte dafür, daß eine *positive Familienanamnese* für Depressionen oder Alkoholismus das Risiko für Depressionen unter den Probanden erhöht. Dieser Befund von KIDD u. WEISSMAN (1978) bedarf aber weiterer Bestätigung. Gesichert scheint eine Beziehung zwischen positiver Familienanamnese und Morbiditätsrisiko für bipolare Erkrankungen.

V. Prämorbide Persönlichkeit

Die prämorbide Persönlichkeit wird als Risikofaktor für depressive Erkrankungen betrachtet (Übersicht bei HIRSCHFELD u. CROSS 1982). Die Befunde stützen sich aber hauptsächlich auf retrospektive Daten oder auf postmorbide oder intermorbide Messungen. Die Studie von ANGST u. CLAYTON (1986) an jungen Männern, welche prospektiv vor Erkrankungsbeginn psychologisch getestet wurden, zeigen, daß männliche Depressive in ihrer Persönlichkeit von Kontrollen durch höhere Scores in einer Aggressionsskala sowie höhere Scores in der vegetativen Labilität (Aspekt des Neurotizismus) abweichen; bipolare Probanden hingegen können bis jetzt nicht sicher von Kontrollen unterschieden werden. Die Befunde bei Depressiven sind nicht spezifisch, sie gelten auch für Probanden, die durch Unfälle oder Suizid umgekommen sind.

Weitere Einzelheiten finden sich im Kapitel von MÖLLER u. VON ZERSSEN über prämorbide Persönlichkeit in diesem Band.

F. Zusammenfassung

Die psychiatrische Epidemiologie hat in den letzten 15 Jahren wesentlich an Gewicht gewonnen. Die Wandlung in den Erfassungsmethoden und in der Diagnostik macht die neuen Zahlen über Inzidenzen und Prävalenzen mit den traditionellen unvergleichbar. Starke Anstrengungen wurden unternommen, um von deskriptiven Untersuchungen in analytische vorzustoßen, vielversprechende Longitudinalstudien sind im Gange. Aktuell sind die Fragen, ob Depressionen in der heutigen Zeit im Zunehmen sind, ob dafür Kohorteneffekte verantwortlich sind, ob sich die Geschlechtsverteilung von Depressionen in der heutigen Zeit verändert, ob diesbezüglich Unterschiede zwischen bipolaren und unipolaren Erkrankungen bestehen und welche Risikofaktoren Depressionen fördern oder welche protektiven Faktoren die Manifestation hemmen. Die hochgeschraubten Erwartungen in die Erklärungskraft sozialer Faktoren sind einer großen Ernüchterung gewichen. Gesichert ist die Rolle von Stressoren (Life events) in ihrer kausalen Bedeutung für gewisse depressive Störungen; wahrscheinlich können vertrauensvolle menschliche Beziehungen vor depressiven Erkrankungen eher schützen; wichtig für die Wertung sozialer Faktoren scheinen Dispositionen der Persönlichkeit, die noch ungenügend erforscht sind.

Literatur

Adelstein AM, Downham DY, Stein Z, Susser WM (1968) The epidemiology of mental illness in an English city. Inceptions recognized by Salford Psychiatric Services. Soc Psychiatry 3:47–59

AMDP (1979) Das AMDP-System. Manual zur Dokumentation psychiatrischer Befunde. Arbeitsgemeinschaft für Methodik und Dokumentation in der Psychiatrie, AMDP (Hrsg). Stand: Herbst 1978, 3. Aufl. Springer, Berlin Heidelberg New York

Amenson CS, Lewinsohn PM (1981) An investigation into the observed sex difference in prevalence of unipolar depression. J Abnorm Psychol 90:1–13

Angst J (1966) Zur Ätiologie und Nosologie endogener depressiver Psychosen. Eine genetische, soziologische und klinische Studie. Springer, Berlin Heidelberg New York (Monographien aus dem Gesamtgebiete der Neurologie und Psychiatrie, Heft 112)

Angst J (1986) Epidemiologie der Spätdepression. In: Kielholz P, Adams C (Hrsg) Der alte Mensch als Patient. Deutscher Ärzteverlag, Köln, S 83–100

Angst J, Clayton PJ (1986) Premorbid personality of depressive, bipolar and schizophrenic patients with special reference to suicidal issues. Compr Psychiatry 27:511–532

Angst J, Dobler-Mikola A (1984a) The Zurich Study. III. Diagnosis of depression. Eur Arch Psychiatry Neurol Sci 234:30–37

Angst J, Dobler-Mikola A (1984b) The definition of depression. J Psychiatr Res 18:401–406

Angst J, Dobler-Mikola A (1984c) Do the diagnostic criteria determine the sex ratio in depression? J Affective Disord 7:189–198

Angst J, Dobler-Mikola A (1985) The Zurich Study. A prospective epidemiological study of depressive, neurotic, and psychosomatic syndromes. IV. Recurrent and nonrecurrent brief depression. Eur Arch Psychiatry Neurol Sci 234:408–416
Arentsen K (1968) Postpartum psychoses. With particular reference to the prognosis. Dan Med Bull 15:97–100
Bebbington PE (1978) The epidemiology of depressive disorder. Cult Med Psychiatry 2:297–341
Bebbington PE, Hurry J, Tennant C, Sturt E, Wing JK (1981) Epidemiology of mental disorders in Camberwell. Psychol Med 11:561–579
Beck AT, Ward CH, Mendelson M, Mock J, Erbaugh J (1961) An inventory for measuring depression. Arch Gen Psychiatry 4:561–571
Binder J, Dobler-Mikola A, Angst J (1982) Soziokulturelle Aspekte der Depression. Ergebnisse einer epidemiologischen Studie an jungen Erwachsenen im Kanton Zürich. Schweiz Arch Neurol Neurochir Psychiatr 130:179–194
Blazer D, Williams CD (1980) Epidemiology of dysphoria and depression in an elderly population. Am J Psychiatry 137:439–444
Boyd JH, Weissman MM (1981) Epidemiology of affective disorders. A reexamination and future directions. Arch Gen Psychiatry 38:1039–1046
Brown GW, Harris T (1978) Social origins of depression. A study of psychiatric disorder in women. Tavistock, London
Brown GW, Harris T (1982) Fall-off in the reporting of life events. Soc Psychiatry 17:23–28
Brown GW, Craig TKJ, Harris T (1985) Depression: distress or disease? Some epidemiological considerations. Br J Psychiatry 147:612–622
Clayton PJ (1986) Prevalence and course of affective disorders. In: Rush AJ, Altshuler KZ (eds) Depression. Basic mechanisms, diagnosis, and treatment. Guilford Press, New York London, pp 32–44
Comstock GW, Helsing KJ (1976) Symptoms of depression in two communities. Psychol Med 6:551–563
Costello CG (1982) Social factors associated with depression: a retrospective community study. Psychol Med 12:329–339
Dean A, Ensel WM (1983) The epidemiology of depression in young adults: The centrality of social support. J Psychiatr Treatm Eval 5:195–207
Depue RA, Slater JF, Wolfstetter-Kausch H, Klein D, Goplerud E, Farr D (1981) A behavioral paradigm for identifying persons at risk for bipolar depressive disorder: a conceptual framework and five validation studies. J Abnorm Psychol 90:381–437
Dilling H, Weyerer S, Castell R (1984) Psychische Erkrankungen in der Bevölkerung. Eine Felduntersuchung zur psychiatrischen Morbidität und zur Inanspruchnahme ärztlicher Institutionen in drei kleinstädtisch-ländlichen Gemeinden des Landkreises Traunstein/Oberbayern. Enke, Stuttgart
Dube KC (1970) A study of prevalence and biosocial variables in mental illness in a rural and an urban community in Uttar Pradesh. Acta Psychiatr Scand 46:327–359
Eaton WW, Kessler LG (1981) Rates of symptoms of depression in a national sample. Am J Epidemiol 114:528–538
Eaton WW, Holzer CE III, Korff M von, Anthony JC, Helzer JE, George L, Burnam MA, Boyd JH, Kessler LG, Locke BZ (1984) The design of the Epidemiologic Catchment Area surveys. The control and measurement of error. Arch Gen Psychiatry 41:942–948
Egeland JA, Hostetter AM (1983) Amish Study I: Affective disorders among the Amish 1976–1980. Am J Psychiatry 140:56–61
Endicott J, Spitzer RL (1978) A diagnostic interview. The schedule for affective disorders and schizophrenia. Arch Gen Psychiatry 35:837–844
Essen-Möller E, Hagnell O (1961) The frequency and risk of depression within a rural population group in Scania. Acta Psychiatr Scand [Suppl] 162:28–32
Faris REL, Dunham HW (1967) Mental disorders in urban areas. An ecological study of schizophrenia and other psychoses, 2nd edn. Phoenix Books, University of Chicago Press, Chicago London
Finlay-Jones RA, Burvill PW (1977) The prevalence of minor psychiatric morbidity in the community. Psychol Med 7:475–489

Goldberg D, Kay C, Thompson L (1976) Psychiatric morbidity in general practice and the community. Psychol Med 6:565–569
Golin S, Hartz MA (1977) A factor analysis of the Beck Depression Inventory in a mildly depressed population. Unveröffentlichtes Manuskript, Universität Pittsburgh. (Zitiert in Parker G, 1979)
Gurland B, Dean L, Cross P, Golden R (1980) The epidemiology of depression and dementia in the elderly: the use of multiple indicators of these conditions. In: Cole JO, Barrett JE (eds) Psychopathology in the aged. Raven Press, New York, pp 37–62
Hagnell O, Rorsman B (1978) Suicide and endogenous depression with somatic symptoms in the Lundby Study. Neuropsychobiology 4:180–187
Hagnell O, Lanke J, Rorsman B (1982a) Suicide and depression in the male part of the Lundby Study. Changes over time during a 25-year observation period. Neuropsychobiology 8:182–187
Hagnell O, Lanke J, Rorsman B, Öjesjö L (1982b) Are we entering an age of melancholy? Depressive illnesses in a prospective epidemiological study over 25 years: The Lundby Study, Sweden. Psychol Med 12:279–289
Hällström T (1973) Mental disorder and sexuality in the climacteric. A study in psychiatric epidemiology. Akademiförlaget, Stockholm (Reports from the Psychiatric Research Centre, St. Jörgen's Hospital, University of Göteborg, Sweden, 6)
Hällström T (1984) Point prevalence of major depressive disorder in a Swedish urban female population. Acta Psychiatr Scand 69:52–59
Hällström T, Persson G (1984) The relationship of social setting to major depression. Acta Psychiatr Scand 70:327–336
Hammen CL, Padesky CA (1977) Sex differences in the expression of depressive responses on the Beck Depression Inventory. J Abnorm Psychol 86:609–614
Helgason T (1964) Epidemiology of mental disorders in Iceland. A psychiatric and demographic investigation of 5395 Icelanders. Acta Psychiatr Scand [Suppl] 173:1–258
Helgason T (1977) Psychiatric services and mental illness in Iceland: incidence study (1966–1967) with 6–7 year follow-up. Acta Psychiatr Scand [Suppl] 268:1–140
Henderson S, Byrne DG, Duncan-Jones P (1981) Neurosis and the social environment. Academic Press, Sidney New York London Toronto San Francisco
Hirschfeld RMA, Cross CK (1982) Epidemiology of affective disorders. Psychosocial risk factors. Arch Gen Psychiatry 39:35–46
Hollingshead AB, Redlich FC (1958) Social class and mental illness: a community study. Wiley, New York
Holzer CE III, Weissman MM, Leaf PJ, Tischler GL, Myers JK (1983) Aging and depression in men and women. Unveröffentlichtes Manuskript, Yale University
Jablensky A, Milenkov K, Temkov I (1981) Depressive disorders and depressive symptoms among patients making their first contact with a mental health service. In: Ban TA, Gonzales R, Jablensky A, Sartorius N, Vartanian FE (eds) Prevention and treatment of depression. University Park Press, Baltimore
Jenkins R (1985) Sex differences in minor psychiatric morbidity. Psychol Med [Suppl] 7:1–53
Johnstone A, Goldberg D (1976) Psychiatric screening in general practice. A controlled trial. Lancet I:605–608
Kaesar AC, Cooper B (1971) The psychiatric patient, the general practitioner and the outpatient clinic: an operational study and a review. Psychol Med 1:312–325
Kaplan EL, Meier P (1958) Nonparametric estimation from incomplete observations. J Am Stat Ass 53:457–481
Kessel N (1960) Psychiatric morbidity in a London general practice. Br J Preventive Soc Med 14:16–22
Kidd KK, Weissman MM (1978) Why we do not yet unterstand the genetics of affective disorders. In: Cole JO, Schatzberg AF, Frazier SH (eds) Depression: Biology, dynamics, treatment. Plenum Press, New York, pp 107–121
Klerman GL, Lavori PW, Rice J, Reich T, Endicott J, Andreasen NC, Keller MB, Hirschfeld RMA (1985) Birth-cohort trends in rates of major depressive disorder among relatives of patients with affective disorder. Arch Gen Psychiatry 42:689–693
Larsson T, Sjögren T (1954) A methodological, psychiatric and statistical study of a large Swedish rural population. Acta Psychiatr Scand [Suppl] 89:1–250

Leighton DC, Harding JS, Macklin DB, Macmillan AM, Leighton AH (1963) The Stirling County Study of psychiatric disorder and sociocultural environment, vol III: The character of danger. Psychiatric symptoms in selected communities. Basic Books, New York London

Linn MW, Hunter KI, Perry PR (1979) Differences by sex and ethnicity in the psychosocial adjustment of the elderly. J Health Soc Behav 20:273–281

Mueller DP (1981) The current status of urban-rural differences in psychiatric disorder. An emerging trend for depression. J Nerv Ment Dis 169:18–27

Murphy JM (1986) The Stirling County Study. In: Weissman MM, Myers JK, Ross CE (eds) Community surveys of psychiatric disorders. Rutgers University Press, New Brunswick, NJ, pp 133–153 (Series in Psychosocial Epidemiology, vol 4)

Murphy JM, Sobol AM, Neff RK, Olivier DC, Leighton AH (1984) Stability of prevalence. Depression and anxiety disorders. Arch Gen Psychiatry 41:990–997

Myers JK, Weissman MM (1980) Use of a self-report symptom scale to detect depression in a community sample. Am J Psychiatry 137:1081–1084

Neff JA (1983) Urbanicity and depression reconsidered. The evidence regarding depressive symptomatology. J Nerv Ment Dis 171:546–552

Nielsen J (1962) Gerontopsychiatric period-prevalence investigation in a geographically delimited population. Acta Psychiatr Scand 38:307–330

Nielsen J (1976) The Samsø project from 1957 to 1974. Acta Psychiatr Scand 54:198–222

Nilsson LV, Persson G (1984) Prevalence of mental disorders in an urban sample examined at 70, 75, and 79 years of age. Acta Psychiatr Scand 69:519–527

Ødegård Ø (1946) A statistical investigation of the incidence of mental disorder in Norway. Psychiatr Q 20:381–401

Ødegård Ø (1972) Epidemiology of the psychoses. In: Kisker KP, Meyer JE, Müller M, Strömgren E (Hrsg) Klinische Psychiatrie 1. Springer, Berlin Heidelberg New York (Psychiatrie der Gegenwart, 2. Aufl, Bd II/1, S 213–258)

O'Hara MW (1986) Social support, life events, and depression during pregnancy and the puerperium. Arch Gen Psychiatry 43:569–573

Orley J, Wing JK (1979) Psychiatric disorders in two African villages. Arch Gen Psychiatry 36:513–520

Orvaschel H, Weissman MM, Kidd KK (1980) Children and depression: The children of depressed parents; the childhood of depressed parents; depression in children. J Affective Disord 2.1–16

Parker G (1979) Sex differences in non-clinical depression. Aust NZ J Psychiatry 13:127–132

Radloff LS (1977) The CES-D scale: A self report depression scale for research in the general population. Appl Psychol Measurement 1:385–401

Regier DA, Myers JK, Kramer M, Robins LN, Blazer D, Hough RL, Eaton WW, Locke BZ (1984) The NIMH Epidemiologic Catchment Area program. Historical context, major objectives, and study population characteristics. Arch Gen Psychiatry 41:934–941

Roberts RE, Vernon SW (1982) Depression in the community. Prevalence and treatment. Arch Gen Psychiatry 39:1407–1409

Robins LN, Helzer JE, Croughan JL, Ratcliff K (1981) The NIMH Diagnostic Interview Schedule. Its history, characteristics and validity. In: Wing JK, Bebbington PE, Robins LN (eds) What is a case? The problem of definition in psychiatric community surveys. Grant McIntyre, London, pp 79–106

Robins LN, Helzer JE, Weissman MM, Orvaschel H, Gruenberg E, Burke JD, Regier DA (1984) Lifetime prevalence of specific psychiatric disorders in three sites. Arch Gen Psychiatry 41:949–958

Rosanoff AJ (1916) Survey of mental disorders in Nassau County, New York. Psychiatr Bull 2:109–231

Sartorius N, Davidian H, Ernberg G, Fenton FR, Fujii I, Gastpar M, Gulbinat W, Jablensky A, Kielholz P, Lehmann HE, Naraghi M, Shimzu M, Shinfuku N, Takahashi R (1983) Depressive disorders in different cultures. Report on the WHO Collaborative Study on Standardized Assessment of depressive disorders. World Health Organization, Geneva

Shepherd M, Cooper B, Brown AC, Kalton G (1966) Psychiatric illness in general practice. Oxford University Press, Oxford New York Toronto

Slater E (1938) Zur Erbpathologie des manisch-depressiven Irreseins. Die Eltern und Kinder von Manisch-Depressiven. Z Gesamte Neurol Psychiatr 163:1–47

Spicer CC, Hare EH, Slater E (1973) Neurotic and psychotic forms of depressive illness: evidence from age-incidence in a national sample. Br J Psychiatry 123:535–541

Srole L, Fischer AK (1986) The Midtown Manhattan Longitudinal Study: Aging, generations and genders. In: Weissman MM, Myers JK, Ross CE (eds) Community surveys of psychiatric disorders. Rutgers University Press, New Brunswick, NJ, pp 77–107 (Series in Psychosocial Epidemiology, vol 4)

Srole L, Langner TS, Michael ST, Opler MK, Rennie TAC (1962) Mental health in the Metropolis. The Midtown Manhattan Study. McGraw-Hill, New York Toronto London (TAC Rennie Series in Social Psychiatry, vol I)

Strömgren E (1938) Beiträge zur psychiatrischen Erblehre, auf Grund von Untersuchungen an einer Inselbevölkerung. Acta Psychiatr Scand [Suppl] 19

Sturt E, Kumakura N, Der G (1984) How depressing life is. Life-long morbidity risk for depressive disorder in the general population. J Affective Disord 7:109–122

Surtees PG, Rennie D (1983) Adversity and the onset of psychiatric disorder in women. Soc Psychiatry 18:37–44

Surtees PG, Sashidharan SP (1986) Psychiatric morbidity in two matched community samples: a comparison of rates and risks in Edinburgh and St Louis. J Affective Disord 10:101–113

Surtees PG, Miller PMcC, Ingham JG, Kreitman NB, Rennie D, Sashidharan SP (1986 a) Life events and the onset of affective disorder. A longitudinal general population study. J Affective Disord 10:37–50

Surtees PG, Sashidharan SP, Dean C (1986 b) Affective disorder amongst women in the general population: a longitudinal study. Br J Psychiatry 148:176–186

Weinberg W (1920) Methodologische Gesichtspunkte für die statistische Untersuchung der Vererbung bei Dementia praecox. Z Gesamte Neurol Psychiatr 59:39–50

Weissman MM, Boyd JH (1983) The epidemiology of affective disorders: Rates and risk factors. In: Grinspoon L (ed) Psychiatry update. The American Psychiatric Association Annual Review, vol II. American Psychiatric Press, Washington, DC, pp 406–428, 531–533

Weissman MM, Klerman GL (1977) Sex differences and the epidemiology of depression. Arch Gen Psychiatry 34:98–111

Weissman MM, Leaf PJ, Holzer CE III, Myers JK, Tischler GL (1984) The epidemiology of depression. An update on sex differences in rates. J Affective Disord 7:179–188

Wing JK, Bebbington PE (1982) Epidemiology of depressive disorders in the community. J Affective Disord 4:331–345

Wing JK, Cooper JE, Sartorius N (1974) The description and classification of psychiatric symptoms. An instruction manual for the PSE and CATEGO system. Cambridge University Press, London

Wing JK, Mann SA, Leff JP, Nixon JM (1978) The concept of a "case" in psychiatric population surveys. Psychol Med 8:203–217

Wing JK, Bebbington PE, Hurry J, Tennant C (1981) The prevalence in the general population of disorders familiar to psychiatrists in hospital practice. In: Wing JK, Bebbington PE, Robins LN (eds) What is a case? The problem of definition in psychiatric community surveys. Grant McIntyre, London, pp 45–61

Zung WWK (1965) A self-rating depression scale. Arch Gen Psychiatry 12:63–70

III. Klinik

1. Symptomatik der affektiven Psychosen (Melancholien und Manien)

H. KUHS und R. TÖLLE

INHALTSVERZEICHNIS

Melancholie und Manie sind eindeutige und unverwechselbare Bezeichnungen affektiver Psychosen (früher: Manisch-depressive Krankheit, Zyklothymie). Während es für Manie kein Synonym gibt, wird Melancholie seit KRAEPELIN auch als endogene Depression bezeichnet. Dem steht entgegen, daß „endogen" inzwischen zu einem obsoleten Begriff geworden ist und „Depression" eine vieldeutige Krankheitsbezeichnung darstellt, zu deren Bereich nicht nur Melancholien, sondern auch andere depressive Verstimmungszustände gerechnet werden, die in diesem Kapitel nur zur Abgrenzung erwähnt werden. Wir bevorzugen aus diesen Gründen hier die Bezeichnung „Melancholie", die auch in der amerikanischen Psychiatrie erneut Verwendung findet (DSM III).

Die Symptomatik der affektiven (manisch-depressiven) Psychosen wurde seit den älteren Lehrbüchern (GRIESINGER 1867; KRAEPELIN 1913) und späteren Monographien (z. B. LANGE 1928) bis hin zu den neueren Lehrbüchern und Handbüchern (BLEULER 1983; TÖLLE 1985; WEITBRECHT 1972) relativ ausführlich und im wesentlichen übereinstimmend beschrieben. In anglo-amerikanischen Sammelbänden der letzten Jahre werden symptomatologische Fragen vorwiegend unter klassifikatorischen Gesichtspunkten erörtert (s. KAPLAN et al. 1980).

Die Symptomatologie der *Melancholien* erfuhr in neuerer Zeit wichtige Anregungen durch die Erfahrungen der Therapieforschung. Im Bemühen um Objektivität und Reliabilität der Symptomerfassung wurden Depressionsskalen entwikkelt und insbesondere bei der Therapiekontrolle angewandt. Die internationale Vergleichbarkeit von Depressionsstudien wurde durch einheitliche Diagnoseklassifikationen (z. B. ICD) gefördert. Zudem ermöglichten Computertechniken multivariate statistische Methoden in der Depressionsforschung, insbesondere für differentialdiagnostische Untersuchungen.

Demgegenüber sind *Manien* überraschend wenig psychopathologisch untersucht worden. Nach WINOKUR et al. (1969) hat die Beschreibung der Manie seit KRAEPELIN (1913) keine wesentliche Ergänzung erfahren. Jedoch ist an die grundlegenden Arbeiten von ZEH (1956a, b) zu erinnern; seither scheinen die deskriptiven Möglichkeiten zur Erfassung der Manie erschöpft, wie BLANKENBURG (1967) anmerkt. Erst durch die Pharmakotherapie, insbesondere durch die Lithiumprophylaxe, ist das Interesse an der Psychopathologie der Manie neu belebt worden (Übersicht bei HARTMANN u. OBERDALHOFF 1976). In der neueren Manie-Literatur geht es vorwiegend um die Abgrenzung von schizophrenen Psychosen. Seit Anfang der 70er Jahre fanden auch klassifikatorische Fragen zunehmendes Interesse.

A. Melancholie

I. Affektstörungen

1. Gestimmtheit

Die Eigenart (Qualität) der melancholischen Gestimmtheit ist schwer in Worte zu fassen. Traurigkeit kennzeichnet die melancholische Stimmung nicht, auch nicht in der Version „vitale Traurigkeit" (SCHNEIDER 1920), die umstritten blieb.

Die Betroffenen klagen häufig über Lust- und Interesselosigkeit, bei ausgeprägter Krankheit über Ziel-, Mut-, Wert-, Freud-, Hoffnungslosigkeit, körperlich werden vor allem Schlaf- und Appetitlosigkeit angegeben. In diesem Zusammenhang ist vom *Syndrom der „Losigkeit"* gesprochen worden (LENZ 1957).

Von den älteren Autoren bis in die Gegenwart hinein fehlt es jedoch nicht an Versuchen, das Wesentliche und Unverwechselbare, das der melancholischen Gestimmtheit eigen ist, so gut wie möglich in Worte zu fassen:

Die grundsätzliche *Andersartigkeit der Stimmungsqualität* in der Melancholie hebt schon GRIESINGER (1867) am Beispiel eines Kranken ESQUIROLS als das „Fehlen innerer Empfindungen" hervor: „Ich sehe, ich höre, ich fühle, sagen solche Kranken, aber die Gegenstände gelangen nicht bis zu mir, ich kann die Empfindung nicht aufnehmen." GRIESINGER betont, die Kranken könnten sich über das Angenehmste nicht mehr freuen und stellt damit die Umweltstabilität der Affektstörungen in der Melancholie heraus. KRAEPELIN (1913) spricht von einem Verlust der „inneren Anteilnahme" und der „gemütlichen Ansprechbarkeit".

Mit den Begriffen „Gefühl der Gefühlslosigkeit" (SCHNEIDER 1920) und „erlebte Leblosigkeit" (SCHULTE 1961) kommt treffend zum Ausdruck, daß gerade die vom Kranken so viel beklagte Verarmung und Entleerung des inneren Erlebens bewußt wahrgenommen und quälend erlebt wird. VON GEBSATTEL (1937) beschreibt im Zusammenhang des Entfremdungserlebens (s. Abschn. A. VIII) die Existenz ohne Existenzgefühl (Existenz im Leeren) in der Melancholie. Der Melancholische ist in seiner Fähigkeit zu affektiven Regungen jeder Art, zu Emotionen schlechthin, eingeschränkt (s. Herabgestimmtheit HEINRICHS 1966). Selbst Traurigkeit kann nicht mehr empfunden werden, so daß SCHULTE (1961) das Nicht-traurig-sein-Können als einen zentralen unableitbaren Bestandteil melancholischen Erlebens herausgestellt hat, das sich nicht nur in einigen Sonderformen der Melancholie nachweisen lasse, sondern wesensmäßig der melancholischen Erkrankung angehöre.

Die *leibnahe Erlebnisqualität der melancholischen Gestimmtheit* wurde ebenfalls schon in der älteren psychiatrischen Literatur als eine „Beängstigung, vom Epigastrium und der Herzgegend ausgehend" beschrieben (GRIESINGER 1867). Die Traurigkeit des Melancholischen wird meist diffus im Körper empfunden (LANGE 1928). Die elementar anmutende vitale Verstimmung der Melancholie wird nach SCHNEIDER (1967) „in den Kopf, in die Brust, in die Magengegend" lokalisiert; in dem „Darniederliegen der Vitalgefühle" drücke sich die Wirkung des Affektiven auf das Leibliche aus. Leibnahes Erleben ist jedoch nicht die Regel. Die Melancholie setzt die Akzente unterschiedlich, mal mehr auf der psychischen Seite, dann wieder im vital-somatischen Bereich. Zwischen Melancholien, in denen die affektiven Symptome hinter die Vitalstörungen zurückzutreten scheinen, und den rein psychisch erlebten Melancholien gibt es alle Übergänge.

Wie die Melancholie das Erleben des Betroffenen verändert, ist eindrucksvoll an den religiösen Erfahrungen gläubiger Menschen, die an einer Melancholie erkranken, zu erkennen. Jedoch gibt es nur wenige Untersuchungen über das *Glaubensleben* in der Melancholie. Als Ausdruck der depressiven Grundstörung des Nicht-mehr-Könnens wird zumeist eine emotionale Entleerung des religiösen Empfindens und des Glaubenslebens aufgeführt. Neben Melancholiekranken mit ausgeprägter religiöser Versündigungsthematik unterscheidet SCHULTE (1954) eine kleine Gruppe von Patienten, bei denen während des depressiven Verstimmungszustandes eine lebendige Auseinandersetzung mit dem Glauben stattfindet. – Religiöse Themen kommen auch im melancholischen Wahnerleben vor ("Melancholia religiosa" nach GRIESINGER 1867).

Der Glaube in abstrakten religiösen Formeln wird von depressiven Patienten selten verneint (HOLE 1977), es verringere sich dagegen in der Depression der konkrete Lebensbezug des Glaubens und als Ausdruck des depressiven Verlassenheits- und Leeregefühls die Erfahrung der Zuwendung Gottes. Zwischen melancholischen und nicht-melancholischen depressiven Patienten bestehen jedoch nach HOLE nur geringfügige Unterschiede.

In der melancholischen Erlebnisveränderung, wenn Vergangenes, insbesondere schuldhaft Erlebtes übermächtig geworden ist und die Zukunft versperrt erlebt wird, erscheint dem Kranken die Beendigung dieses hoffnungslosen Daseins als Konsequenz. Das *Suizidrisiko* bei affektiven Psychosen liegt bei 15% (GUZE u. ROBINS 1970), also etwa 30mal höher als in der Allgemeinbevölkerung. Es ist in den ersten 10 Krankheitsjahren am größten (TSUANG u. WOOLSON 1977). Bei wahnbildenden Melancholien ist das Suizidrisiko gegenüber nicht wahnkranken Melancholischen erhöht, was vermutlich weniger auf das Wahnerleben als auf den Schweregrad der Erkrankung an sich zurückzuführen ist (ROOSE et al. 1983).

Bisweilen wird die Umgebung durch die raptusartig auftretende Selbstvernichtung (-stendenz) des Melancholischen überrascht. Die Wahl der Mittel zeigt das hohe Maß von autoaggressiven Impulsen und Entschlossenheit an. Die Suizidalität ist insbesondere aus dem Schulderleben abzuleiten. Vermeintliche Schuld soll mit dem Leben gebüßt werden, die Kranken wollen durch ihren Tod ihre Umgebung vor dem Verderben bewahren. Wegen des darniederliegenden Selbstwertgefühls der Kranken tritt ein eigentliches Opfermotiv ganz in den Hintergrund (WEITBRECHT 1952).

Bei dem sogenannten *erweiterten Suizid* bezieht der Patient die Umgebung in seine melancholische Lebenserfahrung mit ein. Dem Kranken erscheint die Zukunft ihm nahestehender Mitmenschen gleichermaßen versperrt, und er will seine Umgebung vor vermeintlicher Schande und Qual bewahren.

Aggressives Verhalten wird bei Melancholiekranken sehr selten beobachtet, die Kriminalitätsrate ist niedrig (GOOD 1978). Zwar liegen Trauer und Wut (mit der eventuellen Folge aggressiver Handlungen) nahe beieinander; das gilt jedoch für Gesunde und auch für reaktiv oder neurotisch Depressive. Den Melancholiekranken ist im allgemeinen Wut ebenso fern wie Trauer (PILOWSKY u. SPENCE 1975).

2. Angst

Angst ist bei Melancholie recht häufig, TASCHEV (1965) fand sie bei 77%, PÖLDINGER (1971) bei 62% der Kranken. Wie der Begriff Angst wissenschaftlich nicht einheitlich definiert wurde, so benutzen auch Melancholiekranke Angst zur Kennzeichnung unterschiedlicher Gefühlsqualitäten. Die Klagen der Melancholiekranken sind immer wieder gleichlautend. Jede kleine Anforderung des Alltags ruft neuerliche Angstzustände hervor. Dabei scheint sich die Angst in dem jeweils Nächstliegenden Ausdruck zu verschaffen. Im Grunde hat der Melancholische „Angst vor allem". Diese Angst ist insofern unproduktiv, als eine bewältigte Situation keine Entlastung von Angst verschafft, sondern zum Ausgangspunkt neuer, endlos fortgesetzter Angst wird. Der ständige Wechsel der Angstobjekte und ihre Austauschbarkeit, ja Beliebigkeit läßt vermuten, daß melancholische Angst gerade durch ihre *Gegenstandslosigkeit* gekennzeichnet ist. Es handelt sich um eine „vollkommen leere und inhaltslose Angst" (SCHNEIDER 1920). „... das wahre und entsetzliche Wesen der Angst in der Depression ist ihre Gegenstandslosigkeit" (so eine Patientin von TELLENBACH 1956). Erst bei gezielter Exploration nach Angstobjekten geben manche Kranke anstelle gegenstandsloser Angst einzelne, aber meist wechselnde Angstinhalte an (PÖLDINGER 1971).

Ein weiteres Kennzeichen melancholischer Angst ist ihre *leibnahe Erlebnisqualität*. Wie die „Traurigkeit" wird auch Angst häufig im Körperlichen empfunden (LANGE 1928), als ein „ausgesprochenes Leibgefühl, ja sogar Organgefühl" (SCHNEIDER 1920). Die Patienten lokalisieren das Angstempfinden in die Herzgegend oder in die Brust, klagen über ein Engegefühl im Hals u. ä., oder die Angst wird unausgedehnt und nicht lokalisierbar am ganzen Körper erfahren. Diese Kranken können sagen: „Ich bin Angst." Dann ist Angst nicht mehr Objekt des Empfindens, sondern unmittelbar dem Leib-Ich des Kranken zugehörig. Diese Angst des Melancholischen scheint – ebenso wie die melancholische Verstimmung – die Schicht der Leibgefühle (im Sinne von SCHELER 1913) bzw. die sog. Vitalsphäre zu betreffen. „Wenn es aber eine vitale Traurigkeit gibt, so steht der Annahme nichts im Wege, daß es auch eine vitale Angst gibt, d. h. eine mit der Körperlichkeit verbundene Angst" (LOPEZ-IBOR 1955).

In der Melancholie ist Angst vielfach mit anderen Symptomen verknüpft. So stehen die häufig geklagten Zukunftsängste im Zusammenhang mit der Perspektivelosigkeit und der Störung des Zeiterlebens (s. Abschn. F). Entfremdungsgefühle und erlebte Gefühllosigkeit können Ängste hervorrufen, von allen menschlichen Bezügen entfernt und isoliert zu sein (BINSWANGER 1960). Am engsten sind die Beziehungen zwischen Angst und Wahn in der Melancholie („Angst-Wahn-Gebilde", WEITBRECHT 1972; Urängste SCHNEIDERS 1950a; s. hierzu Abschn. A. IV).

Zusammenfassend zeigt sich, daß nicht nur das Herabgestimmtsein, sondern auch die Angst des Melancholischen qualitativ anderer Art ist als die Angst anderer psychisch Kranker und Gesunder.

II. Störungen des Antriebs

Eng verbunden mit der Störung des Gefühllebens sind *Hemmung* und Blockierung des Antriebs. KRAEPELIN (1913) beschreibt die Störung des Wollens und Handelns als die auffälligsten Symptome der manisch-depressiven Erkrankung. Die Kranken leiden an fehlender Initiative, Energieverlust, Willens- und Entschlußlosigkeit und der Unfähigkeit zu ausdauernder, zielgerichteter Handlung. Eine einmal begonnene Tätigkeit kann nur unter quälender innerer Anstrengung zu Ende geführt werden. Der Handlungsablauf zerfällt schließlich in wiederholte Handlungsansätze bzw. einzelne Handlungsfragmente. Bei schwerster Melancholie kommt jegliche Tätigkeit zum Erliegen. Der Patient kann regungslos (depressiver Stupor) und pflegebedürftig werden. Wie die Gefühllosigkeit wird die psychomotorische Erstarrung vom Kranken intensiv wahrgenommen und als Insuffizienz, ja als schuldhaftes Versagen gewertet. Mit diesem Nicht-Wollen-Können und Auf-der-Stelle-Treten kann eine quälende, *unproduktive Unruhe* einhergehen, die sich in psychomotorischer Agitiertheit und/oder entsprechenden leibnahen Gefühlsstörungen äußert. Die Kranken ringen die Hände, gehen rastlos hin und her, beißen sich auf die Lippe, kauen an den Nägeln u. a. Es ist nicht sinnvoll, in diesen Fällen von agitierter Depression im Gegensatz zu der gehemmten Form zu sprechen. Denn Hemmung und Agitiertheit schließen sich in der Melancholie nicht gegenseitig aus. Gehemmtheit ist regelmäßig anzutreffen, Agitiertheit kann hinzukommen. Im subjektiven Erleben ist Agitiertheit bei „gehemmten" und „agitierten" Depressiven gleich stark ausgeprägt (Baker et al. 1971).

Wie die Hemmung nicht allein eine Antriebsstörung ist, sondern Psychomotorik, Gefühlsleben, Zukunftseinstellung und andere Funktionen erfaßt, so ist Agitiertheit nicht nur psychomotorisches Phänomen, sondern Unruhe schlechthin. Agitiertheit als motorisches Phänomen wurde vielfach mit dem Angstaffekt als psychosomatischem Phänomen in Beziehung gesetzt. Demgegenüber wies bereits Hauptmann (1922) darauf hin, daß „in der scheinbaren Regungslosigkeit eines depressiven Stupors... ein gleich großes Quantum an Psychomotilität steckt wie in der motorischen Erregung eines ängstlichen Melancholikers". Statistisch besteht anscheinend zwischen Angst und Verlangsamung eine gleich hohe Korrelation wie zwischen Angst und motorischer Unruhe (Blaser 1967). Möglicherweise sind diese Beziehungen verlaufsabhängig; vor Therapiebeginn soll die Beziehung zwischen Agitiertheit und Angst besonders eng sein, zum Zeitpunkt der Klinikentlassung jedoch zwischen Retardierung und Angst (Strian u. Klicpera 1984).

III. Störungen des Denkens, der Wahrnehmung und des Gedächtnisses

Das Denken ist in der Melancholie gehemmt, im einzelnen sind (nach Kraepelin 1913) Schwerfälligkeit und Verlangsamung des Denkens, Unbesinnlichkeit, Verständnislosigkeit, Ideenarmut und Einförmigkeit der Gedanken festzustellen. Die Patienten klagen über Konzentrationsstörungen und gesteigerte Ablenkbarkeit. Das Denken ist unproduktiv, ganz in Anspruch genommen durch die melancholische Verstimmung, kreist immer wieder um dieselben Inhalte.

Daneben gibt es ein unangenehm erlebtes Gedankendrängen, das ebenso häufig sein soll wie bei der Manie (Braden u. Ho 1981). Die Ähnlichkeit mit dem ideenflüchtigen Denken des Manischen ist allerdings oberflächlich, Kraepelin zitiert einen Kranken: „So viele Gedanken im Kopf, keine bestimmten Gedanken."

In der älteren Literatur wurde bereits die Notwendigkeit betont, die *Denkstörungen* bei Melancholischen von der Demenz abzugrenzen (Griesinger 1867).

Während hier eine „psychische Leerheit" und „dauerhafte Herabsetzung der geistigen Aktivität" bestehe, sei die geistige Tätigkeit des Melancholischen lediglich gebunden. Die Auffassungs-, Merk- und Gedächtnisstörungen in der Melancholie seien durch die allgemeine Hemmung bedingt, somit also lediglich funktioneller Natur (LANGE 1928).

Wahrnehmungsstörungen wurden bei Melancholiekranken auffällig wenig untersucht, obwohl sie nicht selten sind. Kasuistisch wurde beschrieben, daß ein melancholischer Patient die Entfernung herannahender Autos unterschätzte und sich deshalb nicht mehr ans Steuer setzte und kaum noch wagte, zu Fuß die Straße zu überqueren (REIMER 1965). Als Veränderungen des Raumerlebens beschreibt TELLENBACH (1956) unter anderem einen Verlust der Dimensionalität, der Plastizität des Räumlichen und seine Verarmung zum flächenhaften Nebeneinander. Mancher Kranke ist überempfindlich gegenüber akustischen und optischen Wahrnehmungen, andere meinen, alles nur noch aus der Ferne wahrnehmen zu können. Wie sehr auch Wahrnehmungsveränderungen dieser Kranken mit der affektiven Grundstörung zusammenhängen, verdeutlicht die Äußerung einer Kranken, die Wahrnehmung sei auf die „physikalische Komponente" reduziert.

Auch die *Zeit* wird von den Kranken verändert wahrgenommen; sie erscheint dem Melancholischen verlängert, im Extremfall als unendlich gedehnt. Das subjektive Gefühl der Zeitverlangsamung läßt sich experimentell überprüfen. Bei Melancholischen wurde rückwärtsschauend eine Überschätzung einer abgelaufenen Zeitspanne, vorwärtsschauend eine subjektive Verkürzung eines vorher festgelegten Zeitabschnittes gefunden (BOJANOWSKY u. TÖLLE 1973; zur anthropologischen Interpretation des melancholischen Zeiterlebens s. Abschn. F).

Körperschemauntersuchungen weisen auf eine Unsicherheit in der Wahrnehmung des eigenen Körpers hin (MEERMANN 1985); in psycho-physiologischen Studien wurde eine verminderte Reagibilität auf externe Stimuli gefunden (HEIMANN 1979; MALONE u. HEMSLEY 1977).

Die *Beeinträchtigung der Gedächtnisleistung* ist experimentell ausführlich belegt (STRÖMGREN 1977). Von einigen Autoren werden Kurzzeitgedächtnisstörungen (z. B. STERNBERG u. JARVIK 1976), von anderen Langzeitgedächtnisstörungen (HENRY et al. 1973) hervorgehoben. Je weniger die angebotenen Informationen semantisch strukturiert sind, um so deutlicher treten die Gedächtnisstörungen depressiver Patienten gegenüber Kontrollpersonen hervor (WEINGARTNER et al. 1981). Die Ausprägung kognitiver und perzeptiver Störungen hängt vornehmlich vom Schweregrad der Depression ab. Experimentell finden sich jedoch bisher keine überzeugenden differentialdiagnostisch verwertbaren Belege für spezifisch melancholische Defizite (MILLER 1975). Neben biologisch begründeten Erklärungsversuchen werden fehlende Motivierbarkeit und verminderte Abhängigkeit der Leistung von äußeren Verstärkern (Modell der erlernten Hilflosigkeit) als mögliche (Teil-)Ursachen diskutiert (COHEN et al. 1982).

IV. Wahn

Das melancholische Erleben kann sich in extremer Steigerung zu Wahnsymptomen verdichten. Das ist bei ca. 20–40% der Kranken der Fall. Am häufigsten ist auch nach neueren Auszählungen (z. B. FRANGOS et al. 1983) der *Schuldwahn*. Er geht aus dem regelmäßig bei Melancholischen anzutreffenden Schulderleben hervor. Dabei gibt es Übergänge und Vorstufen des Schuldwahns. In ausgeprägter

Form ist der Kranke mit Gewißheit und Unkorrigierbarkeit davon überzeugt, daß er seinen jetzigen Zustand selbst verschuldet habe, auch das von ihm unterstellte Unglück seiner Familie und schließlich alles Unglück und Leid der Welt.

Die Unterscheidung von primärem Verschuldungswahn, der anlaßlos ist, und sekundärem Verschuldungswahn, der sich auf tatsächliche frühere Versäumnisse oder Fehler bezieht und deren Bedeutung extrem-negativ überwertet (WEITBRECHT 1952), hat psychopathologisch und therapeutisch nicht weit geführt. Der Unterschied ist eher gradueller Art.

Aus strukturpsychologischer Sicht hat JANZARIK (1957a) die Bedeutung des individuellen Wertgefüges für Ausbildung und Gestaltung der zyklothymen Schuldthematik herausgearbeitet. Der Verlust seelischer Dynamik führe zur Behinderung der Werkaktualisierung, das Ausgeliefertsein an eine Rechenschaft fordernde Instanz trage zum melancholischen Schulderleben bei. Eine depressive Schuldthematik trat bei 85 von 200 untersuchten manisch-depressiven Kranken auf.

Armutswahn und *Krankheitswahn* sind seltenere melancholische Wahnthemen (JANZARIK 1956, 1957b; TÖLLE u. WEFELMEYER 1987). Auch hier gibt es Abstufungen von im Kern begründeten wirtschaftlichen Sorgen bis zu extremer Verarmungsgewißheit („mein Haus wird abgerissen werden"), von noch verständlichen Krankheitsbefürchtungen bis zu der unkorrigierbaren Überzeugung, an Auszehrung, Herzschwäche oder Karzinom zu sterben (auch wenn es hierfür keine Anzeichen gibt). Dieses Erleben wird durch die gebräuchliche Bezeichnung „hypochondrischer Wahn" nur unzureichend ausgedrückt.

Die Extreme des melancholischen Wahns sind der nihilistische Wahn und der Strafwahn. Im *nihilistischen Wahn* (Délire de négation nach COTARD 1882) bestreitet der Kranke seine Existenz oder die seiner Seele, zuweilen auch einzelner Körperteile und gelegentlich die Existenz lebender Angehöriger oder gar der ganzen Welt. Hinter der Äußerung einer melancholischen Frau, sie habe keinen Sohn, steht die wahnhafte Gewißheit, es sei unmöglich, daß sie ein Kind geboren habe. Auf Einwände entgegnet der Kranke, er selbst oder andere würden nur zum Schein existieren. In dieser Ausprägung ist wahnhafte Nichtexistenz selten. Häufiger findet man leichtere Formen und Andeutungen der „Existenz ohne Existenzgefühl" (VON GEBSATTEL 1937). Der Übergang zu Depersonalisations- und Derealisations-Erlebnissen ist fließend.

Melancholische mit Schuldwahn können davon sprechen, daß sie ihrer Schlechtigkeit und Verbrechen wegen beobachtet, mißachtet und verfolgt würden, um ihrer Strafe zugeführt zu werden. Solche Verfolgungsvorstellungen von Melancholiekranken wurden auf deren Versündigungswahn (KRAEPELIN 1913) bzw. auf die Verkleinerungsthematik (LANGE 1928) zurückgeführt. Auch JANZARIK (1957a) betont, daß „mit zunehmender Vertiefung der Psychose die... Schuldinhalte schließlich in grausame Strafphantasien... ausmünden können". Daher ist dieser Wahn besser als *Strafwahn* oder Verbrecherwahn denn als Verfolgungswahn zu bezeichnen.

Wenn bei primärer Ich-Schuld (gerichtetes Schuldsein auf den Kranken) im Laufe des Krankheitsgeschehens sich sekundäre Fremdschuld einstellt (Umkehrung des Zeigers der Schuld) und vorübergehend die Beziehung zur vorangegangenen Ich-Schuld verliert, ist dennoch die Diagnose einer manisch-depressiven Erkrankung beizubehalten (SCHEID 1934).

Auch diese Wahnthematik des Melancholischen ist in den meisten Fällen synthym (stimmungskongruent), im Gegensatz zu dem Verfolgungswahn bei anderen Psychosen. Melancholischer Wahn unterscheidet sich von katathymem Wahn (Maier 1912) dadurch, daß Beziehungssetzungen, Verrückung, Bedeutungsbewußtsein und Erleben des Gemachten fehlen. Von den Wahnkriterien treffen absolute Gewißheit und Unkorrigierbarkeit auch auf den melancholischen Wahn zu.

Melancholischer Wahn ist inhaltlich vielgestaltig. Nur die häufigsten Themen wurden hier als Prägnanztypen referiert.

Gemeinsam ist den melancholischen Wahnthemen, daß sie regelmäßig auf das Erleben der Kleinheit, Schuld bzw. Nichtigkeit bezogen sind. Die Wahnthemen wirken geradezu austauschbar (Janzarik 1957 b; Binswanger 1960; Tölle u. Wefelmeyer 1987). Es kommt letztlich nicht auf die Inhalte des Wahns an, Schuldwahn kann sogar gegenstandslos sein: Nur ca. 20% der Schuldinhalte entsprechen der biographischen Realität, etwa 25% entbehren völlig einer realen Grundlage, während der Großteil der Schuldinhalte sich als zumeist maßlose Übertreibungen tatsächlicher Verschuldungen erweist (Hole 1962). Das reine, gegenstandslose Gefühl des Schuldig- und Verworfenseins ohne Objekt zeige den psychotischen Prozeß der Wahnbildung in statu nascendi auf. Im weiteren Verlaufe dient schließlich diesem Schuldgefühl jedes Objekt zur Manifestation.

Nicht jeder Melancholische erlebt sein Leiden als Krankheit, manche sehen ihren Zustand als Folge eigener Schuld an. Diese sog. Krankheitsuneinsichtigkeit (im einzelnen Weitbrecht 1947; Schulte 1958) ist eng mit dem Wahnerleben, insbesondere mit primärem Schuldwahn und nihilistischem Wahn verbunden.

Die „klassischen" Themen des melancholischen Wahns, Schuld, Armut und Krankheit, hat Schneider (1950 a) als aufgedeckte Urängste des Menschen interpretiert. Jedoch beschränkt sich melancholisches Wahnerleben nicht auf diese Themen, und es ist zu fragen, ob es – philosophisch gesehen – drei Urängste und gerade diese drei gibt. Im melancholischen Erleben sind Wahn und Angst beinahe gleichbedeutend. Allerdings ist Angst hier nicht im Sinne von Furcht oder Befürchtung zu verstehen. Der wahnhaft Melancholische fürchtet nicht, daß etwas eintritt, sondern er ist mit absoluter Gewißheit von einem eingetretenen oder in der Zukunft mit Sicherheit eintretenden Verlust überzeugt. So spricht Ruffin (1959) im Hinblick auf den melancholischen Wahn von Verlust des eigenen materiellen Bezuges, des eigenen vitalen Bezuges und des eigenen Wertbezuges.

Ähnlich betont Binswanger (1960), der Kranke sei losgelöst von den „konstitutiven Bedingungen der natürlichen Erfahrung". Während sich der Gesunde im Nichts der Angst erst seines eigenen Seins versichern könne, sei gerade diese Konsequenz dem Melancholischen verschlossen. Diese anthropologischen bzw. daseinsanalytischen Überlegungen stehen insofern der Schneiderschen These von den Urängsten gegenüber, als sie gerade nicht „tief im menschlichen Dasein begründete ... Ängste", sondern eine den Menschen gemeinhin nicht gemäße Erlebnisweise darstellen.

Halluzinationen kommen bei Melancholischen nur gelegentlich vor. Sie sind kaum psychopathologisch untersucht worden. Es fehlt ihnen die volle sinnliche Deutlichkeit (Kraepelin 1913). Optische Halluzinationen sind noch seltener als akustische. Diese Sinnestäuschungen, die der Ausgestaltung des Wahns dienen, leiten sich aus der melancholischen Gestimmtheit ab. So können bei melancholischem Beeinträchtigungs- bzw. Strafwahn die Strafankündigungen von Polizisten und Richtern vernommen werden.

Neuere angloamerikanische Untersuchungen gehen der Frage nach, ob sich Depressionen mit Wahnbildungen (delusional depression) gegenüber nicht wahnbildenden Depressionen aufgrund etwaiger symptomatologischer Besonderheiten abgrenzen lassen: Von einigen Autoren wurde bei wahnbildenden Depressionen ein Überwiegen von Agitiertheit gefunden (FRANCES et al. 1981; CHARNEY u. NELSON 1981; FRANGOS et al. 1983), andererseits Vorherrschen von psychomotorischer Hemmung (Retardierung) festgestellt (GLASSMAN u. ROOSE 1981). Einige Autoren beobachteten bei wahnbildender Melancholie auch in früheren Erkrankungsphasen häufiger Wahnsymptome (teilweise thematisch gleichartig) als bei nicht wahnkranken melancholischen Patienten (LYKOURAS et al. 1985; HELMS u. SMITH 1983; CHARNEY u. NELSON 1981). – Die beschriebenen Befunde rechtfertigen nicht die Annahme einer nosologischen Sonderstellung wahnbildender Melancholien. Offensichtlich handelt es sich lediglich um besonders schwere Ausprägungsgrade der Erkrankung, wie Untersuchungen anhand von Depressionsskalen belegen (GLASSMAN u. ROOSE 1981; CHARNEY u. NELSON 1981; FRANCES et al. 1981).

V. Leibgefühlsstörungen/Vitalstörungen

Die Melancholie wird von den Patienten nicht nur seelisch, sondern auch leiblich erlebt. Sie äußert sich in psychischen und in somatischen Symptomen. Um die Zugehörigkeit dieser körperlichen Störungen zu der affektiven Krankheit herauszustellen, wurde sie wie eine Störung des Gefühls benannt. Weithin üblich wurden die Bezeichnungen Vitalgefühle oder vitale Traurigkeit (SCHNEIDER 1920). Was „vital“ in diesem Zusammenhang bedeutet, ist wissenschaftlich kaum definiert. Gemeint ist ein Berührungsbereich psychischer und vegetativer Funktionen des Organismus. Eine differenzierte Darstellung der „Schichtung des emotionalen Lebens“ findet sich bei SCHELER (1913). Klinisch gesehen sind es v. a. allgemeine Abgeschlagenheit, Kraftlosigkeit, Schweregefühl und Müdigkeit, zum anderen lokalisierte leibliche Mißempfindungen. Typisch sind: Kopfdruck und Schweregefühl im Kopf, Oppressionsgefühl in der Brust, Engegefühl im Hals, Druckgefühl im Bauch und anderes. Eine Übersicht der Lokalisation gibt WIECK (1965) anhand von über 2300 melancholischen Patienten: 50% der Patienten lokalisieren ihre Beschwerden in den Kopf, 30% ins Herz, 20% in die Brust, 25% in den Leib, 15% in den Hals; weniger häufig werden Druckgefühl in den Augen, in der Mundhöhle und in der Nase angegeben, selten sind die Gliedmaßen beteiligt. Unter 740 melancholischen Patienten wurde in 13,5% der Fälle eine ausgeprägte hypochondrische Einstellung gefunden, die sich in einer überwertigen bis wahnhaften (Krankheitswahn) Verarbeitung affektiv betonter, objektiv nicht nachweisbarer körperlicher Beschwerden äußerte (SATTES 1955). In einem Teil der Fälle stehen vegetative Symptome wie Kopfschmerz, Herzsensationen, Übelkeit und Erbrechen ganz im Vordergrund der Symptomatik („vegetative Depression“; LEMKE 1949). Der Begriff „larvierte Depression“ (depressio sine depressione) bezeichnet keine Krankheit, sondern ein diagnostisches Problem und sollte vermieden werden.

Im Behandlungsverlauf bilden sich somatische und psychische Symptome der Melancholie (unabhängig vom Ausgangspunkt ihrer Intensität) in ungefähr gleichem Maße zurück (HOLE u. GRAW 1973).

Objektiv faßbare vegetative Befunde bei melancholischen Patienten sind (vgl. „Biologischer Hintergrund“ in diesem Band): Die Ruhe-Herzfrequenz ist gegenüber gesunden Kontrollpersonen signifikant erhöht, die orthostatische Regulationsfähigkeit erniedrigt (TÖLLE u. PÖRKSEN 1969a). Bei depressiven Patienten wurde gegenüber Normalpersonen eine Verminderung der Speichelsekretion festgestellt (PALMAI u. BLACKWELL 1965). Diese und andere Befunde weisen auf eine wahrscheinlich krankheitsbedingte adrenerg-anticholinerge vegetative Auslenkung hin, für die auch die größere Pupillenweite der Melancholischen (im Vergleich zu Gesunden) spricht (TÖLLE u. PÖRKSEN 1969b).

Appetitstörungen mit konsekutivem Gewichtsabfall wurden von KRAEPELIN (1913) als derart typisch für die Melancholie angesehen, daß er Schwankungen des Gewichts als Verlaufsparameter der Erkrankung verwendete. Viele Patienten müssen immer wieder zum Essen angehalten werden. Auch wird über Verdauungsstörungen geklagt, denen objektiv eine Neigung zu Obstipation in der melancholischen Phase entspricht. Im depressiven Stupor wird die Nahrungsaufnahme ganz eingestellt.

Störungen der Libido finden sich ebenso regelmäßig wie Sistieren der Menses bzw. Potenzstörungen. In einer Untersuchung über das Sexualverhalten von 35 verheirateten endogen Depressiven fanden sich im Initialstadium der Erkrankung neben einer Abnahme der Kohabitationsfrequenz eine Vergröberung des Sexualverhaltens und die Tendenz zu masturbatorischen Ersatzhandlungen (HORN 1970). Im Tiefpunkt der Depression sistiere jegliche sexuelle Betätigung. Nach Abklingen der Krankheit bestehe noch über eine lange Zeit eine labile, störanfällige Sexualfunktion. Über Beziehungen zwischen Appetit- und Sexualstörungen berichten PAYKEL (1977) und CASPER et al. (1985).

VI. Tagesschwankung

Als *„typische" Tagesschwankung* wird ein morgendliches Stimmungstief mit Aufhellung der Verstimmung am Nachmittag/Abend (Abendtyp), als seltenere „inverse" Tagesschwankung umgekehrt eine Verschlechterung des Befindens im Laufe des Tages bezeichnet (Morgentyp). Bei manchen Patienten sind Tagesschwankungen in keiner Form nachweisbar (Arrhythmiker). Bei anderen bestehen bisher kaum untersuchte ultradiane Rhythmen der Depressionssymptomatik. Die Angaben über die *Häufigkeit von Tagesschwankungen* sind methodenabhängig außerordentlich variabel. TÖLLE u. GÖTZE (1987) berechneten anhand ihres Untersuchungsmaterials je nach verwendetem Kriterium Häufigkeitsraten (der typischen Tagesschwankung) zwischen 36,1% und 4,2%. Dabei ist besonders bemerkenswert, daß die Tagesschwankung der Melancholiesymptomatik auch individuell ganz unregelmäßig ist, d.h. von Tag zu Tag unterschiedlich ausfällt (so auch in einer Longitudinalstudie von STALLONE et al. 1973). Aufgrund dieser neueren Befunde sind die Ergebnisse früherer Arbeiten, die von einem jeweils konstanten Tagesschwankungstyp ausgehen, mit Zurückhaltung zu interpretieren. Die diagnostische Wertigkeit der „typischen" Tagesschwankung ist nach neueren Untersuchungen zu bestreiten (GRAW et al. 1980; VON KNORRING et al. 1977).

VII. Schlafstörungen

Schlaflosigkeit bzw. Schlafdefizit, als Achsensyndrom jeder schweren Depression bezeichnet (JUNG 1967), gilt als häufigstes Melancholiesymptom. Unter 500 melancholischen Patienten wurde die Angabe von Schlafstörungen nur in 2 Fällen vermißt (SCHULTE 1955).

Dagegen ist *Hypersomnie* ein sehr seltenes Symptom bei melancholischen Patienten (MICHAELIS 1967). Eine Gegenüberstellung hypersomner depressiver Patienten und einer nicht hypersomnen Vergleichsgruppe weist im übrigen auf nur geringfügige klinisch-symptomatologische Unterschiede hin (GARVEY et al. 1984).

Für Melancholische gilt *frühmorgendliches Erwachen* als kennzeichnend, für reaktive oder neurotische Depressionen werden dagegen *Einschlafstörungen* als typisch angesehen. In systematischen Untersuchungen konnten diese Annahmen nur zum Teil bestätigt werden: Bei Melancholischen fand sich mittels Selbstbeurteilung gehäuft die Angabe von frühmorgendlichem Erwachen; Einschlafstörungen traten aber bei Melancholischen und in einer nicht endogen depressiven Vergleichsgruppe in gleicher Häufigkeit auf (HAIDER 1968). Andererseits wurden bei reaktiv Depressiven häufiger Einschlafstörungen als bei endogen Depressiven, in beiden Gruppen aber in gleichem Ausmaß frühmorgendliches Erwachen beobachtet (STONEHILL et al. 1976). Ähnlich widersprüchlich sind die Ergebnisse von kontinuierlichen EEG-Aufzeichnungen. Zum einen konnten zwischen Melancholischen und neurotisch Depressiven keine Unterschiede bezüglich Schlaflatenz und morgendlichem Erwachen festgestellt werden (MENDELS u. HAWKINS 1968); demgegenüber ermittelten KUPFER et al. (1978) bei Melancholischen ein früheres morgendliches Erwachen als in einer nicht melancholischen Vergleichsgruppe. Den Angaben mancher melancholischer Patienten über fehlende Einschlafstörung – im Gegensatz zum krankheitsfreien Intervall – dürfte der elektroencephalographische Befund einer verkürzten REM-Schlaf-Latenz (sleep onset-REM-Schlaf; Übersicht bei SPIEGEL 1984) entsprechen.

Durchschlafstörungen mit nächtlichen intermittierenden Wachphasen sind Ausdruck einer *Störung der Schlafkontinuität*. Bereits LANGE (1928) stellte den „zerhackten Schlaf" als charakteristisch für melancholische Patienten heraus. Die zitierten EEG-Studien von MENDELS u. HAWKINS (1968) und KUPFER et al. (1978) bestätigen bei melancholischen Patienten gegenüber Nichtmelancholischen längere nächtliche Wach- und Leichtschlafphasen sowie eine geringere Schlafeffizienz. Anhand von Schlafkontinuitätsparametern läßt sich jedoch nicht eine Unterscheidung verschiedener depressiver Patientengruppen vornehmen (KUPFER u. FRANK 1984); es zeigt sich ein erheblicher Einfluß der Faktoren „Alter" und „Schwere der Depression" auf die Untersuchungsbefunde. Den Störungen der Schlafkontinuität entspricht im EEG-Schlafprofil eine Aufhebung der beim Gesunden geläufigen Schlafarchitektur. Weder Dauer noch Reihenfolge der Schlaf- und intermittierenden Wachstadien läßt eine Regelmäßigkeit erkennen. Die Störungen des Schlafprofils weisen von Tag zu Tag erhebliche Schwankungen auf (SCHULZ et al. 1978). Über weitere EEG-Befunde s. „Biologischer Hintergrund" in diesem Band.

VIII. Weitere Symptome

1. Zwang

Zwangsgedanken und Grübelzwänge, welche die melancholische Verstimmung begleiten, werden bereits in der älteren Literatur erwähnt („Zwangsirresein" nach KRAEPELIN 1913; LANGE 1928). Eine ausführliche Untersuchung hat LAUTER

(1962) vorgelegt. Er fand bei über 4000 endogen Depressiven in 1,7% der Fälle eine anankastische Depression (Zwangsdepression). Bei etwa der Hälfte dieser Patienten hatten bereits vor der Erkrankung persönlichkeitsbedingte Zwangserscheinungen bestanden. Als symptomatologisch kennzeichnend stellt LAUTER heraus: Erhaltene Krankheitseinsicht, geringe Suizidalität, Einförmigkeit der Zwangsinhalte, wobei „altruistische“ Zwangsvorstellungen, d. h. Ängste vor kriminellen und aggressiven Impulsen und religiöse Zwangsgrübeleien, ganz im Vordergrund stehen. Der Autor sieht darin einen Ausdruck der grundsätzlichen Verantwortungsfreude der Kranken bei durch unmittelbare Weltverbundenheit gekennzeichneten Persönlichkeitsmerkmalen. Die Zwangserscheinungen faßt er als „Bedrohung dieser Kommunikation durch das Ich“ auf. Die anankastische Depression trete nur bei unipolarer Verlaufsform auf und zeige einen flacheren und weniger deutlich abgrenzbaren Verlauf als Melancholien ohne Zwangssymptomatik; die Zwangserscheinungen können die Depression überdauern.

398 melancholische Patienten wurden von GITTLESON (1966c) im Hinblick auf Zwangserscheinungen untersucht: von 52 Patienten mit prämorbiden Zwängen verloren 45% die Zwänge während der Depression, von 346 Patienten ohne zwanghafte Symptome vor der Depression traten in 25% der Fälle während der Depression Zwangssymptome auf, in weiteren 4% entwickelten sich Wahnideen, deren Inhalte Zwangsvorstellungen ähnlich waren. Die Zwänge während der Depression zeigen die gleiche Tagesrhythmik wie das Gesamtbefinden (GITTLESON 1966b). Depressive mit Zwangserscheinungen weisen gegenüber nicht zwanghaften depressiven Patienten häufiger Wahnbildungen, Tagesschwankungen und Depersonalisationserscheinungen, dagegen treten seltener Suizidversuche auf (GITTLESON 1966a). Nach einer anderen Untersuchung sollen bei Zwangsdepressionen psychomotorische Agitiertheit, Angst und rasche Stimmungswechsel vorherrschen (VAUGHAN 1976). Demgegenüber bestehen zwischen Patienten, die nur während der Depression Zwangssymptome ausbilden und solchen, bei denen bereits bevorstehende Zwangserscheinungen in der Depression eine Aktualisierung und Zuspitzung erfahren, keine symptomatologischen Unterschiede (GITTLESON 1966d; VAUGHAN 1976). Zu zeitbezogenem Zwangsdenken in der Melancholie, s. VON GEBSATTEL (1928).

2. Entfremdung

Entfremdungserscheinungen finden ihren Ausdruck in der bereits beschriebenen erlebten Leblosigkeit (s. Abschn. A. I) gegenüber der eigenen Person und der Außenwelt (auto- und allopsychisch) sowie in Änderungen der Körperempfindungsgefühle (somato-psychisch, s. a. KIMURA 1963 und Abschn. A. V). Entfremdungserlebnisse können noch ausgeprägt sein, wenn die depressive Verstimmung bereits abgeklungen ist (MEYER 1963). Nicht selten treten Entfremdungserlebnisse im Wechsel mit Zwangserscheinungen auf.

Das Depersonalisationssyndrom äußert sich hier nach VON GEBSATTEL (1937) in klassischer Form, wenn auch relativ selten, denn die depressive Hemmung behindere die Selbstbeobachtung.

In Anlehnung an JANETS „sentiment de vide“ beschreibt VON GEBSATTEL vor dem Hintergrund melancholischer Entfremdungsgefühle das Leeregefühl („existentielle Leere“) als eine besondere Veränderung des Daseinsgefühls. Die Weltverbundenheit bestehe weiter, ohne aktualisiert und realisiert zu werden. VON GEBSATTEL (1937) spricht von einer „Störung der ganz allgemeinen Lebensverbindung zwischen Menschen und Welt“. Schließlich sei das Gefühl zu existieren aufgehoben (Dasein mit Verlust des Daseinsgefühls). Die Welt werde als nicht existent, leer, schemenhaft erlebt. Diese Existenz im Leeren ist nach VON GEBSATTEL überhaupt als die charakteristische Daseinsform des melancholischen Menschen aufzufassen. Das beschriebene Leeregefühl dürfte den stärksten Ausprägungsgrad melancholischer Depersonalisation und erlebter Leblosigkeit darstellen.

3. Hysterische Symptomgestaltung

Das Nebeneinander von melancholischen Symptomen und hysterischen Auffälligkeiten ist häufig beschrieben worden und gab zu verschiedenen Krankheitsbezeichnungen Anlaß, z. B. hysterische Psychose (RAECKE 1905), Hysteromelancholie (SPECHT 1906). Hysterische Symptome begleiten nicht selten die manisch-depressive Erkrankung (LANGE 1928). Im allgemeinen zeichnet sich das Verhalten von Melancholiekranken durch Zurückhaltung und Bescheidenheit, Ernsthaftigkeit und „Echtheit" aus. Bei einem kleinen Teil stehen aber übertriebene und theatralisch anmutende Affektäußerungen, Aufdringlichkeit und Anspruchhaftigkeit im Vordergrund. Dieses Verhalten, hinter dem die Melancholie nicht immer leicht zu erkennen ist, darf nicht über den Ernst der Krankheit und die Suizidgefahr hinwegtäuschen, die auch bei diesen Kranken groß ist (HUTTER 1939).

Wahrscheinlich handelt es sich in den meisten Fällen um hysterische Persönlichkeiten, die melancholisch erkrankt sind. Das zeigen die Anamnesen und insbesondere die Untersuchungen nach überstandener melancholischer Phase (TÖLLE et al. 1987). Zum Teil handelt es sich um leicht ausgeprägte hysterische Persönlichkeitsstörungen, die in gesunden Tagen wenig auffallen, jedoch in der Melancholie dekompensieren. Auch die Merkmalskombination, die MATUSSEK (1983) bei einer Symptomdifferenzierung mittels Clusteranalyse fand, legt die Annahme einer Melancholie bei hysterischer Persönlichkeitsstruktur nahe.

Jammerdepression nennt man Melancholien, in denen der Kranke laut klagt und jammert, aufdringlich Selbstanklagen und Suizidabsichten äußert und die Aufmerksamkeit der Umgebung immer wieder auf sich zieht. Es ist fraglich, ob dieses Verhalten zu den durch hysterische Persönlichkeitsstruktur mitgeprägten Melancholien gehört; denn man findet es auch bei nichthysterischen, zumeist einfach strukturierten Menschen. Die sogenannte Jammerdepression ist offensichtlich seltener geworden.

IX. Selbstschilderungen

Selbstschilderungen von Melancholiekranken sind relativ selten (JE u. R. MEYER 1984), in literarischen Darstellungen kommen Melancholien praktisch nicht vor, ganz im Gegensatz zu der häufigeren Darstellung schizophrener Psychosen und anderer psychischer Krankheiten in der Dichtung. Das mag daran liegen, daß melancholisches Erleben außerordentlich schwer in Worte zu fassen ist, da sich weder die Umgangssprache noch die Wissenschaftssprache hierfür eignen und auch die sprachlichen Möglichkeiten des Dichters vor der Aufgabe versagen, diese fundamentale Erlebnisveränderung zu verbalisieren. Hinzu kommt die Antriebshemmung, die es einem Kranken kaum erlaubt, schriftlich oder auch nur ausführlich mündlich sein Erleben kund zu tun. Auch nach der melancholischen Phase gelingt es kaum, das Krankheitserleben zu beschreiben; denn mit der Heilung ist die melancholische Erlebnisveränderung so weit weggerückt, daß sie kaum mehr nachvollzogen und „festgehalten" werden kann. Der Genesene hat zudem verständlicherweise kaum Neigung, diesen Leidenszustand wieder zu vergegenwärtigen. Und das um so weniger, da er hieraus anscheinend keinen existentiellen Gewinn im Sinne seiner zukünftigen Lebenseinstellung ziehen kann. Die Melancholie bleibt „existentiell unfruchtbar" (BINSWANGER 1960). Eine der wenigen aufschlußreichen Selbstschilderungen verdanken wir CUSTANCE (1954):

Der Autor beschreibt sein Ich-Erleben als ein „Gefühl der Isolierung", der „Abgetrenntheit von Gott, den Neben-Menschen und der Welt". Melancholisches Schulderleben drückt sich etwa in der Formulierung aus, der Autor sei „erwählt, lebendig durch die Pforte der Hölle zu gehen", er sei das „verworfendste Geschöpf der Welt", für alle Sünden und Übel verantwortlich. Trugwahrnehmungen, von CUSTANCE „Schreckensvisionen" genannt, sind von durchgehend bedrohlichem Charakter.

Eine andere Selbstschilderung wird von JE u. R MEYER (1984) referiert. Besonders eindrucksvoll sind Selbstschilderungen der im allgemeinen schwer erfaßbaren Entfremdungserlebnisse melancholisch Kranker (VON GEBSATTEL 1937). LAUTER (1961) gibt wieder, wie sich in Abhängigkeit von der Tiefe der Depression ein Daseinsbereich nach dem anderen verschließt; religionspsychopathologisch sei interessant, wie im Stadium der krankhaften Abgeschlossenheit gegenüber der Welt des Körperlich-Sinnhaften eine intensive Offenheit zu Gott und religiöse Erfahrung – ähnlich mystischen Erlebens – möglich werden kann.

X. Multivariate statistische Untersuchungen

Multivariate statistische Untersuchungen haben dank der Computer-Technologie seit Ende der 50er Jahre rasche Verbreitung in der psychiatrischen Forschung gefunden, auch in der Psychopathologie der Melancholien, jedoch bisher nicht bei den Manien.

Auf die Darstellung methodischer Einzelheiten muß an dieser Stelle verzichtet werden. Die methodischen Grundlagen dieser Verfahren wurden von GARSIDE u. ROTH (1978) ausführlich und kritisch im Hinblick auf Klassifikationsprobleme in der Psychiatrie erörtert. Die am häufigsten angewendeten Techniken sind die Faktorenanalyse (Zuordnung von Patientenmerkmalen zu hypothetischen Dimensionen = Faktoren) und Clusteranalyse (Aufteilung heterogener Patientengruppen in relativ homogene Untergruppen = Cluster anhand bestimmter Merkmale). Die Faktoren- und Clusteranalyse sind geeignet, Symptome bzw. Patienten anhand ihrer Ähnlichkeit/Verschiedenheit zu klassifizieren. Ein weiteres Verfahren, die Diskriminanzfunktionsanalyse, dient dagegen der optimalen Trennung von 2 oder mehr vorher identifizierten Gruppen oder Klassen.

Neben der differentialdiagnostischen Abgrenzung verschiedener psychiatrischer Erkrankungen erlauben multivariate statistische Untersuchungen auch Aussagen über die Bedeutsamkeit einzelner Merkmale innerhalb eines ermittelten Faktors oder Clusters bzw. einer zuvor definierten Patientengruppe. Dadurch ergibt sich die Möglichkeit, Leitsymptome von (für eine bestimmte Zuordnung weniger bedeutsamen) akzessorischen Symptomen abzugrenzen.

HAMILTON u. WHITE (1959) ermittelten faktorenanalytisch bei melancholischen Patienten als ersten Faktor einen Depressionstyp mit hohen Ladungen für depressive Stimmung, Schuldgefühle, Retardierung, Krankheitsuneinsichtigkeit und Suizidalität. Dieser Faktor (retarded depression) zeige eine bemerkenswerte Ähnlichkeit mit der klassischen Beschreibung der endogenen Depression. Ein zweiter Faktor (agitated depression) ist hauptsächlich durch Agitiertheit und Angst, dagegen weniger durch depressive Stimmung gekennzeichnet. Von einer anderen Autorengruppe wurde ein Faktor mit hoher Ladung für Schuldgefühle,

Schuld- und nihilistischen Wahn, fehlende Umweltabhängigkeit der Symptomatik und veränderte Stimmungsqualität beschrieben (CARNEY et al. 1965). Zu ähnlichen Ergebnissen kamen LEWINSOHN et al. (1977) sowie RASSABY u. PAYKEL (1979). Clusteranalytisch ließ sich eine Patientengruppe mit vornehmlicher Retardierung, Schuldgefühlen, veränderter Stimmungsqualität und Gewichtsabnahme abgrenzen (PAYKEL 1971; auch MATUSSEK et al. 1981). Schlafdefizite und psychomotorische Störungen wurden diskriminanzfunktionsanalytisch als die konstantesten Melancholiesymptome herausgestellt (KENDELL 1968; FEINBERG u. CARROLL 1982).

Eine Zusammenstellung zahlreicher multivariater statistischer Untersuchungen durch NELSON u. CHARNEY (1981) ergab: Neben anderen meist heterogenen Gruppen läßt sich in der Mehrzahl der verglichenen Arbeiten deutlich eine melancholische Kerngruppe abgrenzen. Das Symptommuster dieser Gruppe ist vor allem durch psychomotorische Störungen gekennzeichnet, des weiteren schwere Verstimmung, depressiven Wahn, Selbstvorwürfe, Interessenverlust und fehlende Umweltbeeinflußbarkeit. Demgegenüber konnten Tagesschwankungen, somatische Beschwerden, veränderte Stimmungsqualität, Schlaf- und Appetitstörungen sowie Konzentrationsschwächen nicht mit gleicher Sicherheit dem endogen-depressiven Kernsyndrom zugeordnet werden.

Derartige Untersuchungen führten also zu kontroversen Ergebnissen. Dabei sind allerdings methodische Unterschiede der einzelnen Untersuchungen zu bedenken (Patientenselektion, Art der Befunderhebung und der Datenverarbeitung); es zeigt sich hier auch, wie schwer die meisten Melancholie-Symptome einer statistischen Auswertung zuzuführen sind.

B. Manie

I. Affektstörungen

Bei Manien findet sich ein breites Spektrum von Auffälligkeiten der Affektlage, welches von einer mitreißenden, fröhlich-witzigen Heiterkeit und Ausgelassenheit bis zu nörgelnd-mißmutiger Streitsucht und aggressiver Gereiztheit reicht. Demgegenüber sind Gefühle reinen Glücks selten (LANGE 1928). BINSWANGER (1932a) stellt aus phänomenologischer Sicht zwar die „festliche Daseinsfreude" des Manischen heraus, was aber unter klinischem Aspekt eingeschränkt wurde (ZEH 1956a).

Die Affektlage des Manischen wird mit Begriffen wie „gehobene Stimmung" und „grundlose Heiterkeit" ungenügend beschrieben. ZEH (1956a) spricht von einer „krankhaften unmotivierten Verstimmung" und unterscheidet eine heitere von einer gereizten Manie; letzte dürfte der zornigen Manie („Zorntobsucht") von KRAEPELIN (1913) entsprechen. Zwischen gereizter und stimmungsgehobener Manie lassen sich keine wesentlichen Unterschiede bezüglich der übrigen Symptomatik feststellen (WINOKUR u. TSUANG 1975).

Der *Überschuß an Affektivität,* die „Heraufgestimmtheit" (HARTMANN u. OBERDALHOFF 1976), der „gehobene Biotonus" (EWALD 1954) sind allen symptomatologischen Ausprägungen der Manie gemeinsam und bilden den Gegensatz zu der Herabgestimmtheit in der Melancholie (Heinrich 1966). „Ausmaß und Beweglichkeit der affektiven Reaktion, nicht deren Art" (Lange 1928) sind kennzeichnend.

II. Störungen des Antriebs

Bei leichter Manie fallen zunächst erhöhte zielgerichtete Geschäftigkeit und unermüdliche Betriebsamkeit auf, deren krankhafte Ursache für die Umgebung anfangs schwer zu erkennen ist. Wenn die Manie ansteigt, sind leichtfertiger Umgang mit Geld und Vermögen, Kauf- und Verschwendungssucht, eine Neigung zu unüberlegten Geschäftsabschlüssen und andere unüberlegte Verhaltensweisen charakteristisch. Forensische Komplikationen sind häufige Folgen. Bei schwerster Manie führt der manische Betätigungsdrang dazu, daß begonnene Handlungen nicht mehr sinnvoll zu Ende geführt werden, an ihre Stelle treten wahllos nebeneinander gereihte Handlungsfragmente. Im manischen Betätigungs- und Rede*drang* geht die Fähigkeit der Steuerung mehr und mehr verloren, und es kommt der Ablaufcharakter des manischen Geschehens zum Ausdruck, an dem der Kranke nicht mehr aktiv gestaltend teilnimmt, so daß man vom „krankhaften Außer-sich-Sein" (Lange 1928) spricht. Bei stärkster Ausprägung der Manie geht jeder Handlungszusammenhang verloren; die Antriebssteigerung findet ihren Ausdruck in Zuständen gegenstands- und beziehungsloser psychomotorischer Erregung.

Bei leichteren manischen Zuständen kann eine erhöhte Eßlust bestehen. Mit zunehmender Erregung wird jedoch oft die regelmäßige Nahrungsaufnahme vernachlässigt.

Manische Hypersexualität äußert sich in sexuellen Gedanken und distanzlosen Anspielungen bis hin zu offener Promiskuität. Nach Winokur et al. (1969) tritt bei 65% der manischen Patienten eine erkennbare Aktivierung des Sexualverhaltens auf, eine Verminderung der sexuellen Appetenz gegenüber dem gesunden Intervall dagegen nur in 13% der Fälle. Sozial unangepaßte Hypersexualität, insbesondere Promiskuität fanden die Autoren dagegen nur bei 11% ihrer Patienten.

Gemeinhin wird auch vermehrter *Alkoholabusus* als Ausdruck der manischen Antriebssteigerung aufgefaßt. Winokur et al. (1969) fanden bei 100 manischen Patienten in 42% der Fälle (Männer häufiger als Frauen) eine deutliche Zunahme des Alkoholkonsums gegenüber dem Trinkverhalten im krankheitsfreien Intervall. Eine positive Beziehung zwischen Alkoholabusus und manischer Erkrankungsphase beschrieben auch Mayfield u. Coleman (1968).

Die Seltenheit von Alkoholmißbrauch während *melancholischer Phasen* wurde als Ausdruck der Umweltstabilität der Melancholie interpretiert. Allerdings liegen hierzu nur wenige Befunde vor. Unter 870 unipolar Depressiven wurde nur in 2 Fällen vermehrter Alkoholkonsum während der melancholischen Phase gefunden (Pauleikhoff 1953; s. a. Kraus 1981). Gegenüber anderen Depressionsformen besitzt der Alkohol bei Melancholischen keine euphorisierenden, sondern lediglich sedierende Eigenschaften.

III. Denkstörungen

Kennzeichnend für die manische Denkstörung ist ein ständiger Themenwechsel, die sogenannte Ideenflucht. Hierdurch wird die Entwicklung eines längeren Gedankenganges und damit eine vertiefte gedankliche Auseinandersetzung mit einem Thema erheblich erschwert oder unmöglich. Wie beim Betätigungsdrang durch die lose Verknüpfung vieler Einzelaktivitäten ein klar strukturierter Handlungsablauf nicht zustande kommt, so besteht beim ideenflüchtigen Patienten eine „mangelnde Ausbildung richtungsgebender Zielvorstellungen“ (KRAEPELIN 1913). Die Ideenflucht ist mit der manischen Antriebssteigerung in Form des Rede- bzw. Schreibdrangs eng verbunden. Das Wesen der Ideenflucht ist mehr in einem „Rededrang“ als in einem „Denkdrang“ zu sehen, denn „die Patienten geben sprachlich viel kund, drücken aber gedanklich sehr wenig aus“ (BINSWANGER 1945).

Die Inhalte des manischen Denkens leiten sich aus der veränderten Antriebs- bzw. Stimmungslage ab. Der Kranke gibt wortreich seinem gehobenen Lebensgefühl, seinen hochfahrenden Plänen und seiner optimistischen Einschätzung der Welt Ausdruck. Herrscht eine gereizte Stimmung vor, ergeht er sich in vielerlei Beschimpfungen, Beschwerden und Anklagen. Die Umgebung wird, so wie sie dem Manischen zufällig begegnet, in die gedanklichen Produktionen miteinbezogen, um rasch anderen, ebenso flüchtigen und beliebigen Vorstellungen zu weichen.

Bei der sog. *geordneten Ideenflucht* ist die grammatikalisch-syntaktische Ordnung weitgehend erhalten. BINSWANGER (1932a) spricht von einem „Festhalten an der Hauptassoziation bei vermehrtem Anklingen von Nebenassoziationen“. Die ideenflüchtige Aussage bleibt in ihrem Wesen zielgerichtet und strebt nach gedanklicher Abgeschlossenheit. – Demgegenüber tritt bei der *ungeordneten Ideenflucht* (ideenflüchtige Verwirrtheit KRAEPELINS) die syntaktische Gliederung ganz in den Hintergrund (BINSWANGER 1932b). Dem Mangel an formaler Ordnung entspricht die Ziellosigkeit und Unabgeschlossenheit der sprachlichen Äußerungen.

Bei akut manischen Patienten lassen sich stärker ausgeprägte Denkstörungen (vor allem in Verbaltests) nachweisen als in einer depressiven und schizophrenen Kontrollgruppe (HARROW et al. 1982).

Manische Patienten lösen Denkaufgaben rascher als eine depressive Vergleichsgruppe, jedoch nicht schneller als Normalpersonen (BLACKBURN 1975). Unter Streßbedingungen lassen sich zwischen manischen und depressiven Patienten keine Unterschiede bezüglich der Denkgeschwindigkeit nachweisen.

Bei einem Studium der *Sprache des Manischen* fällt die Bevorzugung des Präsens auf als Ausdruck der Inanspruchnahme durch die Gegenwart (BINSWANGER 1945). Die Neigung zur Parataxe läßt sich auffassen als Tendenz zum Nebeneinanderstellen von Aussagen anstelle einer Gewichtung nach inhaltlichen Gesichtspunkten.

Linguistische Studien zur Manie (ANDREASEN u. PFOHL 1976) weisen darüber hinaus auf einige Besonderheiten gegenüber der Sprache depressiver Patienten hin: Von Manischen werden eher konkrete als abstrakte Nomina, eher handlungs- als zustandsanzeigende Verben verwendet. Manische Patienten sprechen häufiger über unbelebte Dinge als über Menschen, einschließlich der eigenen Person.

IV. Wahn

Die Wahnbildungen manischer Patienten werden als flüchtig und wechselhaft, spielerisch und schemenhaft beschrieben (KRAEPELIN 1913). Flüchtigkeit und Ablenkbarkeit verhindern die Ausbildung eines stabilen Wahnsystems. Ausgangspunkt für den manischen Wahn sind eine die Grenzen der Realität nicht achtende Gelingensgewißheit (HOFFMANN 1972) sowie die manische Steigerung des Selbstwertgefühls und der Erlebnisfähigkeit. Da sich der manische Wahn aus Gestimmtheit und Antriebslage ableitet, wird die Wahnthematik durch vielfältige *Größenideen* beherrscht, die sich auf religiöse, finanzielle, politische, sexuelle sowie eine Reihe anderer Inhalte beziehen können. Detaillierte Angaben zur Häufigkeit verschiedener Wahnthemen finden sich bei WINOKUR et al. (1969).

Größenwahn bei Manie unterscheidet sich von Größenwahn bei Schizophrenie mehr als die vordergründige Symptomähnlichkeit erwarten läßt. Manischer Größenwahn geht aus der gehobenen Affektivität mit gesteigertem Antrieb hervor, schizophrener Größenwahn ist mehr auf Störungen der Ich-Funktionen zurückzuführen. Nur bei der Manie besteht die Tendenz, daß sich Größenwahn expansiv in entsprechendes Verhalten umsetzt. Schizophrene mit Größenwahn ergehen sich eher in Vorstellungen, z. B. über eigene adelige Abstammung oder Umgang mit hochgestellten Persönlichkeiten. Der Manische ist mehr expansiv, der Schizophrene eher autistisch, auch im Größenwahn. Weiterhin sind manische Konkretheit den numinosen und zum Teil metaphysischen Inhalten des schizophrenen Größenwahns gegenüberzustellen. So fand auch KARSON (1980) bei manischen Patienten mit Größenwahn stets die wahnhafte Überzeugung, übernatürliche Fähigkeiten zu besitzen (grandiose ability). Größenwahn bei schizophrenen Patienten könne sich dagegen ausschließlich in der Vorstellung äußern, mit einer hochgestellten Persönlichkeit in enger Beziehung zu stehen (grandiose role) oder mit ihr identisch zu sein (grandiose identity).

Im Verlaufe sehr schwerer Manien stellen sich nicht selten *Beeinflussungs- und Verfolgungsideen* ein, die als ableitbare Reaktionen auf die Umgebung des Kranken aufgefaßt werden. Infolgedessen kommt es zu Auseinandersetzungen und Zerwürfnissen mit den Beziehungspersonen (insbesondere in der Familie und in der Klinik), die dem Kranken als verständnislos erscheinen.

Zuweilen spiegeln Fremdbeeinflussungsideen die manische Verfassung wider: Wahnhafte Projektionen in die Außenwelt äußert sich bei Manischen vor allem in Vorstellungen der Verbundenheit: er werde von einer hochgestellten Persönlichkeit gelenkt, er werde zum ausführenden Organ im Sinne einer weltumspannenden Macht oder Mission. Damit partizipiert der Manische über sein eigenes (begrenztes) Vermögen hinaus an übernatürlicher Macht und Stärke. Auch hieran wird deutlich, wie sich manischer und schizophrener Beeinflussungs- und Verfolgungswahn unterscheiden: Der Schizophrene fühlt sich eher bedroht und ausgeliefert, der Manische mehr einbezogen und berufen.

Die seltenen *Trugwahrnehmungen und Halluzinationen* des Manischen sind durch „Flüchtigkeit und Unvollkommenheit der Wahrnehmung" (KRAEPELIN 1913) gekennzeichnet. Nehmen die Sinnestäuschungen den Grad von Halluzinationen an, so fehlt ihnen die aufdringliche sinnliche Deutlichkeit wie bei Schizophrenen. Es handelt sich meist um akustische, seltener um optische Halluzinationen. Thematisch stehen die Sinnestäuschungen in Beziehung zu den Größenideen der Kranken und leiten sich aus der manischen Affektlage ab. Der Patient tritt beispielsweise mittels akustischer Halluzinationen in Kontakt mit hochgestellten Persönlichkeiten. Die Sinnestäuschungen weisen keine Systematisierungstendenz auf, sie bleiben vage und wechselhaft.

V. Schlafstörungen

Schlafstörungen sind in schweren manischen Zuständen regelmäßig anzutreffen. Die Schlafdauer ist auf 4–5 Stunden pro Nacht reduziert, bedingt durch sowohl spätes Einschlafen als auch frühes Erwachen (BECKERS u. MEYER 1977). Die absolute und die relative REM-Zeit sind verkürzt, entsprechend wird eine verminderte Traumproduktion angegeben. Der Schlaf des Manischen ähnelt dem physiologischen Schlaf der ersten Nachthälfte mit hohem Tiefschlafanteil und kurzer REM-Zeit (HARTMANN 1968). Nicht selten berichten die Patienten über ein unerwartet eintretendes erhebliches Schlafdefizit in der Nacht vor dem Ausbruch einer Manie bzw. dem melancholisch-manischen Umschlag (switch); diese Beobachtung wurde in systematischen Untersuchungen bestätigt (BUNNEY et al. 1972). – Eine zuverlässige Unterscheidung der Schlafstörungen in der Manie und in der Melancholie ist jedoch anhand von Schlaf-EEG-Parametern nicht möglich (HAWKINS 1977).

Ein Schlafdefizit haben manische und melancholische Kranke gemeinsam, Erleben und Bewertung dieser Störung sind jedoch höchst unterschiedlich: der Melancholische beklagt die Schlafstörung und möchte verständlicherweise mehr schlafen, als ihm zuträglich ist. Der Manische hingegen leidet nicht oder wenig unter seinen schlaflosen Nachtstunden und ist kaum zu bewegen, den Schlaf zu suchen, der seine Kräfte schonen würde.

VI. Subjektives Erleben

Insbesondere wenn andere als heitere Stimmungsqualitäten in den Vordergrund treten, erleben die Kranken ihre Rastlosigkeit, mangelnde Konzentrationsfähigkeit und starke Ablenkbarkeit selbst als quälend. Ein von LANGE (1928) erwähnter Patient schildert die fehlende Steuerbarkeit des ideenflüchtigen Gedankenganges so: „Es drängt mich oft geradezu, trotz der flüchtig auftauchenden Gegenvorstellungen ... eine direkte gesellschaftliche Ungeschicklichkeit zu begehen.“ Auch die grundlose Heiterkeit und Neigung zu Witzeleien wird von manchen Manischen selbst als unangemessen und peinlich empfunden. Hat die Manie eine vorwiegend gereizte Färbung, so stellt sich zuweilen aufgrund einer Vielzahl von krankheitsbedingten Konflikten ein „Gefühl der Ohnmacht“ (LANGE 1928) ein. Das gilt insbesondere für leichtere manische Verstimmungen, die den Patienten immerhin zu einer gewissen kritischen Distanz von seinem Zustand befähigen und somit ein zumindest eingeschränktes Krankheitsgefühl ermöglichen. Bei ausgeprägter manischer Symptomatik „muß die Persönlichkeit ... in der Krankheit aufgehen“ (LANGE 1928); es fehlt jede Krankheitseinsicht. Das Bewußtsein der krankhaften Natur der Verstimmung setzt erst mit Abklingen der Phase wieder ein. Der Patient kann dann die Rückkehr in relative Gesundheit fürchten, denn er sieht nun auch wieder den Alltag und seine Probleme auf sich zukommen, die er in der Manie nicht wahrhaben konnte (SCHULTE 1958). Einer unserer Patienten äußerte: „Der Höhenflug geht nun zu Ende ... und es kommen die kleinen Alltagsängste wieder.“

VII. Selbstschilderungen

Was Ärzte unter pathischem Aspekt über das subjektive Erleben manischer Patienten mitzuteilen haben, findet Bestätigung in einigen schriftlichen Aufzeichnungen durch Kranke. Allerdings sind Selbstschilderungen von manischen Patienten (nicht anders als von melancholischen) ausgesprochen selten; eine Begründung hierfür fällt schwer. CUSTANCE (1954) beschrieb unbegrenzte Leistungsfähigkeit, ausgeprägtes Bewußtsein von Kraft und Vitalität sowie ein „allgemeines Gefühl intensiven Wohlbehagens“ und „ekstatischer Seelenstimmung“. Alltägliche Wahrnehmungen von Formen, Gerüchen und anderem werden zu intensiven beglückenden Erfahrungen (so auch in der Selbstschilderung einer Patientin von WEITBRECHT 1972).

VIII. Schweregrade

Wie bei allen Krankheiten sind auch bei der Manie sehr unterschiedliche Schweregrade festzustellen. Zwar ist hieraus keine nosologische Klassifikation abzuleiten, wohl aber sind einige klinische Besonderheiten in Abhängigkeit von der Intensität der Erkrankung beachtenswert. Das wurde für die manische Antriebsstörung bereits ausgeführt (s. Abschn. B. II).

Als *Hypomanie* (Mania mitis oder M. levis nach KRAEPELIN 1913) wird eine leichte Form der Erkrankung beschrieben. Stimmung und Antrieb sind gegenüber der Norm in charakteristischer Weise verändert, der Patient ist jedoch noch in der Lage, sein Verhalten in sozial angepaßten Grenzen zu kontrollieren. Die Hypomanie kann das Anfangsstadium der Krankheit sein, die dann zu einer voll ausgeprägten Manie fortschreitet. Leichtere Erkrankungen können während der ganzen Phase dieses hypomanische Bild zeigen. Es ist dann diagnostisch schwer zu erkennen. Von der Gestimmtheit und Geschäftigkeit bei hyperthymer Persönlichkeitsstörung ist diese Hypomanie schwer zu unterscheiden, zumal bei diesen Persönlichkeiten manische Erkrankungen vorkommen. Leichte manische Phasen werden nicht selten als neurotische oder persönlichkeitsbedingte Störungen fehldiagnostiziert, was für den Kranken weitreichende Nachteile haben kann. Schließlich ist zu beachten, daß hypomanische Verstimmungen im Anschluß an melancholische Phasen vorkommen (bei ungefähr 7% nach THIES 1982). Ausgeprägte Manien sind unmittelbar nach melancholischen Phasen hingegen selten. Die hypomanische Nachschwankung verläuft unter der oben beschriebenen Symptomatik und dauert einige Tage bis einige Wochen, selten länger an. Ist sie sehr leicht ausgeprägt, kann man sie kaum unterscheiden von dem verständlichen Gefühl der Entlastung und Beglückung, die der Melancholiekranke nach einem abrupten Abklingen einer melancholischen Phase verständlicherweise empfindet.

Als ein charakteristisches hypomanisches Verhalten wurde die „verschämte Manie" beschrieben (STRANSKY 1911): Der Patient ist in Gegenwart des Arztes ruhig und geordnet, während er unbeobachtet bereits deutliche manische Kennzeichen aufweist. Neben vermehrtem Rededrang und beginnender Ideenflucht kann zunächst eine Zunahme an gedanklicher Kreativität und Phantasie bestehen; in jedem Falle ist die Verständigung mit dem Patienten nicht wesentlich beeinträchtigt.

IX. Manisch-melancholische Antinomik

Melancholische und manische Symptomatik wirken, zumindest in typischer Ausprägung, antinomisch. Es ist zu fragen, inwieweit melancholische und manische Symptome tatsächlich polar-entgegengesetzt sind: ZEHS (1956a) Gegenüberstellung von heiterer und gereizter Manie versus trauriger Verstimmung sowie manischer Erregung versus depressiver Hemmung wird der Vielfalt und Variabilität der Symptomgestaltung kaum gerecht. Der melancholischen Störung der Vitalgefühle entspricht am ehesten ein manisches Vitalgefühl mit fehlender Erschöpfbarkeit, körperlichem Wohlbehagen und subjektivem Empfinden von geistiger Frische, aber auch diese Gegenüberstellung bleibt unbefriedigend. – Die manischen Wahnthemen wurden den weit stabileren melancholischen Wahnbildungen gegenübergestellt: Dem hypochondrischen Wahn entspricht ein „manischer Gesundheitswahn", dem Verarmungswahn allenfalls größenwahnartige Vorstellungen, wohlhabend und finanziell unbegrenzt zu sein. Als Gegenstück des Versündigungswahns läßt sich allenfalls die Unfähigkeit anführen, in der Manie Sünde und Schuld zu empfinden (BLANKENBURG 1967). Auf Gemeinsamkeiten von manischen und depressiven Zuständen weisen Leistungstests zur Erfassung kognitiver Störungen hin (PLAUM 1980; BLACKBURN 1975).

C. Mischzustände

So unterschiedlich und z. T. gegensätzlich melancholische und manische Symptome wirken, gibt es doch im Bereich der affektiven Psychosen Syndrome, in denen sich beiderlei Symptome finden. Sie sind so selten, daß sie von manchen Autoren (z. B. SCHNEIDER 1967) bestritten wurden. An ihrem Vorkommen ist jedoch nicht zu zweifeln. Sie treten, wie schon KRAEPELIN (1913) angab, selten als eigenständige oder während einer affektpsychotischen Phase vorherrschende Erscheinungsbilder auf, sondern sie sind vielmehr im Übergang (switch) melancholischer zu manischen Zuständen und umgekehrt anzutreffen, worauf auch BUNNEY et al. (1972) hinweisen.

Im einzelnen beschrieb KRAEPELIN eine unproduktive, gedankenarme Manie (Fehlen von Ideenflucht), eine gehemmte Manie (Fehlen von psychomotorischer Erregung) und einen manischen Stupor (Fehlen von Ideenflucht und Betätigungsdrang), des weiteren eine ideenflüchtige Depression (Fehlen von Denkhemmung), eine erregte Depression (Fehlen von psychomotorischer Hemmung) und eine „depressive" Manie (Fehlen von psychomotorischer und Denkhemmung). Von diesen Mischzuständen, deren Eigenständigkeit als Syndrom und eindeutige Abgrenzbarkeit auch von KRAEPELIN selbst angezweifelt wurden, dürften heute noch der manische Stupor und die gedankenarme Manie als klinisch brauchbare Begriffe Verwendung finden.

Neben den genannten Mischzuständen wird die Erscheinungsvielfalt der manisch-depressiven Symptomatik durch das gleichzeitige Auftreten und Ineinandergreifen von einerseits Denkhemmung *und* Erregung (Rededrang), andererseits von heiterer *und* trauriger (oder ängstlicher) Verstimmung geprägt. Zur phänomenologisch-anthropologischen Interpretation s. BENOIT (1960).

Im übrigen ist die Psychopathologie der Mischzustände bemerkenswert wenig untersucht worden. In jüngerer Zeit wurden Fremdbeurteilungsskalen entwickelt (Abschn. G), die dem gleichzeitigen Vorhandensein depressiver Symptome in der Manie Rechnung tragen (BEIGEL et al. 1971). Depressive Symptomatik korreliert nach BECH et al. (1975) positiv mit dem Schweregrad der Manie; möglicherweise treten depressive Symptome im Rahmen manischer Syndrome bevorzugt bei schweren Erkrankungen auf. Unter Lithium-Therapie bilden sich bei Patienten mit Mischzuständen depressive Symptome parallel zur antimanischen Wirkung zurück (GOODWIN et al. 1969).

D. Residualzustände

Nach einer melancholischen bzw. manischen Phase wird nicht in jedem Fall eine Vollremission erreicht, was schon KRAEPELIN (1913) betonte; manisch-depressive Residualzustände seien durch „innere Leere und Teilnahmslosigkeit" gekennzeichnet. In der Stimmung seien die Kranken reizbar und schwankend, stumpf, gleichgültig oder willenlos. Diese Patienten äußern, es fehle ihnen die Schwungkraft und der frühere Elan. Viele ziehen es vor, sich im Vertrauten und Gewohnten zu bewegen; frohe Gestimmtheit stelle sich spontan seltener ein, die Schwingungs- und Resonanzfähigkeit sei vermindert (WEITBRECHT 1966).

Phasenüberdauernde Persönlichkeitsveränderungen lassen sich als Versuche des Patienten auffassen, die durch die Krankheit eingetretene Abwandlung des Selbst- und Weltverhältnisses zu bewältigen (LAUTER 1969). So leiste eine Konfrontierungshaltung einer anankastischen, Distanzierung einer asthenischen Entwicklung Vorschub. Dagegen begünstige Isolierung und Ausgliederung eine Somatisierungstendenz.

Residualzustände sollen bei mehrphasisch-monopolaren Manien und bei biphasischer Verlaufsform häufiger sein als bei monopolar-melancholischem Verlauf (GREGER 1972). Die Symptomatik des Residualzustandes ist nicht von der vorausgegangenen Verlaufsform der affektiven Psychose abhängig.

E. Variabilität der Symptomatik

I. Lebensalter

Melancholische und manische Störungen sind im *Jugend- und Adoleszentenalter* zuweilen schwer von den Verstimmungszuständen zu unterscheiden, die bei schizophrenen Psychosen beobachtet werden. Die meist inhaltsarme depressive Verstimmung kann die Unterscheidung von einer Hebephrenie erschweren (BOSTROEM 1938).

Für die manische Symptomgestaltung im Jugendalter beschreibt ZEH (1956b) einerseits rein quantitative Abweichungen im Sinne geringerer Dauer und Ausprägung (Abortivfälle), andererseits das Hervortreten sog. atypischer Symptome, vor allem die Häufung hebephrenieformer und katatonieformer Symptomatik. Bei über 200 manischen Patienten fanden WELNER u. MARSTAL (1965) ein signifikant häufigeres Auftreten von hebephrenieartigen und gemischt paranoid-hebephrenieformen Symptomen bei männlichen Patienten vor dem 25. Lebensjahr im Vergleich mit höheren Altersgruppen. Aus den zitierten Beobachtungen ist zu folgern, daß die Diagnose in diesem Lebensalter zurückhaltend und nicht ohne eine Verlaufsbeobachtung zu stellen ist.

Im *mittleren Lebensalter* ist der Anteil atypischer und schwer diagnostizierbarer affektiver Psychosen wesentlich kleiner, die Melancholien und Manien zeigen in dieser Lebensphase ganz überwiegend ein charakteristisches Gepräge (ZEH 1956b).

Im *fortgeschrittenen Lebensalter* ist die Symptomatik der Melancholien und Manien zwar nicht grundlegend anders als in den mittleren Lebensabschnitten, wohl aber gibt es einige Akzentuierungen: In der Melancholie ist die Symptomatik älterer Patienten nach Lange (1928) durch das Eintönigwerden der Inhalte und Verblassen der Affekte gekennzeichnet. Bostroem (1938) fand einerseits erhöhte Reizbarkeit, Angst und Zunahme von paranoiden Symptomen, andererseits psychische Erstarrung. Ähnlich hebt Zeh (1957) motorische Erregung und Getriebenheit, Leere und Angst, absonderliche Selbstvorwürfe und Wahn, teilweise mit paranoiden Zügen hervor. Des weiteren wurde eine altersabhängige Abnahme von Schuldgefühlen und Suizidgedanken beobachtet (Matussek et al. 1965), demgegenüber erhalte die Depression einen leibnahen Charakter (Zunahme von Vitalsymptomen); insgesamt werden diese Befunde als Verschiebung von der affektiven auf die somatische Ebene interpretiert. Eine Abnahme von Suizidgedanken im höheren Lebensalter stellten auch Baker et al. (1971) fest. Versündigungsthemen nehmen im höheren Lebensalter nicht an Häufigkeit zu (Hole 1962), dagegen weist neben hypochondrischen Ideen die Verarmungsthematik eine altersabhängige Zunahme auf.

Über die Altersabhängigkeit von Manien ist weit weniger bekannt. Im höheren Lebensalter werden zum einen organisch anmutende expansive Züge, Verwirrtheit und Bewußtseinstrübungen, zum anderen aber eine allgemeine altersgemäße Verflachung der Symptomatik (sogenannte matte Manie) beobachtet. Schließlich kann die zunehmende Einengung der Lebensbezüge einer altersparanoiden Färbung der Manie mit ausgeprägter Mißtrauenshaltung Vorschub leisten (Zeh 1956b).

II. Erstmanifestationsalter

Der Frage nach der Abhängigkeit der Symptomatik vom Erstmanifestationsalter wurde in der älteren Literatur größere Bedeutung beigemessen unter der Vorstellung, daß die sog. Involutionspsychosen (Erstmanifestation in der sog. zweiten Lebenshälfte) eine nosologische Sonderstellung gegenüber anderen affektiven Psychosen einnehmen würden. Kraepelin (1896) betonte, die „Involutionsmelancholien" seien durch das Fehlen von psychomotorischer Hemmung und die Neigung zu ängstlicher Erregung mit Wahnbildungen gekennzeichnet. Im Anschluß daran wurden von zahlreichen Autoren ängstliche Agitiertheit, hypochondrische Klagen, bizarre Wahnvorstellungen mit häufig religiösen und nihilistischen Inhalten sowie paranoide Züge beschrieben. Später wurden Zweifel an dieser Auffassung geäußert (Dreyfus 1907; Stenstedt 1959; Tait et al. 1957; Kathol u. Winokur 1977). Aufgrund genetischer und Verlaufsuntersuchungen wurde die nosologische Sonderstellung der späten melancholischen Ersterkrankung in Zweifel gezogen (Angst u. Perris 1968). Wahrscheinlich sind symptomatologische Unterschiede eher auf das Lebensalter als auf das Erkrankungsalter zurückzuführen. So wurde in jüngerer Zeit auf die Notwendigkeit hingewiesen, zwischen Einflüssen des allgemeinen Alterungsprozesses und des Erstmanifestationsalters eine sorgfältige Unterscheidung zu treffen (Pichot u. Pull 1981). Nach Alterskorrektur fand Rudolf (1980) bei spätmelancholischen Patienten (Ersterkrankungsalter nach dem 45. Lebensjahr) lediglich eine größere Häufigkeit hypochondrischer Befürchtungen im Vergleich mit Früherkrankten, während sich psychomotorische Agitiertheit entgegen der Erwartung bei den Früherkrankten ausgeprägter nachweisen ließ. Auch von anderen Autoren wurden nach Alterskorrektur keine belangvollen symptomatologischen Unterschiede festgestellt (Brown et al. 1984). Das wurde durch multivariate statistische Untersuchungen bestätigt. Symptome wie Agitiertheit, Hypochondrie und Wahn zeigten weder untereinander noch mit der Variablen „höheres Lebensalter" eine signifikante Korrelation (Rosenthal 1968). Der Autor führt die Ergebnisse teilweise auf einen pharmakotherapeutisch bedingten Symptomwandel depressiver Erkrankungen zurück.

III. Phasenzahl

Die Abhängigkeit der Symptomatik von der Anzahl der vorausgegangenen Phasen wurde nur wenig untersucht. Diese Befunde können natürlich nicht unabhängig sein von dem Einfluß des Lebensalters auf die Symptomatik. Wiederholt wurde die „erstaunliche Konstanz zyklothymer Phasen sowohl nach Form als auch nach Inhalt im Verlaufe eines langen Lebens" hervorgehoben (Bronisch 1959). In einer empirischen Untersuchung fanden Matussek et al. (1965): Psychomotorische Störungen sind phasenunabhängig; Suizidneigung und Schuldgefühle zeigen eine Abnahme, Vitalstörungen eine Zunahme mit der Zahl der Erkrankungsphasen. Zu ähnlichen Ergebnissen kommen Baker et al. (1971).

IV. Verlaufstyp

Bei der Gegenüberstellung von periodischer Melancholie und „zirkulärem Irresein" ist nach Kraepelin (1913) eine vollkommene Übereinstimmung des „allgemeinen klinischen Krankheitsbildes" festzustellen. Neuere Untersuchungen legen jedoch eine nosologische Sonderstellung der bipolar verlaufenden Affektpsychosen gegenüber der unipolaren Depression nahe und werfen erneut die Frage nach symptomatologischen Differenzen zwischen den beiden Verlaufstypen auf (Angst u. Perris 1968). Die Mehrzahl der Autoren fand unterschiedliche Ausprägungen von Schlafstörungen und psychomotorischen Störungen: Unipolar depressive Patienten sollen häufiger psychomotorische Agitiertheit, ausgeprägte Schlafstörungen, vor allem Schlafkontinuitätsstörungen sowie Gewichtsabnahme aufweisen (Kupfer et al. 1975); dagegen sei bei bipolarer Verlaufsform die depressive Symptomatik eher durch psychomotorische Retardierung und Anergie sowie nur geringfügige Schlafstörungen, teilweise auch durch Hypersomnie und Gewichtszunahme, gekennzeichnet. Unter 550 depressiven Patienten mit bipolarem Verlauf fand sich nur in 12 Fällen eine ausgeprägte Agitiertheit (Himmelhoch et al. 1976). Umgekehrt erwiesen sich nach einer Langzeituntersuchung von Akiskal et al. (1983) psychomotorische Hemmung und Hypersomnie als Prädiktoren eines bipolaren Krankheitsverlaufs. Die vermuteten symptomatologischen Unterschiede wurden jedoch von Abrams u. Taylor (1980), Brockington et al. (1982) und Kathol u. Winokur (1977) nicht bestätigt; sie sind offensichtlich nicht eindeutig beweisbar bzw. von nur geringfügigem Ausmaß. Vergleicht man die manische Symptomatik in Phasen bei monopolarer mit der bei bipolarer Verlaufsform, erkennt man keine Unterschiede. Diese Beobachtung von Kraepelin (1913) wurde in neueren Untersuchungen (Abrams et al. 1979; Pfohl et al. 1982) bestätigt.

V. Geschlecht

Bei melancholischen Männern sollen Grübelneigung und Selbstmordhandlungen etwa doppelt so häufig vorkommen wie bei Frauen (Matussek et al. 1965). Faktorenanalytisch wurde bei Männern ein Vorherrschen von Retardierung und Einschlafstörungen, bei Frauen vergleichsweise häufiger Agitiertheit und psychische Äußerungen von Angst ermittelt (Hamilton 1967). Die Untersuchungen ergeben also kein einheitliches Bild. Die naheliegende Vermutung, daß die Symptomatik affektiver Psychosen vom Geschlecht unabhängig ist, wurde durch mehrere Arbeiten bestätigt (Baker et al. 1971; Matussek et al. 1981).

VI. Transkulturelle Bedingungen

Die meisten Autoren finden bei *melancholischen Erkrankungen* eine kulturunabhängige Kernsymptomatik mit depressiver Verstimmung, Antriebs- und Interessenverlust und Vitalstörungen, insbesondere Beeinträchtigung von Schlaf und Appetit (zusammengefaßt bei Pfeiffer 1971).

Demgegenüber sind Schuld- und Versündigungsideen erwartungsgemäß einer starken kulturellen Abhängigkeit unterworfen; sie sind in zahlreichen Ländern seltener und in milderer Ausprägung anzutreffen als in westlichen Kulturen (Kraepelin 1904, Java; Wittkower u. Hügel 1969, China und Indien; Wulff 1967, Vietnam; Pfeiffer 1971, Indonesien). Versündigungsideen sind offenbar vorwiegend von der Existenz einer persönlichen Gottheit als wertgebender Instanz abhängig und werden etwa im afrikanischen Kulturraum weitgehend vermißt. Demgegenüber fand sich bei buddhistischen Patienten in Japan nicht weniger melancholisches Schulderleben als bei deutschen Patienten (Kimura 1965). Bei melancholischen kolumbianischen Patienten wurde eine größere Somatisierungstendenz neben geringerer psychomotorischer Agitiertheit als in einer nordamerikanischen Vergleichsgruppe beobachtet (Escobar et al. 1983). Ähnliche Ergebnisse teilen Mezzich u. Raab (1980) mit. Stärker ausgeprägte somatische Beschwerden im Vergleich mit den westlichen Ländern wurden auch in Nigeria (Binitie 1975) und Indien (Teja et al. 1971) angetroffen.

Eine ausführliche und methodenkritische Darstellung der transkulturell-psychiatrischen Depressionsforschung findet sich bei Singer (1975).

Bei *Manien* ergaben transkulturelle Untersuchungen, die allerdings selten durchgeführt wurden, kaum nennenswerte Unterschiede. In Java beobachtete Pfeiffer (1971) eine weitgehende Übereinstimmung der manischen Symptomatik mit der in Europa bekannten. Keine symptomatologischen Unterschiede wurden zwischen britischen und dänischen Manischen gefunden (Leff et al. 1976), wohl aber bei aus Übersee nach Großbritannien eingewanderten Patienten häufiger manischer Größenwahn als in den europäischen Vergleichsgruppen. In Nigeria fiel MAKANJUOLA (1982) das seltene Auftreten von Ideenflucht auf.

In einer Studie an manischen Mitgliedern der religiösen Sekte der Amish People zeigten EGELAND et al. (1983) die Kulturabhängigkeit manischer Symptome auf: Die Wertigkeit von Größenideen und vermehrte Betätigungsdrang als manische Symptome sei nur vor dem Hintergrund der besonderen moralisch-ethischen Wertmaßstäbe dieser Gesellschaftskultur zu interpretieren.

VII. Epochal bedingter Symptomwandel

Nach Auffassung zahlreicher Autoren (LAUTER 1969; KRANZ 1969; PETRILOWITSCH u. HEINRICH 1961) zeigt sich bei Melancholien insgesamt ein Rückgang vielgestaltiger, produktiver, „symptomschöpferischer" zugunsten symptom- und profilärmerer, „verwaschener" Erscheinungsbilder. Eine Erklärung dieses Phänomens fällt schwer. Zum einen drängt sich der Vergleich mit abnormen Erlebnisreaktionen und Neurosen auf, die in den letzten Jahrzehnten ebenfalls eine Wandlung von den dramatischen Darstellungsformen zu den stilleren und matteren „Intimformen" (VON BAEYER 1948) erfahren haben. Andererseits wird ein pharmakogener Gestaltswandel erörtert: Gerade die schweren Melancholien mit polymorpher (krankheitstypischer) Symptomgestaltung sind pharmakotherapeutisch besonders gut beeinflußbar. Zudem kann der frühzeitige Einsatz der Pharmakotherapie die volle Ausprägung der Symptomatik verhindern. Ob und in welchem Umfang die moderne Pharmakotherapie einer Chronifizierung mit asthenischen Residualzuständen Vorschub leistet, ist nicht geklärt.

Von den einzelnen Melancholiesymptomen wurden insbesondere die Wahnvorstellungen daraufhin untersucht, ob deren Häufigkeit im Laufe von Jahrzehnten eine Veränderung erfahren habe. Bei einem symptomatologischen Vergleich melancholischer Patienten aus den Jahren 1886, 1916 und 1946 fand KRANZ (1955) eine bemerkenswerte Konstanz von Schuld-, Versündigungs- und Verarmungswahn (vgl. auch EAGLES 1983). Andere Autoren stellten einen Rückgang von Versündigungsideen fest (LAUTER u. SCHÖN 1967; VON ORELLI 1954). Inhaltlich treten Versäumnisse weltlicher Pflichten an die Stelle von Verstößen gegenüber religiösen Gesetzen. Entsprechend fühlen sich die Kranken nun eher im sozialen als im metaphysischen Sinne schuldig. Eine Zunahme von hypochondrischen Ideen und Insuffizienzgefühlen mit Arbeitsunfähigkeit und Leistungsabfall wurde von LAUTER u. SCHÖN (1967) sowie VON ORELLI (1954) beobachtet.

F. Phänomenologie und anthropologische Aspekte

In daseinsanalytischen Untersuchungen geht BINSWANGER (1960) von HUSSERLS „Phänomenologie des inneren Zeitbewußtseins" aus. Demzufolge sind die konstitutiven Aufbauelemente der Zeit – Zukunft (Protentio), Vergangenheit (Retentio) und Gegenwart (Präsentatio) – untrennbar miteinander verknüpft. In enger wechselseitiger Bezogenheit stützt sich die Präsentatio auf die Retentio und setzt sich protentiv fort. BINSWANGER sieht nun in der Lockerung dieser zeitlichen Gefügeordnung, im „Versagen des intentionalen zeitlichen Aktgefüges" die Grundstörung der *Melancholie:* Im melancholischen Selbstvorwurf zieht sich freie, zukunftsbezogene Möglichkeit zurück in die Vergangenheit, die „protentiven Akte werden zu sogenannten Leerintentionen". Im melancholischen Wahn wird der in der Zukunft vorausgesehene Verlust/Untergang als bereits eingetreten erlebt. Da der Melancholische in einer intentional gestörten Vergangenheit (siehe Selbstvorwurf) und intentional gestörten Zukunft (siehe Wahn) lebt, stellt sich unausweichlich eine Einbuße an Gegenwartserfahrung ein.

Nach STRAUS (1928) wird die sog. transeunte Zeit (Weltzeit) nach der Veränderung der umgebenden Dinge gemessen, dagegen ist das Maß der erlebnisimmanenten Zeit (Ich-Zeit) die Entfaltung der Persönlichkeit. Bei der Melancholie sei die erlebnisimmanente Zeit, die innere Werdenszeit, verlangsamt. Im depressiven Stupor schließlich scheine nach STRAUS auch die transeunte Zeit stillzustehen.

An die Untersuchungen von STRAUS (1928) anknüpfend, stellt VON GEBSATTEL (1939) eine „Veränderung im zeitlichen Grundgeschehen der werdenden Persönlichkeit" als Grundstörung der Melancholie in den Mittelpunkt seiner anthropologischen Studien:

Während der Gesunde die Zeit als bevorstehend erlebt, als etwas, auf das er hingeht (die Zukunft), erlebt der Melancholische die Zeit als vergehend, als ein ständiges Wenigerwerden, als etwas, was unaufhaltsam zerrinnt und dennoch unendlich lang erlebt wird. Das Wenigerwerden bezieht sich auf alle Lebens- und Erlebnisbereiche; der Bezug zur Welt wird geringer (sogenannter depressiver Autismus). Besonders schmerzhaft empfunden wird das Weniger des Fühlens und – im depressiven Wahn – der Gesundheit, des Besitzes und letztlich des eigenen Seins. Wenn „nichts mehr geht", ist der Kranke „am Ende". Wenn die innere Zeit nicht fließt, wird die Zukunft nicht erreicht. Wenn keine Aussicht vorhanden ist, Versäumtes im weiteren Handeln auszugleichen, wird Schuld übermächtig, und der Suizid erscheint als Konsequenz. Diese „Werdenshemmung", ein phänomenologischer Begriff von VON GEBSATTEL, ist bemerkenswerterweise vom Autor biologisch, „endogen" gemeint.

Aus strukturdynamischer Sicht hat JANZARIK (1959) die für die depressiven Psychosen kennzeichnende Konstellation als „dynamische Reduktion" herausgearbeitet. Diese dynamische Störung ist durch emotionale und intentionale Verarmung und Erstarrung, weiterhin durch depressive Einengung gekennzeichnet. In die Konstanz und Gleichförmigkeit dieser depressiven Gestörtheit wird nur durch die psychotische Angst und wahnhafte Ausgestaltung der depressiven Thematik ein „unberechenbares, labiles Element" hineingetragen.

Die melancholische Selbstbezogenheit und Rückzugstendenz auf das eigene Ich hat GRIESINGER (1867) als „Insichgekehrtheit" und „Insichsein" bei schweren Formen der Melancholie beschrieben.

Den Autismus des Melancholischen erklärt KRANZ (1962) ausgehend von dessen Wahnerleben. Die weitgehende Eintönigkeit und relative Umweltunabhängigkeit in der Ausgestaltung des depressiven Wahns zeige, daß die depressiven Inhalte fast ausschließlich auf die eigene Innerlichkeit gerichtet seien, ohne Bezug auf die umgebende Welt zu nehmen. Dem Rückzug und dem Zurückgeworfensein auf das eigene Ich in der Melancholie steht die ständige Auseinandersetzung des Ichs mit der zumeist als bedrohlich erlebten Welt in der schizophrenen Psychose gegenüber. „In der zyklothymen Depression wird die Stellung des Ichs zu sich selbst, in der Schizophrenie die Stellung der Welt zum Ich und des Ichs zur Welt problematisch."

TELLENBACH (1983) sucht einen Zugang zum Verständnis melancholischen Erlebens über die Analyse prämorbider Persönlichkeitsmerkmale. Der „Typus melancholicus" sei durch Ordentlichkeit und Gewissenhaftigkeit sowie einen hohen Leistungsanspruch an die eigene Person im Bemühen um Pflichterfüllung und Ordnung gekennzeichnet. Das „Eingeschlossenwerden oder Sicheinschließen des melancholischen Typus in Grenzen, die er schließlich nicht mehr auf den regelmäßigen Vollzug seiner Ordnung hin übersteigen kann" schaffe eine Konstellation („Inkludenz"), die für die Pathogenese der Melancholie bedeutsam wird. Der Melancholische bleibe hinter seinen Selbstansprüchen, den Forderungen an die eigene Leistungskraft zurück („Remanenz"). Diese „Selbstwidersprochenheit der prämelancholischen Situation" bereite den Boden für die „endokinetische Entgleisung", nämlich die Manifestation der Psychose. Am Beispiel des Schulderlebens erörtert der Autor, wie sich die prämelancholische Schuld des Hinter-sich-selbst-Zurückbleibens verselbständigt und in den melancholischen Schuldwahn einmündet. Freilich sind der Ableitung des qualitativ veränderten melancholischen Erlebens aus (nach heutigem Wissen ausgesprochen vielgestaltigen) prämorbiden Persönlichkeitsmerkmalen und Konstellationen Grenzen gesetzt.

Wichtige Erkenntnisse über das Wesen der *Manie* verdanken wir dem daseinsanalytischen Werk BINSWANGERS (1932a). Der manisch Kranke „verhebt sich" an der Realität der Welt. Übereinstimmung mit der realen Umwelt werde nicht angestrebt. Es bestehe eine Kluft zwischen Gedanke und Tat, Möglichkeit und Wirklichkeit. Nach HÄFNER (1962) gelingt in der Manie nur eine Scheinerfüllung von biographisch bedeutungsvollen Anliegen. Insofern habe die Manie nur Verdeckungs-, nicht Erschließungscharakter. Über die Beziehung zur mitmenschlichen Umwelt führt BINSWANGER (1932a) aus, der Manische wende sich an die Mitwelt, ohne eine Antwort auf sich zurückkommen zu lassen. Ein dialogischer Austausch im Sinne des Mit-einander-Sprechens und im Sinne einer Begegnung finde nicht statt. Dem Manischen ist alles nähergerückt, zur Hand. Jedoch zerfällt die Räumlichkeit in ungegliederte Nähe und Erreichbarkeit. Das hat MEYER (1982) für den unmittelbaren Lebensraum des Kranken gezeigt: Die den Manischen umgebenden Gegenstände sind losgelöst aus ihrer funktionellen Beziehung; sie sind gleichrangig im Blickfeld verfügbar und damit optisch präsent. Ähnliches gilt für die Zeitstruktur der manischen Welt. Der Lebensraum ist ganz mit Gegenwart gefüllt, in schweren manischen Zuständen „zerfällt" er „in tausend Gegenwarten" (BINSWANGER 1932b).

G. Skalen

I. für Melancholie

Von den zahlreichen Depressionsskalen werden hier nur die gebräuchlichsten aufgeführt. Die weiteste Verbreitung als *Fremdbeurteilungsskala* zur quantitativen Erfassung der Depression hat die Hamilton Rating Scale for Depression (HRS; HAMILTON 1960) gefunden. Die Skala umfaßt in ihrer ursprünglichen Form 17 je 3- bzw. 5stufige Items, wobei zwischen Intensität und Häufigkeit der Symptome nicht unterschieden wird. Nach HAMILTON setzt die Verwendung dieser Skala die Diagnose bereits voraus, sie erlaubt keine Differenzierung zwischen verschiedenen Depressionsformen.

Die HRS hat eine Reihe von Modifikationen erfahren; so stellten BECH u. RAFAELSEN (1980) sowie BOJANOWSKY u. CHLOUPKOVÀ (1966) Kurzfassungen mit 11 bzw. 13 Items vor. CARROLL et al. (1981) entwickelten eine Selbstbeurteilungsskala, die sich eng an die HRS anlehnt. Die HRS weist eine günstige Korrelation mit der globalen Depressionseinschätzung auf und spiegelt antidepressive Behandlungsverläufe zuverlässig wider (Übersicht bei HEDLUND u. VIEWEG 1979). Zur Differenzierung zwischen melancholischen und nicht-melancholischen Verstimmungen wurde des weiteren eine Subskala aus 8 Items erstellt (KOVACS et al. 1981).

Erfassungsbögen, die die Erhebung des psychopathologischen Gesamtbefundes zum Ziel haben, wie das AMDP-System (3. Auflage 1979) und das von WING et al. (1982) erarbeitete Present State Examination lassen sich ebenfalls mittels Gewichtung geeigneter Symptome/Merkmale nach Ausprägungsgraden zur Quantifizierung von Depressionen verwenden. Auch das Minnesota Multiphasic Personality Inventory (MMPI) gestattet die Möglichkeit, Depressivität quantitativ zu erfassen (HATHAWAY u. MCKINLEY 1942).

Von den *Selbstbeurteilungsskalen* wurden insbesondere die von BECK et al. (1961) und ZUNG (1965) bekannt; sie bestehen aus 21 bzw. 20 Items mit jeweils 4–5 Schweregraden. GOETZE (1984) stellte ein Polaritätenprofil für Depressive mit 18 Eigenschaftswörterpaaren vor. Die Paranoid-Depressivitäts-Skala (PD-Skala, VON ZERSSEN 1976) erfaßt neben Mißtrauenshaltung und Realitätsfremdheit das Ausmaß der subjektiven Beeinträchtigung durch ängstlich-depressive Gestimmtheit. Eine Befindlichkeitsskala von VON ZERSSEN et al. (1970) wird ebenfalls zur Selbstbeurteilung von Depressiven angewandt, obwohl sie das subjektive Befinden insgesamt, nicht speziell Depressivität erfassen soll.

Die Visual Analogue Mood Scale (nach AITKEN 1969) besteht in einer 100 mm-Skala mit den Polen „schwerste Ausprägung der Depressivität" und „fehlende Depressivität" (LURIA 1975). Der Patient soll sein augenblickliches Befinden auf dieser Skala markieren.

WECHSLER et al. (1963) veröffentlichten eine Depressionsskala, die eine Verbindung von Selbst- und Fremdbeurteilungsinstrument darstellt. Es konnte gezeigt werden (PRUSOFF et al. 1972), daß zwischen Fremd- und Selbstbeurteilungsskalen während der akuten depressiven Erkrankungsphase eine nur unbefriedigende Korrelation besteht. Die akut depressiven Patienten sind zwar in der Lage, das Vorhandensein von Symptomen in weitgehender Übereinstimmung mit Fremdbeurteilungsinstrumenten anzugeben, zur Abschätzung der Depressionsschwere sind Selbstbeurteilungsskalen dagegen nur eingeschränkt geeignet (s. auch KEARNS et al. 1982). Auch wurde die Auffassung vertreten (CARROLL et al. 1973), Selbstbeurteilungsskalen seien lediglich zur Feststellung, nicht jedoch zur Quantifizierung von Depressionen geeignet.

Beurteilungsinstrumente, die für longitudinale Verhaltensbeobachtungen geeignet und vom Pflegepersonal leicht zu handhaben sind, wurden von CUTLER u. KURLAND (1961) sowie von BUNNEY u. HAMBURG (1963) entwickelt.

II. für Manie

Fremdbeurteilungsskalen zur Messung manischer Symptomatik wurden seit Anfang der 70er Jahre entwickelt. BEIGEL et al. (1971) veröffentlichten eine 26 Items umfassende Skala mit getrennter Erfassung von Intensität und Schweregrad der Symptome (jeweils 5stufig). Diese sogenannte Manic-State Rating Scale wurde ursprünglich für die Beurteilung durch das Pflegepersonal konzipiert, liegt aber auch in einer Modifikation nach BLACKBURN et al. (1977) für die Erhebung durch Psychiater und Pflegepersonal vor.

PETTERSON et al. (1973) entwickelten eine kurzgefaßte Manieskala mit 9 Items, die jeweils 5 Schweregrade sind im einzelnen operationalisiert. Diese Skala soll vor allem für therapiebegleitende Verlaufsuntersuchungen geeignet sein. Weitere Manieskalen wurden von BECH et al. (1978) sowie YOUNG et al. (1978) vorgestellt. Letztere Skala lehnt sich in ihrem Aufbau an die HRS an. Zwischen den drei letztgenannten Manieskalen soll eine hohe Interkorrelation bestehen.

Die Verwendung von *Selbstbeurteilungsskalen* ist bei manischen Zuständen zur Quantifizierung psychopathologischer Auffälligkeiten nicht geeignet, denn der manisch Gestimmte ist kaum geneigt, das, was er (größtenteils) positiv und beglückend empfindet, in eine psychiatrische Symptomskala einzubringen. Manische Patienten halten sich für wesentlich gesünder als es der Einschätzung durch das sie betreuende Pflegepersonal entspricht (PLATMAN et al. 1969).

H. Diagnosekriterien und Klassifikationssysteme

Die Kriterien für die Diagnose einer affektiven Psychose werden – zum Nachteil der internationalen Verständigung – weltweit unterschiedlich gehandhabt. Nach der International Classification of Diseases (ICD) der WHO (9. Revision, 1980) werden zwar einige Symptome und Verlaufsparameter zur Kennzeichnung der endogenen Depression (ICD 296.1) und der endogenen Manie (ICD 296.0) aufgeführt, eine detaillierte Auflistung von Ein- und Ausschlußkriterien in operationalisierter Form wird aber nicht vorgegeben.

Demgegenüber werden in neueren angloamerikanischen Klassifikationssystemen die für die Diagnose einer Depression/Manie zu fordernden Symptome mit dem Ziel einer verbesserten Reliabilität im einzelnen aufgeführt. Dabei wird allerdings auf die bislang gebräuchliche Unterscheidung zwischen psychotischen (endogenen) und neurotischen (exogenen bzw. reaktiven) depressiven Erkrankungen verzichtet (s. KENDELL 1976). Als Begründung wird unter anderem die fehlende Spezifität bestimmter Symptome und Symptomkonstellationen angeführt; Kriterien wie „Realitätsverlust" für „psychotische" Depressionen und „Fehlen auslösender Faktoren" für „endogene" Depressionen seien in ihrer diagnostischen Wertigkeit zweifelhaft. Da über die Ätiologie der verschiedenen postulierten Depressionstypen noch zu wenig gesichertes Wissen vorliege, sollten beim gegenwärtigen Stand der Forschung die o. g. Begriffe zur Kennzeichnung depressiver Erkrankungen nicht oder lediglich deskriptiv anhand ausschließlich symptomatologischer Kriterien verwendet werden.

Verlaufsparameter und psychodynamische Gesichtspunkte werden nicht in diese Diagnosekriterien einbezogen. Nach der dritten Fassung des Diagnostic and Statistical Manual of Mental Disorders (DSM III) der American Psychiatric Association werden zwar nach multiaxialem Modell Variablen wie gleichzeitig bestehende somatische Erkrankungen und psychosoziale Faktoren erfaßt, neben der klinischen Symptomatik werden aber nur etwaige Persönlichkeitsstörungen diagnostisch verwertet.

Andere Vorschläge einer multidimensionalen/multiaxialen Klassifikation berücksichtigen neben der Symptomatik teilweise den Schweregrad. So verwenden OTTOSSON u. PERRIS (1973) zur Unterscheidung zwischen leichten und schweren depressiven Störungen das (nur qualitativ erfaßbare) Kriterium des „Realitätsverlustes". Eine Übersicht multiaxialer Klassifikationssysteme legte HELMCHEN (1980) vor.

Im DSM III wird je nach Dauer und Vorhandensein bestimmter Symptome zwischen major und minor depressive episode unterschieden und auf den Begriff der „neurotischen Depression" verzichtet. Die Diagnose einer major depression setzt eine Verstimmung (depressiv, traurig, hoffnungslos oder irritierbar) oder einen Interesseverlust voraus, außerdem über einen Zeitraum von mindestens 14 Tagen das Vorhandensein weiterer Symptome aus einer vorgegebenen Symptomliste.

Innerhalb der major depression wird nach dem DSM III eine *depression with melancholia* nach folgenden zusätzlichen symptomatologischen Kriterien abgegrenzt: Fehlende Beeinflußbarkeit der Verstimmung durch die Umgebung sowie drei der folgenden Symptome: Veränderte Stimmungsqualität (im Vergleich zu einfühlbarer Traurigkeit), typische Tagesschwankungen, frühes morgendliches Erwachen, deutliche Störungen der Psychomotorik, erhebliche Appetitlosigkeit oder Gewichtsverlust und sehr starke oder unangemessene Schuldgefühle. Vergleicht man diese Kriterien mit denen für depression without melancholia, so fallen praktisch nur graduelle Unterschiede auf. „Melancholie" im Sinne des DSM III stellt offensichtlich eine besonders schwere Form von major depression dar.

Validierungsversuche zielen vorwiegend auf das Kriterium der therapeutischen Beeinflußbarkeit ab: Nach NELSON et al. (1981) ist bei Vorliegen der Melancholiekriterien des DSM III eine einwöchige psychosoziale Intervention in der Mehrzahl der Fälle gegenüber einer nichtmelancholischen depressiven Vergleichsgruppe erfolglos bzw. eine medikamentöse Behandlung erforderlich.

Die Research Diagnostic Criteria (RDC) – Vorgänger des DSM III – sind ähnlich konzipiert: Innerhalb der major depressive disorder (MDD) werden verschiedene Untertypen abgegrenzt, unter anderem eine „endogene" MDD, die wiederum nach ausschließlich symptomatologischen Kriterien definiert ist. – KLEIN (1974) stellte in Anlehnung an die RDC eine Skala zur Erfassung der von ihm sogenannten „endogenomorphen Depression" auf.

Andere diagnostische Skalen zur Erfassung einer endogenen Depression wurden aufgrund multivariater statistischer Untersuchungen entwickelt. In der Newcastle-Scale (CARNEY et al. 1965) werden bestimmte Symptome, aber auch andere Kriterien wie Persönlichkeitsstörungen und psychogenetische Aspekte je nach ihren faktorenanalytisch bestimmten Ladungen gewichtet und erlauben anhand des ermittelten Gesamtindexes die Zuordnung zur endogenen bzw. neurotischen Depression. In ähnlicher Weise läßt sich der sogenannte "Michigan Discriminant Index" bestimmen und zur diagnostischen Zuordnung depressiver Erkrankungen verwenden (nach einer diskriminanzfunktionsanalytischen Arbeit von FEINBERG u. CARROLL 1982).

Beim Vergleich von fünf neueren diagnostischen Melancholieskalen fanden DAVIDSON et al. (1984) übereinstimmend in allen Skalen folgende Symptome: Dauernde Freudlosigkeit, Schuldgefühle, Störungen der Psychomotorik und Umweltunabhängigkeit der Verstimmung.

Die Diagnose einer *Involutionsdepression* wird sowohl nach der ICD als auch nach angloamerikanischen Klassifikationssystemen nicht mehr als eigenständige Erkrankung von anderen Depressionszuständen abgegrenzt (s. auch Abschn. E. II).

Das Klassifikationssystem von FEIGHNER et al. (1972) verwendet für die affektiven Erkrankungen ähnliche symptomatologische Kriterien wie das DSM III, trifft aber eine Unterscheidung zwischen primärer und sekundärer Depression. Letztere liegt bei vorausgehenden oder begleitenden körperlichen bzw. anderweitigen psychiatrischen Erkrankungen vor. Dagegen gilt eine sekundäre Genese der manisch-depressiven Erkrankung nach dem DSM III und den RDC als Ausschlußkriterium.

Für die Diagnose einer *Manie* wird nach dem DSM III das Vorhandensein einer manischen Verstimmung (gehoben, expansiv oder reizbar) gefordert, daneben über einen Zeitraum von mindestens einer Woche weitere manische Symptome aus einer vorgegebenen Symptomliste. Nach den RDC geht zusätzlich der Grad der sozialen Beeinträchtigung in die diagnostische Zuordnung ein. So wird von der Manie das „hypomane Syndrom" mit geringer Funktionseinschränkung und Symptomausprägung abgehoben.

Weiter werden Mischzustände mit gleichzeitig bestehenden oder rasch alternierenden manischen und depressiven Symptomen abgegrenzt (vgl. ICD 296.4 und bipolar disorder, mixed des DSM III). – Zum Versuch der RDC, eine bipolare Erkrankung mit Hypomanie von einerseits der unipolar verlaufenden MDD, andererseits von der bipolaren Depression mit Manie (Bipolar I) als sogenannte Bipolar II-Krankheit abzugrenzen, siehe Übersichtsarbeit von ENDICOTT et al. (1985).

Auch wenn Wahnbildungen, Halluzinationen und/oder Stupor auftreten, wird nach der ICD weiterhin eine depressive oder manische Psychose angenommen, sofern die Symptome „in Zusammenhang mit der vorherrschenden Stimmung" des Patienten stehen. Nach dem DSM III wird eine *Depression/Manie mit stimmungskongruenten psychotischen Merkmalen* als weitere Sonderform der major depression abgegrenzt (vergleiche psychotische MDD der RDC).

Noch uneinheitlicher ist das klassifikatorische Vorgehen bei sogenannten schizoaffektiven Zuständen. Bei gleichzeitigem Vorhandensein affektiver und schizophrener Symptome wird nach der ICD die Diagnose einer schizoaffektiven Psychose (ICD 295.7) gestellt. Das DSM III sieht eine *Depression/Manie mit stimmungsinkongruenten psychotischen Merkmalen* vor, wenn Verfolgungswahn, Gedankeneingebung bzw. -ausbreitung und Fremdbeeinflussungserleben vorliegen, außer es besteht ein Zusammenhang mit den typisch melancholischen Themen. Nach den RDC wird in diesen Fällen eine schizoaffektive Depression/Manie angenommen, während nach den Kriterien von FEIGHNER et al. (1972) und TAYLOR u. ABRAMS (1973) affektive vor schizophrenen Symptomen diagnostischen Vorrang haben.

Abschließend ist zu den Versuchen, Diagnosekriterien zu entwickeln und Klassifikationen auf Symptomebene aufzustellen, folgendes anzumerken: Es ist nur wenig gelungen, aufgrund operationalisierter Merkmale Depressionsformen voneinander abzugrenzen. Anscheinend entzieht sich ein Teil der Melancholiesymptomatik einer solchen operationalisierten symptomstatistischen Analyse; zumindest muß festgestellt werden, daß gerade die charakteristischen Merkmale dieser Krankheit am wenigsten operationalisierbar sind. Was in einer vertieften psychopathologisch-phänomenologischen Betrachtung (Abschn. F) als wesentlich melancholisch herausgestellt wurde, kann in den Klassifikationsversuchen keine Berücksichtigung finden. Wir sehen uns daher nicht veranlaßt, frühere Unterscheidungen verschiedener depressiver Krankheiten aufzugeben, sondern wollen auf deren Abgrenzung eingehen.

J. Abgrenzung

I. Neurotische Depression

Die Abgrenzung neurotischer (reaktiver, psychogener) Depressionen von Melancholien ist die schwierigste und zugleich klinisch wichtigste Unterscheidung. Abgesehen von Verlaufs-Kriterien, auf die an dieser Stelle nicht einzugehen ist, wurde bereits in der älteren Literatur und nicht weniger in neueren Untersuchungen der Frage der symptomatologischen Unterscheidung große Bedeutung beigemessen.

KRAEPELIN (1913) betont, das Krankheitsbild der „psychogen bedingten Depression" sei der Melancholie sehr ähnlich. Auch LANGE (1928) vermag die „reaktive Melancholie" klinisch nicht sicher abzugrenzen. SCHNEIDER (1967) faßt am ehesten den vitalen Charakter der Verstimmung als diagnostisch wegweisendes Symptom der Zyklothymie auf, gibt aber zu bedenken, daß leibliche Mißgefühle auch bei reaktiver Traurigkeit auftreten können und in ihrer Qualität nicht von „primären" melancholischen Vitalstörungen abgrenzbar seien. Der Nachweis des Nicht-traurig-sein-Könnens (SCHULTE 1961) als Ausdruck einer veränderten Stimmungsqualität in der Melancholie ist zwar diagnostisch zu verwerten, eine von normalpsychologischer seelischer Traurigkeit nicht unterscheidbare Verstimmung schließt aber eine melancholische Erkrankung nicht aus.

Störungen der Vitalempfindungen mit meist ausgeprägten Schlaf- und Appetitstörungen, umweltunabhängiger Verstimmung und Interesseverlust sowie Neigung zu Selbstvorwürfen, Störungen der Psychomotorik und Verlangsamung der Denkabläufe sind gewichtige Anhaltspunkte für die Diagnose einer Melancholie, ohne diese regelmäßig beweisen zu können; denn die genannten Merkmale können bei Melancholie fehlen und bei neurotischer Depression vorkommen. Melancholischer Wahn, auch in Verbindung mit Halluzinationen und psychomotorischer Hemmung vom Grade eines Stupors erlauben die Zuordnung zu den affektiven Psychosen, allerdings treten diese Symptome nur bei einem kleinen Teil der Melancholien auf. Nicht selten ist die Differentialdiagnose symptomatologisch nicht möglich, sondern kann erst aufgrund einer Verlaufsbeobachtung gestellt werden.

Heute werden verschiedene Konzeptionen vertreten. Die Annahme zweier voneinander abgrenzbarer Krankheiten (Kategorien) wird durch multivariate statistische Untersuchungen unterstützt, die Hinweise für eine diskontinuierliche bimodale Verteilung ergaben (KILOH u. GARSIDE 1963; CARNEY et al. 1965). Dem steht die Auffassung gegenüber, es handele sich um eine Krankheit mit unterschiedlichen Ausprägungsgraden, also um eine unimodale Verteilung zwischen zwei Polen eines Kontinuums, innerhalb dessen eine klare Abgrenzung von Depressionsformen nicht möglich sei (KENDELL u. GOURLAY 1970).

Während in der überwiegenden Zahl multivariater statistischer Untersuchungen (Abschn. A. X) ein melancholisches Syndrom zur Darstellung kommt, zeichnet sich für nicht-melancholische Depressionszustände ein uneinheitliches, heterogenes Symptommuster ab: Clusteranalytisch wurde neben dem endogenen Symptommuster eine „ängstliche" und eine „hostile" Depression gefunden (OVERALL 1966). Zusätzlich ließ sich ein Cluster von jugendlichen Patienten mit Persönlichkeitsstörungen abgrenzen (PAYKEL 1971). Weiter wurden Mischcluster mit aggressiv-gereizter und hysterisch-hypochondrischer Symptomatik beschrieben (MATUSSEK 1983).

Neben den Modellen der unimodalen bzw. bimodalen Verteilung gibt es eine dritte Vorstellung: bei einem Menschen mit depressiver Neurose kann eine Melancholie auftreten. Gemeint ist die Kombination einer neurotischen Entwicklung mit einer affektiven Psychose. Klinische Beobachtungen sprechen für das Vorkommen dieser zweifachen Erkrankung (TÖLLE 1987). Wie häufig diese Kombination ist, kann schwer bestimmt werden. Zunächst bleibt auch offen, wie weit dieses auf empirische Beobachtungen gestützte Modell zur Lösung der offenen Fragen der Depressionsnosologie beitragen kann.

II. Persönlichkeitsstörung

Von Manien wurde die sogenannte „hyperthymische Psychopathie" (SCHNEIDER 1950b) unterschieden. Diese Persönlichkeitsstörung ist durch fröhliche Grundstimmung und sanguinisches Temperament gekennzeichnet. Die Abgrenzung von langandauernden hypomanischen Verstimmungen kann schwierig sein, zumal bei manisch-depressiven Patienten im krankheitsfreien Intervall nicht selten hyperthyme Wesenszüge hervortreten.

Hyperthyme Persönlichkeiten können etwa vom 5. Lebensjahrzehnt an „affektive Entleerung“ und andere Ausdrucksformen eines allgemeinen „Nachlassens der Vitalkräfte“ aufweisen (BÜRGER-PRINZ 1950). Hier ergeben sich Überschneidungen zum Erscheinungsbild der Manie im höheren Lebensalter.

Für den melancholischen Pol der affektiven Psychosen läßt sich nicht Entsprechendes sagen. Die depressive Persönlichkeitsstörung verhält sich zur Melancholie nicht in gleicher Weise wie die hyperthyme zur Manie. Depressive Persönlichkeitsstörung ist weniger ein psychopathologisch-deskriptiver als ein psychodynamisch definierter Begriff (im Sinne der depressiven Charakterneurose).

Bei melancholischen Patienten kommen nicht selten ausgeprägte Persönlichkeitsstörungen vor, die das Erscheinungsbild der Erkrankung mitprägen.

III. Schizophrenie

Bei Manien ist das Auftreten sog. atypischer Symptome, und das sind zumeist schizophrene Krankheitserscheinungen, nicht selten. LANGE (1922) widmete diesem Problem eine Monographie. Bei über 200 Patienten wurden während manischer Phasen in 40% der Fälle stimmungsinadäquater Wahn und immerhin in 10% hebephrenieartige Symptome gefunden (WELNER u. MARSTAL 1965). Die Erscheinungen treten weit seltener in Begleitung einer depressiven Erkrankungsphase auf (s. a. CLAYTON 1982).

POPE u. LIPINSKI (1978) referieren über 18 symptomatologische Studien zur Symptomatik der melancholisch-manischen Krankheit, wobei die diagnostische Zuordnung der Patienten aufgrund von Therapie- und Verlaufsbeobachtungen sowie nach genetischen Befunden gesichert erscheint. Überraschend zeigten die Patienten in 20 50% der Fälle vielfältige „schizophrene“ Symptome: Verfolgungswahn und andere systematisierte Wahnbildungen, Fremdbeeinflussungs- und Beziehungswahn, Gedankenentzug, Halluzinationen und katatone Symptome. Zumindestens der überwiegende Teil dieser Symptome ist nicht mehr aus der zugrundeliegenden Affektstörung ableitbar. Im Phasenlängsschnitt können sich aus einer typischen manischen Symptomatik zahlreiche „schizophrene“ Symptome entwickeln und in kurzer Zeit wieder vollständig zurückbilden (CARLSON u. GOODWIN 1973). Auch diskriminanzfunktionsanalytische Untersuchungen von KENDELL u. BROCKINGTON (1980) unterstreichen die Schwierigkeiten einer klaren Abgrenzung zwischen affektiven Psychosen und schizophrenen Erkrankungen. Einzelsymptome, die mit Sicherheit eine manisch-depressive Erkrankung ausschließen und damit pathognomonisch für eine Schizophrenie sind, gibt es anscheinend nicht, außer vielleicht der Affektverflachung (POPE u. LIPINSKI 1978) und der Ambivalenz sowie des Autismus im Sinne der schizophrenen Grundstörungen nach E. BLEULER.

Die hier besprochenen Symptombilder können – wenn auch in relativ seltenen Fällen – die richtige Diagnose vorübergehend erschweren oder gar unmöglich erscheinen lassen. In den meisten Fällen ist eine sichere diagnostische Zuordnung möglich, zumindest unter Zuhilfenahme des Verlaufes. Treten affektive und atypische Symptome nicht nur auf dem Höhepunkt der Erkrankung auf, sondern bleiben sie über einen längeren Zeitraum nebeneinander bestehen, so wird das Krankheitsbild als *schizoaffektive Psychose* bezeichnet.

Schizoaffektive Psychosen wurden von RZEWUSKA u. ANGST (1982) über einen Zeitraum von bis zu 17 Jahren untersucht. Mit zunehmender Phasenzahl nehmen paranoide Symptombilder ab, dagegen treten affektive Symptome in den Vordergrund. Dabei bleibt das Verhältnis manischer und depressiver Syndrome im Krankheitsverlauf weitgehend konstant. Residuäre Symptome finden die Autoren bei schizoaffektiven Erkrankungen in gleicher Häufigkeit wie bei bipolaren Affektpsychosen (in 40% der Fälle), sie treten jedoch bereits in früheren Krankheitsstadien in Erscheinung und sind vorwiegend durch Kontaktarmut gekennzeichnet.

Gelegentlich bereitet die Abgrenzung von Manien gegenüber der *ekstatischen Eingebungspsychose* KLEISTS (expansive Autopsychose durch autochthone Ideen WERNICKES) Schwierigkeiten. Ungeachtet der nosologischen Frage, ob diese Psychosen eher den Schizophrenien oder den schizoaffektiven Psychosen zuzuordnen sind, ist psychopathologisch festzustellen, daß sich die ekstatische Entrücktheit in der zykloiden Psychose von der typisch manischen Verstimmung deutlich abhebt.

IV. Symptomatische (organische) Psychosen

Die melancholische und manische Symptomatik kommt nicht nur in dem bekannten Rahmen der affektiven Psychosen als sog. endogene Psychosen vor, sondern gelegentlich auch als Begleitsymptomatik bei körperlichen Grundkrankheiten, also bei organischen bzw. symptomatischen Psychosen. Es ist zu fragen, ob die melancholische bzw. manische Symptomatik bei diesen symptomatischen Psychosen anders ist als bei den „endogenen" Melancholien bzw. Manien. In der älteren Literatur liest man, daß bei körperlich begründbaren Psychosen „typische" affektpsychotische Symptombilder vorkommen (z. B. WEITBRECHT 1953). Zur Häufigkeit gibt ALSEN (1969) an: Unter 270 depressiven Patienten war in 5,6% der Fälle eine organische Ätiologie festzustellen.

Die *melancholische* Gedankenarmut von der Demenz bei organischer Hirnkrankheit abzugrenzen, kann Schwierigkeiten bereiten. Folgende Unterscheidungskriterien werden angegeben (nach KILOH 1961 und in Anlehnung an WELLS 1979): Melancholiekranke empfinden meist eine quälende Denkhemmung und klagen hierüber (z. T. scheuen sie daher gedankliche Anstrengungen), jedoch zeichnet sich diese Störung nicht im Verhalten der Patienten ab. Demente zeigen hingegen eine Neigung zu Konfabulationen, und ihre Handlungsabläufe sind erheblich gestört.

Nach neueren angloamerikanischen Studien, in denen die FEIGHNERsche (1972) Dichotomie in primäre und sekundäre Depressionen (s. Abschn. H) verwendet wird, bestehen nur geringfügige symptomatologische Unterschiede (Übersicht bei CLAYTON u. LEWIS 1981).

Manien weisen mehr Berührungspunkte mit symptomatischen (organischen) Psychosen auf, wie bereits BOSTROEM (1926) unter Hinweis auf BONHOEFFER anmerkte. Hauptunterscheidungskriterium ist auch hier die Bewußtseinsstörung, die für symptomatische Psychosen spricht. Es wird aber auch eine „rein" manische Symptomatik, also ohne Bewußtseinsstörung und andere psychoorganische Symptome, bei körperlichen Grundkrankheiten, d. h. im Sinne einer symptomatischen Psychose, beobachtet (KRAUTHAMMER u. KLERMAN 1978).

Literatur

Abrams R, Taylor MA (1980) A comparison of unipolar and bipolar depressive illness. Am J Psychiatry 137:1084–1087

Abrams R, Taylor MA, Hayman MA, Krishna NR (1979) Unipolar mania revisited. J Affective Disord 1:59–68

Aitken RCB (1969) Measurement of feelings using visual analogue scales. Proc R Soc Med 62:989–996

Akiskal HS, Walker P, Puzantian VR, King D, Rosenthal TL, Dranon M (1983) Bipolar outcome in the course of depressive illness. Phenomenologic, familial and pharmacological predictors. J Affective Disord 5:115–128

Alsen V (1969) Symptomatische Depressionen. In: Schulte W, Mende W (Hrsg) Melancholie in Klinik und Praxis. Thieme, Stuttgart

Andreasen NJC, Pfohl B (1976) Linguistic analysis of speech in affective disorders. Arch Gen Psychiatry 33:1361–1367

Angst J, Perris C (1968) Zur Nosologie endogener Depressionen. Arch Psychiatr Z Ges Neurol 210:373–386

Arbeitsgemeinschaft für Methodik und Dokumentation in der Psychiatrie (AMDP) (1979) Manual zur Dokumentation psychischer Befunde, 3. Aufl. Springer, Berlin Heidelberg New York

Baeyer W von (1948) Zur Statistik und Form der abnormen Erlebnisreaktionen in der Gegenwart. Nervenarzt 29:402–408

Baker M, Dorzab J, Winokur G, Cadoret RJ (1971) Depressive disease: classification and clinical characteristics. Compr Psychiatry 12:354–365

Bech P, Rafaelsen J (1980) The use of rating scales exemplified by a comparison of the Hamilton and the Bech-Rafaelsen melancholia scale. Acta Psychiatr Scand [Suppl] 285:128–132

Bech P, Bolwig G, Dein E, Jacobsen O, Gram LE (1975) Quantitative rating of manic states. Acta Psychiatr Scand 52:1–6

Bech P, Rafaelsen J, Kramp P, Bolwig G (1978) The mania rating scale: scale construction and inter-observer agreement. Neuropharmacology 17:430–431

Beck AT, Ward CH, Mendelson M, Mock J, Erbaugh J (1961) An inventory for measuring depression. Arch Gen Psychiatry 4:561–571

Beckers W, Meyer JE (1977) Zur Schlafstörung in der Manie. Nervenarzt 48:557–559

Beigel A, Murphy DL, Bunney WE (1971) The manic-state rating scale. Arch Gen Psychiatry 25:256–262

Benoit G (1960) Létat mixte de la psychose maniaque depressive. Ann Med-Psychol 118:637–678

Binitie A (1975) A factor-analytic study of depression across cultures (African and European). Br J Psychiatry 127:559–563

Binswanger L (1932 a) Über Ideenflucht. B. Die Welt des ideenflüchtigen Menschen. 1. Über geordnete Ideenflucht. Schweiz Arch Neur Psychiat 28:18–72

Binswanger L (1932 b) Über Ideenflucht. B. Die Welt des ideenflüchtigen Menschen. 2. Über ungeordnete und „inkohärente“ Ideenflucht, ideenflüchtige Verwirrtheit. Schweiz Arch Neurol Neurochir Psychiatr 29:1–38

Binswanger L (1945) Über die manische Lebensform. Schweiz Med Wochenschr 75:49–52

Binswanger L (1960) Melancholie und Manie. Neske, Pfullingen

Blackburn IM (1975) Mental and psychomotor speed in depression and mania. Br J Psychiatry 126:329–335

Blackburn IM, Loudon JB, Ashworth CM (1977) A new scale of measuring mania. Psychol Med 7:453–458

Blankenburg W (1967) Die Manie innerhalb der Einheit der Zyklothymie. In: Schulte W (Hrsg) Almanach für Neurologie und Psychiatrie. Lehmann , München

Blaser P (1967) Die Messung der Angst mit einem Fragebogen. In: Kielholz P (Hrsg) Angst. Huber, Bern

Bleuler M (1983) Lehrbuch der Psychiatrie, 15. Aufl. Springer, Berlin Heidelberg New York Tokyo

Bojanowsky J, Chloupkovà K (1966) Bewertungsskala der Depressionszustände. Psychiatr Neurol (Basel) 151:54–61

Bojanowsky J, Tölle R (1973) Der Einfluß der antidepressiven Therapie auf das gestörte Zeiterleben depressiver Patienten. Psychiatr Clin 6:321–329

Bostroem A (1926) Zur Frage der verworrenen Manie. Arch Psychiatr Nervenkr 76:671–703

Bostroem A (1938) Die verschiedenen Lebensabschnitte in ihrer Auswirkung auf das psychiatrische Krankheitsbild. Arch Psychiatr 107:155–171

Braden W, Ho CK (1981) Racing thoughts in psychiatric inpatients. Arch Gen Psychiatry 38:71–75

Brockington IF, Altman E, Hillier V, Meltzer HY, Nand S (1982) The clinical picture of bipolar affective disorders in its depressed phase. A report from London and Chicago. Br J Psychiatry 141:558–562

Bronisch FW (1959) Die endogenen Psychosen des höheren Lebensalters. Schweiz Arch Neurol Psychiatr 83:69–77

Brown RP, Sweeney J, Loutsch E, Kocsis J, Frances A (1984) Involutional melancholia revisited. Am J Psychiatry 141:24–28

Bunney WE, Hamburg DA (1963) Methods for reliable longitudinal observation of behavior. Arch Gen Psychiatry 9:114–128

Bunney WE, Murphy DL, Goodwin FK, Borge GF (1972) The "Switch Process" in manic-depressive illness. Arch Gen Psychiatry 27:295–302

Bürger-Prinz H (1950) Endzustände in der Entwicklung hyperthymer Persönlichkeiten. Nervenarzt 21:476–480

Carlson GA, Goodwin FK (1973) The stages of mania. Arch Gen Psychiatry 28:221–228

Carney MWP, Roth M, Garside RF (1965) The diagnosis of depressive syndromes and the prediction of ECT response. Br J Psychiatry 111:659–674

Carroll BJ, Fielding JM, Blashki TG (1973) Depression rating scales. A critical review. Arch Gen Psychiatry 28:361–366

Carroll BJ, Feinberg M, Smouse PE, Rawson SG, Greden JF (1981) The carroll rating scale for depression. I. Development, reliability and validation. Br J Psychiatry 138:194–200

Casper RC, Redmond DE, Katz M, Schaffer ChB, Davis JM, Koslow SH (1985) Somatic symptoms in primary affective disorder. Arch Gen Psychiatry 42:1098–1104

Charney DS, Nelson JC (1981) Delusional and nondelusional unipolar depression: further evidance for distinct subtypes. Am J Psychiatry 138:328–333

Clayton PJ (1982) Schizoaffective disorders. J Nerv Ment Dis 170:646–650

Clayton PJ, Lewis CE (1981) The significance of secondary depression. J Affective Disord 3:25–35

Cohen RM, Weingartner H, Smallberg SA, Pickar D, Murphy DL (1982) Effort and cognition in depression. Arch Gen Psychiatry 39:593–597

Cotard J (1882) Du délire de négation. Arch Neurol 4:152–170, 282–296

Custance J (1954) Weisheit und Wahn. Rascher, Zürich

Cutler RP, Kurland HD (1961) Clinical quantification of depressive reactions. Arch Gen Psychiatry 5:280–285

Davidson J, Turnbull C, Strickland R, Belyea M (1984) Comparative diagnostic criteria for melancholia and endogenous depression. Arch Gen Psychiatry 41:506–511

Diagnosenschlüssel und Glossar psychiatrischer Krankheiten, 5. Aufl., korr. nach der 9. Revision der ICD (1980). Springer, Berlin Heidelberg New York

Diagnostic and Statistical Manual of Mental Disorders (1984) 3rd edn (DSM III) der American Psychiatric Association; deutsche Bearbeitung: Koehler K, Sass H. Beltz, Weinheim Basel

Dreyfus GL (1907) Die Melancholie, ein Zustandsbild des manisch-depressiven Irreseins. Fischer, Jena

Eagles JM (1983) Delusional depressive in-patients, 1892 to 1982. Br J Psychiatry 143:558–563

Egeland JA, Hostetter AM, Eshleman SK (1983) Amish Study III: The impact of cultural factors on diagnosis of bipolar illness. Am J Psychiatry 140:67–71

Endicott J, Nee J, Andreasen N, Clayton P, Keller M, Coryell W (1985) Bipolar II. Combine or keep separate? J Affect Disord 8:17–28

Escobar JI, Gomez J, Tuason VB (1983) Depressive phenomenology in North and South American patients. Am J Psychiatry 140:47–51

Ewald G (1954) Neurologie und Psychiatrie, 3. Aufl. Urban und Schwarzenberg, München Berlin

Feighner FP, Robins E, Guze SB (1972) Diagnostic criteria for use in psychiatric research. Arch Gen Psychiatry 21:486–496

Feinberg M, Carroll BJ (1982) Separation of subtypes of depression using descriminant analysis. I. Separation of unipolar endogenous depression from non-endogenous depression. Br J Psychiatry 140:384–391

Frances A, Brown RP, Kocsis JH, Mann JJ (1981) Psychotic depression: a separate entity? Am J Psychiatry 138:831–833

Frangos E, Athanassenas G, Tsitourides S, Psilolignos P, Katsanou N (1983) Psychotic depressive disorder, a separate entity? J Affective Disord 5:259–265

Garside RF, Roth M (1978) Multivariate statistical methods and problems of classification in psychiatry. Br J Psychiatry 133:53–67

Garvey MJ, Mungas D, Tollefson GD (1984) Hypersomnia in major depressive disorders. J Affective Disord 6:283–26

Gebsattel von (1928) Zeitbezogenes Zwangsdenken in der Melancholie (Versuch einer konstruktiv-genetischen Betrachtung der Melancholiesymptome). Nervenarzt 1:275–287

Gebsattel von (1937) Zur Frage der Depersonalisation (Ein Beitrag zur Theorie der Melancholie). Nervenarzt 10:169–178, 248–257

Gebsattel von (1939) Die Störungen des Werdens und des Zeiterlebens im Rahmen psychiatrischer Erkrankungen. In: Roggenbau ChrH (Hrsg) Gegenwartsprobleme der Psychiatrisch-neurologischen Forschung. Enke, Stuttgart, S 54–71

Gittleson NL (1966 a) The effect of obsessions on depressive psychosis. Br J Psychiatry 112:253–259

Gittleson NL (1966 b) The phenomenology of obsessions in depressive psychosis. Br J Psychiatry 112:261–264

Gittleson NL (1966 c) The fate of obsessions in depressive psychosis. Br J Psychiatry 112:705–708

Gittleson NL (1966 d) Depressive psychosis in the obsessional neurotic. Br J Psychiatry 112:883–887

Glassman AH, Roose SP (1981) Delusional depression. A distinct clinical entity? Arch Gen Psychiatry 38:424–427

Glatzel J (1967) Über zyklothyme Depressionen mit vegetativer Symptomatik. Fortschr Neurol Psychiatr 35:441–452

Goetze U (1984) Münster-Polaritätenprofil für Depressive. Eine neue Selbstbeurteilungsskala. Nervenarzt 55:127–132

Good MI (1978) Primary affective disorder, aggression and criminality. A review and clinical study. Arch Gen Psychiatry 35:954–960

Goodwin FK, Murphy DI, Bunney WE (1969) Lithium-carbonate treatment in depression and mania. Arch Gen Psychiatry 21:486–496

Graw P, Hole G, Gastpar M (1980) Tagesschwankungen bei hospitalisierten depressiven Patienten während der Depression und in gesunden Zeiten. Arch Psychiatr Nervenkr 228:329–339

Greger J (1972) Untersuchungen im Intervall phasischer Psychosen. Psychiatr Neurol Med Psychol 24:733–740

Griesinger W (1867) Die Pathologie und Therapie der psychischen Krankheiten. Wreden, Braunschweig

Guze SB, Robins E (1970) Suicide and primary affective disorders. Br J Psychiatry 117:437–438

Häfner H (1962) Struktur und Verlaufsgestalt manischer Verstimmungsphasen. Jahrb Psychol Psychother Med Anthropol 9:196–217

Haider I (1968) Patterns of insomnia in depressive illness: a subjective evaluation. Br J Psychiatry 114:1127–1132

Hamilton M (1960) A rating scale for depression. J Neurol Neurosurg Psychiatr 23:56–62

Hamilton M (1967) Development of a rating scale for depressive illness. Br J Clin Psychol 6:278–296

Hamilton M, White JM (1959) Clinical syndromes in depressive states. J Ment Sci 105:985–998

Harrow M, Grossman LS, Silverstein ML, Meltzer HY (1982) Thought pathology in mania and schizophrenic patients. Arch Gen Psychiatry 39:665–671

Hartmann E (1968) Longitudinal study of sleep and dream patterns in manic-depressive patients. Arch Gen Psychiatry 19:312–329

Hartmann W, Oberdalhoff HE (1976) Manie – zu selten diagnostiziert? Nervenarzt 47:717–722

Hathaway SR, McKinley JC (1942) A multiphasic personality schedule (Minnesota). III. The measurement of symptomatic depression. J Psychol 14:73–84

Hauptmann (1922) Der „Mangel an Antrieb" – von innen gesehen (Das psychische Korrelat der Akinese). Arch Psychiatr 66:615–687

Hawkins DR (1977) Depression and sleep research: basic science and clinical perspectives. In: Usdin G (ed) Depression, Clinical, Biological and Psychological Perspectives. Brunner/ Mazel, New York

Hedlund JL, Vieweg BW (1979) The Hamilton rating scale for depression: a comprehensive review. J Operational Psychiatry 10:149–165

Heimann H (1979) Psychopathologie. In: Kisker KP, Meyer JE, Müller C, Strömgren E (Hrsg) Grundlagen und Methoden der Psychiatrie. Springer, Berlin Heidelberg New York (Psychiatrie der Gegenwart, 2. Aufl, Bd I/1, S 1–42)

Heinrich K (1966) Die Symptomprovokation als Beispiel der thymoleptischen Einwirkung auf die Gestimmtheit. Drug Res 16:275–276

Helmchen H (1980) Multiaxial systems of classification. Acta Psychiatr Scand 61:43–55

Helms PM, Smith RE (1983) Recurrent Psychotic Depression. J Affective Disord 5:51–54

Henry GM, Weingartner H, Murphy DL (1973) Influence of affective states and psychoactive drugs on verbal learning and memory. Am J Psychiatry 130:966–971

Himmelhoch JM, Coble P, Kupfer DJ, Ingenito J (1976) Agitated psychotic depression associated with severe hypomanic episodes: a rare syndrome. Am J Psychiatry 133:765–771

Hoffmann P (1972) Wahn bei Manie, Überlegungen zur Psychodynamik. In: Schulte W, Tölle R (Hrsg) Wahn. Thieme, Stuttgart

Hole G (1962) Pathologische Versündigungsideen und echte Versündigung bei endogenen, reaktiven und Involutions-Depressionen. Inaug. Dis. Bonn

Hole G (1977) Der Glaube bei Depressiven. Religionspsychopathologische und klinisch-statistische Untersuchung. Enke, Stuttgart

Hole G, Graw P (1973) Somatische Symptome und Depressionstiefe bei depressiven Zustandsbildern. Quantitativer Vergleich im Querschnitt und im Verlauf. Nervenarzt 44:136–142

Horn HJ (1970) Endogene Depression und Sexualverhalten. Fortschr Neurol Psychiatr 39:668–698

Hutter A (1939) Die Psychopathologie der schwermütigen Psyche und die klinischen Depressions- und Melancholietypen. Nervenarzt 12:281–288

Janzarik W (1956) Der lebensgeschichtliche und persönlichkeitseigene Hintergrund des cyclothymen Verarmungswahns. Arch Psychiatr Z Ges Neurol 195:219–234

Janzarik W (1957a) Die zyklothyme Schuldthematik und das individuelle Wertgefüge. Schweiz Arch Neurol Psychiatr 80:173–208

Janzarik W (1957b) Die hypochondrischen Inhalte der cyclothymen Depression in ihrer Beziehung zum Krankheitstyp und zur Persönlichkeit. Arch Psychiatr Z Ges Neurol 195:351–372

Janzarik W (1959) Dynamische Grundkonstellationen in endogenen Psychosen. Ein Beitrag zur Differentialtypologie der Wahnphänomene. Springer, Berlin Göttingen Heidelberg

Jung R (1967) Neurophysiologie und Psychiatrie. In: Gruhle HW, Jung R, Mayer-Gross W, Müller M (Hrsg) Grundlagenforschung zur Psychiatrie, Teil A. Springer, Berlin Heidelberg New York, Psychiatrie der Gegenwart, Bd I/1A, S 328ff

Kaplan HJ, Freedman AM, Sadock BJ (1980) Comprehensive textbook of psychiatry. Williams and Wilkins, Baltimore

Karson CN (1980) A new look at delusions of grandeur. Compr Psychiatry 21:62–69

Kathol R, Winokur G (1977) "Organic" and "psychotic" symptoms in unipolar vs bipolar depressions. Compr Psychiatry 18:251–253

Kearns NP, Cruickshank CA, Mc Guigan KJ, Riley SA, Shaw SP, Snaith RP (1982) A comparison of depressive rating scales. Br J Psychiatry 141:45–49

Kendell RE (1968) The classification of depressive illnesses. Maudsley Monograph No. 18. Oxford University Press, London

Kendell RE (1976) The classification of depressions: a review of contemporary confusion. Br J Psychiatry 129:15–28

Kendell RE, Brockington IF (1980) The identification of disease entities and the relationship between schizophrenic and affective psychoses. Br J Psychiatry 137:324–331
Kendell RE, Gourlay J (1970) The clinical distinction between psychotic and neurotic depressions. Br J Psychiatry 117:257–260
Kiloh LG (1961) Pseudo-Dementia. Acta Psych Scand 37:336–351
Kiloh LG, Garside RF (1963) The independence of neurotic depression and endogenous depression. Br J Psychiatry 109:451–463
Kimura B (1963) Zur Phänomenologie der Depersonalisation. Nervenarzt 34:391–397
Kimura B (1965) Vergleichende Untersuchungen über depressive Erkrankungen in Japan und in Deutschland. Fortschr Neurol Psychiat 33:202–215
Klein DF (1974) Endogenomorphic depression, a conceptual and terminological revision. Arch Gen Psychiatry 31:447–454
Knorring L von, Perris C, Strandman E (1977) Diurnal variations in intensity of symptoms in patients of different diagnostic groups. Arch Psychiatr Nervenkr 224:295–312
Kovacs M, Rush AJ, Beck AT, Hollon SD (1981) Depressed out-patients treated with cognitive therapy or pharmacotherapy – A one year follow-up. Arch Gen Psychiatry 38:33–39
Kraepelin E (1896) Lehrbuch der Psychiatrie, 5. Aufl. Barth, Leipzig
Kraepelin E (1904) Vergleichende Psychiatrie (Comparative Psychiatry). Centralbl Nervenheilk Psychiatr 27:433–437
Kraepelin E (1913) Lehrbuch der Psychiatrie, 8. Aufl. Das manisch-depressive Irresein, III. Band. Barth, Leipzig
Kranz H (1955) Das Thema des Wahns im Wandel der Zeit. Fortschr Neurol Psychiatr 23:58–72
Kranz H (1962) Der Begriff des Autismus und die endogenen Psychosen. In: Kranz H (Hrsg) Psychopathologie heute. Thieme, Stuttgart
Kranz H (1969) Symptomwandel schizophrener und zyklothymer Psychosen. In: Huber G, Kranz H (Hrsg) Schizophrenie und Zyklothymie. Thieme, Stuttgart
Kraus A (1981) Depression und Sucht. Nervenarzt 52:629–634
Krauthammer C, Klerman GL (1978) Secondary mania. Manic syndromes associated with antecedent physical illness or drug. Arch Gen Psychiatry 35:1333–1339
Kupfer DJ, Frank E (1984) The relationship of EEG sleep to vital depression. J Affect Disord 7:249–263
Kupfer DJ, Foster FG, Detre TP, Himmelhoch J (1975) Sleep EEG and motor activity as indicators in affective states. Neuropsychobiology 1:296–303
Kupfer DJ, Foster FG, Coble P, McPartland RJ, Ulrich RF (1978) The application of EEG sleep for the differential diagnosis of affective disorders. Am J Psychiatry 135:69–74
Lange J (1922) Katatonische Erscheinungen im Rahmen manischer Erkrankungen. Springer, Berlin
Lange J (1928) In: Bumke O (Hrsg) Handbuch der Geisteskrankheiten, Bd VI, S 1–231. Springer, Berlin
Lauter H (1961) Selbstschilderung einer Schwermütigen, ein Beitrag zur Religionspsychopathologie. Confin Psychiatr 4:45–60
Lauter H (1962) Die anankastische Depression. Arch Psychiatr Z Ges Neurol 203:433–451
Lauter H (1969) Phasenüberdauernder Persönlichkeitswandel und persistierende Symptome bei der endogenen Depression. In: Hippius H, Selbach H (Hrsg) Das depressive Syndrom. Urban u. Schwarzenberg, München Berlin Wien
Lauter H, Schön W (1967) Über den Gestaltswandel der Melancholie. Arch Psychiatr Z Ges Neurol 209:290–306
Leff JP, Fischer M, Bertelsen A (1976) A Cross-National Epidemiological Study of Mania. Br J Psychiatry 129:428–442
Lemke R (1949) Über die vegetative Depression. Psychiatr Neurol Med Psychol 1:161–166
Lenz H (1957) Der Wandel des Bildes der Depression. Wien Med Wochenschr 107:528–530
Lewinsohn PM, Zeiss AM, Zeiss RA, Haller R (1977) Endogeneity and reactivity as orthogonal dimensions in depression. J Nerv Ment Dis 164:327–332
Lopez-Ibor JJ (1955) Die Dynamik der Angst. Wien Z Nervenheilk 10:299–311
Luria RE (1975) The validity and reliability of the visual analogue mood scale. J Psychiatr Res 12:51–57

Lykouras E, Christodoulou GN, Malliarias D (1985) Type and content of delusions in unipolar psychotic depression. J Affective Disord 9:249–252
Maier HW (1912) Über katathyme Wahnbildungen und Paranoia. Z Ges Neurol Psychiatr 13:555–612
Makanjuola ROA (1982) Manic disorder in Nigerians. Br J Psychiatry 141:459–463
Malone JRL, Hemsley DR (1977) Lowered responsiveness and auditory signal detectability during depression. Psychol Med 7:717–722
Matussek P (1983) Clusteranalyse als Methode psychopathologischer Forschung. Nervenarzt 54:363–371
Matussek P, Halbach A, Troeger U (1965) Endogene Depression. Eine statistische Untersuchung unbehandelter Fälle. Urban und Schwarzenberg, München Berlin
Matussek P, Söldner M, Nagel D (1981) Identification of the endogenous depressive syndrome based on the symptoms and the characteristics of the course. Br J Psychiatry 138:361–372
Mayfield DG, Coleman LL (1968) Alcohol use and affective disorder. Dis Nerv Syst 29:467–474
Meermann R (1985) Körperschemastörungen bei psychisch Kranken. Habilitationsschrift, WWU Münster
Mendels J, Hawkins DR (1968) Sleep and Depression. Further Considerations. Arch Gen Psychiatry 19:445–452
Meyer JE (1963) Depersonalisation und Derealisation. Fortschr Neurol Psychiat 31:438–450
Meyer JE (1982) Über die Umwelt des manisch Kranken. Nervenarzt 53:127–131
Meyer JE u R (1984) Selbstschilderung eines Depressiven – Zur Pathobiographie William Cowper's. Fortschr Neurol Psychiatr 52:107–112
Mezzich JE, Raab ES (1980) Depressive symptomatology across the Americas. Arch Gen Psychiatry 37:818–823
Michaelis R (1967) Schlafsucht bei phasischen Depressionen. Nervenarzt 38:301–305
Miller WR (1975) Psychological deficit in depression. Psychol Bull 82:238–260
Nelson JC, Charney DS (1981) The symptoms of major depressive illness. Am J Psychiatry 138:1–13
Nelson JC, Charney DS, Quinlan DM (1981) Evaluation of the DSM III-criteria for melancholia. Arch Gen Psychiatry 38:555–559
Orelli A von (1954) Der Wandel des Inhaltes der depressiven Ideen bei der reinen Melancholie unter besonderer Berücksichtigung des Inhaltes der Versündigungsideen. Schweiz Arch Neurol Psychiatr 73:217–287
Ottosson JO, Perris C (1973) Multidimensional classification of mental disorders. Psychol Med 3:238–243
Overall JE, Hollister LE, Johnson M, Pennington V (1966) Nosology of depression and differential response to drugs. JAMA 195:946–948
Palmai G, Blackwell B (1965) The diurnal pattern of salivary flow in normal and depressed patients. Br J Psychiatry 111:334–338
Pauleikhoff B (1953) Über die Seltenheit von Alkoholabusus bei zyklothym Depressiven. Nervenarzt 24:445–448
Paykel ES (1971) Classification of depressed patients: a cluster analysis derived grouping. Br J Psychiatry 118:275–288
Paykel ES (1977) Depression and appetite. J Psychosomat Res 21:401–407
Petrilowitsch N, Heinrich K (1961) Zur klinischen Differenzierung endogen-depressiver Erkrankungen. Arch Psychiatr Z Ges Neurol 202:371–394
Petterson U, Fyrö B, Sedvall G (1973) A new scale for the longitudinal rating of manic states. Acta Psychiatr Scand 49:248–256
Pfeiffer WM (1971) Transkulturelle Psychiatrie. Ergebnisse und Probleme. Thieme, Stuttgart
Pfohl B, Vasquez N, Nasrallah H (1982) Unipolar vs bipolar mania: a review of 247 patients. Br J Psychiatry 141:453–458
Pichot P, Pull C (1981) Is there an involutional melancholia? Compr Psychiatry 22:2–10
Pilowsky I, Spence ND (1975) Hostility and depressive illness. Arch Gen Psychiatry 32:1154–1159
Platman SR, Plutchik R, Fieve RR, Lawlor WG (1969) Emotion profiles associated with mania and depression. Arch Gen Psychiatry 20:210–214

Plaum E (1980) Kognitive Störungen endogen depressiver und manischer Patienten. Nervenarzt 51:687–690

Pöldinger W (1971) Psychiatrische Aspekte der Angst. In: Kielholz P (Hrsg) Angst. Das Ärztliche Gespräch, Bd 15. pmi-Verlag, Frankfurt/M.

Pope HG, Lipinski JF (1978) Diagnosis in schizophrenia and manic-depressive illness. A reassessment of the specificity of "schizophrenic" symptoms in the light of current research. Arch Gen Psychiatry 35:811–828

Prusoff BA, Klerman GL, Paykel ES (1972) Concordance between clinical assessments and patients' self-report in depression. Arch Gen Psychiatry 26:546–552

Raecke J (1905) Zur Lehre vom hysterischen Irresein. Arch Psychiatr Nervenkr 40:171–211

Rassaby E, Paykel ES (1979) Factor patterns in depression. A replication study. J Affect Disord 1:187–194

Reimer R (1965) Pathologisches Wahrnehmungserleben bei endogener Depression. Arch Psychiatr Z Ges Neurol 206:559–561

Research Diagnostic Criteria (RDC) (1982) Nach Spitzer L, Endicott J, Robins G; deutsche Bearbeitung: Klein HE. Beltz, Weinheim Basel

Roose SP, Glassman AH, Walsh BT, Woodring S, Vital-Herne J (1983) Depression, delusions and suicide. Am J Psychiatry 140:1159–1162

Rosenthal SH (1968) The involutional depressive syndrome. Am J Psychiatry [Suppl] 124:21–35

Rudolf GAE (1980) Depression und Lebensalter. Eine klinische Studie. Habilitationsschrift. WWU Münster

Ruffin H (1959) Diskussionsbeitrag zu den Referaten von Conrad, Weitbrecht und Bally. Nervenarzt 30:509–512

Rzewuska M, Angst J (1982) Aspects of the course of bipolar manic-depressive, schizo-affective and paranoid schizophrenic psychoses. Arch Psychiatr Nervenkr 231:487–501

Sattes H (1955) Die hypochondrische Depression. Untersuchungen über eine polare Struktur der endogenen Depression. C. Marhold, Halle

Scheid W (1934) Der Zeiger der Schuld in seiner Bedeutung für die Prognose involutiver Psychosen. Z Ges Neurol Psychiat 150:528–555

Scheler M (1913) Der Formalismus in der Ethik und die Materiale Wertethik. Verlag CM Niemeyer, Halle a d S

Schneider K (1920) Die Schichtung des emotionalen Lebens und der Aufbau der Depressionszustände. Z Ges Neurol Psychiatr 59:281–286

Schneider K (1950 a) Die Aufdeckung des Daseins durch die cyclothyme Depression. Nervenarzt 21:193–194

Schneider K (1950 b) Die psychopathischen Persönlichkeiten, 9. Aufl. Deuticke, Wien

Schneider K (1967) Klinische Psychopathologie, 8. Aufl. Thieme, Stuttgart

Schulte W (1954) Das Glaubensleben in der melancholischen Phase. Nervenarzt 25:401–407

chulte W (1955) Der Schlaf der Epileptiker, Schizophrenen und Manisch-Depressiven. Dtsch Med Wochenschr 80:1873–1875

Schulte W (1958) Zum Problem der Krankheitsuneinsichtigkeit bei Psychosen. Nervenarzt 29:501–509

Schulte W (1961) Nichttraurigseinkönnen im Kern melancholischen Erlebens. Nervenarzt 32:314–320

Schulz H, Lund R, Doerr P (1978) The measurement of change in sleep during depression and remission. Arch Psychiatr Nervenkr 225:233–241

Singer K (1975) Depressive disorders from a transcultural perspective. Soc Sci Med 9:289–301

Specht G (1906) Über Hysteromelancholie. Centralbl Nervenheilk Psychiatr 29:545–557

Spiegel R (1984) Zur Voraussage des Therapieerfolgs mit Antidepressiva: Sind kurze REM-Latenzen diagnostisch und prognostisch zuverlässige Merkmale? Fortschr Neurol Psychiatr 52:302–311

Stallone F, Huba GJ, Lawlor WG, Fieve RR (1973) Longitudinal studies of diurnal variations in depression: a sample of 643 patient days. Br J Psychiatry 123:311–318

Stenstedt A (1959) Involutional melancholia. An etiologic, clinical and social study of endogenous depression in later life, with special reference to genetic factors. Acta Psychiatr Scand [Suppl] 127:1–71

Sternberg DE, Jarvik M (1976) Memory functions in depression. Improvement with antidepressant medication. Arch Gen Psychiatr 33:219–224
Stonehill E, Crisp AH, Koval J (1976) The relationship of reported sleep characteristics to psychiatric diagnosis and mood. Br J Med Psychol 49:381–391
Stransky E (1911) Das manisch-depressive Irresein. Aschaffenburgs Handbuch
Straus E (1928) Das Zeiterleben in der endogenen Depression und in der psychopathischen Verstimmung. Monatsschr Neurol Psychiatr 68:640–656
Strian F, Klicpera C (1984) Anxiety and depression in affective disorders. Psychopathology 17:37–48
Strömgren LS (1977) The influence of depression on memory. Acta Psychiatr Scand 56:109–128
Tait AC, Harper J, Mc Clatchey WI (1957) Initial psychiatric illness in involutional women. I. Clinical aspects. J Ment Sci 103:132–145
Taschev T (1965) Statistisches über die Melancholie. Fortschr Neurol Psychiat 33:25–36
Taylor M, Abrams R (1973) Manic states. A genetic study of early and late onset affective disorders. Arch Gen Psychiatry 28:656–658
Teja JS, Narang RL, Aggarwal AK (1971) Depression across cultures. Br J Psychiatry 119:253–260
Tellenbach H (1956) Die Räumlichkeit der Melancholischen. Nervenarzt 27:12–18, 289–298
Tellenbach H (1983) Melancholie, 4. Aufl. Springer, Berlin Heidelberg New York Tokyo
Thies M (1982) Hypomanische Nachschwankungen: ihre Bedeutung für die Klinik und Therapie. Psycho 8:605–609
Tölle R (1985) Psychiatrie, 7. Aufl. Springer, Berlin Heidelberg New York Tokyo
Tölle R (1987) Neurose und Melancholie (in Vorbereitung)
Tölle R, Goetze U (1987) Diurnal variation of depressive symptomatology (Im Druck)
Tölle R, Pörksen N (1969a) Kreislaufwirkungen der Thymoleptika im Behandlungsverlauf. Pharmacopsychiat Neuropsychopharmacol 2:75–86
Tölle R, Pörksen N (1969b) Die thymoleptische Mydriasis im Behandlungsverlauf. Int Pharmacopsychiatr 2:86–98
Tölle R, Wefelmeyer T (1987) Wahn bei Melancholie. In: Olbrich H (Hrsg) Halluzinationen und Wahn. Springer, Berlin Heidelberg New York Tokyo
Tölle R, Peikert A, Rieke A (1987) Persönlichkeitsstörungen bei Melancholiekranken. Nervenarzt 58:227–236
Tsuang MT, Woolson RF (1977) Mortality in patients with schizophrenia, mania, depression and surgical conditions. Br J Psychiatry 130:162–166
Vaughan M (1976) The relationship between obsessional personality, obsessions in depression, and symptoms of depression. Br J Psychiatry 129:36–39
Wechsler H, Grosser G, Busfield BL (1963) The depression rating scale. Arch Gen Psychiatry 9:334–343
Weingartner H, Cohen RM, Murphy DL, Martello J, Gerdt C (1981) Cognitive processes in depression. Arch Gen Psychiatry 38:42–47
Weitbrecht HJ (1947) Zur Psychopathologie der zyklothymen Depression. Arbeiten zur Psychiatrie, Neurologie und ihrer Grenzgebiete. Willsbach u. Heidelberg (Festschrift für K. Schneider)
Weitbrecht HJ (1952) Zur Typologie depressiver Psychosen. Fortschr Neurol Psychiatr 20:247–269
Weitbrecht HJ (1953) Cyclothymes Syndrom und hirnatrophischer Prozeß. Nervenarzt 24:489–493
Weitbrecht HJ (1966) Die chronische Depression. Wien Z Nervenheilk 24:265–281
Weitbrecht HJ (1972) Depressive und manische endogene Psychosen. In: Kisker KP, Meyer JE, Müller C, Strömgren E (Hrsg) Klinische Psychiatrie 1. Springer, Berlin Heidelberg New York Psychiatrie der Gegenwart, 2. Aufl. Bd II/1, S 83–141
Wells CE (1979) Pseudodementia. Am J Psychiatry 136:895–900
Welner J, Marstal HB (1965) Symptoms in mania. An analysis of 279 attacks of manio-depressive elation. Acta Psychiatr Scand [Suppl] 180:175–176
Wieck HH (1965) Zur Lokalisation zyklothymer Mißempfindungen. Med Welt 34:2452–2454

Wing JK, Cooper JE, Sartorius N (1982) Die Erfassung und Klassifikation psychiatrischer Symptome. Beschreibung und Glossar des PSE (Present State Examination) – ein Verfahren zur Erhebung des psychopathologischen Befundes. Beltz, Weinheim Basel

Winokur G, Tsuang MT (1975) Elation versus irritability in mania. Compr Psychiatry 16:435–436

Winokur G, Clayton PJ, Reich T (1969) Manic-depressive illness. CV Mosby, Saint Louis

Wittkower ED, Hügel R (1969) Transkulturelle Aspekte des depressiven Syndroms. In: Hippius H, Selbach H (Hrsg) Das depressive Syndrom. Urban und Schwarzenberg, München Berlin Wien

Wulff E (1967) Psychiatrischer Bericht aus Vietnam. Aktuelle Fragen der Psychiatrie und Neurologie, Bd V/1. Karger, Basel New York, S 1–84

Young RC, Biggs JT, Ziegler VE, Meyer DA (1978) A rating scale for mania: reliability, validity and sensitivity. Br J Psychiatry 133:429–435

Zeh H (1956a) Zur Psychopathologie der zyklothymen Manie. Fortschr Neurol Psychiatr 24:149–160

Zeh H (1956b) Über das alterseigentümliche Erscheinungsbild der zyklothymen Manie. Fortschr Neurol Psychiatr 24:434–444

Zeh H (1957) Altersfärbung zyklothymer Phasen. Nervenarzt 28:542–545

Zerssen D von, Koeller DM, Rey ER (1970) Die Befindlichkeits-Skala (B–S) – ein einfaches Instrument zur Objektivierung von Befindlichkeitsstörungen, insbesondere im Rahmen von Längsschnittuntersuchungen. Drug Res 20:915–918

Zerssen D von (1976) Paranoid-Depressivitäts-Skala. Beltz, Weinheim

Zung WWK (1965) A self-rating depression scale. Arch Gen Psychiatry 12:63–70

2. Verlauf der affektiven Psychosen

J. Angst

INHALTSVERZEICHNIS

A. Einführung

Kenntnisse über den Verlauf affektiver Erkrankungen sind aus drei Gründen von Bedeutung: der Verlauf stellt ein wichtiges deskriptives Merkmal psychiatrischer Erkrankungen dar, Verlaufsunterschiede zwischen bestimmten Krankheitsformen gelten als Validierungskriterium für die Diagnostik und schließlich sind Kenntnisse über die Prognose wichtig für praktische therapeutische Entscheidungen, im besonderen hinsichtlich Indikation und Länge einer Dauermedikation (Prophylaxe). Kenntnisse über den Spontanverlauf sind nötig, um die Risiken einer Langzeitmedikation abzuwägen gegen das krankheitsbedingte Leiden, die sozialen Konsequenzen und die erhöhte Suizidgefahr und Mortalität.

Seit Kraepelin 1889 alle Untergruppen affektiver Erkrankungen vereinheitlichte, sind die meisten Verlaufsuntersuchungen über manisch-depressive Psychosen bis zum Jahr 1965 mit dem Mangel behaftet, daß sie auf eine Trennung zwischen rein depressiven und bipolaren manisch-depressiven Formen verzichten. Da die beiden Gruppen einen sehr verschiedenen Verlauf haben, sind die Untersuchungsresultate abhängig von der zufälligen diagnostischen Zusammensetzung des Krankengutes. Aussagekräftiger sind daher Studien vor Kraepelin und Studien nach 1966, die reinen Gruppen galten. 1966 forderten verschiedene genetische Untersuchungen die Rückkehr zum ursprünglichen Konzept bipolarer Psychosen von Falret (1851) und die Trennung derselben von den periodischen sog.

monopolaren oder unipolaren Depressionen (Leonhard et al. 1962; Angst 1966; Perris 1966; Winokur u. Clayton 1967).

Es ist heute nicht mehr möglich, unbehandelte Krankheitsverläufe zu studieren und in vielen Fällen schwer abzuschätzen, wie weit der beobachtbare Verlauf den Spontanverlauf widerspiegelt. Aus diesem Grunde ist der Rückgriff auf die Literatur des letzten Jahrhunderts und der Jahrhundertwende oft sehr nützlich. Aus methodischer Sicht leiden fast alle früheren Verlaufsstudien am Mangel, daß sie nur retrospektiv erfolgten oder daß nur eine einzige katamnestische Untersuchung durchgeführt wurde; es gibt kaum prospektive Studien mit wiederholten Untersuchungen. Ferner erfolgte die Mehrzahl der Studien an hospitalisierten Kranken. Wir wissen bis heute noch sehr wenig über leichtere depressive Störungen; dies ist um so bedauerlicher, als die meisten Patienten ja ambulant oder gar nicht behandelt werden.

B. Stabilität der Diagnosen

Unipolare endogene Depressionen können im Verlaufe der Erkrankung jederzeit in Hypomanien oder Manien umschlagen. Unipolare Stichproben sind daher im Prinzip immer heterogen, da sie sich aus verborgenen bipolaren Erkrankungen und echten unipolaren Depressionen zusammensetzen. Das Verhältnis von unipolaren zu bipolaren Psychosen ist bis heute nicht geklärt. Schätzungen gehen von 10–20:1 bis zu 1:1 (Angst et al. 1978; Egeland u. Hostetter 1983). In Langzeitstudien wurde die Umschlagsrate depressiver in manisch-depressive Erkrankungen mit 4–33% in der Literatur angegeben (s. Übersicht von Clayton 1981). Im Extremfall fanden Brockington et al. (1982) 55% Umschlag bei Depressiven mit synthymen Wahngedanken und Halluzinationen. Der Umschlag kann anläßlich jeder neuen Episode erfolgen, und das Risiko nimmt über die ersten zehn Episoden nicht merklich ab (Angst et al. 1978). Der Versuch, unipolar Depressive in ihrer diagnostischen Homogenität dadurch zu sichern, daß nur Patienten mit drei oder mehr Episoden als solche diagnostiziert werden (Perris 1969), hat sich als nicht valide herausgestellt. Es besteht nämlich eine Korrelation zwischen Periodizität und Bipolarität. Je mehr depressive Phasen ein Patient zeigt, um so größer ist der Verdacht, daß es sich um einen potentiellen bipolaren Fall handelt.

C. Grundsätzliches zum Verlauf

Der Verlauf depressiver und manisch-depressiver Erkrankungen ist außerordentlich variabel und individuell. Es ist schon kaum möglich, eine Vorhersage für Gruppen, geschweige denn für Einzelfälle, zu formulieren. Aus diesem Grunde ist es auch relativ schwierig, Verlaufsmerkmale als Validierungskriterien für diagnostische Einteilungen zu benützen, eine Unsicherheit, die heute zu wenig berücksichtigt wird!

Deskriptive Elemente des Krankheitsverlaufes sind Beginn, Ersterkrankungsalter, Phasenzahl, Phasendauer und -amplitude, Intervalldauer, Remissionsgrad im Intervall, Zyklusdauer (Abstände von Phasenbeginn zu Phasenbeginn), Ausgang (Zustand bei der letzten Untersuchung). Die Datierung des Beginnes einer Störung ist oft sehr unsicher, da die ersten Phasen manchmal in ihrem Schweregrad kaum Krankheitswert erreichen, nicht behandelt werden und oft erst retrospektiv nach dem Auftreten einer schwereren Störung als solche erinnert werden. Methodisch schwierig ist auch die Schätzung der Morbidität über die Zeit. Es ist versucht worden, ab Krankheitsbeginn die in Phasen verbrachten Perioden als Prozentsätze der Lebenszeit auszudrücken oder mindestens die in Spitälern verbrachte Zeit. Ferner wurde in psychopharmakologischen Experimenten (Coppen et al. 1976) versucht, ein genaueres Maß der Morbidität in Form der Fläche unter der wellenförmig verlaufenden Erkrankungskurve zu berechnen, indem die Schweregrade zu bestimmten Zeitpunkten prospektiv geschätzt wurden. Methodisch von Bedeutung ist schließlich die Erkenntnis, daß Phasen- und Zyklusdauer in der Regel eine lognormale Verteilung aufweisen (Angst u. Weis 1967) und daher nach Transformation als abhängige Variablen für multivariate Analysen dienen können.

D. Ersterkrankungsalter

Die Erstmanifestation affektiver Psychosen erfolgt oft schon in der Adoleszenz. Die Erkrankung kann sich nicht nur atypisch, sondern häufig auch als milde Dysthymie äußern (Kovacs et al. 1984a, b). Die ursprüngliche Diagnose einer reaktiven oder „neurotischen" Depression, einer Dysthymie oder einer zyklothymen Persönlichkeitsstörung muß deshalb später oft in die einer Melancholie oder bipolaren Psychose geändert werden.

Das Ersterkrankungsalter verteilt sich linksschief und die oft gegebenen Mittelwerte und Standardabweichungen sind wertlos. Brauchbar sind verteilungsfreie Parameter wie Median und Quartile. Histogramme zeigen sehr häufig eine zweigipflige Verteilung, vor allem wenn unipolare und bipolare Erkrankungen als eine Einheit zusammengefaßt werden, wie es z. B. bei Slater (1938a) der Fall war. Es hat sich aber später gezeigt, daß auch die Trennung von unipolaren und bipolaren Affektpsychosen die Bimodalität der Verteilung nicht voll aufhebt (Angst 1980) (Abb. 1). Studien, welche eine klare eingipflige Verteilung des Ersterkrankungsalters finden (Taylor u. Abrams 1981; Loranger u. Levine 1978 für bipolare Störungen; Peselow et al. 1982 für unipolare Depressionen) beruhen in der Regel auf Stichproben jüngeren Alters. Die Bimodalität ist nur faßbar, wenn das Krankengut für alle Altersgruppen repräsentativ ist und auch Späterkrankungen nach dem 40. und 50. Lebensjahr einschließt. Neuerdings wurde gefunden (Stassen et al., im Druck), daß das Ersterkrankungsalter Bipolarer in seiner Verteilung einer quadratischen Funktion, das unipolar Depressiver einer linearen Funktion folgt. Das Risiko, an unipolarer Depression zu erkranken, nimmt mit dem Alter gleichmäßig ab; dasjenige, an einer bipolaren Störung zu erkranken, nimmt in jüngeren Jahren sehr stark und später immer weniger ab. Diese Er-

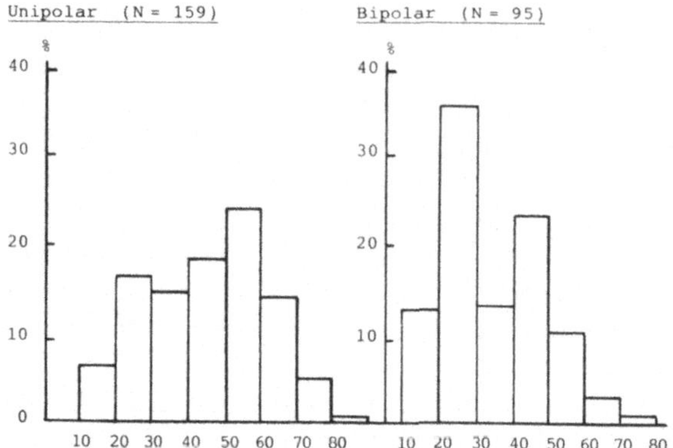

Abb. 1. Ersterkrankungsalter. (Aus ANGST 1980)

kenntnis wird für künftige genetische Analysen bei der Berechnung des Morbiditätsrisikos von Verwandten bedeutsam werden.

Bipolare Störungen manifestieren sich früher als unipolar depressive. Der Median der bipolaren Ersterkrankungen liegt in der Regel zwischen 20 und 30 Jahren, der unipolaren zwischen 30 und 40. Ein Geschlechtsunterschied wird meistens nicht gefunden. Innerhalb der bipolaren Erkrankungen scheint der Typ II (bei dem nur hypomanische Phasen neben schweren depressiven zu beobachten sind) ein späteres Erkrankungsalter aufzuweisen als der Typ I. Es ist keineswegs so, daß Spätmanifestationen der Erkrankung mit einem geringeren Rückfallsrisiko behaftet wären, im Gegenteil, die Intervalle bzw. die Zykluslängen sind kürzer und das Chronifizierungsrisiko eher größer bei Spätmanifestationen. Noch offen ist die Frage, ob einphasische Manifestationen der Erkrankungen als besonders milde Formen ein spätes Manifestationsalter im Vergleich zu den übrigen aufweisen (TAYLOR u. ABRAMS 1973, 1981).

Für den weiteren Krankheitsverlauf bipolarer Störungen ist es irrelevant, ob die Erkrankung mit einer manischen oder einer depressiven Episode beginnt. Ausgehend von 471 ersten Phasen fand KRAEPELIN (1921) in 22% eine manische,

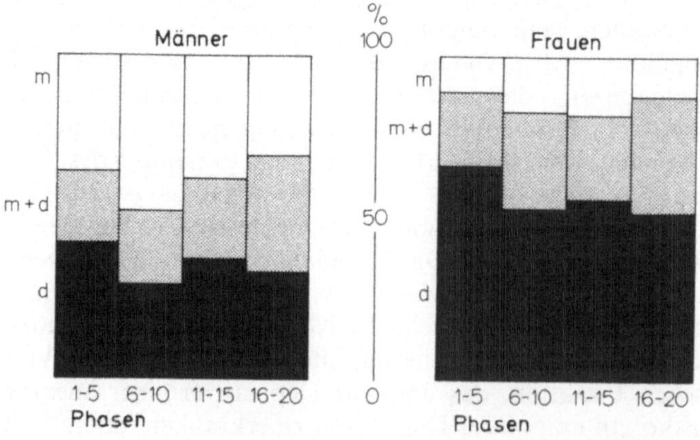

Abb. 2. Anteil depressiver (*d*) manischer (*m*) und manisch-depressiver (*m* + *d*) Syndrome während der ersten 20 Phasen im Querschnitt (95 Patienten mit variabler Phasenzahl). (Aus ANGST 1978)

in 22% eine biphasische und in 56% eine depressive Erstmanifestation. Prospektive Untersuchungen über den weiteren Verlauf im Längsschnitt sind sehr selten (ANGST 1978) (Abb. 2). Im gesamten bleibt der Anteil der beobachteten Syndrome ganzer Patientengruppen von Phase zu Phase stabil, hingegen besteht eine Geschlechtsdifferenz insofern, als der Anteil depressiver Syndrome bei Frauen im Vergleich zu Männern überwiegt. Das Ersterkrankungsalter von bipolaren Störungen, die sich als Depression oder Manie anläßlich der ersten Phase manifestieren, ist gleich (CARLSON et al. 1977). Ein manischer Beginn ist wahrscheinlich bei Männern häufiger als bei Frauen.

E. Phasenzahl

Unter den affektiven Psychosen gibt es singuläre und multiple Manifestationen. Singuläre bipolare Störungen scheinen extrem selten zu sein und sind wahrscheinlich in der Mehrzahl der Fälle schlechten Informationen zuzuschreiben. Der Anteil der einphasischen Erkrankungen ist geradezu ein Qualitätsmerkmal einer Studie: Ist der Prozentsatz sehr hoch, so wurde entweder keine gute Anamnese aufgenommen oder es fehlt in der Regel eine langfristige Katamnese bzw. prospektive Untersuchung. Die Zahl der einmalig Erkrankten hängt selbstverständlich auch von der Frage ab, wie schwer eine Störung sein muß, damit sie als „Episode“ gewertet wird. Als Definition gilt im allgemeinen eine mindestens zweiwöchige Dauer und eine Leistungsverminderung im Arbeitsbereich bei Präsenz einer gewissen Zahl von diagnostisch relevanten Symptomen (s. Kap. Begriff der affektiven Erkrankungen in diesem Band). Es besteht aber kein Zweifel darüber, daß es z. B. auch hypomanische Episoden von wenigen Tagen Dauer gibt. Außerdem gibt es ja die klassischen bipolaren Erkrankungen mit einem 48-Stunden-Rhythmus, wobei von Tag zu Tag Manien und Depressionen abwechseln.

Schließlich ist im Gefolge der Arbeiten von DUNNER et al. (1976) noch eine besondere Gruppe der sog. "rapid cyclers" isoliert worden, die definiert sind durch 4 depressive bzw. manische Phasen pro Jahr oder 2 bipolare Episoden pro Jahr. KUKOPOULOS et al. (1983) sowie andere Arbeitsgruppen haben Befunde publiziert, wonach trizyklische Antidepressiva die Periodizität erhöhen, d. h. die Zykluslängen verkleinern und die Häufigkeit von sog. „rapid cyclers“, die schwer zu behandeln sind, erhöhen sollen. Diese Hypothese ist noch weiter zu erforschen.

Die Angaben über einmalige Manifestationen von Melancholien schwanken im allgemeinen zwischen 20% und 30%. Alle übrigen Verläufe sind periodisch, wobei allerdings wahrscheinlich nur etwa die Hälfte der Melancholien sich mehr als dreimal im Leben manifestiert. Diese Zahl wiederum hängt stark von der Alterszusammensetzung des Krankengutes ab. Späterkrankungen wiederholen sich naturgemäß weniger. Im Gegensatz zu den unipolaren Depressionen muß angenommen werden, daß bipolare Störungen in mindestens 95% periodisch verlaufen. Die beobachtete totale Phasenzahl über die Lebenszeit ist nach einer Untersuchung von ANGST (1986 b) bei bipolaren Störungen doppelt so hoch wie bei unipolaren Depressionen, und zwar sind es bis zum Alter von etwa 65 Jahren bei bipolaren 10, bei unipolaren 4–6 Phasen. Die höhere Phasenzahl der bipolaren Störungen wurde bereits durch REHM (1907) klar beschrieben.

F. Phasendauer

Wertham (1929) gibt Originaldaten über die Länge von 2000 manischen Episoden. Aus den publizierten Histogrammen kann heute berechnet werden, daß der Median der Phasendauer zwischen 4 und 6 Monaten lag. In Mendels Monographie (1881) über 43 Fälle von Manie findet sich ebenfalls ein Median von 5–6 Monaten. Auch Ziehen kommt 1896 in seinem Lehrbuch auf eine Länge der Depressionen von 4–6 Monaten, Pilcz (1901) auf eine solche von 3–6 Monaten sowohl für manische wie für depressive Episoden. Heute finden wir im Median eine Dauer für behandelte depressive Episoden von 5,2–5,4 Monaten, für bipolare Störungen von 4,0–4,2 Monaten; d. h. letztere sind etwas kürzer. Die heutigen Werte entsprechen im Median also vollkommen den schon im letzten Jahrhundert beschriebenen. Dieser Befund ist außerordentlich wichtig, zeigt er doch, daß die Pharmakotherapie nicht zu einer realen Verkürzung der Krankheitsepisoden, jedoch zu einer ausgeprägten Milderung oder Unterdrückung der Symptome führt. Aus diesem Grunde muß solange behandelt werden, als untergründig die Phase andauert und sich noch in Residualsymptomen manifestiert. Immer wieder wurde vermutet, daß sich die Phasendauer mit ansteigendem Alter verlängere. Dafür geben neuere Analysen aber keinerlei Anhaltspunkte. Intraindividuell bleibt die Phasendauer relativ stabil. Davon ausgenommen sind die Fälle, welche sich chronifizieren (10–20%) (s. auch Abschn. J, 3. Absatz). Im Gegensatz zur Pharmakotherapie vermag die Elektroschockbehandlung die Phasen oft abzukürzen.

G. Länge der Intervalle und Zyklen

Intervall- und Zykluslängen sind entscheidende deskriptive Merkmale für die Periodizität des Krankheitsverlaufes, besonders auch dessen Modifikation durch eine Dauermedikation oder Prophylaxe.

Methodisch wird bei der Analyse häufig ein schwerwiegender Fehler begangen, indem quer über ein ganzes Krankengut einfach die mittlere Zyklus- bzw. Intervalldauer für die erste, zweite usw. Manifestation berechnet wird. Slater (1938 b) zeigte klar, daß es nötig ist, Kohorten nach Phasenzahl getrennt zu analysieren, z. B. dreiphasische gegenüber vierphasischen gegenüber fünfphasischen usw. Auf diese Weise fand er, im Gegensatz zu den meisten andern, keine Anhaltspunkte dafür, daß das erste Intervall länger war als das spätere; sein Krankengut war relativ klein. Neuere Untersuchungen zeigen, daß doch eine systematische Verkürzung vorliegt, die zwischen dem ersten und zweiten Intervall sehr stark ist und sich nachher weniger deutlich fortsetzt, aber wahrscheinlich doch einer logarithmischen Verteilung folgt. Das Problem ist jedoch bis heute nicht voll gelöst, zumal Cutler u. Post (1982) sowie Fukuda et al. (1983) keinerlei Regelhaftigkeiten fanden. Gesichert ist, daß bipolare Störungen kürzere Intervalle und Zykluslängen aufweisen als Melancholien (Kinkelin 1954; Angst et al. 1973; Murphy et al. 1974; Angst 1980). So findet Angst (1986) im Median eine Zykluslänge von ungefähr 4,5–5 Jahren für Melancholien und etwa 2–3 Jahren für bipolare Störungen. Gesichert ist, daß ein spätes Erkrankungsalter mit kürzeren

Abständen von Erkrankung zu Erkrankung korreliert (SWIFT 1907; KINKELIN 1954; ANGST u. WEIS 1967).

Es ist immer wieder vermutet worden, daß alle möglichen anamnestische Variablen wie kindliches Milieu, konstitutionelle Tendenzen, prämorbide Persönlichkeit, Auslösung durch Streß usw. den Krankheitsverlauf modifizieren würden. ANGST u. WEIS (1967) analysierten zahlreiche Variablen mit Hilfe einer multiplen Regression und konnten die Rückfallneigung nur mit dem Ersterkrankungsalter und dem Alter sowie der Zahl der vorangegangenen Phasen in Verbindung bringen.

Eine noch wenig bearbeitete Frage gilt dem Ausgang der Störung: Wieviele Fälle remittieren über Jahre, d.h. heilen ab, wieviele werden chronisch und bei wievielen geht die periodische Rückfallneigung weiter. Dieses Problem ist für die Dauer einer prophylaktischen Medikation entscheidend. Es gibt dazu kaum schlüssige Studien (ANGST 1981, 1986b).

H. Jahreszeitliche Schwankungen, Saisonalität

Jahreszeitliche Schwankungen in der Manifestation sind sowohl für körperliche wie psychische Erkrankungen gesichert. Für affektive Störungen sind sie beschrieben seit Arethaeus und Hippokrates (erwähnt schon durch GRIESINGER 1845). Aus methodischer Sicht muß unterschieden werden zwischen echter Manifestation und Behandlungsbeginn bzw. Klinikaufnahme. Leider konzentrieren sich die meisten Studien auf die letzten beiden Aspekte. Eine beispielhafte Untersuchung wurde 1897 durch MITCHELL veröffentlicht, der 3037 Melancholiker studierte. Er unterschied schon klar zwischen Episodenbeginn und Klinikaufnahme. Die Episoden zeigten milde Gipfel im April und Dezember, die Klinikaufnahmen keinerlei jahreszeitlichen Schwankungen. Der Autor folgerte zu Recht, daß nicht viel Varianz durch die jahreszeitlichen Schwankungen erklärt wird. Das Problem ist bis heute nicht genauer geklärt. Viele Studien beschreiben Spitzen der Erkrankung im Frühling oder im Herbst, Literaturübersichten finden sich bei PARKER u. WALTER (1982) sowie bei ROSENTHAL et al. (1983). Es ist möglich, daß sich bipolare Störungen im Frühling und im Herbst häufen (ANGST et al. 1968; RIHMER 1980), wogegen unipolare Depressionen möglicherweise nur im Herbst vermehrt vorkommen (ANGST et al. 1968; FRANGOS et al. 1980). Eine große Studie von PARKER und WALTER analysierte die Klinikaufnahme von 23000 Depressiven und 3000 Suiziden in Australien. Suizide zeigten keine jahreszeitlichen Schwankungen, hingegen waren Manien und reaktive depressive Psychosen im Frühling sowie Depressionen im späten Winter gehäuft. Noch ungeklärt ist die von SLATER (1938b) aufgeworfene Frage, ob individuelle Tendenzen bezüglich saisonaler Schwankungen bestehen. Einzelfallanalysen, wie z.B. diejenige von ROSENTHAL et al. (1983) könnten diesbezüglich weitere Erkenntnisse bringen.

Neuerdings wurde durch ROSENTHAL et al. (1984) eine sog. *„saisonale Depression"* mit Manifestationen im Winter und mit atypischer Symptomatik beschrieben (s. Kap. Begriff der affektiven Erkrankungen in diesem Band). Welche Bedeutung diesem Krankheitsbild zukommt, ist schwer abzuschätzen. Es gibt noch keine epidemiologischen Untersuchungen über die Prävalenz; die experimentellen Stichproben sind hoch ausgelesen. Erst unvoreingenommene epidemiologische Untersuchungen, welche das Problem saisonaler Depressionen objektiv über alle 12 Monate des Jahres in ihrem Auftreten prospektiv studieren (wie z. B. BARRETT et al. 1978), werden weiterhelfen. Im Augenblick muß diese Krankheitsform als noch nicht gesichert betrachtet werden. Zusammenfassend ist festzustellen, daß affektive Erkrankungen wahrscheinlich milde Frühlings- und Herbst- bzw. Wintergipfel aufweisen können, daß aber die meisten Erkrankungen über das Jahr zufällig verteilt sind. Eine Klärung des Problems kann nur prospektiv erfolgen.

J. Ausgang

Der Ausgang der Erkrankungen kann erfolgen in Suizid, Tod in einer Krankheitsphase, Chronifizierung (in der Regel heute definiert als Phasendauer von über 2 Jahren ohne Remission), leichtere Residualzustände und Heilung (Symptomfreiheit oder mindestens soziale Remission über wenigstens 5 Jahre).

Die Prognose affektiver Erkrankungen ist sicher viel schlechter als ursprünglich angenommen worden war. Der heutigen Psychiatrie ist es z. B. immer noch nicht gelungen, das Suizidrisiko in statistisch faßbarem Ausmaß zu reduzieren, obwohl ein Großteil der Depressiven gerade wegen der Selbstgefährlichkeit Psychiatern anvertraut wird. Es gibt leider bis jetzt keine Studie, die zeigt, daß die Suizide abgenommen haben, obwohl eigentlich aufgrund der Langzeitmedikation von Lithium, Carbamazepin und anderen Antiepileptika ein solcher Effekt erwartet werden könnte. Eine Übersicht der Literatur ist aus vielerlei Gründen problematisch, da die Studien nicht vergleichbar sind. Die Stichproben stammen aus allen möglichen Behandlungseinrichtungen, aus Spitälern, Polikliniken, Privatpraxen; die Diagnostik unterscheidet sich, das Design der Studie variiert (Katamnesen und prospektive Studien), vor allem aber gibt es enorme Unterschiede in der Beobachtungszeit, nicht nur von Studie zu Studie, sondern meist auch noch von Patient zu Patient innerhalb einer Untersuchung. Schließlich sind auch die Remissionen unterschiedlich definiert. Die Tabelle 1 zeigt Remissionsraten aufgrund von Katamnesen, die Tabelle 2 aufgrund von prospektiven Untersuchungen; letztere umfassen naturgemäß kürzere Zeiträume und weisen auf den großen Mangel an längeren Studien hin. Als Remissionen werden von den Autoren verschiedene Kriterien verwendet, wie „soziale Heilung“, „nicht behindert“, „gut“, „symptomfrei“, „gute soziale Anpassung“, „komplette Remission“, „Wiederherstellung des früheren Beschäftigungsgrades“, „anhaltende Heilung“, „guter Ausgang“. Es kann vermutet werden, daß ungefähr die Hälfte bis zwei Drittel depressiver und manisch-depressiver Erkrankungen sozial remittieren. Unter sozialer Remission wird die Wiederherstellung der Arbeitsfähigkeit auf dem prämorbiden Niveau plus Präsenz gewisser Symptome verstanden. Bipolare und unipolare Störungen scheinen sich bezüglich sozialer Remission zu unterscheiden. ANGST (1986a) fand eine mindestens fünfjährige Rückfallfreiheit bei 29% der bipolaren, hingegen bei 42% der unipolar Depressiven. Die kürzeren prospektiven Studien zeigen naturgemäß höhere Remissionsraten als die längeren Katamnesen. Bis

Tabelle 1. Katamnestische Studien – Remissionsraten

Autor(en)	Jahr	Land	Stichprobe 19...	h/a *	Diagnose **	N	Katamnese Jahre	Remission %
Fuller	1935	USA	20–21	h	MDP	327	10	57
Bond u. Braceland	1937	USA	27–28	h	MDP	159	5	54
					ID	47		26
Rennie	1942	USA	13–16	h	M	17	26–29	35
					BP	49		29
					D	142		29
Lundquist	1945	S	12–31	h	BP	103	8–27	85
					UP	216		76
Ziskind et al.	1945	USA	38–43	PP	D	109	1– 5	75–88
Huston u. Locher	1948a	USA	30–39	h	ID	60	1–15	46
Watts	1956	UK	46–55	AP	ED	387	8	77
Hastings	1958	USA	38–44	h	M	42	6–12	40
					BP	26		40
					D+ID	112		47
Astrup et al.	1959	N	38–50	h	MDP	96	7–19	51
Post	1972	UK	50	h	D>60	100	6	59
Shobe u. Brion	1971	USA	49–53	a+h	M	5	18	47
					BP	10		
					<20	96		
Morrison et al.	1973	USA	34/44	h	BP	87	35	51
			–69		UP	59		61
Carlson et al.	1974	USA	60–70	h	BP	53	0,5–9	67
Winokur (Iowa 500)	1975	USA	34–44	h	BP	75	1–20	73
Tsuang et al.	1976	USA	35–44	h	BP	100	35	54
					UP	225		59
Rao u. Nammalvar	1977	India	74–76	h	BP	36	3–13	77
					D	73		
Tsuang et al.	1979	USA	34–44	h	BP	86	30–40	50
					D	212		61
Zhenyi et al.	1980	China	58–78	h	AD	595	–20	67

* h = hospitalisierte Pat.
a = ambulante Pat.
AP = Allgemeinpraxis
PP = Privatpraxis
E = epidemiologische Studie.

** M Manie
BP bipolare Erkrankung
D Depression
UP unipolare Depression
ID Involutionsdepression
MDP manisch-depressive Psychose
ND neurotische Depression
ED endogene Depression
AD atypische Depression
UM unipolare Manie
RD reaktive Depression
PD primäre Depression
SAD depressiv-schizoaffektive Psychose.

heute gibt es keine sicheren Anhaltspunkte dafür, daß primäre vs sekundäre, endogene vs nicht-endogene bzw. neurotische Depressionen sich wesentlich in ihrem Verlauf unterscheiden. Unterschiede sind manchmal Artefakte der Definition, so z. B. wenn mit Hilfe der Newcastle-Skala II (Roth et al. 1983) ein langgezogener Verlauf schon in die Definition „neurotischer" Depressionen einbezogen wird.

Tabelle 2. Prospektive Studien – Remissionsraten

Autor(en)	Jahr	Land	Stichprobe 19...	h/a *	Diagnose **	N	Katamnese Jahre	Remission %
WINOKUR et al.	1969	USA	64–65	h	M/BP	16	1,5–3	61
POST	1972	UK	66–67	a+h	D>60	92	1,5–3	63
SCHAPIRA et al.	1972	UK	63–65	h	D	28	(3,8)	46
AKISKAL et al.	1978	USA		a+h	BP	18	3–4	86
					UP	22		
					SAD	10		
W.H.O.	1979	Int.		h	D	72	2	39
					M	51		49
KLERMAN	1980	USA		a	ND	91	0,5; 1; 4	38–85
KELLER u. SHAPIRO	1981	USA		a+h	BP	15	1	93
					UP	86		71
KOVACS et al.	1981	USA		a	UP	35	1	46
WEISSMAN et al.	1981	USA		a	D	62	1	48
MURPHY	1983	UK	–81	a+h	D≧65	124	1	35
ANGST	1986a	CH	59–63	h	BP	105	17–21	29
					UP	139		42

* und ** s. Tabelle 1.

Tabelle 3. Chronifizierung

Autor(en)	Jahr	Land	h/a *	Diagnose **	N	Design Jahre ***	Chronizität %
MENDEL	1881	D	h	M	57		20
BERGER	1909	D	h	D	238	R 12	12,6
REHM	1919	D	h	MDP	400	R	8
KRAEPELIN	1921	D	h	MDP	899	K 10–40	4–5
MAUZ	1930	D	h	MDP	420	K	10
BOND u. BRACELAND	1937	USA	h	MDP	159	K 5	19
				ID	45		22
RENNIE	1942	USA	h	UP	142	K 26–29	13,4
				BP	55		10,9
				UM	16		6,2
LUNDQUIST	1945	S	h	MDP	319	K 30	
				M	103		8
				D	216		26
POORT	1945		h		< 20	K 10–15	33
HUSTON u. LOCHER	1948	USA		ID	60	K 1–15	18
	(a, b)			UP	80	K 7	9
KINKELIN	1954	CH	h	UP	89	R 1–27	14,6
				BP	51		41
				UM	6		16,1
WATTS	1956	UK	AP	ED	387	K 8	14
LANDOLT	1957	h		BP	44	K 5–25	16
HASTINGS	1958	USA	h	D	67	K 6–12	31
				M	42		27
				BP	26		27
ASTRUP et al.	1959	N	h	MDP	96	K 7–19	19,8

Tabelle 3 (Fortsetzung)

Autor(en)	Jahr	Land	h/a *	Diagnose**	N	Design Jahre***	Chronizität %
FORSSMAN u. JANSSON	1960	S	h	ED	97	K 5–10	24
				RD	99		8
BRATFOS u. HAUG	1968	USA	h	MDP	207	K 6	23
WINOKUR et al.	1969	USA	h	M/BP	28	P 1,5–3	11
SCHIPKOWENSKY u. MILENKOW	1970	Bulg.	E	MDP	821	R 10–15	11,9
SHOBE u. BRION	1971	USA	h+a	D	96	K 14–20	14,6
				M	5		40
POST	1972	UK	h+a	ID	81	P 6	17,1
				ID	92	3	11,9
SCHAPIRA et al.	1972	USA	h	D	28	P 3,8	10,7
CIOMPI	1973	CH	h	D	127	K 20,5	20
				M	28	34,5	
WINOKUR u. MORRISON	1973	USA	h	UP	108	K 10–20	1
CARLSON et al.	1974	USA	h	BP	49	K 0,5–9	12
CARLSON et al.	1977	USA	h	BP	28	K 0,5–9	20
RAO u. NAMMALVAR	1977	India	h	BP	36	K 3–13	8
				D	73		11
AKISKAL et al.	1978	USA	a	PD	40	P 3–4	10
W.H.O.	1979	Int.		D	72	P 2	7
				M	51		2
KLERMAN	1980	USA	a	ND	91	P 0,5; 1; 4	25
KOVACS et al.	1981	USA	h	D	35	P 1	26
CORYELL et al.	1983	USA	h	UP	44	K 5	18
MURPHY	1983	USA	a	D	124	P 1	29
BERTI CERONI et al.	1984	I	a	D	111	P 1–4	77
				BP	9		44
ANGST	1986a	CH	h	UP	139	P 15–20	14
				BP	105		12

* und ** s. Tabelle 1.
*** R retrospektive Studie
K katamnestische Studie
P prospektive Studie.

Der künftige Verlauf wird ja am besten durch den anamnestischen vorhergesagt. Methodisch ist es unstatthaft, den Verlauf als Validierungskriterium heranzuziehen, wenn er schon in die Diagnostik eingegangen ist (so z. B. bei der Definition der Schizophrenie nach den St. Louis-Kriterien oder der „neurotischen" Depression nach den Newcastle-II-Kriterien).

Eine Chronifizierung des Krankheitsverlaufs ist oft beschrieben worden, und die wichtigsten Studien sind in Tabelle 3 zusammengefaßt. Die Definitionen für Chronifizierung variieren von Autor zu Autor und sind oft negativ gefaßt, z. B. chronisch behindert, nicht frei von Symptomen, keine soziale Remission, arbeitsunfähig, meistens auch sozial stark behindert, immer mehr setzt sich aber die Definition einer Minimaldauer von 2 Jahren durch. Trotz der Variabilität der Definitionen schwanken die Zahlen im allgemeinen zwischen 10% und 20%, wobei keine Differenzen zwischen unipolaren und bipolaren Erkrankungen zu finden sind.

Eine Chronifizierung wird vor allem bei älteren Kranken immer wieder besonders häufig beobachtet und scheint mit dem Auftreten akuter oder chronischer körperlicher Erkrankungen zu korrelieren (Roth u. Kay 1956). Besonders schwierig ist in diesem Alter die Diagnostik, nämlich ob es sich um echte körperliche Störungen oder hypochondrische Symptome handelt, ferner ob die Depression als symptomatische Äußerung des zugrundeliegenden körperlichen Prozesses oder als unabhängig davon zu werten ist. Die einfache Unterscheidung zwischen reaktiven, endogenen und symptomatischen Depressionen ist im Einzelfall kaum möglich; die pathogenetischen Zusammenhänge sind ungeklärt. Akiskal (1982) zählt eine Reihe von Faktoren auf, welche mit der Chronifizierung korrelieren sollen, z. B. Todesfälle im Familien- und Freundeskreis, Vorhandensein körperlicher Störungen, Abusus von Drogen oder Alkohol, familiäre Häufung von affektiven Erkrankungen. Die Befunde harren aber der Kreuzvalidierung.

Eine wenig studierte Frage richtet sich auf die Länge der Chronifizierung. Es ist nicht geklärt, ob im Prinzip nicht sämtliche depressiven Phasen reversibel sind! Auf Spätheilungen hat bereits Petrén (1908) in einer umfassenden Arbeit fundiert hingewiesen. Wertham (1929) beobachtete Fälle von Manien, die nach 5–11 Jahren remittierten; neuerdings haben auch Winokur u. Morrison (1973) sowie Morrison et al. (1973) vermutet, daß Phasen bis zu 10 Jahren dauern und dann remittieren können, und eine große Zahl solcher Spätremissionen wurde schon durch Kreuser (1900) beschrieben. Es ist wichtig, diese alten Erfahrungen präsent zu haben, um therapeutischem Pessimismus zu begegnen. Jede depressive Phase kann im Prinzip jederzeit remittieren, nur nehmen die Aussichten mit der Länge der Phase naturgemäß ab.

Die Mortalität im Gefolge von depressiven und bipolaren Störungen ist außerordentlich hoch und nicht nur den Suizidraten zuzuschreiben. Vor Einführung der Elektroschock- und Pharmakotherapie wurden bei Klinikaufnahme von Manisch-Depressiven hohe Todesraten, inklusive Suiziden, gefunden. Pollock (1931) berichtete z. B. über 756 Todesfälle unter 8438 Erstaufnahmen (9%) von manisch-depressiven Störungen in den Jahren 1909–1920 im Staate New York. Derby (1933) fand für die Epoche 1912–1932 sogar 22,5% Todesfälle unter 4341 Aufnahmen. Diese amerikanischen Zahlen sind sehr viel höher als z. B. die dänischen für die Jahre 1928–1932, über welche Poort (1945) berichtete; sie fand 11 Todesfälle unter 250 Aufnahmen (4,4%). Die früher oft tödlichen Fälle von „delirium acutum“ im Verlauf von manisch-depressiven Erkrankungen können seit Einführung der Elektroschockbehandlung erfolgreich behandelt werden. Diese Therapie ist bis heute durch die Pharmaka nicht ersetzt. Die Fortschritte in der Behandlung von somatischen Komplikationen haben zusätzlich zur Reduktion der Todesfälle beigetragen. Die Mortalität wegen körperlicher Störungen scheint bei beiden affektiven Erkrankungen – unipolaren wie bipolaren – aber immer noch erhöht zu sein (Tsuang u. Winokur 1974; Tsuang u. Woolson 1978; Tsuang et al. 1979, 1980a, b). Fest steht, daß die Mortalität bei Altersdepressiven gewaltig erhöht ist (Stenstedt 1959; Kay u. Bergmann 1966; Post 1972; Jacoby 1981; Evans u. Whitlock 1983). Ob eine Geschlechtsdifferenz diesbezüglich existiert, ist nicht gesichert.

Große statistische Untersuchungen widmen sich in diesem Zusammenhang der Frage einer Assoziation von manisch-depressiven bzw. depressiven und somatischen Erkrankungen wie Arteriosklerose (KAY 1962; BALDWIN 1980), Störungen des Kreislaufes (TSUANG et al. 1979), des respiratorischen Systems (EVANS u. WHITLOCK 1983), Diabetes mellitus bei bipolaren Störungen (REHM 1919, LILLIKER 1980) und atopischen Erkrankungen (NASR et al. 1981). Aufschlußreich ist vor allem die epidemiologische Oxford Record Linkage Study von BALDWIN (1980), welche 1489 Personen mit affektiven Psychosen mit 3915 nichtpsychotischen Depressiven verglich. Das Risiko für Karzinome ist nicht erhöht, hingegen dasjenige für arteriosklerotische Herzerkrankungen und vaskuläre Läsionen des ZNS; es scheint ferner erhöht für Asthma bronchiale, Heuschnupfen, Ulcus pepticum, Diabetes mellitus, Thyreotoxikose bzw. Myxoedem sowie Infektionskrankheiten. Die kausalen Hintergründe dieser Assoziationen sind bis heute nicht bekannt. Eine neue große Studie an 2168 manisch-depressiven Ersthospitalisierten (Zeitraum 1970–1972) aus Dänemark beweist klar die erhöhte Mortalität nicht nur durch Suizide, sondern auch durch Unfälle und kardiovaskuläre Erkrankungen (WEEKE 1979; WEEKE, im Druck).

Die Suizidraten von Depressiven haben sich bis heute nicht sichtbar verändert oder sind gestiegen (ERNST u. KERN 1974; ERNST 1979). GUZE u. ROBINS (1970) fanden in einer Literaturübersicht bei 12–19% aller Verstorbenen einen Suizid. Dabei ist zu berücksichtigen, daß in allen Studien ein Teil der Patienten noch lebte und der definitive Ausgang noch offen war. Die beobachtete Suizidrate ist von der Beobachtungslänge abhängig, welche leider in den meisten Studien kurz ist. GUZE und ROBINS korrelierten die Suizidrate mit der Länge der Katamnese und vermuten eine totale Suizidrate von ca. 15%. Es wurde vermutet, die Suizide erfolgten überwiegend in den ersten 10 Jahren der Erkrankung (GUZE u. ROBINS 1970; CLAYTON 1983; TSUANG u. WOOLSON 1978), eine eigene prospektive Untersuchung mit Hilfe einer Survival-Analyse zeigt jedoch, daß das Risiko bis ins hohe Alter gleichermaßen weiterbesteht (ANGST u. STASSEN 1986). Das Suizidrisiko liegt um ein vielfaches höher als in der Normalbevölkerung. In der Lundby Study von HAGNELL et al. (1981) wurde unter Männern ein 13mal höheres Risiko gefunden. Noch offen ist die Frage, ob bipolar Erkrankte trotz doppelt so vieler Episoden weniger Suizid begehen als unipolar Depressive (ANGST 1980). So fanden z. B. D'ELIA u. PERRIS (1969) 26,1% Suizide unter bipolaren und 20,9% unter unipolar Depressiven. Auch STALLONE et al. (1980) finden keine Unterschiede zwischen unipolarer, Bipolar I und Bipolar II Erkrankungen.

K. Prädiktoren des Verlaufes

Scharf zu unterscheiden sind kurz- und langfristige Vorhersagestudien. Eigentlich schlüssig sind nur prospektive Untersuchungen. In der Regel sind die Ergebnisse stichprobenabhängig; aus der bisherigen Literatur lassen sich daher keine allgemeingültigen Schlußfolgerungen ziehen. Untersucht wurde unter anderem das Geschlecht, wobei behauptet wurde, daß Männer eine günstigere Prognose haben (ASTRUP et al. 1959; BRATFOS u. HAUG 1968; KERR et al. 1972). Akuität der Attacken soll nach ASTRUP et al. (1959) prognostisch günstig sein, nach KERR et al. sogar ein spätes Erstmanifestationsalter. Immer wieder erscheinen auch Untersuchungen, die darauf hinweisen, daß neurotische Züge oder überhaupt neurotische Depressionen oder abnorme Persönlichkeitszüge die Prognose verschlechtern (Kay et al. 1969; Nuller et al. 1972; Saran 1971; Paykel et al. 1974; Weissman et al. 1978; Bronisch et al. 1985). Eine positive Familienanamnese scheint ohne großen Einfluß (Landolt 1957; Gangil et al. 1982), ebensowenig psychoreaktive Auslösung oder frühere Ereignisse in der Kindheit (Kerr et al. 1972).

Die Identifikation von sog. Risikofaktoren und damit eine verbesserte Vorhersage ist heute noch kaum möglich; es handelt sich um ein weitgehend unerforschtes Gebiet.

L. Zusammenfassung

Bei der Beschreibung des Verlaufes muß zwischen Melancholien und bipolaren manisch-depressiven Erkrankungen unterschieden werden. Melancholien manifestieren sich später und verlaufen weniger periodisch als bipolare Störungen. Hingegen ist nach Erstmanifestation die Lebenszeit, die in Krankheitsphasen verbracht wird, wahrscheinlich für beide Störungen gleich hoch, ebenso das Suizid- und das Chronifizierungsrisiko.

Im gesamten ist der Krankheitsverlauf von Melancholien und manisch-depressiven Psychosen erheblich ungünstiger als in manchen Lehrbüchern geschildert. 10–20% der Fälle enden in einem chronischen Verlauf, ca. 15% in Suizid, die übrige Mortalität ist ebenfalls erhöht und viele Kranke leiden in den Intervallen an Residualsymptomen, remittieren also nicht voll. Von einer regelmäßigen Heilbarkeit manisch-depressiver Psychosen oder Melancholien im Gegensatz zu den Schizophrenien kann keine Rede sein.

Die beste Vorhersage für den Verlauf ergibt sich im Einzelfall aus dem schon bekannten Krankheitsverlauf. Andere Prädiktoren sind in ihrer Gültigkeit bis heute ungesichert und ein offenes Gebiet für die Forschung. In der modernen operationalen Diagnostik wird vielfach der Verlauf als Validierungskriterium benützt. Dabei wird oft übersehen, daß ein Zirkelschluß nur vermieden werden kann, wenn Aspekte des Verlaufs nicht in die Diagnostik selbst eingehen. Ferner wird oft übersehen, daß die Resultate der Verlaufsforschung durch hohe interindividuelle und intraindividuelle Varianz ein relativ grobes Validierungskriterium darstellen und niemals feinere diagnostische Unterschiede in ihrer Gültigkeit überprüfen lassen.

Der Verlauf affektiver Psychosen hat sich seit Einführung der Psychopharmakotherapie verändert. Die heute beobachtete Phasendauer entspricht zwar genau derjenigen des letzten Jahrhunderts. Die moderne Pharmakotherapie vermindert aber erfolgreich die Schwere depressiver Manifestationen und die Rückfallneigung. Es ist hingegen bis heute nicht gelungen, das Suizidrisiko zu reduzieren, vielleicht ist es sogar aufgrund verschiedener Entwicklungen angestiegen. Wahrscheinlich ist die übrige Mortalität dank guter somatischer Behandlung von Begleiterkrankungen, die gehäuft vorkommen, gesunken.

Leider beziehen sich die meisten Kenntnisse über den Verlauf affektiver Erkrankungen auf hospitalisierte Probanden. Es wäre zu hoffen, daß diese Forschungslücke in Zukunft endlich gefüllt wird.

Literatur

Akiskal HS (1982) Factors associated with incomplete recovery in primary depressive illness. J Clin Psychiatry 43:266–271

Akiskal HS, Bitar AH, Puzantian VR, Rosenthal TL, Walker PW (1978) The nosological status of neurotic depression. A prospective three- to four-year follow-up examination in light of the primary-secondary and unipolar-bipolar dichotomies. Arch Gen Psychiatry 35:756–766

Angst J (1966) Zur Ätiologie und Nosologie endogener depressiver Psychosen. Eine genetische, soziologische und klinische Studie. Springer, Berlin Heidelberg New York (Monographien aus dem Gesamtgebiete der Neurologie und Psychiatrie, Heft 112)

Angst J (1978) The course of affective disorders. II. Typology of bipolar manic-depressive illness. Arch Psychiatr Nervenkr 226:65–73

Angst J (1980) Verlauf unipolar depressiver, bipolar manisch-depressiver und schizo-affektiver Erkrankungen und Psychosen. Ergebnisse einer prospektiven Studie. Fortschr Neurol Psychiatr 48:3–30

Angst J (1981) Clinical indications for a prophylactic treatment of depression. In: Mendlewicz J, Coppen A, van Praag HM (eds) Depressive illness – biological and psychopharmacological issues. Symposium Amsterdam 1980. Karger, Basel, pp 218–229 (Advances in Biological Psychiatry, vol 7)

Angst J (1986a) Verlauf und Ausgang affektiver und schizo-affektiver Erkrankungen. In: Huber G (Hrsg) Zyklothymie – offene Fragen, 2. Hans-Jörg-Weitbrecht-Symposium, Bonn 1985. Tropon Arzneimittel Köln (Das ärztliche Gespräch 41), S 75–87

Angst J (1986b) The course of affective disorders. In: Latest findings on the aetiology and therapy of depression. Psychopathology [Suppl 2] 19:47–52

Angst J, Stassen HH (1986) Verlaufsaspekte affektiver Psychosen: Suizide Rückfallrisiko im Alter. Vortrag am 7. „Weissenauer" Schizophrenie-Symposion, Bonn

Angst J, Weis P (1967) Periodicity of depressive psychoses. In: Brill H, Cole JO, Deniker P, Hippius H, Bradley PB (eds) Neuro-psychopharmacology. Proceedings of the Fifth International Congress of the Collegium Internationale Neuro-Psychopharmacologicum, Washington, D.C., 1966. Excerpta Medica, Amsterdam New York, pp 703–710 (International Congress Series, No 129)

Angst J, Grof P, Hippius H, Pöldinger W, Weis P (1968) La psychose maniaco-dépressive est-elle périodique ou intermittente? Dans: Ajuriaguerra J de (ed) Cycles biologiques et psychiatrie. Symposium Bel-Air III, Genève 1967. Georg et Cie, Genève Masson Paris, pp 339–351

Angst J, Baastrup PC, Grof P, Hippius H, Pöldinger W, Weis P (1973) The course of monopolar depression and bipolar psychoses. Psychiatr Neurol Neurochir 76:489–500

Angst J, Felder W, Frey R, Stassen HH (1978) The course of affective disorders. I. Change of diagnosis of monopolar, unipolar, and bipolar illness. Arch Psychiatr Nervenkr 226:57–64

Astrup C, Fossum A, Holmboe R (1959) A follow-up study of 270 patients with acute affective psychoses. Acta Psychiatr Scand [Suppl] 135:1–65

Baldwin JA (1980) Schizophrenia and physical disease: A preliminary analysis of the data from the Oxford Record Linkage Study. In: Hemmings G (ed) Biochemistry of schizophrenia and addiction. In search of a common factor. MTP Press, Lancaster, pp 297–318

Barrett J, Hurst MW, DiScala C, Rose RM (1978) Prevalence of depression over a 12-month period in a nonpatient population. Arch Gen Psychiatry 35:741–744

Berger H (1909) Klinische Beiträge zur Melancholie-Frage. Monatsschr Psychiatr Neurol 26:95–112

Berti Ceroni G, Neri C, Pezzoli A (1984) Chronicity in major depression. A naturalistic prospective study. J Affective Disord 7:123–132

Bond ED, Braceland FJ (1937) Prognosis in mental disease. The use of one-page abstracts. Am J Psychiatry 94:263–274

Bratfos O, Haug JO (1968) Course of manic-depressive psychosis. A follow-up investigation of 215 patients. Acta Psychiatr Scand 44:89–112

Brockington IF, Helzer JE, Hillier VF, Francis AF (1982) Definitions of depression: concordance and prediction of outcome. Am J Psychiatry 139:1022–1027

Bronisch T, Wittchen HU, Krieg C, Rupp HU, von Zerssen D (1985) Depressive neurosis. A long-term prospective and retrospective follow-up study of former inpatients. Acta Psychiatr Scand 71:237–248
Carlson GA, Kotin J, Davenport JB, Adland M (1974) Follow-up of 53 bipolar manic-depressive patients. Br J Psychiatry 124:134–139
Carlson GA, Davenport YB, Jamison K (1977) A comparison of outcome in adolescent and late onset bipolar manic depressive illness. Am J Psychiatry 134:919–922
Ciompi L (1973) Allgemeine Depressionsprobleme im Lichte von Verlaufsforschungen bis ins Alter. Z Gerontol 6:400–408
Clayton PJ (1981) The epidemiology of bipolar affective disorder. Compr Psychiatry 22:31–43
Clayton PJ (1983) Epidemiologic and risk factors in suicide. In: Grinspoon L (ed) Psychiatry update, vol II. American Psychiatric Press, Washington DC, pp 428–434
Coppen A, Gupta R, Montgomery S, Bailey J (1976) A double blind comparison of lithium carbonate and ludiomil in the prophylaxis of unipolar affective illness. Pharmakopsych 9:94–99
Coryell W, Noyes R, Clancy J (1983) Panic disorder and primary unipolar depression. A comparison of background and outcome. J Affective Disord 5:311–317
Cutler NR, Post RM (1982) Life course of illness in untreated manic-depressive patients. Compr Psychiatry 23:101–115
D'Elia G, Perris C (1969) Selbstmordversuche im Laufe unipolarer und bipolarer Depressionen. Arch Psychiatr Nervenkr 212:339–356
Derby IM (1933) Manic-depressive "exhaustion" deaths. Psychiatr Q 7:435–449
Dunner DL, Fleiss JL, Fieve RR (1976) The course of development of mania in patients with recurrent depression. Am J Psychiatry 133:905–908
Egeland JA, Hostetter AM (1983) Amish Study I: Affective disorders among the Amish 1976–1980. Am J Psychiatry 140:56–61
Ernst K (1979) Die Zunahme der Suizide in den psychiatrischen Kliniken. Tatsachen, Ursachen, Prävention. Soz Präventivmed 24:34–37
Evans NJR, Whitlock FA (1983) Mortality and late-onset affective disorder. J Affective Disord 5:297–304
Falret JP (1851) De la folie circulaire ou forme de maladie mentale caractérisée par l'alternative régulière de la manie et de la mélancolie. Bull Acad Med (Paris)
Forssman H, Jansson B (1960) Follow-up study of 849 men admitted for mental disorders to the psychiatric ward of a general hospital. Acta Psychiatr Scand 35:57–72
Frangos E, Athanassenas G, Tsitdourides S, Psilolignos P, Robos A, Katsanou N, Bulgaris C (1980) Seasonality of the episodes of recurrent affective psychoses: possible prophylactic interventions. J Affective Disord 2:239–247
Fukuda K, Etoh T, Iwadate T, Ishii A (1983) The course and prognosis of manic-depressive psychosis: a quantitative analysis of episodes and intervals. Tohoku J Exp Med 139:299–307
Fuller RG (1935) What happens to mental patients after discharge from hospital. Psychiatr Q 9:95–104
Gangil OP, Kumar A, Yadav BS, Jain RK (1982) Family history of mental illness as a factor in relapse and non relapse of discharged functional psychotics. Indian J Psychiatry 24:84–87
Griesinger W (1845) Pathologie und Therapie der psychischen Krankheiten für Ärzte und Studierende, 1. Aufl. Krabbe, Stuttgart
Guze SB, Robins E (1970) Suicide and primary affective disorder. Br J Psychiatry 117:437–438
Hagnell O, Lanke J, Rorsman B (1981) Suicide rates in the Lundby study: mental illness as a risk factor for suicide. Neuropsychobiology 7:248–253
Hastings DW (1958) Follow-up results in psychiatric illness. Am J Psychiatry 114:1057–1066
Huston PE, Locher LM (1948 a) Involutional psychosis. Course when untreated and when treated with electric shock. Arch Neurol Psychiatry 59:385–394
Huston PE, Locher LM (1948 b) Manic-depressive psychosis. Course when treated and untreated with electric shock. Arch Neurol Psychiatry 60:37–48
Jacoby RJ (1981) Depression in the elderly. Br J Hosp Med 25:40–47
Kay DWK (1962) Outcome and cause of death in mental disorders of old age: a long term follow-up of functional and organic psychoses. Acta Psychiatr Scand 38:249–276

Kay DWK, Bergmann K (1966) Physical disability and mental health in old age. A follow-up of a random sample of elderly people seen at home. J Psychosom Res 10:3–12
Kay DWK, Garside RF, Roy JR, Beamish P (1969) „Endogenous“ and „neurotic“ syndromes of depression: a 5- to 7-year follow-up of 104 cases. Br J Psychiatry 155:389–399
Keller MB, Shapiro RW (1981) Major depressive disorder. Initial results from a one-year prospective naturalistic follow-up study. J Nerv Ment Dis 169:761–768
Kerr TA, Roth M, Schapira K, Gurney C (1972) The assessment and prediction of outcome in affective disorders. Br J Psychiatry 121:167–174
Kinkelin M (1954) Verlauf und Prognose des manisch-depressiven Irreseins. Schweiz Arch Neurol Neurochir Psychiatr 73:100–146
Klerman GL (1980) Long-term outcome of neurotic depressions. In: Sells SB, Crandall R, Roff M, Strauss JS, Pollin W (eds) Human functioning in longitudinal perspective. Studies of normal and psychopathic populations. Williams & Wilkins, Baltimore London, pp 58–70
Kovacs M, Rush AJ, Beck AT, Hollon SD (1981) Depressed outpatients treated with cognitive therapy or pharmacotherapy, a one-year follow-up. Arch Gen Psychiatry 38:33–39
Kovacs M, Feinberg TL, Crouse-Novak MA, Paulauskas SL, Finkelstein R (1984a) Depressive disorders in childhood. I. A longitudinal prospective study of characteristics and recovery. Arch Gen Psychiatry 41:229–237
Kovacs M, Feinberg TL, Crouse-Novak MA, Paulauskas SL, Pollock M, Finkelstein R (1984b) Depressive disorders in childhood. II. A longitudinal study of the risk for a subsequent major depression. Arch Gen Psychiatry 41:643–649
Kraepelin E (1889) Psychiatrie. Ein Lehrbuch für Studierende und Ärzte, 3. Aufl. Barth, Leipzig
Kraepelin E (1921) Manic-depressive insanity. In: Wolpert EA (ed) Manic-depressive illness. History of a syndrome. Int. Universities Press, New York 1977, pp 33–111
Kreuser H (1900) Spätgenesungen bei Geisteskrankheiten. Allg Z Psychiatr 57:771–813
Kukopoulos A, Caliari B, Tundo A, Minnai G, Floris G, Reginaldi D, Tondo L (1983) Rapid cyclers, temperament, and antidepressants. Compr Psychiatry 24:249–258
Landolt AB (1957) Follow-up studies on circular manic-depressive reactions occurring in the young. Bull NY Acad Med 33:65–73
Leonhard K, Korff I, Schulz H (1962) Die Temperamente in den Familien der monopolaren und bipolaren phasischen Psychosen. Psychiatr Neurol (Basel) 143:416–434
Lilliker SL (1980) Prevalence of diabetes in a manic-depressive population. Compr Psychiatry 21:270–275
Loranger AW, Levine PM (1978) Age at onset of bipolar affective illness. Arch Gen Psychiatry 35:1345–1348
Lundquist G (1945) Prognosis and course in manic-depressive psychoses: a follow-up study of 319 first admissions. Acta Psychiatr Scand [Suppl] 35:1–96
Mauz F (1930) Die Prognostik der endogenen Psychosen. Thieme, Leipzig
Mendel E (1881) Die Manie. Urban & Schwarzenberg, Wien Leipzig
Mitchell SW (1897) An analysis of 3000 cases of melancholia. Trans Assoc Am Physicians 12:480–487
Morrison JR, Winokur G, Crowe R, Clancy J (1973) The Iowa 500: The first follow-up. Arch Gen Psychiatry 29:678–682
Murphy E (1983) The prognosis of depression in old age. Br J Psychiatry 142:111–119
Murphy GE, Woodruff RA Jr, Herjanic M, Super G (1974) Variability of the clinical course of primary affective disorder. Arch Gen Psychiatry 30:757–761
Nasr S, Altman EG, Meltzer HY (1981) Concordance of atopic and affective disorders. J Affective Disord 3:291–296
Nuller YL, Kalinin OM, Rubtsova SK (1972) The use of factor analysis for the study of the course of manic-depressive psychosis. Zh Nevropathol Psikhiatr 72:548–554
Parker G, Walter S (1982) Seasonal variation in depressive disorders and suicidal deaths in New South Wales. Br J Psychiatry 140:626–632
Paykel ES, Klerman GL, Prusoff BA (1974) Prognosis of depression and the endogenous-neurotic distinction. Psychol Med 4:57–64
Perris C (ed) (1966) A study of bipolar (manic-depressive) and unipolar recurrent depressive psychoses. Acta Psychiatr Scand [Suppl] 194:1–199

Perris C (1969) The separation of bipolar (manic-depressive) from unipolar recurrent depressive psychoses. Behav Neuropsychiatry 1:17–24

Peselow ED, Dunner DL, Fieve RR, Deutsch SI, Rubinstein ME (1982) Age of onset of affective illness. Psychiatr Clin (Basel) 15:124–132

Petrén A (1908) Über Spätheilung von Psychosen. Norstedt & Söner, Stockholm

Pilcz A (1901) Die periodischen Geistesstörungen. Eine klinische Studie. Fischer, Jena

Pollock HM (1931) Recurrence of attacks in manic-depressive psychoses. Am J Psychiatry 11:567–574

Poort R (1945) Catamnestic investigations on manic-depressive psychoses with special reference to the prognosis. Acta Psychiatr Scand 20:59–74

Post F (1972) The management and nature of depressive illnesses in late life: a follow-through study. Br J Psychiatry 121:393–404

Rao AV, Nammalvar N (1977) The course and outcome in depressive illness. A follow-up study of 122 cases in Madurai, India. Br J Psychiatry 130:392–396

Rehm O (1907) Verlaufsformen des manisch-depressiven Irreseins. Centralbl Nervenheilk Psychiatr 30:480–481

Rehm O (1919) Das manisch-melancholische Irresein. (Manisch-depressives Irresein Kraepelin). Springer, Berlin (Monographien aus dem Gesamtgebiete der Neurologie und Psychiatrie, Bd 17)

Rennie TAC (1942) Prognosis in manic-depressive psychoses. Am J Psychiatry 98:801–814

Rihmer Z (1980) Season of birth and season of hospital admission in bipolar depressed female patients. Psychiatry Res 3:247–251

Rosenthal NE, Lewy AJ, Wehr TA, Kern HE, Goodwin FK (1983) Seasonal cycling in a bipolar patient. Psychiatry Res 8:25–31

Rosenthal NE, Sack DA, Gillin JC, Lewy AJ, Goodwin FK, Davenport Y, Mueller PS, Newsome DA, Wehr TA (1984) Seasonal affective disorder. A description of the syndrome and preliminary findings with light therapy. Arch Gen Psychiatry 41:72–80

Roth M, Kay DWK (1956) Affective disorder arising in the senium. II. Physical disability as an aetiological factor. J Ment Sci 102:141–150

Roth M, Gurney C, Mountjoy CQ (1983) The Newcastle Rating Scales. Acta Psychiatr Scand (Suppl) (1983) 310:42–54

Saran BM (1971) The course of recurrent depressive illness in selected patients from a defined population. Int Pharmacopsychiatry 5:119–131

Schapira K, Roth M, Kerr TA, Gurney C (1972) The prognosis of affective disorders: the differentiation of anxiety states from depressive illnesses. Br J Psychiatry 121:175–181

Schipkowensky N, Milenkow K (1970) Zur Epidemiologie, Ätiologie und Prophylaxe der chronischen Zyklophrenie. Int Pharmacopsychiatry 4:117–153

Shobe FO, Brion P (1971) Long-term prognosis in manic-depressive illness: a follow-up investigation of ill patients. Arch Gen Psychiatry 24:334–337

Slater E (1938 a) Zur Erbpathologie des manisch-depressiven Irreseins. Die Eltern und Kinder von Manisch-Depressiven. Z Ges Neurol Psychiatr 163:1–47

Slater E (1938 b) Zur Periodik des manisch-depressiven Irreseins. Z Ges Neurol Psychiatr 162:794–801

Stallone F, Dunner DL, Ahearn J, Fieve RR (1980) Statistical predictions of suicide in depressives. Compr Psychiatry 21:381–387

Stassen HH, Scharfetter C, Angst J (1986) Morbid risks of subgroups of affective disorders: some methodical and empirical results. J Psychiat Res (im Druck)

Stenstedt A (1959) Involutional melancholia. An etiologic, clinical and social study of endogenous depression in later life, with special reference to genetic factors. Acta Psychiatr Scand [Suppl] 127:1–71

Swift HM (1907) The prognosis of recurrent insanity of the manic-depressive type. Am J Insanity 64:311–326

Taylor M, Abrams R (1973) Manic states. A genetic study of early and late onset affective disorders. Arch Gen Psychiatry 28:656–658

Taylor MA, Abrams R (1981) Early- and late-onset bipolar illness. Arch Gen Psychiatry 38:58–61

Tsuang MT, Winokur G (1974) Bipolar primary affective disorder. J Oper Psychiatry 6:47–53

Tsuang MT, Woolson RF (1978) Excess mortality in schizophrenia and affective disorders. – Do suicides and accidental deaths solely account for this excess? Arch Gen Psychiatry 35:1181–1185

Tsuang MT, Dempsey GM, Rauscher F (1976) A study of "atypical schizophrenia": comparison with schizophrenia and affective disorder by sex, age of admission, precipitant, outcome, and family history. Arch Gen Psychiatry 33:1157–1160

Tsuang MT, Woolson RF, Fleming JA (1979) Long-term outcome of major psychoses. I. Schizophrenia and affective disorders compared with psychiatrically symptom-free surgical conditions. Arch Gen Psychiatry 36:1295–1301

Tsuang MT, Woolson RF, Fleming JA (1980 a) Causes of death in schizophrenia and manic-depression. Br J Psychiatry 136:239–242

Tsuang MT, Woolson RF, Fleming JA (1980 b) Premature deaths in schizophrenia and affective disorders. An analysis of survival curves and variables affecting the shortened survival. Arch Gen Psychiatry 37:979–983

Watts CAH (1956) The incidence and prognosis of endogenous depression. Br Med J I:1392–1397

Weeke A (1979) Causes of death in manic-depressives. In: Schou M, Strömgren E (eds) Origin, prevention and treatment of affective disorders. Academic Press, London, pp 289–299

Weeke A, Vaeth M (1986) Excess mortality of bipolar and unipolar manic-depressive patients. J Affective Disord (accepted for publication)

Weissman MM, Prusoff BA, Klerman GL (1978) Personality and the prediction of long term outcome of depression. Am J Psychiatry 135:797–800

Weissman MM, Klerman GL, Prusoff BA, Sholomskas D, Padian N (1981) Depressed outpatients. Results one year after treatment with drugs and/or interpersonal psychotherapy. Arch Gen Psychiatry 38:51–55

Wertham FI (1929) A group of benign chronic psychoses: Prolonged manic excitements. With a statistical study of age, duration and frequency in 2000 manic attacks. Am J Psychiatry 9:17–78

Winokur G (1975) The Iowa 500: Heterogeneity and course in manic-depressive illness (bipolar). Compr Psychiatry 16:125–131

Winokur G, Clayton PJ (1967) Family history studies. I. Two types of affective disorders separated according to genetic and clinical factors. In: Wortis J (ed) Recent advances in biological psychiatry, vol 9. Plenum Press, New York, pp 35–50

Winokur G, Morrison J (1973) The Iowa 500: follow-up of 225 depressives. Br J Psychiatry 123:543–548

Winokur G, Clayton PJ, Reich T (1969) Manic depressive illness. CV Mosby, Saint Louis

World Health Organization (1979) Schizophrenia. An international follow-up study. Wiley, Chichester New York Brisbane Toronto

Zhenyi X, Mingdao Z, Heqin Y (1980) Affective psychosis. A follow-up, retrospective classification and heredofamilial study. Chin Med J (Peking) 93:365–368

Ziehen T (1896) Die Erkennung und Behandlung der Melancholie in der Praxis. Karl Marhold, Halle a d S

Ziskind E, Somerfeld-Ziskind E, Ziskind L (1945) Metrazol and electric convulsive therapy of the affective psychoses. A controlled series of observations covering a period of five years. Arch Neurol Psychiatry 53:212–217

IV. Ätiologie und Pathogenese

1. Genetik

E. ZERBIN-RÜDIN

INHALTSVERZEICHNIS

A. Einleitung

Eine knappe Zusammenstellung über die genetischen Aspekte der affektiven Psychosen wird durch die beträchtlichen Verschiedenheiten in der klinischen Diagnostik und der genetischen Methodik erschwert. KRAEPELINS Konzept des manisch-depressiven Irreseins hat im Lauf der Zeit eine derartige Fülle von Abwandlungen erfahren, daß KENDELL (1977) seinen Ausführungen zur Klassifizierung der Depressionen den Untertitel „Eine Übersicht über zeitgenössische Verwirrung" gab.

Die Aufstellung operationalisierter diagnostischer Kriterien und international anerkannter Klassifikationen wie ICD 9 (International Classification of Diseases, 9. Revision) der Weltgesundheitsorganisation und DSM III (Diagnostic and Statistical Manual of Mental Disorders, 3. Revision) der American Medical Association bedeutete einen großen Fortschritt. Aber ICD 9 und DSM III differieren beträchtlich, manche Forscher bringen persönliche Modifikationen an, es gibt noch weitere Klassifikationen und schließlich werden die operationalisierten Kriterien durch unterschiedliche Fragebogen und Skalen ermittelt. Besonders irritierend sind Änderungen durch Revision einer alteingeführten Klassifikation, z. B. DSM II zu DSM III. Es passiert also immer noch, daß unter der gleichen Bezeichnung Verschiedenes verstanden, oder daß die gleiche Störung verschieden benannt wird.

Genetische Untersuchungen können von den klinischen Verwirrungen nicht unberührt bleiben. Einerseits sind sie abhängig von der Diagnostik, da sie ja Kriterien zur Erfassung ihrer Probandenserien benötigen. Andererseits werden die Familienbefunde heute dazu herangezogen, die Validität klinischer Konzepte oder Klassifikationsschemata zu testen (z. B. LECKMAN et al. 1983a). Außerdem verwenden sie ihrerseits eigene klassifikatorische Modifikationen oder aber ein- und dieselbe Studie bedient sich für verschiedene Störungen unterschiedlicher Klassifikationen. Auch werden die Familienbefunde auf verschiedene Weise ermittelt: Aus Krankengeschichten, über den Probanden, aus Befragung einiger Referenzpersonen oder aus Kontakt mit möglichst allen Verwandten.

Genetisch-psychiatrische Forschung wird heute vorwiegend in den angelsächsischen und skandinavischen Ländern betrieben und in englischer Sprache veröffentlicht. Sie bedient sich meist der DSM III Kriterien (1980) oder ihrer Vorgänger, der Research Diagnostic Criteria (RDC) nach SPITZER et al. (1978) oder der Forschungskriterien nach FEIGHNER et al. (1972). Daher sei auf einige grundlegende Unterschiede dieser Klassifikationen gegenüber der traditionellen deutschen Terminologie und der deutschen Fassung der ICD 9 hingewiesen. Ihre Kenntnis ist besonders wichtig beim Lesen von Abschnitt D.

In erster Linie hat die amerikanische Psychiatrie die Termini „Psychose", „endogen" und „Neurose" und die traditionellen Dichotomien psychotisch-endogen versus neurotisch-reaktiv fallen lassen mit der Begründung, es handle sich um unklare und hypothetische Begriffe. Psychose als Gegensatz zu Nicht-Psychose (Neurose oder Persönlichkeitsstörung) sei nicht exakt definierbar und wurde durch „Störung" (disorder) ersetzt. „Psychotische Depression" bezeichnet jetzt eine Depression mit Wahnideen oder Halluzinationen. Das kann im Deutschen Anlaß zu Verwechslungen geben. „Endogen" impliziere eine unbewiesene ätiopathogenetische Aussage, sind doch auch bei den sog. „endogenen“ Erkrankungen exogene Faktoren beteiligt und andererseits bei den „neurotischen“ endogene Faktoren, was immer diese auch seien. Man bemüht sich um deskriptive, aus empirischer Beobachtung gewonnene Kriterien. Das läuft letzten Endes auf die Auflösung von Krankheitseinheiten zugunsten von Syndromen hinaus, wozu die amerikanische Psychiatrie schon immer geneigt hat.

DSM III unterteilt den Oberbegriff "affective disorders" in 1. „major“, 2. "other specific" (manchmal auch „minor“ genannt) und 3. "atypical affective disorders". Die major (schweren) affektiven Störungen umfassen die bipolaren Störungen (d. h. zirkuläre Formen der manisch-depressiven Psychose plus reine Manie) sowie die major (schwere) Depression. Letztere kommt in aller Regel zur Behandlung, ist aber weiter gefaßt als die alte endogene Depression, der am ehesten die Subkategorie "major depression with melancholia" entspricht. Die sonstigen spezifischen affektiven Störungen weisen nur einen Teil der für major affective disorder verlangten Kriterien auf. Sie unterscheiden sich von ihr durch Zahl, Schwere und Dauer, nicht aber Art der Symptome, sowie durch den Grad der Behinderung und Behandlungsbedürftigkeit. Unter ihnen rangieren die dysthymen Verstimmungen, denen in etwa leichte neurotische und reaktive Depressionen sowie depressive Persönlichkeitsvarianten zuzurechnen sind, und die zyklothymen Störungen mit hypomanischen und zykloiden Verstimmungen.

„Manisch-depressive“ bzw. „endogene Psychose“ wird gelegentlich noch im alten Sinne verwendet, z. B. in englischen Arbeiten. Auch gab es einen "endogeneous subtype" in früheren Fassungen amerikanischer Klassifikationen. Die Skandinavier verwenden mitunter eigene diagnostische Kategorien, die zwar mindestens ebenso gut fundiert sind wie andere, aber die Vergleichbarkeit erschweren. Dies gilt z. B. für die psychogenen Psychosen. In diesem Bericht werden englische Originalbezeichnungen gelegentlich beibehalten, da es keine entsprechenden deutschen Bezeichnungen gibt und die Verfasserin nicht noch durch eigene Erfindungen zur allgemeinen Verwirrung beitragen möchte.

B. Die manisch-depressive Psychose Kraepelins

Kraepelin faßte bekanntlich die manisch-depressiven und rein depressiven Psychosen zum manisch-depressiven Irresein zusammen und grenzte sie einerseits gegen die Schizophrenien und andererseits gegen neurotische und reaktive Depressionen ab. Man nahm an, die Manie könne im Einzelfall latent bleiben. Die älteren genetischen Untersuchungen fußen auf diesem Konzept und stammen mit einer Ausnahme (Kallmann 1952) aus Europa. Frauen überwiegen unter den Kranken, die Fruchtbarkeit ist nicht oder kaum herabgesetzt, die Verwandten ersten Grades (also Eltern, Geschwister und Nachkommen) haben mit 10–20% ein etwa gleich hohes Erkrankungsrisiko für manisch-depressives Irresein. Bei den entfernteren Verwandten fällt das Erkrankungsrisiko scharf ab (Tabelle 1). Die Spannweite der Befunde verschiedener Autoren ist beträchtlich und das weist darauf hin, daß Verschiedenartiges untersucht worden ist.

Tabelle 1. Empirische Risikoziffern (alterskorrigierte Prozentzahlen) für die Verwandten Manisch-Depressiver aus Untersuchungen vor 1967. (Nach ZERBIN-RÜDIN 1967)

	%
Eltern	3,4–23,4
Geschwister	2,7–23,0
Nachkommen[a]	6,0–24,1
Eineiige Zwillinge	33,0–92,6[b]
Zweieiige Zwillinge	0 –38,5[b]
Halbgeschwister	1,4–16,7
Enkel	1,9– 3,3
Vettern und Basen 1. Grades	2,3– 3,6

[a] Das Risiko für die Nachkommen zweier affektiver Patienten beträgt 48–74% (BERTELSEN 1985).
[b] Rohe Prozentzahlen, paarweise Konkordanz.

C. Die Dichotomie unipolare-bipolare Erkrankungen

1966 arbeiteten ANGST (Schweiz) und PERRIS (Schweden), 1967 WINOKUR u. CLAYTON (USA) mehrere Unterschiede zwischen rein depressiven (unipolaren) und manisch-depressiven (bipolaren) Patienten heraus. Zum Beispiel war die prämorbide Persönlichkeit der Bipolaren vorwiegend synton, die der Unipolaren ging mehr in Richtung des asthenischen „ordentlichen" Typus (ANGST 1966; VON ZERSSEN 1977). Das weibliche Geschlecht überwog nur unter den unipolaren Patienten und ihren kranken Verwandten, unter den Bipolaren war das Geschlechtsverhältnis ausgeglichen.

I. Familiäre Risikoziffern

Die bipolaren Patienten zeigten eine höhere familiäre Belastung mit affektiven Störungen und eine höhere Rate von wiederum bipolar erkrankten Verwandten 1. Grades (Tabelle 2). Bei Einschluß von Suiziden und Spektrumstörungen (s. später) erreichten die Risikoziffern für Verwandte 1. Grades bei einigen Autoren 50%, in einer schwedischen Untersuchung allerdings nur 10%. Näheres bei ZERBIN-RÜDIN (1980b). Das Erkrankungsrisiko für Geschwister ist höher, wenn außer dem Probanden noch ein Elternteil betroffen ist, als wenn dies nicht der Fall ist.

Die Unterteilung in uni- und bipolare Psychosen erfreute sich bald allgemeiner Bekanntheit. Doch stellte sich zunehmend heraus, daß eine scharfe genetische Trennung nicht besteht. Entgegen allen Hoffnungen wurde mit Anwachsen der Befunde die Trennung nicht deutlicher, sondern verschwommener. Es wurde immer klarer, daß uni- und bipolare Psychosen gemeinsam in den Familien vorkommen, daß auch bipolare Probanden mehr unipolare als bipolare Verwandte haben (ZERBIN-RÜDIN 1980a, b) und daß in den Familien der unipolar Depressiven ge-

Tabelle 2. Alterskorrigierte Risikoziffern für affektive Erkrankungen für Verwandte 1. Grades von uni- und bipolaren Probanden. 10 Untersuchungen von 8 Autoren 1966–1977. (Nach ZERBIN-RÜDIN 1980b)

	Proband bipolar			Proband unipolar		
	Eltern	Geschwister	Nachkommen	Eltern	Geschwister	Nachkommen
	%			%		
ANGST (1966)	14,9[a]		–	9,4[a]		–
	(18,0)[b]		–	11,7[b]		–
PERRIS (1966)	11,4[a]		–	7,7[a]		–
	(20,0)[b]		–	(14,5)[b]		–
6 Autoren 1970–1977	34–41	25–42	16	17–23	16–21	17–26
		13–53			13–31	

[a] Nur uni- u. bipolare Erkrankungen.
[b] Einschließlich anderer depressiver Erkrankungen und Suizid.

legentlich leichte bipolare Erkrankungen erhöht sind (GERSHON u. LIEBOWITZ 1975). WINOKUR et al. (1971) standen offenbar einer ähnlichen Situation gegenüber, als sie versuchten, eine Untergruppe „reine Depression" herauszuarbeiten. Sie mußten 7% ihrer unipolaren Probanden ausschließen, weil sie bipolare Verwandte hatten. Auch die höhere familiäre Gesamtbelastung der Bipolaren mit affektiven Störungen bestätigte sich nicht immer, z. B. bei CORYELL et al. (1984), WINOKUR (1984). Bei SCHARFETTER u. NÜSPERLI (1980) hatten die Verwandten der Unipolaren sogar das höhere Erkrankungsrisiko!

Die Zwillings- und Adoptionsbefunde zeigen ebenfalls, daß unipolare und bipolare Psychosen nicht streng getrennt gesehen werden können.

II. Zwillingsbefunde

Die durchschnittliche Konkordanzrate affektiv erkrankter Zwillingspaare beträgt rund 70% für die eineiigen Zwillingspaare (EZ) und 19% für die zweieiigen (ZZ). Dabei findet sich der gleiche Trend wie bei schizophrenen Zwillingspaaren: Die Konkordanzraten aus älteren Untersuchungen sind höher als die aus neueren Untersuchungen, u. a. wahrscheinlich deshalb, weil die Zwillinge der älteren Untersuchungen aus Krankenhauspopulationen erfaßt wurden und somit nach Schwere der Erkrankung selektiert sind. Aber auch in den neuen Studien beträgt die Konkordanz der EZ immer ein Mehrfaches der Konkordanz der ZZ. Seit frühester Jugend getrennt aufgewachsene Paare sind ungefähr ebenso oft konkordant wie zusammen aufgewachsene, nämlich zu 67%. Allerdings sind nur 12 derartige Paare bekannt. In den konkordanten EZ-Paaren sind meistens, aber nicht immer, beide Partner entweder unipolar oder bipolar. In einem Siebtel bis zu einem Fünftel der Paare ist ein Partner unipolar und der andere bipolar, wobei natürlich der unipolare Zwilling immer noch eine Manie bekommen kann. In der sorgfältigen Untersuchung von Bertelsen et al. (1977) sind übrigens alle 11 unipolar konkordanten Zwillingspaare weiblich; bei 9 Paaren wiesen die depressiven Phasen eine Beziehung zu Schwangerschaft, Entbindung oder Klimakterium auf.

Eine besondere Stütze der Erbtherorie bedeutet die Tatsache, daß die Nachkommen diskordanter EZ-Partner ein praktisch ebenso hohes Erkrankungsrisiko besitzen (9,3%) wie die Nachkommen der affektiv erkrankten Zwillinge selbst (10,5%), während für die Nachkommen der ZZ die Risiken höchst verschieden sind: 2,4% für die Nachkommen der diskordanten ZZ-Partner [das ist gleich hoch wie für Halbgeschwister (2,6%), die ebenfalls Verwandte 2. Grades darstellen], aber 17,1% für die Nachkommen der kranken ZZ selbst (Bertelsen 1985).

III. Adoptionsstudien

In der Adoptionsstudie von Mendlewicz u. Rainer (1977) waren 29 bipolare Patienten im Alter von durchschnittlich 5,2 Monaten adoptiert worden. Die leiblichen Eltern litten doppelt so oft an affektiven Psychosen wie die Adoptiveltern (28% zu 12%), wobei die unipolaren Psychosen (21%) die bipolaren (7%) um das Dreifache überwogen. Erstaunlich hoch ist die Erkrankungsrate der Adoptiveltern mit nicht weniger als 12% (2% bipolar, 10% unipolar)! Während Cadoret (1978) bei 8 adoptierten Kindern affektiv erkrankter Mütter ähnliche Verhältnisse sah, fanden Cadoret et al. (1985) in einer späteren Untersuchung bei 48 depressiv gewordenen Adoptivkindern die Beziehung der Erkrankung zu verschiedenen Umweltfaktoren höher signifikant als zum familiären Hintergrund. Überhaupt keine positive Beziehung zwischen den spezifischen Diagnosen von biologischen Eltern und wegadoptierten Kindern stellten von Knorring et al. (1983) fest. Die Studie zeichnet sich durch eine Verflechtung von Depression und Drogenmißbrauch bei den Probanden und durch recht komplizierte Überlegungen und Analysen aus.

D. Affektive Störungen in neuester Sicht

Die traditionelle Auffassung, daß uni- und bipolare Erkrankungen eine genetische Einheit bilden, ist in Frage gestellt. Aber die neue Hypothese, die in den beiden Krankheitsbildern grundsätzlich verschiedene Einheiten sah, hat sich auch nicht bestätigt (Tsuang et al. 1985). Man greift also zu der dritten Denkmöglichkeit, daß uni- und bipolare Psychosen Teile ihrer genetischen Grundlage gemeinsam haben. Weiterhin beschreitet man einen alten Weg und versucht, klare Erbverhältnisse zu finden, indem man einerseits Unter- oder Randgruppen ausgrenzt und andererseits „verwandte“ oder „Spektrum“-Störungen mit einbezieht. Das gilt sowohl für unipolare als auch bipolare Erkrankungen.

I. Unipolare Depressionen

Die unipolaren Erkrankungen bieten größere diagnostische Schwierigkeiten als die bipolaren. Depression ist ein weiter und dehnbarer Begriff und reicht lückenlos von schwerer psychischer Krankheit bis zu Verstimmungen im Alltagsleben. Auch operationalisierte Kriterien lassen noch Raum für subjektive Bewertungen und so werden trotz Benutzung gleicher Klassifikationen und Kriterien offenbar immer noch Probandenkollektive erfaßt, die in sich und zwischen sich heterogen sind.

Diese sowie regionale und interfamiliäre Unterschiede spiegeln sich u. a. in der weiten Schwankungsbreite der epidemiologischen Häufigkeitsangaben [0,5–18% nach Baldessarini (1984) und Gershon et al. (1984)] und der familiären Erkrankungsrisiken [Verwandte 1. Grades: 12–31% nach Zerbin-Rüdin (1980 b), 0,5–22% nach Gershon et al. (1982)]. Vergleiche zwischen den einzelnen Studien dürfen daher nur mit Vorsicht und Vorbehalt gezogen werden.

1. Pseudounipolare Depression

Will man an der grundsätzlichen genetischen Trennung unipolarer und bipolarer Psychosen festhalten, obwohl sie gemeinsam in den Familien vorkommen, so muß ein Teil der unipolaren Psychosen potentiell bipolar sein. Die erste manische Phase tritt ja oft erst nach mehreren depressiven Phasen auf. Versuche, solche „pseudounipolaren“ Psychosen z. B. nach ihrem therapeutischen Ansprechen auf Lithium oder auf Trizyklika zu erkennen, sind gescheitert. Winokur und Mitarbeiter suchen sich zu helfen, indem sie unipolare Depressionen kurzerhand dann als bipolar bezeichnen, wenn sie in der Familie eines bipolaren Patienten vorkommen. Das mag stimmen, nimmt aber etwas vorweg, was erst noch bewiesen werden muß.

2. Endogene Depression

Der Begriff wird gelegentlich noch im alten Kraepelinschen Sinn verwendet. Einige amerikanische Studien setzten sich zum Ziel, die Validität der Unterteilung in endogene und nichtendogene Depression anhand der Familienbefunde zu testen. Sie gelangten im Sinne von DSM III zu dem Resultat, sie sei nicht valide, denn die Verwandten der „endogen“ Depressiven hatten kein höheres Erkrankungsrisiko für Depressionen als die Verwandten der „nicht-endogenen“. Dabei ist zu berücksichtigen, daß sich die Gesamtrisiken für Depression zwar nicht quantitativ unterscheiden mögen, daß sie dabei aber sehr wohl qualitativ verschieden sein können (vgl. Leckman et al. 1984).

Verglichen wird nach verschiedenen Klassifikationen, deren Kriterien für endogene Depression und ihre Äquivalente teils identisch sind, teils nicht. ICD 9 wurde nicht herangezogen.

Andreasen et al. (1986) z. B. diagnostizierten endogene Depression nach vier verschiedenen Systemen: Newcastle Scale, DSM III, RDC und als „autonome Depression“, eine Einführung der Yale Gruppe. Leckman et al. (1984) unterteilten Patienten mit Major Depression in endogene, melancholische, autonome Depression und Depression mit Wahnideen. Hier ergab sich als interessanter Befund, daß die Verwandten meist an dem gleichen Untertyp litten wie der Proband und daß die Verwandten der Depressiven mit Wahnideen das höchste Erkrankungsrisiko für Major Depression hatten, nämlich 28,2%. Die Verwandten der endogen Depressiven folgten mit 22,7%.

3. Primäre und sekundäre Depression

Nach DSM III sind die Kriterien gleich, jedoch tritt die sekundäre Depression im Gefolge einer anderen psychischen Störung oder im Rahmen einer schweren körperlichen Erkrankung auf. Die Unterscheidung ist klinisch sinnvoll und kann auch ätiologisch bedeutsam sein, doch sollte man nicht unbedingt aus der zeitlichen Abfolge auf das ätiologische Primat der zuerst aufgetretenen Störung schließen.

Als Ersterkrankung werden besonders Alkoholismus, sonstiger Drogenmißbrauch und asoziale Persönlichkeit genannt. Dabei ist es retrospektiv oft schwierig, wenn nicht unmöglich, definitiv zu klären, was zuerst aufgetreten war: Alkoholmißbrauch oder depressive Verstimmung. Merkwürdigerweise fanden neueste Untersuchungen, daß sekundäre Depressionen eher einen ungünstigeren Verlauf nehmen und familiär höher belastet sind als primäre Depressionen.

4. Reine Depression und Spektrum-Depression

Winokur et al. (1971) unterteilten die unipolaren Depressionen in reine Depressionen und Spektrum-Depressionen. Neu an dieser Einteilung und vom genetischen Standpunkt aus problematisch ist, daß die Diagnose nicht für eine Person, sondern für eine Familie gestellt wird. Bei „reiner Depression" müssen mindestens zwei Familienmitglieder depressiv sein, „Spektrumstörungen" dürfen in der Familie nicht vorkommen. Für die Diagnose einer „Spektrum-Depression" muß mindestens ein Familienmitglied depressiv und ein weiteres soziopathisch oder Alkoholiker sein. Bei reiner Depression ist das Erkrankungsalter der Probanden relativ hoch, das Erkrankungsrisiko der Verwandten für affektive Störungen niedrig, Männer und Frauen sind gleich häufig erkrankt. Die Probanden mit einer Spektrum-Depression zeichnen sich aus durch niedriges Erkrankungsalter, hohe Belastung mit Depression und Soziopathie (verständlich, denn beide gehören zur Definition) und Überwiegen des weiblichen Geschlechts. Die pathologische Anlage soll sich nur bei den Frauen als Depression manifestieren, bei den Männern jedoch als Alkoholismus oder Soziopathie. Diese Hypothese war aus genetischer Sicht von Anfang an unwahrscheinlich und ist inzwischen durch zahlreiche Untersuchungen widerlegt worden. Depression und Alkoholismus werden durch unterschiedliche genetische Faktoren beeinflußt. Die familiäre Assoziation der beiden Störungen ist nicht Ausdruck einer echten Koppelung oder von Polyphänie (unterschiedlicher Manifestation eines Gens), sondern sie ist das Resultat von sekundären Reaktionen und einer selektiven Auswahlmethode (Zerbin-Rüdin 1980a, b).

5. Neurotische und reaktive Depressionen

Diese Störungen bieten besonders viel Raum für subjektive Interpretationen und erscheinen unter zahlreichen Namen, die im Laufe der Zeit und im Zuge von Revisionen selbst in offiziellen Nomenklaturen wie DSM wechseln. Zum Beispiel trug die von WINOKUR (1985) bearbeitete „neurotic-reactive depression“ von 1930 bis 1975 vier verschiedene Namen: Psychogenic depression, depressive reaction, depressive neurosis und neurotic-reactive depression. Die neurotischen und reaktiven Depressionen umfassen sowohl Major als auch Minor Depression, je nach Untersuchung. Leider kann aus Platzgründen auf die vielfältigen Unterschiede in Definition und Benennung nicht eingegangen werden.

WINOKUR (1985) glaubt neurotisch-reaktive Depressionen von endogenen leicht und klar trennen zu können, und zwar aufgrund bestimmter Charaktereigenschaften („stürmischer Lebensstil“), Vorliegen von life events und familiärer Belastung mit Alkoholismus. Sein Konzept ähnelt dem seiner Trennung in reine und Spektrum-Depressionen und anders als HIRSCHFELD et al. (1985) hat er offenbar zahlreiche neurotische Persönlichkeiten in seiner Serie. WINOKUR u. PITTS (1964) dagegen hatten zwischen endogener und reaktiver Depression keine scharfe Grenze gefunden.

Bei HIRSCHFELD et al. (1985) unterschied sich “situational depression” weder klinisch noch in der familiären Belastung von “non-situational depression” und vor allem waren die Auslösefaktoren ganz unspezifisch; höchstens Entbindung war überzufällig häufig. Die Autoren schließen daraus, daß mehr der Grad der prämorbiden Emotionalität als die reale Belastung ausschlaggebend für die Erkrankung gewesen sei.

STENSTEDT (1952) fand in den Familien von endogen Depressiven auch reaktive Depressionen vermehrt, nicht aber umgekehrt endogene Depressionen in den Familien von neurotisch depressiven Probanden (STENSTEDT 1966).

Die Diagnose psychogene (reaktive) depressive Psychose wird besonders in der skandinavischen Psychiatrie gebraucht und zwar an verschiedenen Kliniken sehr unterschiedlich häufig (STRÖMGREN 1986). Sie unterscheidet sich sowohl von den endogen depressiven Psychosen als auch von depressiven Reaktionen nicht-psychotischen Ausmaßes (psychotisch im europäischen Sinn); der zeitliche Zusammenhang mit einem psychischen Trauma ist eng. In den Familien kommen verschiedene psychische Auffälligkeiten vor, aber relativ selten gleichartige Psychosen und kaum je endogene Psychosen, insbesondere keine Schizophrenien. MCCABE (1975) allerdings fand doch eine geringfügige Erhöhung manisch-depressiver Psychosen; Fehldiagnosen lassen sich als Erklärung heranziehen. Zwillingsbefunde (SHAPIRO 1970) s. unten.

Die Zwillingsbefunde sind uneinheitlich. In einer englischen Serie (SHIELDS u. SLATER 1966) war für neurotische Depressionen der Konkordanzunterschied zwischen EZ und ZZ gleich Null und auch TORGERSEN (1986) gelangte an einer norwegischen Serie zu dem Schluß, daß Erbfaktoren bei dysthymen Störungen und depressiven Anpassungsstörungen wohl keine Rolle spielen. In einer dänischen Serie ist die Konkordanz der EZ niedrig (JUEL-NIELSEN 1965). Eine ebenfalls dänische Serie von hospitalisierten, also sehr schweren psychoreaktiven Depressionen ergab ebenfalls eine niedrige Konkordanz der EZ, also geringen Erbeinfluß für reaktive Depression, aber einen hohen für gestörte Persönlichkeitsentwicklung, d.h. für Neurosen überhaupt (Shapiro 1970). Die deutsche Untersuchung von Schepank (1974) erbrachte eine deutliche Konkordanz für neurotisch-depressive Symptome im weitesten Sinn.

Reaktiv- und neurotisch-depressive Syndrome sind also offenbar heterogen (Spicer et al. 1973). Einige gehören zu den endogenen Depressionen, andere beruhen eher auf Persönlichkeitsstörungen.

6. Dysthyme Störungen (siehe auch zyklothyme Störungen)

Seit Kraepelin und Kretschmer wurde immer wieder ein vermehrtes Vorkommen subdepressiver, zykloider und zyklothymer Persönlichkeiten bei den Manisch-Depressiven und in ihren Familien beschrieben und ein innerer Zusammenhang angenommen. Freilich wußte man schon damals, daß nicht alle Manisch-Depressiven prämorbid subdepressiv oder zykloid waren und daß umgekehrt nicht alle derartigen Persönlichkeiten affektiv erkranken. Die familiären Risikoziffern verschiedener Autoren schwanken enorm, da die Diagnose noch subjektiver und die Ermittlung in den Familien noch schwieriger ist als die einer voll ausgeprägten Psychose. Die Frage bleibt offen, ob es sich um abortive Manifestationen der manisch-depressiven Anlage, um den Ausdruck von Teilanlagen oder um disponierende Persönlichkeitsvarianten oder Störungen handelt (Übersicht Zerbin-Rüdin 1967).

Heute wird die Beziehung nicht mehr für eng gehalten (von Zerssen 1977). Gershon et al. (1975) stellten aber in den Familien uni- und bipolarer Patienten doch wieder eine erhöhte Rate leichter affektiver Störungen fest.

Ferner gibt es eineiige Zwillingspaare, in denen ein Partner uni- oder bipolar erkrankt ist, der andere aber nur dysthyme oder zyklothyme Verstimmungen aufweist. Der Schluß liegt nahe, daß es sich um Expressionsschwankungen der gleichen Anlage handelt. Freilich könnte auch eine Persönlichkeitsvariante vorliegen, die zu affektiver Erkrankung disponiert und beim erkrankten Zwilling überdeckt wird. Retrospektiv ist die prämorbide Persönlichkeit oft nur schwer zu bestimmen. Dysthyme Störungen verlaufen häufiger chronisch als unipolare Depressionen. Dennoch können sie subsyndromale Varianten affektiver Psychosen sein oder Residuen abgelaufener Phasen (Akiskal et al. 1981; Rosenthal et al. 1981), häufiger aber sind sie wohl Persönlichkeitsstörungen.

Epidemiologische Erhebungen in der Allgemeinbevölkerung (Angst u. Dobler-Mikola 1984, 1985) haben gezeigt, daß solche minor disorders häufiger sind als man denkt. Den geplanten Familienuntersuchungen an den aus der Allgemeinbevölkerung herausgesiebten Probanden mit leichten depressiven Störungen ist mit Interesse entgegenzusehen.

7. Depression und Anorexie bzw. Bulimie

Anorexie und Bulimie werden heute häufiger beobachtet und sind stärker ins Interesse gerückt. Während man sie früher eher in die Nähe der Schizophrenien gestellt hatte, sieht man heute stärkere Beziehungen zur Depression. Bis zu 75% der

Tabelle 3. Anorexie u. Depression bei 34 Zwillingspaaren und 1 Drillingspaar. (Nach HOLLAND et al. 1984)

Weibliche EZ Paare	9/16 = 56%	konkordant anorektisch
Weibliche ZZ Paare	1/14 = 7%	konkordant anorektisch
Weibliche EZ Paare	7/16 = 44%	diskordant, davon
	1/ 7 = 14%	Waschzwang
Weibliche ZZ Paare	13/14 = 93%	diskordant, davon
	2/13 = 15%	minor depression
9 Eltern (12,9%) wegen Depression behandelt		
1 Mutter (2,9%) Anorexie		
1 männliches EZ Paar	diskordant	
Drillinge, männlich, EZ	diskordant	
3 Pärchenzwillinge	diskordant	

Patientinnen mit Anorexie und Bulimie sollen depressiv sein und Depressionen gehen häufig mit Eßstörungen geringeren Ausmaßes einher. Sind anorektische Störungen Symptom einer Depression? Oder tritt die Depression sekundär auf, als verständliche Reaktion?

Anorexie hat eine genetische Komponente, wie die Zwillingsbefunde zeigen: EZ sind zu 56% konkordant, ZZ nur zu 7% (HOLLAND et al. 1984). Auch unter den Verwandten 1. Grades ist Anorexie leicht erhöht (FICHTER 1985); aber das Risiko für Depressionen ist weit höher, 27% nach WINOKUR et al. (1980).

Nach RIVINUS et al. (1984) beträgt es für Eltern 21,6% und Geschwister 11,0%. Einige Autoren fanden allerdings Depression unter den Verwandten nur dann erhöht, wenn die Anorexie-Patientinnen selbst an Depressionen litten (BIEDERMAN et al. 1985) oder stellten für Anorexie-Patientinnen mit Bulimie ein höheres familiäres Depressionsrisiko fest als für Anorektikerinnen ohne Bulimie (STROBER et al. 1982).

Andererseits jedoch sollen die Verwandten von normalgewichtigen Bulimikerinnen kein erhöhtes Depressionsrisiko haben (STERN et al. 1984), während bei HUDSON et al. (1983) die Verwandten von anorektischen, anorektisch-bulimischen und bulimisch-normalgewichtigen Patientinnen gleichermaßen erhöhte Risiken aufwiesen (26–31%), die den Verwandtenrisiken von bipolaren Patienten glichen. Auch GERSHON et al. (1984) fanden das familiäre Risiko für affektive Störungen erhöht und fast so hoch wie unter den Verwandten von bipolaren Patientinnen, ganz gleich, ob die anorektischen Patientinnen auch Depressionen hatten oder nicht und ob sie bulimisches Verhalten zeigten oder nicht. Sie folgern daraus, daß alle Anorexien, nicht nur eine Untergruppe, wie WINOKUR et al. (1980) vermuten, in Beziehung zur Depression stehen. Da sie jedoch umgekehrt unter den Verwandten von Patientinnen mit Major Depression keine Vermehrung von Anorexie sahen, erwägen sie, daß die Anlage für Anorexie der Anlage für Depression aufgepfropft sei.

Die Befunde sind also verwirrend. Ein gewisser Zusammenhang zwischen Depression und Eßstörung besteht (SWIFT et al. 1986). Die Vorsichtigen sprechen von Koexistenz oder Assoziation, einige beziehen Stellung für tiefere kausale und genetische Zusammenhänge, welche kritische Stimmen hinwiederum bestreiten: Die Familienbefunde überzeugen nicht, denn die familiäre Depressionsrate sei bei allen möglichen psychischen Störungen, Alkoholismus, Zwangserkrankungen, Phobien usw. erhöht. Das Geschlechtsverhältnis ist nur bei Anorexie und Bulimie extrem zum weiblichen Geschlecht verschoben, es sind fast nur junge Frauen erkrankt. Gleichartige endokrine Abweichungen oder Schlafanomalien (verkürzte REM Latenz z. B.) sowie Hinweise auf gleiche Hirnlokalisation (Hypothalamus, limbisches System) beweisen die ätiologische Gemeinsamkeit beider Erkrankungen schon gar nicht (ALTSHULER u. WEINER 1985; BROTMAN et al. 1985; HUDGENS 1985).

8. Depression und Angst

Angst und Depression haben manches gemeinsam, z. B. Überwiegen des weiblichen Geschlechts und Beteiligung genetischer Faktoren, und sie kommen häufig zusammen vor. Die Angstdepression ist seit langem bekannt und vom klinisch-deskriptiven und therapeutischen Standpunkt ein nützlicher Begriff. Stellt sie auch einen genetisch fundierten Untertyp dar oder, anders ausgedrückt, lassen sich Angstsyndrome zur Subklassifizierung der Depression verwenden?

Die Widersprüche in den Familienbefunden beruhen u. a. auf Verschiedenheiten bei der Erfassung der Probandenserien und der Diagnostizierung der Sekundarfälle. Es bedeutet einen Unterschied, ob man von Angstpatienten ausgeht oder von depressiven Patienten, und ob man sich strikt an hierarchische Klassifizierungen hält oder nicht. Die Verwendung streng hierarchischer Klassifikationen für Forschungszwecke ist fragwürdig (LECKMAN et al. 1983 b; GRUNHAUS 1985). Von gemeinsam vorkommenden Störungen fallen die jeweils leichteren oder sekundär auftretenden leicht unter den Tisch, obwohl sie unter nachgeordneten Ziffern registriert werden könnten. Die Lage wird noch dadurch kompliziert, daß Angsterkrankungen in Panikattacken und generalisierte Angst unterteilt und oft noch Agoraphobie und Alkoholismus in die Betrachtungen einbezogen werden.

Die beiden Arbeiten von LECKMAN et al. (1983 b) und CROWE et al. (1983) demonstrieren die Situation in exemplarischer Weise. LECKMAN et al. gingen aus von 133 Patienten mit Major Depression und unterteilten diese in 4 Gruppen: Depressive ohne Angstsymptomatik (D), mit Panikattacken (DP), mit generalisierter Angst (DGA) und mit Agoraphobie (DA). Die Reihenfolge des Auftretens von Angst und Depression beachteten sie nicht, da sie in einer vorangehenden Untersuchung irrelevant gewesen war: Patienten mit Depression und Angst hatten auf jeden Fall erhöhte Risiken für beide Störungen gehabt (LECKMAN et al. 1983 a). Die Verwandten der Gruppe DP besaßen das höchste Risiko für psychiatrische Störungen, insbesondere für Angst (13,6%) und Major Depression (19,6%). Mit kurzem Abstand folgte DGA. In allen Gruppen war das Angstrisiko insgesamt (Panik, Phobie und generalisierte Angst) nur wenig niedriger als das Depressionsrisiko, das Risiko für Panikattacken allein niedrig. Die Autoren folgerten: Sowohl Depression als auch Panik sind heterogen. Ein Teil könnte eine gemeinsame Grundlage haben. Ihre Tabelle 4 scheint jedoch in erster Linie auf eine Beziehung zwischen Depression und generalisierter Angst (nicht Panikatacken) hinzuweisen.

CROWE et al. (1983) gingen von 41 chronischen Panikpatienten aus, Angaben über depressive Symptomatik fehlen. Unter den Verwandten war Panik deutlich

Tabelle 4. Depression und Angst. („Rates of diagnoses"), (Nach LECKMAN et al. 1983b)

Diagnose der Probanden ($n=133$)	Erkrankungsrisiko der Verwandten 1. Grades für Major depression %	Angst insgesamt %
Depression ohne Angst	10,7	9,2
Depression + Panik	19,6	15,8
Depression + general. Angst	19,8	13,6
Depression + Agoraphobie	11,5	8,3
Kontrollgruppe	5,6	5,2

Tabelle 5. Depression und Panik (rohe Prozentziffern). (Nach CROWE et al. 1983)

Diagnose der Probanden ($n=41$)	Erkrankungsrisiko der Verwandten 1. Grades für			
	Panik	General. Angst	Sekundäre Depression	Primäre Depression
Panikerkrankung	17,3	4,8	4,0	4,0
Kontrollgruppe	1,8	3,6	1,1	4,6

erhöht (17,3% gegenüber Kontrollen mit 1,8%), generalisierte Angst kaum (4,8%, Kontrollen 3,6%), sekundäre Depressionen leicht (4%, Kontrollen 1,1%) und primäre Depressionen gar nicht (4%, Kontrollen 4,6%). Frauen waren doppelt so häufig erkrankt wie Männer. Autoren schließen, Panik sei eine eigene Krankheit und sehen dies in einer späteren Untersuchung bestätigt (NOYES et al. 1986). MACDONALD u. REVELEY (1985) dagegen stellten bei den Verwandten von Panik-Patienten mit und ohne Depression ähnlich erhöhte Risiken für Angst und Depression fest.

VAN VALKENBURG et al. (1984) suchten möglichst alle Kombinationsmöglichkeiten zu erfassen. Durch die Aufteilung von 114 Patienten in die 4 Gruppen nur Depression (D, n = 42), nur Panik (P, n = 18), Panik primär-Depression sekundär (PD, n = 31), Depression primär-Panik sekundär (DP, n = 23) wurden die Zahlen allerdings klein. Außerdem wurde nicht das Erkrankungsrisiko der Verwandten angegeben, sondern lediglich der Prozentsatz der Probanden mit mindestens einem erkrankten Verwandten. Gruppe P hatte keine familiäre Belastung mit Depression (0%), aber häufig eine mit Angstzuständen (25%). Gruppe D war umgekehrt häufig mit Depression (31%), aber selten mit Angstzuständen (7%) belastet. Die Gruppen PD und DP zeigten erwartungsgemäß häufig Belastung mit Depression (PD 13%, DP 35%) und mit Angst (PD 29%, DP 22%), wobei die primäre Erkrankung jeweils häufiger war. Die hohe familiäre Belastung von Mischgruppen erscheint in vielen Untersuchungen. Autoren vermuten zwei voneinander unabhängige Krankheiten; „Angstdepression" sei nur klinisch-prognostisch nützlich, die relativ schlechte Prognose kommentieren sie: Es ist schlimmer, zwei Krankheiten zu haben als nur eine!

9. Depression und Wahnvorstellungen

Depressionen gehen gelegentlich mit Wahnvorstellungen einher und man hat sich gefragt, ob diese Formen eine eigene Untergruppe bilden oder gar zu den Schizophrenien gehören. Beides scheint generell nicht der Fall zu sein.

Auch Depressionen mit Wahnvorstellungen sind zu den affektiven Psychosen zu rechnen (PRICE et al. 1984), denn das Erkrankungsrisiko für affektive Störungen der Verwandten solcher Probanden unterscheidet sich nicht von Probanden mit Depression ohne Wahnvorstellung (FRANGOS et al. 1983; WINOKUR 1984) oder ist sogar höher; WEISSMAN et al. (1984) konstatierten eine sechsfache Erhöhung der bipolaren Psychosen. Das spricht gegen eine eigenständige Untergruppe. Die Wahnideen könnten auf einer gesonderten Anlage beruhen, die bei Gesunden und im remittierten Zustand latent bleibt; doch konnte diese Hypothese bis jetzt nicht bestätigt werden (WINOKUR et al. 1985).

Stimmungsinkongruente Wahnvorstellungen hatte man im Gegensatz zu den stimmungskongruenten besonders im Verdacht, den Schizophrenien nahezustehen. ABRAMS u. TAYLOR (1983) gelangten zu dem Schluß, Patienten mit stimmungsinkongruenten Wahnvorstellungen unterschieden sich im Familienbild nicht von Depressiven ohne Wahnidee, wohl aber von den Schizophrenen, CORYELL et al. (1982, 1985) dagegen schreiben ihnen eher eine genetische Mittelstellung zwischen affektiven Störungen und Schizophrenien zu, denn in ihrer Serie hatten die Patienten mit stimmungsinkongruenten Wahnvorstellungen etwas mehr Schizophrene und signifikant weniger affektiv Erkrankte in der Familie als die Patienten mit stimmungskongruenten Wahnvorstellungen.

10. Schizoaffektive Erkrankungen und zykloide Psychosen

Die Erforschung der schizoaffektiven Erkrankungen hat sich in den letzten Jahren ungemein intensiviert. Für sie gilt in besonderem Maße, daß Heterogenität vorliegt, und daß die familiären Risikoziffern durch die Art der Erfassung der Probanden beeinflußt werden.

In den 30er Jahren ging man vorwiegend von Patienten aus, die schizophren imponierten, bei denen man aber aufgrund verschiedener Atypien keine Schizophrenie zu diagnostizieren wagte. Als Resultat blieb Zugehörigkeit zu den Schizophrenien nicht aus. Heute werden schizoaffektive Psychosen vorwiegend aus affektiven Patienten und aus Lithiumkliniken erfaßt und man sieht im Familienbild eher Zugehörigkeit zu den affektiven Störungen. In einem Punkt jedoch stimmen praktisch alle Untersuchungen überein: Die Verwandten 1. Grades haben ein sehr hohes Erkrankungsrisiko für psychische Störungen aller Art, nämlich 12,7–45%. Es besteht zu einem großen Teil aus schizophrenen und affektiven Erkrankungen in wechselndem Verhältnis. Gleichartige, also wiederum schizoaffektive Psychosen sind selten. Näheres bei BROCKINGTON u. MELTZER (1983) und ZERBIN-RÜDIN (1986).

Umgekehrt ist bei den zykloiden Psychosen von PERRIS (1974, 1986) das Erkrankungsrisiko der Verwandten für gleichartige Störungen (das Bild ist allerdings polymorph) hoch (Eltern 11,4–20%, Geschwister 7,4–9,3% je nach Festsetzung der Risikoperiode), für schizophrene und affektive Erkrankungen jedoch niedrig. PERRIS führt eine lange Liste von Namen auf, die gleiche oder ähnliche Zustände bezeichnen, darunter die atypischen und schizoaffektiven Psychosen. Er wehrt sich jedoch dagegen, die zykloiden Psychosen unter diese einzureihen. Sie seien auch nicht reaktiv oder psychogen, sondern eine eigene Einheit mit unregelmäßig dominantem Erbgang. 1986 allerdings äußert er sich vorsichtiger über die erblichen Verhältnisse. Die zykloiden Psychosen von PERRIS lehnen sich an die von LEONHARD an, sind aber nicht mit ihnen identisch. Am nächsten kommen ihnen die Bouffées Délirantes. Die komplizierte und detaillierte Diagnostik von LEONHARD ist schwer nachvollziehbar und die zykloiden Psychosen werden weiterhin umstritten bleiben.

II. Bipolare Erkrankungen

Was den unipolaren Depressionen recht ist, ist den bipolaren Erkrankungen billig: Auch sie sind Anwärter auf Heterogenität einerseits und auf Erweiterung durch Einbeziehen „verwandter“ Störungen andererseits.

1. Pharmakogenetische Heterogenität?

MENDLEWICZ et al. (1973) sahen bei bipolaren Patienten, die auf Lithium gut ansprachen, häufiger bipolare Sekundärfälle in der Familie (15/24 = 63%) als bei Lithiumversagern (2/12 = 17%). Die Beziehung ist statistisch und gilt nicht im Einzelfall: Es gibt familiär belastete Fälle, die nicht auf Lithium ansprechen, und unbelastete, die das doch tun. Wirksamkeit eines Medikaments wie auch Verträglichkeit kann auf pharmakogenetischen Mechanismen beruhen, die krankheitsunabhängig sind (vgl. INH bei Tuberkulose). Doch reagierten auch bipolar konkordante Zwillingspaare am besten auf Lithium und diskordante Paare am schlechtesten. DORUS et al. (1983) glaubten ein Gen gefunden zu haben, welches eine Erhöhung der Lithiumkonzentrationsrate Erytrozythen/Blutplasma bewirkt, und zwar nicht nur in Familien mit bipolaren Patienten, sondern auch in Kontrollfamilien. In den Familien mit bipolaren Patienten war Auftreten des abweichenden Allels mit erhöhtem Risiko für eine stationäre psychiatrische Behandlung assoziiert.

2. Bipolar I und bipolar II (Hypomanie)

Die Aufmerksamkeit richtet sich zunehmend auf leichte manische Störungen, die aufgrund mangelnder Schwere oder zu kurzer Dauer nicht die Kriterien für eine Manie erfüllen. Sie erscheinen unter verschiedenen Bezeichnungen, bipolar II, Hypomanie, bipolare Störungen vorwiegend depressiv, zyklothyme Störung. Symptomatik und Definition variieren etwas, überschneiden sich aber weitgehend. Welches sind die Beziehungen dieser Störungen zur voll ausgeprägten bipolaren Erkrankung? Während Bipolar II-Symptomatik definitionsgemäß Teil ei-

Tabelle 6. Erkrankungsrisiken der Verwandten 1. Grades von affektiv erkrankten Patienten, differenziert nach Bipolar I-, Bipolar II-Erkrankungen und rekurrierender unipolarer Depression

Autor/Diagnose des Probanden	Erkrankungsrisiko der Verwandten für			
	Bipolar I	Bipolar II	Rekurrierend unipolar	Affektive Erkrankung insgesamt
	%			
GERSHON et al. (1982)				
Bipolar I	4,5	4,1	14,0	22,6
Bipolar II	2,6	4,5	17,3	24,4
Unipolar	1,5	1,5	16,5	19,5
CORYELL et al. (1984)				
Bipolar I	2,9	2,5	22,7	28,1
Bipolar II	0,9	9,8	21,4	32,1
Unipolar	0,2	2,6	29,4	32,2

ner affektiven Erkrankung darstellt, kann Zyklothymie auch eine Persönlichkeitsvariante sein.

Bei Unterteilung bipolarer Patienten nach Sicherheit und Stärke der manischen Komponente in bipolar I (mindestens einmal wegen Manie hospitalisiert) und bipolar II (wegen Depression hospitalisiert, in der Vorgeschichte nicht stationär behandelte hypomanische Phasen) sah man zunächst nur unwesentliche Unterschiede im Familienbild, aber eine wesentlich höhere Belastung mit bipolaren Erkrankungen gegenüber unipolaren Probanden (DUNNER et al. 1976; AKISKAL et al. 1977; GERSHON et al. 1982). Die Zugehörigkeit von bipolar II zu bipolar I Patienten schien gesichert. CORYELL (1982): „Auch ein wenig Manie ist Manie." Er betonte die praktische Bedeutung dieser Erkenntnis: Eine als bipolar eingestufte Erkrankung wird kaum als psychoreaktiv angesehen und rein psychotherapeutisch angegangen werden. Andererseits wird man mit Trizyklika vorsichtig sein, um nicht eine Manie zu provozieren. Es fragt sich nur: *Wie* wenig Manie? Und: Ist Manie gleich Manie? KLERMAN (1981) jedenfalls unterscheidet bipolar I bis VI.

ANGST et al. (1980) hatten bereits gewisse Unterschiede festgestellt, als sie bipolare Probanden in eine vorwiegend depressive (Dm), eine klassisch manisch-depressive (MD) und eine vorwiegend manische (Md) Gruppe unterteilten. Das Erkrankungsrisiko für affektive Störungen bzw. bipolare Störungen allein war für die Verwandten 1. Grades überraschenderweise am höchsten in der bipolar II entsprechenden Gruppe Dm (13,6% und 3,4%), niedriger in Gruppe MD (7,4% und 2,0%) und am niedrigsten in der vorwiegend manischen Gruppe Md (3,9% und 1,3%).

Aufgrund neuer in die gleiche Richtung gehender Befunde sahen sich CORYELL et al. (1984) veranlaßt, ihre früheren Schlußfolgerungen zu revidieren. Die Verwandten der bipolar II-Patienten hatten mit 9,8% das höchste bipolar II-Risiko, für bipolar I-Erkrankungen (0,9%) standen sie zwischen den Verwandten von bipolar I-Patienten (2,9%) und nicht-bipolar-Depressiven (0,2%). Die Autoren schließen, daß bipolar II-Störungen heterogen sind. Nur ein Teil gehört zu bipolar I, ein weiterer zu den nicht-bipolaren Depressionen, und eine dritte Gruppe könnte eigenständig sein.

An einer Serie aus dem gleichen Projekt erhielten Endicott et al. (1985) ähnliche Resultate, desgleichen Dunner et al. (1982) an anderen Probanden (zit. nach Coryell et al. 1984). Die Befunde von Gershon et al. (1982) (s. o.) wurden nun ebenfalls im Sinne einer ätiologischen Trennung bewertet.

Klinisch gleichen bipolar II-Patienten eher unipolaren, genetisch und therapeutisch jedoch bipolar I-Patienten. Wahrscheinlich müsse man sie sowohl von bipolar I als auch von rekurrierenden unipolaren Erkrankungen trennen. Es empfehle sich auf jeden Fall, sie zur Vermeidung von Heterogenität als eigene Gruppe anzusehen.

3. Zyklothyme Störungen

Sind bipolar II-Phasen aufgrund der schweren, meist stationär behandelten Depressionen Teil einer Erkrankung („Psychose“ im europäischen Sinn), so handelt es sich bei den zyklothymen und dysthymen Störungen (s. Abschn. D. I. 6) um leichtere „subaffektive“ Störungen, die weniger behindern und ambulant oder gar nicht behandelt werden.

Besonders Akiskal und Mitarbeiter sammelten Belege für ein bipolar-zyklothymes und unipolar-dysthymes Spektrum. Viele ambulante Patienten mit der Diagnose einer Persönlichkeitsstörung gleichen nach Verlauf, therapeutischem Ansprechen und Familiengeschichte primär affektiven Patienten (Akiskal 1981).

Von 46 ambulanten zyklothymen Patienten waren 30 zuvor als hysterisch oder soziopathisch diagnostiziert worden (Akiskal et al. 1977). Bei 35% entwickelten sich regelrechte manische und depressive Phasen und bei 11 von 25 mit Trizyklika behandelten Probanden hypomanische Phasen. Die Stammbäume glichen denen einer bipolaren Vergleichsgruppe. Bei Klein et al. (1986) hatten 10 von 37 Nachkommen bipolarer Patienten eine Zyklothymie.

Von den zyklothymen Störungen sind die „pseudozyklothymen“ abzugrenzen, die sich phänomenologisch mit ihnen überschneiden, aber tatsächlich zu den Persönlichkeitsstörungen gehören. Sie zeigen ein anderes Familienbild, entwickeln auf Trizyklika keine Hypomanie und auf Absetzen von Medikamenten keine Manie (Akiskal et al. 1977). Zyklothyme und pseudozyklothyme Patienten unterscheiden sich statistisch in einer Reihe von Merkmalen, aber verläßliche Kriterien für die individuelle Unterscheidung gibt es nicht. Man kann nie ganz sicher sein, ob es sich um die abortive Manifestation einer affektiven Erkrankung, einen Residualzustand nach mehreren Phasen oder um eine Persönlichkeitsstörung handelt. Ältere Untersuchungen zu Zyklothymie und Zykloid bei Zerbin-Rüdin (1967).

Aus all dem folgt, daß die Gepflogenheit in Frage zu stellen ist, leichte manische, insbesondere rekurrierende Störungen grundsätzlich als Persönlichkeitsstörungen anzusehen und leichte Depressionen als neurotisch. Ferner ist es fragwürdig, stationäre Behandlung oder Behandlungsbedürftigkeit als diagnostisches Kriterium zu verwenden, wie dies häufig geschieht. Es scheint, als ob unbehandelte Depressionen nicht weniger häufig familiär vorkommen als stationär behandelte.

4. Reine Manien

Reine Manien werden unlogischerweise zu den bipolaren Psychosen gerechnet, während Leonhard (1980) sie mit Recht als unipolar definiert. Sie sind in Europa so selten, daß die genetische Bearbeitung hier weitgehend unterblieben ist. Anders in USA, wo Manien häufiger beobachtet werden (Taylor u. Abrams 1973; Helzer u. Winokur 1974). Beim Studium dieser Arbeiten fragt man sich jedoch, ob nicht einige dieser Manien zu den Schizophrenien gehören oder Erregungszustände anderer Genese darstellen. Das Erkrankungsalter ist niedrig, die familiäre Belastung ebenfalls, es handelt sich häufig um die erste Krankheitsphase.

Taylor u. Abrams (1973) arbeiteten zwei Gruppen heraus, eine früh erkrankte Gruppe mit Erkrankungsalter unter 30 Jahren, bipolarem Verlauf und hoher familiärer Belastung mit affektiven Psychosen und verwandten Störungen, und eine spät erkrankte Gruppe mit Erkrankungsalter über 30 Jahren mit unipolar manischem Verlauf und geringer familiärer Belastung. Bei Taylor u. Abrams (1984) trafen auf 13 von 111 manischen Patienten die Feighner-Kriterien für schizophrenieforme Psychose zu. Nur die kurze Dauer von weniger als 6 Monaten verhinderte eine Einstufung als Schizophrenie. Die Verwandten dieser Probanden hatten ein deutlich niedrigeres Risiko für affektive Störungen als die der anderen Maniker (2,4% bzw. 9,7%). Bei Grossman et al. (1986) traten bei 30% von 47 wegen Manie hospitalisierter Patienten nach 2–4 Jahren schwere Denkstörungen meist in Verbindung mit Wahnideen auf.

Die generelle Zugehörigkeit unipolarer Manien zu den bipolaren Psychosen ist zumindest fraglich.

E. Erbhypothesen

Nach dem Konzept Kraepelins galt die manisch-depressive Psychose als Einheit. Die Manie kann im Einzelfall latent bleiben; warum auch nicht, wenn doch die Erkrankung überhaupt latent bleiben kann, wie die diskordanten EZ-Paare zeigen. Das durchschnittliche Erkrankungsrisiko war für Eltern, Geschwister und Nachkommen affektiver Patienten etwa gleich hoch (vgl. Abschn. B) und das ließ auf Beteiligung eines dominanten Faktors schließen. Für die Differenz zu den für dominanten Erbgang charakteristischen 50% zog man unvollständige Manifestation, Polygenie, auch Heterogenie in Betracht.

Die Einheitstheorie wurde in den 60er Jahren verlassen. Clayton (1983) meint, man würde vielleicht eines Tages zu ihr zurückkehren, denn die strikte Zweiteilung in uni- und bipolare Psychosen hat sich nicht bestätigt (vgl. Abschn. C.I).

Jedenfalls sieht man heute wieder Zusammenhänge und nimmt an, daß uni- und bipolare Psychosen wenigstens Teile ihrer genetischen Grundlage gemeinsam haben. Amerikanische Autoren (u. a. REICH et al. 1975; GERSHON et al. 1976) stellten multifaktorielle Schwellenmodelle mit Erb- und Umweltfaktoren auf. In diesen setzt sich die „Liability" (etwa Krankheitsneigung oder Krankheitsdisposition) aus Erb- und Umweltfaktoren zusammen und hat eine kontinuierliche Verteilung, die jedoch Schwellen enthält. Nach Überschreiten der ersten Schwelle, d. h. nach Zusammenkommen einer bestimmten Anzahl von Krankheitsfaktoren, tritt eine unipolare Depression auf, nach Überschreiten der zweiten Schwelle (Hinzukommen weiterer Faktoren) eine bipolare Erkrankung und nach Überschreiten einer dritten Schwelle eine schizoaffektive Psychose (GERSHON et al. 1982). Solche Schwellenmodelle sind am besten mit polygener bzw. multifaktorieller Übertragung vereinbar, aber auch ein Hauptgen plus Nebengenen und Umweltfaktoren läßt sich denken. Polygenie würde erklären, warum kein klarer Erbgang vorliegt. Selbst wenn jedes einzelne Gen den Mendelschen Regeln folgt, läßt sich das in dem Netzwerk nicht mehr erkennen. Polygenie ist plausibel, bleibt aber ein leerer Begriff, solange es nicht gelingt, einzelne Faktoren zu fassen.

Die Schwierigkeit mit den multifaktoriellen Schwellenmodellen ist die, daß sie jeweils mit den empirischen Daten nur einiger, aber nicht aller Serien übereinstimmen, und daß sie innerhalb einer Serie nur zu einem Teil der empirischen Befunde passen, aber nicht zu allen. Einige Autoren schwanken daher zwischen monogenen und polygenen Modellen. Die Schwellenmodelle berücksichtigen nur additive Genwirkungen, nicht aber epistatische und interagierende. Schließlich setzen sie nur die Zahl, nicht aber die Art der beteiligten Faktoren in Rechnung. Die Zahl der Symptome spielt in amerikanischen Klassifikationen überhaupt eine größere Rolle als in europäischen. Quantität ist wohl leichter zu operationalisieren als Qualität. Die Schwellenmodelle sind ganz hypothetisch.

Da das weibliche Geschlecht unter affektiven Patienten überwiegt, hatte man schon lange geschlechtsgebundene Vererbung in Betracht gezogen. Vater-Sohn Übertragungen kommen jedoch häufig vor und so ließ man die Hypothese bereits vor 50 Jahren wieder fallen. Ein X-chromosomales Leiden darf sich nie vom Vater auf den Sohn vererben, denn nur die Töchter können das krankheitstragende X-Chromosom vom Vater erhalten, die Söhne bekommen auf alle Fälle das gesunde Y.

WINOKUR u. TANNA (1969) und MENDLEWICZ u. FLEISS (1974) griffen X-chromosomale Vererbung wieder auf und suchten sie mit Hilfe genetischer Marker zu beweisen. Genetische Marker sind Merkmale mit bekanntem Erbgang und bekannter chromosomaler Lokalisierung, die überdurchschnittlich häufig mit dem fraglichen Merkmal gemeinsam vorkommen, es sozusagen markieren. Im vorliegenden Fall wählte man die X-chromosomal lokalisierten Marker Farbenblindheit, Xg-Blutgruppe und G6PD Mangel. Tatsächlich zeigte sich in einigen Familien mit bi- und unipolaren Psychosen eine Koppelung, nicht aber in Familien mit ausschließlich unipolaren Psychosen. Andere Autoren konnten das nicht bestätigen, sie fanden keine Koppelungen. Vor allem aber kam die Kombination kranker Vater/kranker Sohn auch in den Serien der eifrigsten Verfechter X-chromosomalen Erbgangs vor. Erklärungen wie die Psychose des Vaters sei reaktiv, außer ihm trage auch die Mutter die affektive Anlage latent in sich, scheinen an den Haaren herbeigezogen.

Selektive Gattenwahl von affektiven Patienten wurde von ungefähr gleich vielen Untersuchungen behauptet und verneint. Offenbar bestehen Unterschiede nach Geschlecht und ethnischer Zugehörigkeit. GERSHON et al. (1974) fanden in ihrer amerikanischen Serie selektive Gattenwahl, und zwar vorwiegend bei den Männern; GERSHON u. LIEBOWITZ (1975) in ihrer israelischen Serie fanden aber keine. Ferner erklärt sich der Widerspruch aus unterschiedlicher Diagnostik und Methodik. Manche Untersucher erkannten beim Ehepartner nur schwere und primäre affektive Erkrankungen an, andere schlossen auch geringfügigere, sekundäre und andersartige Störungen ein. Ehen zwischen zwei bipolaren Patienten sind jedenfalls extrem selten (Weiteres bei WATERS et al. 1983).

In den meisten Fällen von Vater-Sohn-Kombinationen war die Mutter jedenfalls gesund und auch nicht familiär belastet. X-chromosomale Vererbung mag also, wenn überhaupt, in einigen Fällen vorliegen, aber sicher nicht generell. Seit der Übersicht von ZERBIN-RÜDIN (1980a, b) haben sich die Arbeiten mit negativem Befund beträchtlich gemehrt.

Auch Koppelung mit dem HLA-Komplex wurde wiederholt behauptet, aber noch öfter bestritten (JOHNSON et al. 1981; SUAREZ u. REICH 1984).

Auf die Suche nach biologischen und genetischen Markern setzt man heute große Hoffnungen. Biologische Marker sind in der Regel am Krankheitsgeschehen beteiligt. Genetische Marker sind Charakteristika, die überzufällig häufig mit dem fraglichen Merkmal vorkommen, es sozusagen markieren. Sie müssen auch im krankheitsfreien Zustand, also vor Erkrankung und in der Remission, nachweisbar sein. In Frage kommen neben phänotypischen Merkmalen wie Farbenblindheit besonders Antigene, Serumproteine und -globuline, Erythrozytenenzyme und neuestens Restriktionsfragmente der DNS. Die Suche blieb bis vor kurzem erfolglos (GERSHON et al. 1983). Soeben scheinen jedoch in einer großen Sippe der Old Order Amish in USA zwei genetische Marker für bipolare Psychosen auf Chromosom 11 entdeckt worden zu sein (EGELAND et al. 1987). In drei isländischen Familien fand sich allerdings keine Koppelung mit diesen Markern (HODGKINSON et al. 1987). Das widerlegt den amerikanischen Befund nicht unbedingt, sondern kann auch ein Hinweis auf Heterogenität der affektiven Psychosen sein.

F. Gennahe somatische Substrate

I. Biochemische Befunde

Anwärter darauf, Kausalfaktoren in der Entstehung psychischer Störungen zu sein, sind in erster Linie die Neurotransmitter. Sie sind genetisch kontrolliert, wie Tierversuche, Untersuchungen an gesunden Zwillings- und Geschwisterpaaren und schließlich an psychisch gestörten Zwillingen gezeigt haben. Allerdings können Varianten der Neurotransmitter-Aktivität und der Reaktion auf Psychopharmaka genetisch kontrolliert sein, ohne daß dies mit der genetischen Grundlage der affektiven Erkrankungen zu tun hat.

Die Vorstellung, daß für die affektiven Erkrankungen Störungen des Serotonin-Haushaltes verantwortlich seien und für die Schizophrenien Störungen des Katecholamin-Haushaltes, ist sicher zu simplizistisch. Vermutlich sind beide Systeme beteiligt, dazu noch weitere, z. B. GABA. Die biochemischen Befunde sind bis jetzt nicht einmal bei den Kranken selbst schlüssig und eindeutig. Das gilt u. a.

für COMT (Catechol-O-Metyltransferase), MAO (Monoamniooxydase), 5-HIAA (5-Hyroxyindolessigsäure), Wachstumsstörungen, Beta-adrenerge Rezeptoren, alpha$_2$-adrenerge Rezeptoren (Übersicht bei USDIN et al. 1984).

In Anbetracht des phasenhaften Verlaufs affektiver Erkrankungen mit Krankheitsphasen und freien Intervallen scheint der genetische Defekt nicht in einem generellen Überschuß oder Mangel eines Neurotransmitters oder Neurohormons zu liegen, sondern in einem Regulationsmechanismus. Das genetische Problem könnte ein Transport- und Verteilungsproblem sein oder in Sensibilitätsschwankungen bestimmter Rezeptoren bestehen, die zu regionalen Unterschieden im Gehirn führen.

Mit PET (Positron-Emissions-Tomographie) wurden Veränderungen der Glukose-Stoffwechselrate in den Stammganglien und im Verhältnis von Frontal- zu Okzipitalhirn gefunden sowie Veränderungen der Bindungsraten bestimmter Neurotransmitter.

Auf erbliche Unterschiede der Lithiumresorption und der Lithiumkonzentrationsrate Erythrozyten : Plasma wurde bereits hingewiesen (s. Abschn. D. II. 1). Beide Parameter sind ähnlicher bei EZ als bei ZZ. Das wurde zunächst an normalen Zwillingen untersucht und später auch an affektiv erkrankten. Inwieweit es Schlüsse auf ätiologische Faktoren erlaubt, bleibt abzuwarten.

II. Sonstige

Depressive Patienten leiden bekanntlich häufig an Schlafstörungen und das EEG zeigt Abweichungen der Schlafmuster. Insbesondere liegt eine Verkürzung der initialen REM Latenzzeit vor, die im freien Intervall aber verschwindet oder sich minimiert. Die Auffälligkeit ist also eher zustandsbedingt als direkter Ausdruck der Krankheitsanlage, und die Hoffnung, mit ihrer Hilfe latente Anlageträger unter den Verwandten von Patienten identifizieren zu können, ist nicht groß.

Gelegentlich wurde eine Vergrößerung der Seitenventrikel festgestellt wie bei Schizophrenen auch, und genau wie dort handelte es sich um Kranke mit ungünstiger Prognose. Familienbefunde fehlen.

G. Nichtgenetische Faktoren

I. Auslösefaktoren, Zunahme von Depressionen

Die Bedeutung nichtgenetischer Faktoren ist unbestritten. Sie wird u. a. von den eineiigen Zwillingen demonstriert, die trotz ihres identischen Erbgutes keineswegs zu 100% konkordant für affektive Erkrankungen sind, sondern nur zu etwa 60–80%.

Für manische Phasen werden Auslöser nur in seltenen Einzelfällen verantwortlich gemacht. Die als Auslöser oder gar Ursache depressiver Erkrankungen angeschuldigten Faktoren sind unspezifisch und ubiquitär und führen bei der Mehrzahl der ihnen ausgesetzten Personen nicht zu einer affektiven Erkrankung.

Dies wurde durch Untersuchungen an diskordanten und getrennt aufgewachsenen Zwillingspaaren bestätigt und gilt u. a. für akuten und chronischen Streß, Life Events und soziale Benachteiligung. Vermutlich ist nicht der Auslöser an sich wesentlich, sondern eine anlagemäßig erhöhte Sensibilität gegenüber Belastung.

Das in den letzten Jahren beobachtete Ansteigen depressiver Erkrankungen veranlaßte Hagnell et al. 1982 zu der Frage: „Gehen wir einem Zeitalter der Melancholie entgegen?" Die Zunahme bezieht sich fast ausschließlich auf leichte und mittelschwere Depressionen und kann nicht als Beweis für eine rein kulturelle, umweltbedingte Ursache (z. B. soziale Umwälzungen) angesehen werden. Leicht erkrankte Patienten suchen heute eher einen Arzt auf und die diagnostische Sensibilität der Ärzte hat zugenommen.

Doch könnten Verschiebungen des Erkrankungsalters und Geschlechtsverhältnisses sowie Häufigkeitsunterschiede in bestimmten Geburtskohorten durch soziologische Veränderungen erklärbar sein (Klerman 1986). Solche säkularen Trends weisen einmal mehr darauf hin, wie komplex die Anlage-Umwelt-Interaktionen in der Ätiopathogenese der affektiven Erkrankungen und der psychischen Störungen überhaupt sind.

II. Wochenbettpsychosen

1–2‰ aller gebärenden Frauen werden von einer Wochenbettpsychose betroffen („Psychose" im alten Sinn) und es besteht eine gewisse Tendenz, dies rein psychogen zu erklären. Katamnesen und Familienbefunde sprechen dagegen.

Das Wiederholungsrisiko einer Puerperalpsychose beträgt 13–34%, wobei Frauen, die affektiv erkrankt sind und/oder auch nichtpuerperale psychotische Phasen durchmachten, besonders gefährdet sind (Schöpf et al. 1984). Nichtpuerperale Rückfälle erleiden 9–44% der Probandinnen (9 Autoren). Bei Schöpf et al. (1984) erlitten 65% nichtpuerperale Rückfälle und 25% blieben frei von Psychopathologie.

Die affektiven und schizoaffektiven Erkrankungen stellen mit 60–80% den Löwenanteil der Wochenbettpsychosen. Das Puerperium beinhaltet offenbar eine erhöhte Sensibilität oder eine Auslöserfunktion für affektive Erkrankungen, die während dieses Zeitraumes bis zu 16mal häufiger sind als in den vorangegangenen 2 Jahren (vgl. Abschn. C. II). Auch ist das puerperale und nichtpuerperale Wiederholungsrisiko für die affektiven Probandinnen höher als für die schizophrenen.

Bei den Wochenbettpsychosen, gesamten wie affektiven allein, zeichnen sich zwei Gruppen ab: Eine ohne nichtpuerperale Rückfälle und eine mit solchen (Schöpf et al. 1985).

Für die Verwandten 1. Grades von Probandinnen ohne nichtpuerperale Rückfälle beträgt das Erkrankungsrisiko für endogene Psychosen nur 2,0%. Es handelt sich offenbar um eine eigene, nicht zu den „klassischen" Psychosen gehörige Gruppe.

Die Erkrankungsrisiken für Verwandte von Probandinnen mit nichtpuerperalen Rückfällen gibt Tabelle 7 wieder. Wie man sieht, ist das Risiko für die Verwandten 1. Grades der Probandinnen mit affektiven und schizoaffektiven Puer-

Tabelle 7. Erkrankungsrisiken der Verwandten 1. Grades von 50 Frauen mit Puerperalpsychosen und nichtpuerperalen Rückfällen, differenziert nach Diagnose der Probanden und Diagnose der Verwandten. (Nach SCHÖPF et al. 1985)

Diagnose der Probandinnen	Erkrankungsrisiko der Verwandten für			Insgesamt %
	Affektive Erkrankung	Schizoaffektive Erkrankung	Schizophrenie	
	%			
Affektive Psychose $n=23$	13,4	2,4	2,4	18,3
Schizoaffektive Psychose $n=16$	12,7	3,1	3,1	18,9
Schizophrenie $n=11$	1,9	1,9	1,9	5,8

peralpsychosen ähnlich erhöht, und zwar am stärksten für affektive Erkrankungen und weit geringer für schizoaffektive und schizophrene Erkrankungen. Damit gleicht es den Risiken bei „klassischen" affektiven Psychosen. Von den affektiv erkrankten weiblichen Verwandten, die Kinder hatten, machten 40% ebenfalls eine Wochenbettpsychose durch.

Die Erkrankungsrisiken für die Verwandten schizophrener Probandinnen sind weit niedriger und auch niedriger als für die Verwandten Schizophrener schlechthin.

Beim Vergleich von 17 Frauen mit affektiven Puerperalpsychosen und 20 Frauen ohne solche, aber mit manisch-depressiver Vorgeschichte erhielten WHALLEY et al. (1982) gleichsinnige Befunde: Die Risiken für affektive Psychosen unter den Verwandten 1. Grades unterschieden sich nicht (25,6% und 26,1%).

Dagegen waren von 21 Frauen mit postpartum Manie nur halb so viele mit affektiven Psychosen belastet (4/21 = 19%) wie 21 nichtpuerperale Manikerinnen (38%, KADRMAS et al. 1979). Nur eine Probandin hatte auch depressive Phasen, aber 13 (62%) wiesen Symptome ersten Ranges nach SCHNEIDER auf, gegenüber nur 28% einer erweiterten Vergleichsgruppe. Dies und die niedrige affektive Belastung lassen vermuten, daß es sich teilweise um schizophrene Erkrankungen gehandelt hat.

Obwohl Puerperalpsychosen manche Besonderheiten zeigen, z. B. abrupten Beginn, häufig Verwirrtheit, relativ günstige Prognose, erleidet ein großer Teil auch nichtpuerperale Krankheitsphasen und unterscheidet sich im Familienbild nicht von nichtpuerperalen Psychosen. Nur eine kleine Gruppe ohne nichtpuerperale Rückfälle weist keine erhöhte familiäre Belastung auf und scheint eine eigenständige Gruppe darzustellen.

Bereits 1968 hatte ARENTSEN ganz ähnliche klinische Befunde erhoben: Wochenbettpsychosen, insbesondere manisch-depressive, stellen keine eigene Einheit dar. Die Patientinnen sind offenbar besonders sensibel gegenüber Auslösern aller Art, Entbindung ist nur *ein* Risikofaktor unter anderen, und zwar seltener aufgrund der endokrinen Umstellung, häufiger durch Belastungen und Konflikte, die anläßlich der Geburt akut werden. „Eine Geburt kann eine pathogene, pathoplastische, disponierende, auslösende oder gar keine Rolle spielen."

Literatur

Abrams R, Taylor MA (1983) The importance of mood-incongruent psychotic symptoms in melancholia. J Affective Disord 5:179–181

Akiskal HS (1981) Subaffective disorders: dysthymic, cyclothymic and bipolar II disorders in the "borderline" realm. Psychiatr Clin North Am 4:25–46

Akiskal HS, Djenderendjian AH, Rosenthal RH et al. (1977) Cyclothymic disorder-validating criteria for inclusion in the bipolar affective group. Am J Psychiatry 134:1227–1233

Akiskal HS, King D, Rosenthal TL (1981) Chronic depressions. Clinical and familial characteristics in 137 probands. J Affective Disord 3:297–315

Altshuler KZ, Weiner MF (1985) Anorexia nervosa and depression: a dissenting view. Am J Psychiatry 142:328–332

Andreasen NC, Scheftner W, Reich Th et al. (1986) The validation of the concept of endogenous depression. A family study approach. Arch Gen Psychiatry 43:246–251

Angst J (1966) Zur Ätiologie und Nosologie endogener depressiver Psychosen. Eine genetische, soziologische und klinische Studie. Springer, Berlin Heidelberg New York (Monographien aus dem Gesamtgebiete der Neurologie und Psychiatrie, Heft 112)

Angst J, Dobler-Mikola A (1984) The Zurich study – a prospective study of depressive, neurotic and psychosomatic syndromes. II. The continuum from normal to pathological depressive mood swings. Eur Arch Psychiatry Neurol Sci 234:21–29

Angst J, Dobler-Mikola A (1985) The Zurich study – A prospective study of depressive, neurotic and psychosomatic syndromes. IV. Recurrent and nonrecurrent brief depression. Eur Arch Psychiatry Neurol Sci 234:408–416

Angst J, Frey R, Lohmeyer B et al. (1980) Bipolar manic-depressive psychoses: results of a genetic investigation. Hum Genet 55:237–254

Arentsen K (1968) Postpartum psychoses. With special reference to the prognosis. Dan Med Bull 15:97–100

Baldessarini RJ (1984) Risk rates for depression. Arch Gen Psychiatry 41:103–104

Bertelsen A (1985) Controversies and consistencies in psychiatric genetics. Acta Psychiatr Scand [Suppl] 319:61–75

Bertelsen A, Harvald B, Hauge M (1977) A Danish twin study of manic-depressive disorders. Br J Psychiatry 130:330–351

Biederman J, Rivinus T, Kemper K et al. (1985) Depressive disorders in relatives of anorexia nervosa patients with and without a current episode of nonbipolar major depression. Am J Psychiatry 142:1495–1497

Breslau N, Davis GC (1986) Chronic stress and major depression. Arch Gen Psychiatry 43:309–314

Brockington IF, Meltzer HY (1983) The nosology of schizoaffective psychosis. Psychiatr Dev 4:317–338

Brotman A, Herzog DB, Weilburg J (1985) Are eating disorders and affective disorders related? Am J Psychiatry 142:391

Cadoret RJ (1978) Evidence for genetic inheritance of primary affective disorder in adoptees. Am J Psychiatry 135:463–466

Cadoret RJ, O'Gorman TW, Heywood E et al. (1985) Genetic and environmental factors in major depression. J Affective Disord 9:155–164

Clayton PJ (1983) The prevalence and course of the affective disorders. In: Davis JM, Maas JW (eds) The affective disorders. American Psychiatric Press, Washington D.C., pp 193–201

Coryell W (1982) Hypomania. J Affective Disord 4:167–171

Coryell W, Tsuang MT, McDaniel J (1982) Psychotic features in major depression. Is mood incongruence important? J Affective Disord 4:277–236

Coryell W, Endicott J, Reich T et al. (1984) A family study of bipolar II disorder. Br J Psychiatry 145:49–54

Coryell W, Endicott J, Keller M et al. (1985) Phenomenology and family history in DSM III psychotic depression. J Affective Disord 9:13–18

Crowe RR, Noyes R, Pauls DL et al. (1983) A family study of panic disorder. Arch Gen Psychiatry 40:1065–1069

Dorus E, Cox NJ, Gibbons RD et al. (1983) Lithium ion transport and affective disorders within families of bipolar patients. Arch Gen Psychiatry 40:545–552

Dunner DL, Gershon ES, Goodwin FK (1976) Heritable factors in the severety of affective illness. Biol Psychiatry 11:31–42

Egeland JA, Gerhard DS, Pauls DL et al. (1987) Bipolar affective disorders linked to DNS markers on chromosome 11. Nature 325:783–787

Endicott J, Nee J, Andreasen N et al. (1985) Bipolar II. Combine or keep separate? J Affective Disord 8:17–28

Feighner JP, Robins E, Guze SB et al. (1972) Diagnostic criteria for use in psychiatric research. Arch Gen Psychiatry 26:57–63

Fichter MM (1985) Magersucht und Bulimie. Springer, Berlin Heidelberg New York Tokyo

Frangos E, Athanassenas G, Tsitourides S et al. (1983) Psychotic depressive disorder. A separate entity? J Affective Disord 5:259–265

Gershon ES, Liebowitz JH (1975) Sociocultural and demographic correlates of affective disorders in Jerusalem. J Psychiatr Res 12:37–50

Gershon ES, Dunner DL, Stuart L et al. (1974) Assortative mating in the affective disorders. Biol Psychiatry 7:63–74

Gershon ES, Bunney WE jr, Leckmann JF (1976) The inheritance of affective disorders: a review of data and hypothesis. Behav Genet 6:227–261

Gershon ES, Hamovit J, Guroff J et al. (1982) A family study of schizoaffective, bipolar I, bipolar II, unipolar and normal control probands. Arch Gen Psychiatry 39:1157–1167

Gershon ES, Nurnberger JI, Nadi NS et al. (1983) Current status of genetic research in affective disorders. In: Angst J (ed) The origins of depression: Current concepts and approaches. Dahlem Workshop. Springer, Berlin Heidelberg New York Tokyo, pp 187–204

Gershon ES, Schreiber JL, Hamovit R (1984) Clinical findings in patients with anorexia nervosa and affective illness in their relatives. Am J Psychiatry 141:1419–1421

Grossman LS, Harrow M, Sands JR (1986) Features associated with thought disorder in manic patients at 2–4 year follow-up. Am J Psychiatry 143:306–311

Grunhaus L (1985) Simultaneous panic and depressive disorders. Am J Psychiatry 142:1230–1231

Guze SB, Woodruff RA, Clayton PJ (1975) The significance of psychotic affective disorders. Arch Gen Psychiatry 32:1147–1150

Hagnell O, Lanke J, Rorsman B et al. (1982) Are we entering an age of melancholy? Depressive illnesses in a prospective epidemiological study over 25 years: the Lundby study, Sweden. Psychol Med 12:279–289

Helzer JE, Winokur G (1974) A family interview study of male manic depressives. Arch Gen Psychiatry 31:73–77

Hirschfeld RM, Cross CK (1982) Epidemiology of affective disorders. Arch Gen Psychiatry 39:35–46

Hirschfeld RM, Klerman GL, Andreasen NC et al. (1985) Situational major depressive disorder. Arch Gen Psychiatry 42:1109–1112

Hodgkinson S, Sherrington R, Gurling H et al. (1987) Molecular evidence for heterogeneity in manic depression. Nature 325:805–806

Holland AJ, Hall A, Murray et al. (1984) Anorexia nervosa: A study of 34 twin pairs and one set of triplets. Br J Psychiatry 145:414–419

Hudgens RW (1985) Anorexia not the same as depression. Am J Psychiatry 142:1230

Hudson JI, Pope HG, Jonas JM et al. (1983) Family history study of anorexia nervosa and bulimia. Br J Psychiatry 142:133–138

Johnson GFS, Hunt GE, Robertson S et al. (1981) A linkage study of manic depressive disorder with HLA antigens, blood groups, serum proteins and red cell enzymes. J Affective Disord 3:43–58

Juel-Nielsen N (1965) Individual and environment. A psychiatric-psychological investigation of monozygotic twins reared apart. Acta Psychiatr Scand [Suppl] 183:1–158, 1–292

Kadrmas A, Winokur G, Crowe R (1979) Postpartum mania. Br J Psychiatry 135:551–554

Kallmann FJ (1952) Genetic principles in manic-depressive psychosis. In: Depression. Proc 42th Ann Meet Am Psychopath Assoc

Katz MM (1980) Depression: a national health problem. In: Mendels J, Amsterdam JD (eds) The psychobiology of affective disorders. Karger, Basel München Paris London New York Sydney, pp 1–10

Kendell RE (1977) The classification of depressions: a review of contemporary confusion. In: Burrows GD (ed) Handbook of studies on depression. Excerpta Medica, Amsterdam London New York, pp 3–19

Klein DN, Depue RA, Slater JF (1986) Inventory identification of cyclothymia. IX. Validation in offspring of bipolar I patients. Arch Gen Psychiatry 43:441–445

Klerman GL (1981) The spectrum of mania. Compr Psychiatry 22:11–20

Klerman GL (1986) Evidence for increase in rates of depression in North America and Western Europe in recent decades. In: Hippius H, Klerman GL, Matussek N (eds) New results in depression research. Springer, Berlin Heidelberg New York Tokyo, pp 7–15

Knorring AL von, Cloninger CR, Bohman M et al. (1983) An adoption study of depressive disorders and substance abuse. Arch Gen Psychiatry 40:943–950

Leckman JF, Merikangas KR, Pauls DL et al. (1983a) Anxiety disorders and depression: Contradictions between family study data and DSM-III conventions. Am J Psychiatry 140:880–882

Leckman JF, Weissman MM, Merikangas KR et al. (1983b) Panic disorder and major depression. Arch Gen Psychiatry 40:1055–1060

Leckman JF, Weissman MM, Prusoff BA et al. (1984) Subtypes of depression. Family study perspective. Arch Gen Psychiatry 41:833–838

Leonhard K (1980) Aufteilung der endogenen Psychosen, 5. bearbeitete Aufl. Akademie Verlag, Berlin

MacDonald AM, Reveley AM (1985) Recent research in the genetics of panic disorder. Meeting of the Dutch Society for Anthropogenetics and the Interdisciplinary Society for Biological Psychiatry, Rotterdam

McCabe M (1975) Reactive psychoses. A clinical and genetic investigation. Munksgaard, Copenhagen

Mendlewicz J, Fleiss JL (1974) Linkage studies with X-chromosome markers in bipolar (manic-depressive) and unipolar (depressive) illnesses. Biol Psychiatry 9:261–294

Mendlewicz J, Rainer JD (1977) Adoption study supporting genetic transmission in manic-depressive illness. Nature 268:327–329

Mendlewicz J, Fieve RR, Stallone F (1973) Relationship between effectiveness of lithium therapy and family history. Am J Psychiatry 130:1011–1013

Noyes R, Crowe RR, Harris EL et al. (1986) Relationship between panic disorder and agoraphobia. A family study. Arch Gen Psychiatry 43:227–232

Perris C (1966) A study of bipolar (manic-depressive) and unipolar recurrent depressive psychoses. Acta Psychiatr Scand [Suppl] 194:1–89

Perris C (1974) A study of cycloid psychoses. Acta Psychiatr Scand [Suppl] 253:1–77

Perris C (1986) The case for the independence of cycloid psychotic disorder from the schizoaffective disorders. In: Marneros A, Tsuang MT (eds) Schizoaffective psychoses. Springer, Berlin Heidelberg New York London Paris Tokyo, pp 272–308

Price LH, Craig NJ, Charney DS et al. (1984) Family history in delusional depression. J Affective Disord 6:109–114

Reich T, Cloninger CR, Guze SB (1975) The multifactorial model of disease transmission: description of the model and its use in psychiatry. Br J Psychiatry 127:1–10

Rivinus TM, Biederman J, Herzog DB (1984) Anorexia nervosa and affective disorders: a controlled family history study. Am J Psychiatry 141:1414–1418

Rosenthal TL, Akiskal HS, Scott-Strauss A et al. (1981) Familial and developmental factors in characterologic depressions. J Affective Disord 3:183–192

Scharfetter C, Nüsperli M (1980) The group of schizophrenias, schizoaffective psychoses and affective disorders. Schizophr Bull 6:586–591

Schepank H (1974) Erb- und Umweltfaktoren bei Neurosen. Tiefenpsychologische Untersuchungen an 50 Zwillingspaaren. Springer, Berlin Heidelberg New York (Monographien aus dem Gesamtgebiete der Psychiatrie, Bd 11)

Schöpf J, Bryois C, Jonquière M et al. (1984) On the nosology of severe psychiatric post-partum disorders. Results of a catamnestic investigation. Eur Arch Psychiatry Neurol Sci 234:54–63

Schöpf J, Bryois C, Jonquière M et al. (1985) A family hereditary study of post-partum "psychoses". Eur Arch Psychiatry Neurol Sci 235:164–170

Shapiro RW (1970) A twin study of non-endogenous depression. Acta Jutlandica (Aarhus) 42:2

Shields J, Slater E (1966) La similarité du diagnostic chez les jumeaux et le problème de la spéficité biologique dans les névroses et les troubles de la personnalité. Evolut Psychiatr 2:441–451

Spicer CC, Hare EH, Slater E (1973) Neurotic and psychotic forms of depressive illness. Evidence from age-incidence in a national sample. Br J Psychiatry 123:535–541

Spitzer RD, Endicott J, Robins E (1978) Research diagnostic criteria. Rationale and reliability. Arch Gen Psychiatry 35:773–782

Stenstedt Å (1952) A study in manic-depressive psychosis. Clinical social and genetic investigation. Acta Psychiatr Neurol Scand [Suppl] 79:1–111

Stenstedt Å (1966) Genetics of neurotic depression. Acta Psychiatr Scand 42:392–409

Stern St L, Dixon KN, Nemzer E et al. (1984) Affective disorder in the families of women with normal weight bulimia. Am J Psychiatry 141:1224–1227

Strober M, Salkin B, Bourroughs J et al. (1982) Validity of the bulimia-restrictor distinction in anorexia nervosa: Parental personality characteristics and family psychiatric morbidity. J Nerv Ment Dis 170:345–351

Strömgren E (1986) Reactive (psychogenic) psychoses and their relations to schizoaffective psychoses. In: Marneros A, Tsuang T (eds) Schizoaffective psychoses. Springer, Berlin Heidelberg New York Tokyo, pp 260–271

Suarez BK, Reich T (1984) HLA and major affective disorder. Arch Gen Psychiatry 41:22–27

Surtees PG, Miller PP, Ingham IG et al. (1986) Life events and the onset of affective disorder. A longitudinal general population study. J Affective Disord 10:37–50

Swift WJ, Andrews D, Barklage NE (1986) The relationship between affective disorder and eating disorders: a review of the literature. Am J Psychiatry 143:290–299

Taylor M, Abrams R (1973) Manic states. A genetic study of early and late onset affective disorders. Arch Gen Psychiatry 28:656–658

Taylor M, Abrams R (1984) Mania and DSM III schizophreniform disorder. J Affective Disord 6:19–24

Torgersen S (1986) Genetic factors in moderately severe and mild affective disorders. Arch Gen Psychiatry 43:222–226

Tsuang MT, Faraone SV, Fleming JA (1985) Familial transmission of affective disorders. Is there evidence supporting the distinction between unipolar and bipolar disorders? Br J Psychiatry 146:268–271

Usdin E, Åsberg M, Bertilson L et al. (eds) (1984) Frontiers in biochemical and pharmacological research in depression. Raven Press, New York

Van Valkenburg Ch, Akiskal HS, Puzantian V et al. (1984) Anxious depressions. Clinical, family history and naturalistic outcome – comparisons with panic and major depressive disorders. J Affective Disord 6:67–82

Walcher W (Hrsg) (1971) Probleme der Provokation depressiver Psychosen. Hollinek, Wien

Waters B, Marchenko I, Abrams N et al. (1983) Assortative mating for major affective disorder. J Affective Disord 5:9–17

Weissman MM, Prusoff BA, Merikangas KR (1984) Is delusional depression related to bipolar disorder? Am J Psychiatry 141:892–893

Whalley J, Roberts DF, Wentzel J et al. (1982) Genetic factors in puerperal affective psychoses. Acta Psychiatr Scand 65:180–193

Winokur A, March V, Mendels J (1980) Primary affective disorder in relatives of patients with anorexia nervosa. Am J Psychiatry 137:695–698

Winokur G (1984) Psychosis in bipolar and unipolar affective illness with special reference to schizo-affective disorder. Br J Psychiatry 145:236–242

Winokur G (1985) The validity of neurotic-reactive depression. Arch Gen Psychiatry 42:1116–1122

Winokur G, Clayton P (1967) Family history studies I. Two types of affective disorders separated according to genetic and clinical factors. In: Wortis J (ed) Recent advances in biological psychiatry 9. Plenum Press, New York, pp 35–50

Winokur G, Pitts FN jr (1964) Affective disorder I. Is reactive depression an entity? J Nerv Ment Dis 138:541–547

Winokur G, Tanna VL (1969) Possible role of x-linked dominant factor in manic depressive disease. Dis Nerv Syst 30:89–94

Winokur G, Cadoret RJ, Dorzab J et al. (1971) Depressive disease. A genetic study. Arch Gen Psychiatry 24:135–144

Winokur G, Scharfetter C, Angst J (1985) A family study of psychotic symptomatology in schizophrenia, schizoaffective disorder, unipolar depression and bipolar disorder. Eur Arch Psychiatry Neurol Sci 234:295–298

Zerbin-Rüdin E (1967) Endogene Psychosen. In: Becker PE (Hrsg) Psychiatrische Krankheiten. Thieme, Stuttgart (Humangenetik, Ein kurzes Handbuch, Bd V/2, S 446–573)

Zerbin-Rüdin E (1980a) Psychiatrische Genetik. In: Kisker KP, Meyer JE, Müller C, Strömgren E (Hrsg) Grundlagen und Methoden der Psychiatrie, Teil 2. Springer, Berlin Heidelberg New York (Psychiatrie der Gegenwart, 2. Aufl, Bd I/2, S 545–618)

Zerbin-Rüdin E (1980b) Genetics of affective psychoses. In: Praag HM von, Lader MH, Rafaelsen OJ et al. (eds) Brain mechanisms and abnormal behavior – Genetics and neuroendocrinology. Dekker, New York Basel (Handbook of biological psychiatry, Part III, pp 35–48)

Zerbin-Rüdin E (1982) Genetische Befunde bei den atypischen Psychosen. In: Huber G (Hrsg) Endogene Psychosen. Schattauer, Stuttgart New York, S 325–336

Zerbin-Rüdin E (1986) Schizoaffective and other atypical psychoses: the genetical aspect. In: Marneros A, Tsuang MT (eds) Schizoaffective psychoses. Springer, Berlin Heidelberg New York, pp 225–231

Zerssen D von (1977) Premorbid personality and affective psychoses. In: Burrows CD (ed) Handbook of studies on depression. Excerpta Medica, Amsterdam London New York, pp 79–163

2. Prämorbide Persönlichkeit von Patienten mit affektiven Psychosen

H.-J. MÖLLER und D. V. ZERSSEN

INHALTSVERZEICHNIS

A. Einleitung

Wie aus zahlreichen Untersuchungen hervorgeht, ist die Kenntnis persönlichkeitsbedingter Dispositionen bei affektiven Erkrankungen u. a. unter dem Aspekt von Krankheitserklärung, Krankheitsrisiko, Verlaufsprognose und therapeutischem Handeln von Bedeutung (CHODOFF 1972; TELLENBACH 1977; V. ZERSSEN 1977a; HIRSCHFELD u. CROSS 1982; AKISKAL et al. 1983).

Persönlichkeitsauffälligkeiten lassen sich als angeboren oder erworben interpretieren. Lange Zeit wurden besonders die psychogenetischen Aspekte gesehen, während die biologischen Gesichtspunkte erst in neuerer Zeit wieder stärker an Interesse gewinnen (RAINER 1979; AKISKAL et al. 1983; MOISES et al. 1985).

Die Aufdeckung von Zusammenhängen zwischen prämorbider Persönlichkeit und Krankheitsfaktoren bzw. Krankheitsverlauf scheint von grundlegender praktischer und theoretischer Bedeutung. Sie kann zu verschiedenen weitergehenden Untersuchungen über genetische und peristatische Faktoren anregen, die an der Entstehung bestimmter Persönlichkeitstypen sowie an deren Interaktion mit situativen Faktoren bei der Krankheitsentstehung beteiligt sind (V. ZERSSEN 1977a).

B. Historischer Rückblick und klinische Hypothesen

Die Vorstellungen über die Bedeutung der Persönlichkeit erwuchsen auf klinisch-intuitiver Basis. Erfahrene Kliniker gewannen im therapeutischen Kontakt mit den Patienten den Eindruck, daß bestimmte Kombinationen einzelner Persönlichkeitszüge im Sinne von Persönlichkeitstypen beobachtbar seien und daß diese, oft nur unscharf gegeneinander abgrenzbaren verschiedenen Persönlichkeitstypen, Zusammenhänge mit bestimmten psychischen Erkrankungen aufwiesen. Von Kretschmer wurden dabei nicht nur psychologische Dimensionen in die Überlegungen einbezogen, sondern im Sinne seines konstitutionsbiologischen Ansatzes auch Merkmale des Körperbaues, eine Position, die insbesondere bezüglich dieser Erweiterung der Betrachtung aufgrund einer neueren Untersuchung in Frage gestellt wurde (v. Zerssen 1977b).

Diese Zusammenhänge zwischen Persönlichkeitstypen und psychischer Erkrankung wurden von vielen Autoren im Sinne einer unterschiedlich erklärten Prädisposition zu der jeweiligen psychischen Erkrankung interpretiert. So z. B. wurde der „orale" Charakter (Abraham 1924) als zu Depressionen, der Typus melancholicus als zur endogenen Depression prädisponierende Persönlichkeitsstruktur (Tellenbach 1977) aufgefaßt. Von anderen Autoren wurden sie als mitigierte Form der psychischen Erkrankung (Kraepelin 1913; Kretschmer 1921) mit den entsprechenden theoretischen (u. a. genetischen) Konsequenzen angesehen; so z. B. die sanguinische/hypomanische Persönlichkeit als mitigierte Form der vorwiegend manisch geprägten Form der bipolaren Psychosen (Leonhard 1963).

Schon früh wurden die im Rahmen der Schizophrenie auftretenden sekundären schweren Persönlichkeitsänderungen beschrieben (Kraepelin 1913), während sekundäre Persönlichkeitsänderungen bei affektiven Psychosen erst in neuerer Zeit ins Blickfeld gerückt sind. Diese oft „neurotisch" wirkenden sekundären Persönlichkeitsänderungen bei affektiven Psychosen können verschiedenster Art und Ausprägung sein (Kraines 1967; Lauter 1969; Welner et al. 1975; Akiskal u. Puzantian 1979), u. a. sind asthenische und subdepressive Zustände häufig. Sie sind als dauerhaft bestehende sekundäre Persönlichkeitsstörungen abzugrenzen von vorübergehenden affektiven Veränderungen und Störungen der sozialen Adaptation, die gelegentlich nach der Remission von depressiven Phasen vorübergehend auftreten können und meist durch Fortsetzung der Antidepressivatherapie, gegebenenfalls durch zusätzliche Psychotherapie, behoben werden können (Weissman u. Paykel 1974; Hauri et al. 1974; Klerman 1978).

Es ist hier nicht der Platz, die einzelnen, auf klinisch intuitiver Basis entstandenen Konzepte ausführlich zu würdigen. Es sei betont, daß mit prämorbiden Persönlichkeitsauffälligkeiten nicht unbedingt abnorme Varianten der Persönlichkeit im Sinne von Persönlichkeitsstörungen/Psychopathien sensu strictiori gemeint sind, sondern auch die ihnen entsprechenden, noch dem Normbereich zuzuordnenden Akzentuierungen bestimmter Persönlichkeitszüge. Unter dem Aspekt der affektiven Erkrankungen sind insbesondere die folgenden klinischen Konzepte von prämorbiden Persönlichkeitsauffälligkeiten entwickelt worden:

1. Zykloide/zyklothyme Persönlichkeit (Kretschmer 1921/1977): Aus der Sicht Kretschmers die dispositionelle Grundlage aller affektiven Psychosen, also ohne Differenzierung bezüglich der einzelnen Erscheinungsformen. Der Begriff „Syntonie" (Bleuler 1922) und „Substabilität" (Sjöbring 1973) zielt etwa auf das gleiche Konzept.
2. Typus melancholicus nach Tellenbach als eine vornehmlich zur unipolaren endogenen Depression disponierende Wesensart (Tellenbach 1961).

3. Typus manicus (DIETRICH 1968; v. ZERSSEN 1977 a), eine insbesondere zu vorwiegend manisch geprägten bipolaren affektiven Psychosen disponierende Persönlichkeit.
4. Neurotische Struktur, die vor allem nach psychoanalytischer Auffassung den gemeinsamen Nährboden für verschiedene Neuroseformen bildet (REICH 1933/1970).
5. Orale Struktur (ABRAHAM 1916/1969): eine nach psychoanalytischer Auffassung insbesondere zu depressiven Verstimmungen disponierende Persönlichkeitsstruktur.
6. Anankastische Struktur (ABRAHAM 1924): eine nach psychoanalytischer Auffassung insbesondere zu endogenen Depressionen disponierende Persönlichkeitsstruktur.

Diese Konzepte haben das klinische Denken über die prämorbide Persönlichkeit von Patienten mit affektiven Erkrankungen weitgehend geprägt, insbesondere in der deutschsprachigen Psychiatrie, während die amerikanische Psychiatrie von vorneherein stärker von den vielfältigen Befunden aus Persönlichkeitstests ausging (AKISKAL et al. 1983). Der modernen Persönlichkeitsforschung obliegt es, diese klinischen Hypothesen über Zusammenhänge zwischen Persönlichkeit und psychischer Erkrankung mit verbesserten Methoden zu überprüfen.

C. Methodische Ansätze und Probleme der modernen psychiatrischen Persönlichkeitsforschung

Die moderne psychiatrische Persönlichkeitsforschung, insbesondere soweit sie hypothesenprüfend ist, bedient sich der Möglichkeiten standardisierter psychometrischer Untersuchungsinstrumente, die gegenüber freien Interviews, wie sie im klinischen Alltag üblich sind, den Vorteil größerer Objektivität und Reliabilität haben. In den meisten Untersuchungen wird dabei zurückgegriffen auf bereits konstruierte und ohne spezielle Bezugnahme zu den klinisch beschriebenen Persönlichkeitstypen an der Allgemeinbevölkerung entwickelte Persönlichkeitsinventare (meistens Selbstbeurteilungsfragebögen), wie z. B. das Maudsley Personality Inventory – MPI – (EYSENCK u. EYSENCK 1971) oder das Freiburger Persönlichkeits-Inventar – FPI – (FAHRENBERG et al. 1978). Diese sind meist hinsichtlich ihrer testpsychologischen Absicherung sehr weit gediehen, sie haben aber den Nachteil, daß die damit erfaßten Dimensionen der Persönlichkeit oft nur geringe oder gar keine engeren Bezüge zu den klinisch interessanten Persönlichkeitskonstrukten haben, so daß die so gewonnenen Ergebnisse entweder gar nicht oder nur annähernd in Beziehung gesetzt werden können zu den klinischen Hypothesen. Selbst die mehr auf klinischer Grundlage entwickelten Persönlichkeitsinventare, wie z. B. das Minnesota Multiphasic Personality Inventory – MMPI – (HATHAWAY u. MCKINLEY 1963), sind oft nicht spezifisch genug hinsichtlich der Erfassung der relevanten klinischen Persönlichkeitskonstrukte. Deshalb besteht ein wichtiger Ansatz der psychiatrischen Persönlichkeitsforschung darin, zunächst auf diese klinischen Konstrukte speziell zugeschnittene Persönlichkeitsfragebögen zu entwickeln und dann, nach entsprechender testtheoretischer Absicherung, zur Untersuchung der interessierenden Fragestellungen einzusetzen (v. Zerssen 1979), ein Weg, der allerdings sehr langdauernd und beschwerlich und deswegen kaum begangen worden ist.

Meistens werden bei entsprechenden Untersuchungen Selbstbeurteilungsinstrumente verwendet, selten werden sie ergänzt durch Fremdbeurteilungsinstrumente, die z. B. von nahen Bezugspersonen ausgefüllt werden (Wittenborn u. Maurer 1977; v. Zerssen 1980), wodurch Fehlermöglichkeiten auf der Selbstbeurteilungsebene z. T. kompensierbar sind.

Ein großes Problem ist die mögliche Konfundierung der Selbstschilderung der Persönlichkeit durch eine aktuell bestehende Verstimmung des Patienten (Davis 1974; Donelly et al. 1976a, b; Frey 1977; Pilowsky 1979; v. Zerssen 1979; Liebowitz et al. 1979). So schildern sich z. B. endogen Depressive in der Phase introvertierter und emotional labiler als nach Abklingen der depressiven Phase (Wretmark et al. 1961; Coppen u. Metcalfe 1965; Kerr et al. 1970; Perris 1971; Shaw et al. 1975; Wetzel et al. 1980; Hirschfeld et al. 1983 b). Unter Berücksichtigung dieser "state"-Abhängigkeit von Persönlichkeitsselbstbeurteilungen sind die Ergebnisse von Persönlichkeitstests, die in der Krankheitsphase durchgeführt worden sind, schwer interpretierbar und müssen ggf. unter dem Aspekt einer "trait"-bezogenen Aussage verworfen werden. Erinnert sei in diesem Zusammenhang an eine Reihe von Untersuchungen mit dem MMPI – gerade mit dem MMPI wurden viele Untersuchungen in der depressiven Phase durchgeführt – z. B. an die von Donelly u. Murphy (1973a, b) und Donelly et al. (1976a). Die Verfälschungen können so massiv sein, daß sonst gut reproduzierbare Unterschiede zwischen den Persönlichkeiten, z. B. von Neurotikern und Patienten mit monopolarer Depression, nicht mehr in Erscheinung treten (Pilowsky 1979; Silver u. Mansky 1981; Davidson et al. 1985). Wegen dieser Problematik scheint die Grundregel sinnvoll, Untersuchungen zur prämorbiden Persönlichkeit von Patienten mit affektiven Psychosen möglichst bereits vor Ausbruch der manifesten Erkrankung oder aber im symptomfreien Intervall durchzuführen. Allerdings gibt es Hinweise dafür, daß man auch zu validen, den Schilderungen im symptomfreien Intervall sowie den Fremdschilderungen entsprechenden Resultaten kommen kann, wenn man den Patienten durch die Fragebogeninstruktion zur retrospektiven Schilderung seiner Persönlichkeit, wie sie in gesunden Zeiten war, auffordert (Foulds 1965; Kendell u. Di Scipio 1968; v. Zerssen 1977 a).

Von großer Wichtigkeit bei derartigen Untersuchungen ist die Differenzierung und Operationalisierung der nosologischen Diagnostik. Besonders die Unterscheidung in endogene und neurotische Depression scheint in diesem Kontext von höchster Relevanz (v. Zerssen 1979, 1980). Während z. B. bei Untersuchungen zwischen neurotischen und endogenen Depressionen z. T. sehr sinnvolle Unterschiede in der Persönlichkeit auch testpsychologisch beschreibbar waren, kommt die Untersuchung von Hirschfeld (1981), die Patienten mit "situational major depression" von "non-situational major depression" unterscheidet, trotz Anwendung großer Persönlichkeitstestbatterien nicht zu interpretierbaren Unterschieden. Ebenso bedeutsam ist die Unterscheidung in unipolare endogene Depressionen und bipolare affektive Psychosen (v. Zerssen 1980, 1982).

Einige weitere grundsätzliche statistisch-methodische Erfordernisse, die oft nicht ausreichend berücksichtigt werden, können aus Platzgründen nur summarisch aufgeführt werden:

1. Vergleich mit gesunden Probanden (pathologische Abweichungen?) und verschiedenen psychiatrischen Diagnosegruppen (Spezifität der pathologischen Abweichung?).
2. Bezugnahme auf Norm- oder Referenzwerte.
3. Nicht nur statistische Signifikanz (die bei großen Fallzahlen bereits bei kleinen Differenzen vorliegen kann), sondern auch klinische Relevanz der Abweichung (z. B. definiert als halbe Standardabweichung über oder unter dem Normwert) berücksichtigen.

D. Ergebnisse neuerer Untersuchungen zur prämorbiden Persönlichkeit von Patienten mit affektiven Psychosen

Die meisten Untersuchungen zur prämorbiden Persönlichkeit von Patienten mit affektiven Psychosen beschäftigen sich mit der Analyse der Assoziation bestimmter Persönlichkeitsmerkmale mit affektiven Psychosen durch Vergleich von Patienten mit affektiven Erkrankungen mit Gesunden und/oder psychisch Kranken im zeitlichen Querschnitt. Längsschnittuntersuchungen zur Frage der Übergangswahrscheinlichkeit der Fälle mit einer bestimmten Risikopersönlichkeit in die dazugehörigen affektiven Erkrankungen gibt es bisher erst in Ansätzen (NYSTRÖM u. LINDEGÅRD 1975; ANGST u. CLAYTON 1986). Eine Reihe von Arbeiten beschäftigen sich, u. a. durch Familienuntersuchungen, mit der Frage, ob es sich bei bestimmten Persönlichkeitsstörungen um mitigierte Formen bestimmter affektiver Erkrankungen handelt (GERSHON et al. 1975; AKISKAL et al. 1977; ANGST et al. 1980; AKISKAL 1981, 1983; DEPUE et al. 1981; ROSENTHAL et al. 1981; DUNNER et al. 1982; HIRSCHFELD et al. 1983a).

Es ist hier aus Platzgründen nicht möglich, alle Ergebnisse der neueren diesbezüglichen Forschung zu referieren. Immerhin sind z. B. seit 1970 allein etwa 40 Untersuchungen über Persönlichkeitstests bei Patienten mit affektiven Psychosen publiziert worden (TÖLLE).

Es fällt schwer, die Ergebnisse in ihrer Vielfältigkeit und teilweisen Widersprüchlichkeit zu einer Synopse zu verbinden. Das hängt u. a. mit den schon beschriebenen methodischen Problemen zusammen. Die meisten Untersuchungen vergleichen z. B. nur wenige Gruppen untereinander, meist ohne Bezug zu psychiatrisch unauffälligen Kontrollgruppen oder zu Normwerten. In vielen Arbeiten, insbesondere in den neueren amerikanischen Arbeiten, wird nicht mehr die Differenzierung in neurotische und endogene Depression durchgeführt. Häufig fehlt die Unterscheidung in unipolare und bipolare affektive Psychosen. Im amerikanischen Schrifttum kennzeichnet der Begriff „unipolare Depression“ nicht die unipolare endogene Depression, sondern, unabhängig von der Endogenitätshypothese, Depressionen, bei denen es keine Hinweise für manische Phasen in der Vorgeschichte und Familienanamnese gibt. Die Vielfalt unterschiedlicher Meßinstrumente mit teilweise völlig andersartigen Dimensionen erschwert in besonderem Maße die Vergleichbarkeit. Ein weiterer besonders kritischer Punkt besteht darin, daß eine Reihe von Untersuchungen während aktuell bestehender affektiver Verstimmungen durchgeführt worden sind, so daß dadurch bedingte Artefakte schwer zu diskriminieren sind.

Um überhaupt Tendenzen erkennbar zu machen, werden deswegen im folgenden in der Regel nur solche Untersuchungen berücksichtigt, die entweder nach Remission der affektiven Verstimmung durchgeführt worden sind, oder aber mit der ausdrücklichen Instruktion, daß der Patient seine prämorbide Persönlichkeit retrospektiv schildern soll. Auch nach dieser Einschränkung der Daten können nur die diesbezüglichen Hauptergebnisse gebracht werden. Ergebnisse von Untersuchungen mit wenigstens annähernd vergleichbaren Meßdimensionen werden dabei zusammengefaßt. Trotz der Unterschiede in der Stichprobenzusammensetzung und Methodik lassen sich so gewisse gemeinsame Tendenzen der Ergebnisse erkennen (v. ZERSSEN 1982).

Von den Persönlichkeitsdimensionen, die sich auf EYSENCKS (1970) allgemeine Theorie der Persönlichkeit beziehen, zeigt die Extraversionsskala regelmäßig erniedrigte Werte bei Neurotikern im allgemeinen (KERR et al. 1970), dies wurde wiederholt auch für neurotisch Depressive und z. T. auch für monopolar endogen Depressive im Vergleich zu psychisch gesunden Kontrollprobanden oder zur Normalbevölkerung beschrieben (FREY 1977; LIEBOWITZ et al. 1979; v. ZERSSEN 1980, 1982; HIRSCHFELD et al. 1983a; KURZ 1985). Bipolar Depressive zeigten im Vergleich zu monopolar Depressiven höhere Extraversions-Scores (PERRIS 1971; BONETTI et al. 1977; DIETZFELBINGER 1985), auch im Vergleich zu „nicht endogen Depressiven" (BENJAMINSEN 1981). Insgesamt gleichen offenbar die bipolar Depressiven eher psychisch gesunden Kontrollen bezüglich des Extraversions-Scores (ANGST u. CLAYTON 1986; HIRSCHFELD et al. 1986), während monopolare Maniker eine eindeutige Tendenz zur Extraversion aufweisen, was gut zum Konzept des Typus manicus paßt (DIETRICH 1968; v. ZERSSEN 1982).

Bezüglich der ebenfalls zur Eysenckschen Persönlichkeitstheorie gehörenden Dimensionen Neurotizismus sind Gruppenunterschiede weniger konsistent. Offensichtlich reflektiert gerade diese Dimension besonders sensibel residuale depressive Symptomatik (LIEBOWITZ et al. 1979; SHAW et al. 1975). In der Regel wurden höhere Neurotizismus-Scores bei neurotisch Depressiven im Vergleich zu unipolaren oder bipolaren affektiven Psychosen gefunden (PERRIS 1971; PAYKEL et al. 1976; BENJAMINSEN 1981; KURZ 1985). HIRSCHFELD u. KLERMAN (1979) fanden im Vergleich zu Manikern und zur Norm erhöhte Werte bei an "Major Depressive Disorder" erkrankten Patienten. Insgesamt ergibt sich, daß, soweit Unterschiede zwischen neurotisch und endogen Depressiven feststellbar waren, die Mittelwerte der neurotisch Depressiven gewöhnlich die der endogen Depressiven übertrafen, während die der endogen Depressiven trendmäßig höher lagen als die der bipolaren Patienten (v. ZERSSEN 1980, 1982). Die Werte der monopolaren Maniker lagen z. T. sogar niedriger als die der Patienten mit bipolaren affektiven Psychosen und die der nicht psychiatrischen Kontrollen (EIBAND 1979).

Untersuchungen mit auf der Basis psychoanalytischer Konstrukte gebildeter Persönlichkeitsinventare ergaben u. a., daß monopolar Depressive bzw. Depressive überhaupt eine gewisse Assoziation mit anankastischen Persönlichkeitszügen aufweisen (KENDELL u. DI SCIPIO 1970; HIRSCHFELD u. KLERMAN 1979), insbesondere auch im Vergleich zu bipolaren (FREY 1977), während sich im Vergleich zu neurotisch Depressiven endogen Depressive bzw. auch bipolar Depressive durch niedrige Anankasmuswerte abtrennen ließen (PAYKEL et al. 1976; BENJAMINSEN 1982). Noch deutlicher war allerdings der Zusammenhang zwischen Depressiven insgesamt und „oraler", abhängiger Persönlichkeitsstruktur, ein Zusammenhang, der besonders ausgeprägt bei den neurotisch Depressiven war (EIBAND 1979; PAYKEL et al. 1976; WITTENBORN 1974; KURZ 1985; HIRSCHFELD et al. 1984). Dies entspricht weitgehend den psychoanalytischen Konzepten von FREUD (1908), REICH (1933) und ABRAHAM (1924). Hysterische Züge waren erhöht bei Patienten mit monopolarer Manie (EIBAND 1979), was möglicherweise im Sinne des Typus manicus interpretierbar ist. Allerdings fanden HIRSCHFELD et al. (1984) einen erhöhten „Hysteriewert" auch bei monopolar Depressiven, während in der Untersuchung von KURZ (1985) der Hysterie-Score bei endogen Depressiven erniedrigt war. Die neurotische Struktur, eine Persönlichkeitsdimension, die im Gegensatz zu den üblichen Neurotizismusskalen neurotische Symptome nicht einbezieht, war signifikant ausgeprägter bei Patienten mit monopolarer Depression, ganz besonders aber bei neurotisch Depressiven (EIBAND 1979; v. ZERSSEN 1979, 1980; WEIGEL 1980; KURZ 1985). BENJAMINSEN (1982) beschrieb bei neurotisch Depressiven eine stärkere Ausprägung von anankastischen und autoaggressiven Zügen sowie Mangel an Selbstvertrauen und libidinöse Hemmung als bei Bipolaren und Monopolaren.

Ein deutlicher Zusammenhang ergab sich zwischen erhöhten Typus melancholicus-Werten und monopolar endogener Depression, nicht jedoch zwischen Typus melancholicus und bipolaren affektiven Psychosen (EIBAND 1979; v. ZERSSEN 1980; DIETZFELBINGER 1985). Dies geht zwar einerseits in Richtung der Hypothese TELLENBACHS, zeigt andererseits aber, daß der Typus melancholicus keineswegs eine conditio sine qua non für die endogene Depression, insbesondere nicht für die endogene Depression im Rahmen bipolarer affektiver Psychosen ist. In der Übersichtsarbeit von AKISKAL (1983) wird die innere Beziehung zwischen Typus melancholicus und Obsessionalität betont und der Typus melancholicus weitgehend auf dieses Konzept reduziert.

Resultate mit der Marke Nyman Temperament Scale (MNTS), die auf die von SJÖBRING beschriebenen Persönlichkeitsdimensionen Validität, Solidität und Stabilität abzielt (SJÖBRING 1958/1973), stehen größtenteils in guter Übereinstimmung mit den bisher dargestellten Befunden, insbesondere, wenn man die innere Beziehung von Solidität zum Typus melancholicus und zum Anankasmus berücksichtigt (NYSTRÖM u. LINDEGÅRD 1975; METCALFE et al. 1975; SHAW et al. 1975; BECH et al. 1980). Insgesamt weisen die Befunde in die Richtung, daß Patienten mit monopolarer endogener Depression eine Tendenz zu Subvalidität (entspricht asthenisch) und zur Supersolidität (entspricht rigide, nicht hysterisch) aufweisen, während für die bipolaren Psychosen sich keine nennenswerten Normabweichungen ergaben.

Unerwarteterweise zeigten Patienten mit endogener wie auch besonders solche mit neurotischer Depression deutlich erhöhte Schizoidie-Werte, die allerdings nicht das Ausmaß der bei Schizophrenen beobachteten Persönlichkeitsauffälligkeiten erreichten (FRITSCH 1972; EIBAND 1979; v. ZERSSEN 1979; WEIGEL 1980; MÖLLER u. v. ZERSSEN 1986). Demgegenüber waren die Werte von Patienten mit endogener Depression wie auch neurotischer Depression für Zyklothymie i. allg. erniedrigt, lediglich die monopolaren Manien zeigten erhöhte Werte (EIBAND 1979; WEIGEL 1980; v. ZERSSEN 1979, 1980), was wahrscheinlich mit ihrer Tendenz zur Extraversion zusammenhängt. Bei bipolaren affektiven Psychosen fanden sich diesbezüglich keine Normabweichungen. Die Hypothese Kretschmers, nach der affektiven Psychosen eine zykloide Persönlichkeitsstruktur zugrunde liegt, konnte bisher psychometrisch nicht bestätigt werden.

Untersuchungen mit aufwendigeren Persönlichkeitsinventaren, die eine größere Zahl von Dimensionen erfassen, ergaben z. T. mit den vorgelegten Befunden in der groben Tendenz vereinbare Resultate. So fanden sich im MMPI (Hathaway u. McKinley 1951) wie auch im 16 Personality Factor Questionnaire (Cattell u. Eber 1957) bei monopolaren Depressionen eine stärkere Introversion als bei bipolaren Depressionen, die eher den Normwerten entsprachen (Donelly u. Murphy 1973 b; Donelly et al. 1976 a; Murray u. Blackburn 1974). Diese Untersuchungen wurden allerdings in der depressiven Phase durchgeführt. In der auf der Basis von Murrays Theorie psychogener Bedürfnisse (Murray 1938) entwickelten Cesarek Marke Personality Scale – CMPS – erschienen Bipolare weitgehend unauffällig (Bech u. Rafaelsen 1980; Bech et al. 1980; Strandman 1978), während andere Depressive eine Reihe von Besonderheiten zeigten: Erhöhte Schuldgefühle, vermehrte Über-Ich-Konflikte, erhöhtes Bedürfnis nach äußerer Unterstützung des Selbstwertgefühls, geringeres Bedürfnis zu dominieren, geringeres Bedürfnis nach Autonomie (Strandman 1978) sowohl während als auch nach der depressiven Verstimmung. Perris et al. (1983) fanden unter Verwendung der Karolinska Scales of Personality – KSP – bei neurotisch Depressiven einen höheren Drang zum Ausagieren von Agressivität als bei Monopolaren oder Bipolaren. Ebenfalls unter Verwendung des KSP beschrieben Perris et al. (1984) ehemals Depressive als charakterisiert durch mehr Psychasthenie, Mißtrauen, Schuldgefühle und Aggression im Vergleich zur Kontrollgruppe. Auf weitere Befunde aus z. T. sehr aufwendigen Persönlichkeitsmessungen (Matussek u. Feil 1980, 1983; Knorring et al. 1984; Hirschfeld et al. 1986) kann hier aus Platzgründen nicht eingegangen werden.

Ein Problem der meisten Untersuchungen ist, daß oft nur sehr wenige diagnostische Gruppen mit den gleichen Instrumenten verglichen wurden, was die Beurteilung der Spezifität der Zusammenhänge erschwert. Dieses Problem läßt sich praktisch nur durch umfangreiche Untersuchungen mit einer alle relevanten klinischen Dimensionen berücksichtigenden Testbatterie an den wichtigsten psychiatrischen Patientengruppen und unter gleichzeitiger Berücksichtigung von gesunden Kontrollprobanden meistern. Aus der jüngsten Zusammenstellung der Ergebnisse einer solchen Untersuchung wird die Komplexität (Tabelle 1) deutlich, die bei Berücksichtigung nur weniger Vergleichsgruppen aus dem Blickfeld zu geraten droht (v. Zerssen 1982).

Eine insbesondere wegen ihres epidemiologischen und prospektiven Ansatzes hervorzuhebende Studie ist die von Angst u. Clayton (1986). Aus einer Stichprobe von über 6 000 Schweizer Rekruten, die 1973 mit dem FPI untersucht wurden, wurden die identifiziert, die bis 1983 in psychiatrische Behandlung (N = 183) gekommen waren. Die bipolaren Patienten zeigten in keiner Persönlichkeitsdimension signifikante Abweichungen von den gesunden Kontrollprobanden. Unipolar Depressive zeigten einen hohen Aggressions-Score und hohe vegetative Labilität, ähnlich wie Soziopathen. Die Schizophrenen wiesen einen hohen Wert bezüglich der vegetativen Labilität auf. Hohe Aggressions-Scores lagen bei den durch Suizid sowie durch Unfall Verstorbenen vor sowie, unabhängig von der

Tabelle 1. Prämorbide Persönlichkeitszüge bei Patienten mit verschiedenen psychiatrischen Erkrankungen. (Nach v. ZERSSEN 1982)

Klinische Diagnose	ICD-Nr.	n_{SR}	Extraversion				Instabilität					Rigidität						Σ|z|
			E_{ENR}	Hy_{N-SR}	Zy_{M-SR}	Zy_{M-RR}	N_{ENR}	NSt_{N-SR}	O_{N-SR}	Sc_{Sc-SR}	Sc_{Sc-RR}	R_{ENR}	A_{N-SR}	Tm_{M-SR}	Tm_{Sc-SR}	Tm_{M-RR}	Tm_{Sc-RR}	$\Sigma_{\|z\|}$
Persönlichkeitsstörung																		
affektiv	301.1*	7– 9		↑	↓			⬆	⬆	⬆	⬆↑	↑*	↑	↑(*)		↓	↓(**)	8.0
schizoid	301.2	13–16	⬇		⬇	⬇⬇*	⬆	⬆⬆	⬆	⬆⬆↑	⬆⬆⬆*	↑	⬆		⬇	⬇↓	↓	18.0
anankastisch	301.4	26–31	↓		⬇	⬇	↑	⬆	↑	⬆	⬆⬆*	↑	↑	↑				9.0
hysterisch	301.5	65–76		⬆	↓	↓	↑	⬆	⬆	⬆	⬆↑		↑			↓	↓	8.5
asthenisch	301.6	24–31	↓		↓	⬇	↑	⬆↑	⬆	⬆↑	⬆⬆↑			↑	↓		↓	10.5
Neurose																		
Angstneurose	300.0	30–42					↑	⬆	↑	⬆	⬆↑			↑	↑	↓	↓	6.5
hysterische Neurose	300.1	11–19			↓	↓*(*)	↑	⬆	↑	↑	⬆*			↑	↑			5.5
Phobie	300.2	26–28	↓			⬇		⬆	↑	↑	⬆↑			↑	⬆			6.5
Zwangsneurose	300.3	67–74			↓	↓	↑	⬆	↑	⬆	⬆↑		↑	↑	↑			7.0
depressive Neurose	300.4	58–82			↓	↓	↑	⬆	⬆	⬆	⬆↑			↑		↓	↓	7.5
Schizophrenie																		
paranoider Typ	295.3	67–88		↑	↓		↑	↑	⬆	⬆	⬆↑	↑	↑			↓		7.0
nicht-paranoider Typ	295 −(0.3+0.7)	67–94			↓		↑	⬆	↑	⬆	⬆↑					↓	↓	6.0
schizoaffektiver Typ	295.7	41–48		↑	↓		↑	↑	⬆	⬆	⬆	↑	↑					6.0
Affektive Psychose																		
manischer Typ („unipolar“)	296.1	17–24	↑	⬆		↑	↓		↑		↑					↓	⬇	5.0
zirkulärer Typ (bipolar)	296.3	22–26								↑	↑			↑		↓*		2.0
depressiver Typ } uni-	296.2	30–61			↓			↑	↑	↑	↑	↑		⬆	⬆	↑	↑	6.0
Involutionsmelanch. } polar	296.0	18–31			⬇			↑	↑	↑	↑	↑	⬆	⬆	⬆		↑	7.0

*n<10; (*)0.10>p>0.05; (**)p>0.10

n_{SR} Zahl der Selbstbeurteilungen pro Gruppe
SR Selbstbeurteilung
RR Beurteilung durch Angehörige
$\Sigma_{|z|}$ Abweichungssumme in absoluten Werten

E = Extraversion
Hy = Hysterische Struktur
Zy = Zyklothyme Struktur

N = Neurotizismus
NSt = Neurotoide Struktur
O = Orale Struktur
Sc = Schizoidie

R = Rigidität
A = Anankasmus
Tm = Typus melanch.

↓ $z \leqq -0.5$ ↑ $z \geqq 0.5$
⬇ $z \leqq -1.0$ ⬆ $z \geqq 1.0$
⬇↓ $z \leqq -1.5$ ⬆↑ $z \geqq 1.5$
usw.

Diagnose, bei Patienten mit Suizidversuch. Diese letzteren Befunde sind von besonderem Interesse, da sie sich theoretisch in Beziehung setzen lassen zu Befunden über erniedrigte Hydroxyindolessigsäure-Spiegel im Liquor von Patienten mit ernsthaften Suizidversuchen (Möller 1984).

Es soll bei dieser kritischen Übersicht nicht verschwiegen werden, daß es auch einige wenige Untersuchungen gibt, die keinerlei Unterschiede zwischen bestimmten, hier interessierenden Gruppen, fanden (Donelly et al. 1976b; MacVane et al. 1978; Davidson et al. 1985; Tölle et al. 1987). Allerdings ist bei einigen dieser Untersuchungen Lithium als persönlichkeitsmodifizierende Einflußgröße zu würdigen (s.u.).

Auf neuere Untersuchungen, die lediglich eine klinische Diagnostik der Persönlichkeitsstörungen nach ICD bzw. DSM-III durchführten oder aber eine durch ein standardisiertes Interview gestützte DSM-III-Diagnostik erhoben, kann aus Platzgründen nicht weiter eingegangen werden (Charney et al. 1981; Keller u. Shapiro 1982; Davidson et al. 1985; Tölle, im Druck). Auf den kleinsten gemeinsamen Nenner gebracht, weisen die Befunde in die Richtung, daß bei Patienten mit affektiven Störungen gehäuft Persönlichkeitsstörungen verschiedener Art nachzuweisen waren, ohne daß eine Spezifität ausreichend belegbar war.

Einige Untersuchungen geben Hinweise dafür, daß die prophylaktische Gabe von Lithium gegebenenfalls Einflüsse auf die prämorbide Persönlichkeitsstruktur hat, insbesondere in dem Sinne, daß sich die Auffälligkeiten bipolarer Patienten reduzieren (Bonetti et al. 1977; Bech u. Rafaelsen 1980; Bech et al. 1976, 1980; Kropf u. Müller-Oerlinghausen 1985; Czernik et al. 1986; Kropf 1986). Kritisch muß allerdings noch weiter geprüft werden, ob sich hier möglicherweise nur residuale Veränderungen der Erkrankungen im Rahmen der Lithium-Therapie zurückgebildet haben.

E. Zusammenfassung

Die Auffassung, daß Patienten mit verschiedenen Typen affektiver Psychosen charakteristische Auffälligkeiten der prämorbiden Persönlichkeitsstruktur aufweisen, hat eine lange klinische Tradition. Diese Persönlichkeitsstrukturen wurden einerseits als mitigierte Formen der jeweiligen affektiven Erkrankung interpretiert, andererseits als zu bestimmten Ausprägungsformen der affektiven Psychosen disponierende, mit ihnen aber nicht unbedingt genetisch bzw. biologisch verknüpfte Persönlichkeitstypen. Die diesbezügliche Beweisführung muß weiterhin als unbefriedigend angesehen werden. Arbeiten in dieser Richtung sind in ihrer Aussagekraft durch eine Reihe methodischer Mängel z.T. schwer vergleichbar und in vergleichbaren Aspekten z.T. in den Ergebnissen inkonsistent. Insbesondere fällt es trotz einer relativ großen Zahl von Untersuchungen schwer, die recht speziellen tradierten klinischen Hypothesen zu bestätigen oder zu widerlegen. Zu einer adäquaten Überprüfung dieser Hypothesen sind sicherlich weitere, methodisch insgesamt besser geplante Untersuchungen erforderlich.

Beim derzeitigen Erkenntnisstand scheint es deswegen am ehesten gerechtfertigt, inhaltliche Schlußfolgerungen auf einer sehr globalen Ebene zu ziehen. Demnach scheinen Patienten mit bipolaren Psychosen insgesamt weit weniger Auffälligkeiten in ihrer prämorbiden Persönlichkeitsstruktur aufzuweisen, als Patienten mit monopolarer Depression. Während Patienten mit bipolaren Psychosen weitgehend gesunden Kontrollprobanden vergleichbar sind, scheinen Patienten mit monopolarer Depression durch vermehrte Introvertiertheit, Zwanghaftigkeit und, sofern geprüft, insbesondere auch durch die Struktureigentümlichkeiten des Typus melancholicus gekennzeichnet. Die neurotisch Depressiven sind gegenüber den endogen Depressiven durch stärker ausgeprägte orale, anankastische und allgemein neurotische Züge charakterisiert. Einige wenige empirische Ergebnisse sprechen dafür, daß Patienten mit monopolaren Manien bzw. vorwiegend manisch geprägten bipolaren Psychosen durch erhöhte Extraversion sowie durch Strukturelemente des Typus manicus in ihrer prämorbiden Persönlichkeit gekennzeichnet werden können.

Eine interessante Frage ist, warum gerade Patienten mit bipolaren Psychosen so wenig Auffälligkeiten in ihrer prämorbiden Persönlichkeit zeigen. In diesem Zusammenhang ist u. a. daran gedacht worden, daß hier „Legierungen" vom Typus melancholicus und Typus manicus vorkommen, die sich phänomenologisch dann in ihren Auffälligkeiten aufheben (v. ZERSSEN 1982).

Daß gerade Patienten mit bipolaren affektiven Psychosen weitgehend unauffällig in ihrer prämorbiden Persönlichkeit sind, macht es schwer, von *einer* zur Depression prädisponierenden Persönlichkeit zu sprechen. Wenn man beim gegenwärtigen Forschungsstand solche Aussagen zum Zusammenhang zwischen Persönlichkeit und affektiven Störungen überhaupt wagen kann, müssen dabei im oben dargestellten Sinn anankastische, aggressive, orale, allgemein neurotische und Typus melancholicus-Strukturelemente sowie verschiedene Erkrankungsformen berücksichtigt werden.

Literatur

Abraham K (1916) Untersuchungen über die früheste prägenitale Entwicklungsstufe der Libido. I. Z ärztl Psychoanal 4:71; abgedruckt in Abraham K: Psychoanalytische Studien zur Charakterbildung und andere Schriften, hrsg. von Cremerius. Fischer, Frankfurt 1969, S 84–112

Abraham K (1924) Versuch einer Entwicklungsgeschichte der Libido aufgrund der Psychoanalyse seelischer Störungen. Neue Arbeiten zur ärztlichen Psychoanalyse, Heft 1, 1; abgedruckt in Abraham K: Psychoanalytische Studien zur Charakterbildung und andere Schriften, hrsg. von Cremerius. Fischer, Frankfurt 1969, S 113–183

Akiskal HS (1981) Subaffective disorders: dysthymic, cyclothymic, and bipolar II disorders in the "borderline" realm. Psychiatr Clin North Am 4:25–46

Akiskal HS (1983) Dysthymic and cyclothymic disorders: a paradigma for high-risk research in psychiatry. In: Davis M, Maas J (eds) Affective disorders. American Psychiatric Press, Washington DC

Akiskal HS, Puzantian VR (1979) Psychotic forms of depression and mania. Psychiatr Clin North Am 2:419–439

Akiskal HS, Djenderedjian AH, Rosenthal RH, Khani MK (1977) Cyclothymic disorders: validation criteria for inclusion in the bipolar affective group. Am J Psychiatry 134:1227–1233

Akiskal HS, Hirschfeld RMA, Yerevanian BI (1983) The relationship of personality to affective disorders. Arch Gen Psychiatry 40:801–810

Angst J, Clayton P (1986) Premorbid personality of depressive, bipolar, and schizophrenic patients with special reference to suicidal issues. Compr Psychiatry 27:511–532

Angst J, Frey R, Lohmeyer B et al. (1980) Bipolar manic-depressive psychoses: Results of a genetic investigation. Hum Genet 55:237–254

Bech P, Rafaelsen OJ (1980) Personality and manic-melancholic illness. In: Achté K, Aalberg V, Lönnqvist J (eds) Psychopathology of Depression. Psychiatria Fennica [Suppl], pp 223–231

Bech P, Vendsborg PB, Rafaelsen OJ (1976) Lithium maintenance treatment of manic-melancholic patients: its role in the daily routine. Acta Psychiatr Scand 53:70–81

Bech P, Shapiro RW, Sihm F, Nielsen BM, Sørensen B, Rafaelsen OJ (1980) Personality in unipolar and bipolar manic-melancholic patients. Acta Psychiatr Scand 62:245–257

Benjaminsen S (1981) Primary non-endogenous depression and features attributed to reactive depression. J Affective Disord 3:245–259

Benjaminsen S (1982) Neurotic personality traits in patients with subtypes of affective disorders. Nord Psykiatr Tidsskr 36:9–19

Bleuler E (1922) Die Probleme der Schizoidie und der Syntonie. Z Ges Neurol Psychiatr 78:373–399

Bonetti U, Johansson F, Knorring L v, Perris C, Strandman E (1977) Prophylactic lithium and personality variables: an international collaborative study. Int Pharmacopsychiatry 12:14–19

Cattell RB, Eber HW (1957) Handbook for the Sixteen Personality Factor Questionnaire. Institute for Personality and Ability Testing, Champaign, Ill

Charney DS, Nelson JC, Quinlan DM (1981) Personality traits and disorder in depression. Am J Psychiatry 138:1601–1604

Chodoff P (1972) The depressive personality. Arch Gen Psychiatry 27:666–673

Coppen A, Metcalfe M (1965) Effect of a depressive illness on MPI scores. Br J Psychiatry 111:236–239

Czernik A, Steinmeyer EM, Samen A (1986) Objektivierende Untersuchungen über Unterschiede der Intervallpersönlichkeit monopolar und bipolar depressiver Patienten unter Lithiumbehandlung. Nervenarzt 57:517–525

Davidson J, Miller R, Strickland R (1985) Neuroticism and personality disorder in depression. J Affective Disord 8:177–182

Davis H (1974) What does the P-scale measure? Br J Psychiatry 125:161–167

Depue RA, Slater JF, Welfstetter-Kausch H, Klein D, Goplerud E, Farr D (1981) A behavioral paradigm for identifying persons at risk for bipolar depressive disorders: a conceptual framework and five validation studies. J Abnorm Psychol [Suppl] 90:381–438

Dietrich H (1968) Manie – Monomanie – Soziopathie und Verbrechen. Enke, Stuttgart

Dietzfelbinger T (1985) Quantifizierende Erfassung biographischer Aspekte und prämorbider Persönlichkeitsdimensionen bei Neurosen und endogenen Psychosen. Unveröff. Med. Diss. der TU München

Donelly EF, Murphy DL (1973a) Social desirability and bipolar affective disorder. J Consult Clin Psychol 41:469

Donelly EF, Murphy DL (1973b) Primary affective disorder: MMPI-differences between unipolar and bipolar depressed subjects. J Consult Clin Psychol 29:303–306

Donelly EF, Murphy DL, Waldmann IN, Reynolds TD (1976a) MMPI-differences between unipolar and bipolar depressed subjects. A replication. J Consult Clin Psychol 32:610–612

Donelly EF, Murphy DL, Goodwin FK (1976b) Cross-sectional and longitudinal comparisons of bipolar and unipolar depressed groups on the MMPI. J Consult Clin Psychol 44:233–237

Dunner DL, Russek D, Russek B, Fieve RR (1982) Classification of affective disorder subtypes. Compr Psychiatry 23:186–189

Eiband HW (1979) Vergleichende Untersuchungen zur prämorbiden Persönlichkeit von Patienten mit verschiedenen Formen affektiver Störungen. Med. Dissertation, Universität München

Eysenck HJ (1970) The Structure of Human Personality, 3rd edn (1st edn 1953). Methuen, London, Wiley, New York

Eysenck HJ, Eysenck SBG (1971) Manual of the Eysenck Personality Inventory, 4th edn (1st edn 1964). University Press, London

Fahrenberg I, Selg H, Hampel R (1978) Freiburger Persönlichkeitsinventar. Hogrefe, Göttingen

Foulds GA, in collaboration with Caine TM (1965) Personality and personal illness. Tavistock, London

Freud S (1908) Charakter und Analerotik. Abgedruckt in Ges. Werke, Bd VII. Fischer, Frankfurt (6. Aufl 1976)

Frey R (1977) Die prämorbide Persönlichkeit von monopolar und bipolar Depressiven. Ein Vergleich aufgrund von Persönlichkeitstests. Arch Psychiatr Nervenkr 224:161–173

Fritsch W (1972) Objektivierende Untersuchungen zur prämorbiden Persönlichkeit Schizophrener. Med. Dissertation, Universität Berlin

Gershon ES, Mark A, Cohen N, Belizon N, Baron M, Knobe K (1975) Transmitted factors in the morbid risk of affective disorders: a controlled study. J Psychiatr Res 12:283–299

Hathaway SR, McKinley JCA (1951) The Minnesota Multiphasic Personality Inventory Manual. Revised. Psychological Corporation, New York

Hathaway SR, McKinley JCA (1963) MMPI Saarbrücken. Handbuch zur deutschen Ausgabe des MMPI. Huber, Bern Stuttgart Wien

Hauri P, Chernik D, Hawkins D, Mendels J (1974) Sleep of depressed patients in remission. Arch Gen Psychiatry 31:386–391

Hirschfeld RMA (1981) Situational depression: validity of the concept. Br J Psychiatry 139:297–305

Hirschfeld RMA, Cross CK (1982) Epidemiology of affective disorders. Arch Gen Psychiatry 39:35–46

Hirschfeld RMA, Klerman GL (1979) Personality attributes and affective disorders. Am J Psychiatry 136:67–70

Hirschfeld RMA, Klerman GL, Clayton PJ, Keller MB (1983 a) Personality and depression. Empirical findings. Arch Gen Psychiatry 40:993–998

Hirschfeld RMA, Klerman GL, Clayton PJ, Keller MB, McDonald-Scott P, Larkin B (1983 b) Assessing personality: effects of depressive state in trait measurement. Am J Psychiatry 140:695–699

Hirschfeld RMA, Klerman GL, Clayton PJ, Keller MB, Andreasen NC (1984) Personality and gender-related differences in depression. J Affective Disord 7:211–221

Hirschfeld RMA, Klerman GL, Keller MB, Andreasen NC, Clayton PJ (1986) Personality of recovered patients with bipolar affective disorder. J Affective Disord 11:81–89

Keller MB, Shapiro RW (1982) Double depression: Superimposition of acute depressive episodes of chronic depressive disorders. Am J Psychiatry 139:438–442

Kendell RE, Di Scipio WJ (1968) Eysenck personality inventory scores of patients with depressive illnessess. Br J Psychiatry 114:767–779

Kendell RE, Di Scipio WJ (1970) Obsessional symptoms and obsessional personality traits in patients with depressive illness. Psychol Med 1:65–72

Kerr TA, Shapiro K, Roth M, Garside RF (1970) The relationship between the Maudsley Personality Inventory and the course of affective disorders. Br J Psychiatry 116:1–19

Klerman GL (1978) Long-term treatment of affective disorders. In: Lipton DM, DiMascio A, Killiam KF (eds) Psychopharmacology: a generation of progress. Raven Press, New York, pp 1303–1311

Knorring L v, Perris C et al. (1984) Discrimination of former depressed patients from healthy volunteers on the basis of stable personality traits assessed by means of KSP. Eur Arch Psychiatry Neurol Sci 234:202–205

Kraepelin E (1913) Psychiatrie, vol. III, Teil 2. Barth, Leipzig

Kraines SH (1967) Therapy of the chronic depression. Dis Nerv Syst 28:577–584

Kretschmer E (1921/1977) Körperbau und Charakter. 1. Aufl. 1921. 26. Aufl. von W. Kretschmer. Springer, Berlin Heidelberg New York

Kropf D (1986) Der psychologische Zugang zur Prophylaxe akuter affektiver Psychosen mit Lithiumsalzen. In: Müller-Oerlinghausen B, Greil W (Hrsg) Die Lithiumtherapie. Nutzen, Risiken, Alternativen. Springer, Berlin Heidelberg New York Tokyo, S 60–77

Kropf D, Müller-Oerlinghausen B (1985) The influence of Lithium longterm-medication on personality and mood. Pharmacopsychiatry 18:104–105

Kurz A (1985) Skalierte Erfassung von frühkindlichen Entwicklungen und Erfahrungen sowie prämorbide Persönlichkeitszüge psychiatrischer Patienten. Unveröffentl. Med. Diss. TU München

Lauter H (1969) Phasenüberdauernder Persönlichkeitswandel und persistierende Symptome bei der endogenen Depression. In: Hippius H, Selbach H (Hrsg) Das depressive Syndrom. Urban und Schwarzenberg, München Berlin Wien

Leonhard K (1963) Die präpsychotischen Temperamente bei den monopolaren und bipolaren phasischen Psychosen. Psychiatr Neurol (Basel) 146:105–115

Liebowitz MR, Stallone F, Dunner DL, Fieve RF (1979) Personality features of patients with primary affective disorder. Acta Psychiatr Scand 60:214–224

MacVane JR, Lange JD et al. (1978) Psychological functioning of bipolar manic-depressives in remission. Arch Gen Psychiatry 35:1351–1354

Matussek P, Feil WB (1980) Persönlichkeitsstruktur und Psychotherapie depressiver Patienten. Nervenarzt 51:542–552

Matussek P, Feil WB (1983) Personality attributes of depressive patients. Arch Gen Psychiatry 40:783–790

Metcalfe M, Johnson AL, Coppel A (1975) The Marke-Nyman temperament scale in depression. Br J Psychiatry 126:41–48

Möller HJ (1984) Biodynamische Hypothesen und medikamentöse Behandlungsmöglichkeiten suizidalen Verhaltens. In: Welz R, Möller HJ (Hrsg) Bestandsaufnahme der Suizidforschung. Roderer, Regensburg

Möller HJ, Zerssen D v (1986) Der Verlauf schizophrener Psychosen unter den gegenwärtigen Behandlungsbedingungen. Springer, Berlin Heidelberg New York Tokyo

Moises HW, Waldmeier P, Beckmann H (1985) Phenylethylamine und personality. In: Boulton AA et al. (eds) Neuropsychopharmacology of the trace amines. The Humana Press, Clifton, NJ

Murray HA (1938) Explorations in personality. Oxford University Press, New York

Murray LG, Blackburn IM (1974) Personality differences in patients with depressive illness and anxiety neurosis. Acta Psychiatr Scand 50:183–191

Nyström S, Lindegård B (1975) Predisposition for mental syndromes: a study comparing predisposition for depression, neurasthenia and anxiety state. Acta Psychiatr Scand 51:69–76

Paykel ES, Klerman GL, Prusoff BA (1976) Personality and symptom pattern in depression. Br J Psychiatry 129:327–334

Perris C (1971) Personality patterns in patients with affective disorders. Acta Psychiatr Scand [Suppl] 221:43–51

Perris C, Eisemann M et al. (1983) Patterns of aggression in the personality structure of depressed patients. Arch Psychiatr Nervenkr 233:89–102

Perris C, Eisemann M et al. (1984) Personality traits in former depressed patients and in healthy subjects without past history of depression. Psychopathology 17:178–186

Pilowsky I (1979) Personality and depressive illness. Acta Psychiatr Scand 60:170–176

Rainer JD (1979) Hereditary and character disorders. Am J Psychother 33:6–16

Reich W (1933/1970) Charakteranalyse, 2. Aufl. 1970. Kiepenheuer & Witsch, Köln Berlin

Rosenthal TL, Akiskal HS, Scott-Strauss A et al. (1981) Familial and developmental factors in characterological depressions. J Affective Disord 3:183–192

Shaw DM, MacSweeney DS, Johnson AL, Merry J (1975) Personality characteristics of alcoholic and depressed patients. Br J Psychiatry 126:56–59

Silver RJ, Mansky G et al. (1981) MMPI correlates of affective disorders. J Clin Psychol 37:836–839

Sjöbring H (1973) Personality structure and development. Acta Psychiatr Scand (Suppl) 244 (English translation of: Struktur och utveckling, en personlighetsteori Gleerup, Lund, 1958)

Strandman E (1978) "Psychogenic needs" in patients with affective disorders. Acta Psychiatr Scand 58:16–29

Tellenbach H (1961) Melancholie, 3. Aufl. 1976. Springer, Berlin Heidelberg New York

Tellenbach H (1977) Psychopathologie der Cyclothymie. Nervenarzt 48:335–341

Tölle R (1987) Persönlichkeit und Melancholie. Nervenarzt 58:327–339

Tölle R, Peikert A, Rieke A (1987) Melancholie bei Persönlichkeitsstörungen. Nervenarzt 58:227–236

Weigel B (1980) Vergleichende Untersuchungen zur prämorbiden Persönlichkeit von Patienten mit verschiedenen Neuroseformen. Med. Dissertation, Universität München

Weissman MM, Paykel ES (1974) The depressed women: a study of social relationship. University of Chicago Press, Chicago

Welner A, Welner Z, Leonard MA (1975) Bipolar manic-depressive disorder: a reassessment of course and outcome. Compr Psychiatry 16:125–131

Wetzel RD, Cloninger D et al. (1980) Personality as a subclinical expression of the affective disorders. Compr Psychiatry 21:197–205

Wittenborn JR (1974) Personality and depression. In: Angst J (ed) Classification and prediction of outcome of depression. Schattauer, Stuttgart New York, pp 305–310

Wittenborn JR, Maurer HS (1977) Persisting personalities among depressed women. Arch Gen Psychiatry 34:968–971

Wretmark G, Åström J, Ölander F (1961) MPI-resultat vid endogen depression före och efter behandling. Nord Psykiat Tidskr 15:448–454

Zerssen D v (1977 a) Premorbid personality and affective psychoses. In: Burrows GD (ed) Handbook of studies on depression. Excerpta Medica, Amsterdam London New York, pp 79–103

Zerssen D v (1977 b) Konstitutionstypologische Forschung. In: Strube G (Hrsg) Die Psychologie des 20. Jahrhunderts, Bd V: Binet und die Folgen. Kindler, Zürich, S 545–616

Zerssen D v (1979) Klinisch-psychiatrische Selbstbeurteilungs-Fragebögen. In: Bauman U et al. (Hrsg) Klinische Psychologie. Trends in Forschung und Praxis. Huber, Bern Stuttgart Wien, S 130–159

Zerssen D v (1980) Persönlichkeitsforschung bei Depressionen. In: Heimann H, Giedke H (Hrsg) Neue Perspektiven in der Depressionsforschung. Huber, Bern Stuttgart Wien

Zerssen D v (1982) Personality and affective disorders. In: Paykel ES (ed) Handbook of affective disorders. Churchill Livingston, Edinburgh London Melbourne New York, pp 212–228

3. Psychosoziale Faktoren

E. S. PAYKEL

INHALTSVERZEICHNIS

A. Einleitung

Dies Kapitel gibt einen Überblick über die Bedeutung der sozialen Umgebung für Beginn und Verlauf affektiver Erkrankungen. Die psychodynamische Literatur und die anwachsende Literatur zu kognitiven Depressionstheorien, welche sich auf die psychologischen Ursachen beziehen, wird hier nicht berücksichtigt. Hier wird sowohl auf die neueren als auf die frühen Einflüsse der sozialen Umgebung eingegangen.

In diesem Kapitel wird zumeist kaum unterschieden zwischen affektiven Psychosen und Neurosen oder anderen Typen affektiver Störungen. Die meisten Untersuchungen über Lebensbelastungen schenkten diesen Unterscheidungen wenig Aufmerksamkeit. Was die Life events angeht, zeigen die Ergebnisse keine markanten Unterschiede. Hierauf wird indessen im einzelnen im Abschnitt V. eingegangen.

B. Life Events

I. Methodologisches

Der größere Teil der Literatur über rezenten Streß betrifft die Life events. Es wurde wenig Mühe darauf verwandt, diesen Begriff zu definieren. Wahrscheinlich gibt es allgemeine Übereinstimmung, was damit gemeint wird. "Life event" bezeichnet einen identifizierbaren, gewöhnlich abrupt einsetzenden Wandel in der äußeren sozialen und persönlichen Welt eines Individuums. Obwohl Körperkrankheiten durch diese Definition nicht mit erfaßt werden, werden sie hier gewöhnlich mitgemeint, da sie ähnliche psychologische Belastungen und Lebensveränderungen implizieren wie äußere soziale Veränderungen und unabhängig von ihren subjektiven Aspekten quantifizierbar sind. Diese Definition unterscheidet auch zwischen Life events und chronischen konstanten Belastungen; beide sind aber oft gemeinsam untersucht worden.

Die letzten 20 Jahre brachten zahlreiche Untersuchungen über die psychiatrischen Folgen rezenter Life events. Dabei mußten drei methodische Probleme (PAYKEL 1983) bewältigt werden. Reliabilität der Datenerfassung; Eliminierung solcher Ereignisse, welche Folge der Krankheit sind; Quantifizierung des Streß.

Der wichtigste Punkt ist die Reliabilität. Gewöhnlich werden solche Ereignisse retrospektiv berichtet. Die gewöhnlichen Ungenauigkeiten der Erinnerung können bei psychiatrisch Kranken durch Verfälschungen gesteigert werden, welche aus Versuchen resultieren, die Krankheit zu erklären, die sogenannte „Bemühung um den Sinn"; Erinnerungsveränderungen auf dem Boden depressiver Schuldgefühle können dasselbe bewirken. Die Methodik der Datenerfassung entscheidet über die Reliabilität. Eigenberichte aufgrund von Papier- und Bleistift-Prüflisten, wie sie etwa dem Fragebogen über rezente Erfahrungen von HOLMES u. RAHE (1967) zugrunde liegen, sind schnell und leicht anzuwenden. Ein detaillierter Überblick über solche Untersuchungen (PAYKEL 1983) zeigt indessen eine niedrige Test-Retest-Reliabilität, einen deutlichen Schwund an Ereignissen für weiter in der Vergangenheit zurückliegende Perioden und eine niedrige Übereinstimmung zwischen den Probanden und anderen Informanten. Befriedigende Reliabilität und Validität lassen sich durch Interviewtechniken erreichen, wenn diese eine umfassende Information erstreben und die Art und die Minimumgrenzen solcher Ereignisse präzis bestimmen.

Ein zweites Problem ist die Aussonderung solcher Ereignisse, welche Konsequenzen und nicht Ursachen der Krankheit sind. So kann der Depressive eine Beschäftigung aufgrund seiner Arbeitsunfähigkeit verloren haben; der manische Patient kann seine Tätigkeit aufgegeben haben infolge grandioser Pläne für eine neue Unternehmung. Spannungen in der Ehe sind gewöhnlich Konsequenzen der Depression (WEISSMAN u. PAYKEL 1974). Die Aussonderung solcher Ereignisse geschieht am besten durch Kombination zweier Strategien. Die erste zielt darauf, Ereignisse zu fassen, welche dem Beginn der Krankheitsepisode eindeutig vorangehen. Der zweite Ansatz, welcher durch BROWN und Mitarbeiter (BROWN u. HARRIS 1978) vorgeschlagen wurde, zielt auf die individualisierende Einschätzung jedes Ereignisses im Hinblick auf seine „Independenz", d. h. darauf, daß die persönlichen Lebensumstände ein bewirkendes Ereignis durch den Patienten selbst unwahrscheinlich machen. Das Bewirken solcher Ereignisse durch die Persönlichkeit, etwa durch einen Lebensstil mit hoher Mobilität, kann durch diese Technik zumindest partiell eliminiert werden.

Der dritte methodische Punkt liegt in der Quantifizierung. Größere Belastungen sind von trivialen Geschehnissen zu unterscheiden. Es gibt eine Reihe von Techniken, diese Umstände zu differenzieren (PAYKEL 1983). HOLMES u. RAHE (1967) benutzten eine Konsensskala, um jedes Ereignis zu gewichten, und bildeten Scores, die den Gesamtstreß für jeden Probanden wiedergeben sollten. Skalierungen dieser Art lassen sich in unterschiedlichen Kulturen gut replizieren; sie vernachlässigen jedoch individuelle Variationen und werden von der möglicherweise nicht berechtigten Annahme getragen, die Gewichtungen solcher Ereignisse seien addierbar. Wir fanden es nützlich, Ereignisse nach ihren allgemeinen Qualitäten zu kategorisieren (PAYKEL et al. 1969), etwa als „unerwünschte" oder als „Exit"-Ereignisse. BROWN u. HARRIS (1978) suchten den Grad der situativen Belastung jedes Ereignisses dadurch einzuschätzen, daß der Beurteiler jeweils die Auswirkung des Ereignisses auf einen durchschnittlichen Menschen unter denselben Lebensumständen zugrunde legte. Diese Methode ist sicher sehr empfindlich; stärkere Fehlerquellen können allerdings dabei durch das Wissen darüber bestehen, daß der Proband krank ist sowie durch eine Verwechslung von belastenden Ereignissen und Hintergrundumständen.

II. Kontrollierte Untersuchungen depressiver Patienten

Die gängigste Forschungsstrategie verglich Life events vor Erkrankungsbeginn bei depressiven Patienten mit Kontrollgruppen. Tabelle 1 faßt die Ergebnisse von 23 Vergleichsuntersuchungen an psychiatrisch behandelten depressiven Patienten und Kontrollgruppen zusammen. Wird von Stichproben ausgegangen und nicht von Patienten, die aufgrund eines Gemeinde-Registers identifiziert werden, so vermeidet man die Möglichkeit, daß die von den letzteren gezeigten leichteren Krankheiten unterschiedliche Verläufe gegenüber den schwereren psychiatrischen Krankheiten aufweisen (BEBBINGTON et al. 1981; PAYKEL u. LEFF 1984).

Elf Studien benutzten Kontrollgruppen aus der Allgemeinbevölkerung. Alle zeigten mehr belastende Ereignisse vor dem Depressionsbeginn; bei zwei Untersuchungen war die Differenz zur Kontrollpopulation allerdings nur schwach ausgeprägt. Es gab beträchtliche Unterschiede in diesen Untersuchungen im Hinblick auf die Stärke und den Zeitraum des belastenden Ereignisses vor Krankheitsbeginn. PAYKEL et al. (1969) fand bei depressiven Patienten dreimal so viel Ereignisse als in der Allgemeinbevölkerung. Am häufigsten traten sie im Monat vor dem Krankheitsbeginn auf, waren aber auch noch 6 Monate davor nachweisbar. BROWN et al. (1973) fanden die Rate stärker belastender Ereignisse während der gesamten 48 Wochen umfassenden Periode ihrer Untersuchung erhöht.

Zwei Untersuchungen fanden, daß depressive Patienten mehr belastende Ereignisse berichteten als eine Kontrollgruppe körpermedizinisch erkrankter Patienten. Eine solche Kontrollgruppe ist indessen nicht günstig, da Life events als Folge der Körperkrankheit sich vor der Hospitalisierung häufen können. Diese frühen Untersuchungen unterschieden nicht ausreichend unabhängige Ereignisse.

Tabelle 1. Kontrollierte Untersuchungen von Life events zu Beginn der Depression

Art der Kontrollen	Autor	Befunde bei Depressiven Häufung von Events
Allgemein-bevölkerung	PAYKEL et al. (1969)	Ja
	THOMSON u. HENDRIE (1972)	Ja
	CADORET et al. (1972)	Anzunehmen
	BROWN et al. (1973)	Ja
	FAVA et al. (1981)	Ja
	VADHER u. NDETEI (1981)	Ja
	CHATTERJEE et al. (1981)	Ja
	BEBBINGTON et al. (1981)	Ja, nur Männer
	MURPHY (1982)	Ja
	BILLINGS et al. (1983)	Ja
	BIDZINSKA (1984)	Ja
Medizinische Patienten	FORREST et al. (1965)	Ja, schwach
	HUDGENS et al. (1967)	Ja, schwach
Andere psychiatrische Patienten	*Schizophrene*	
	BECK u. WORTHEN (1972)	Ja
	BROWN et al. (1973)	Ja
	JACOBS et al. (1974)	Ja
	LEFF u. VAUGHN (1980)	Anzunehmen
	Suizidversuche	
	PAYKEL et al. (1975)	Weniger Events bei Depressiven
	SLATER u. DEPUE (1981)	Weniger Events bei Depressiven
	SETHI (1964)	Ja
	LEVI et al. (1966)	Ja
	MALMQUIST (1970)	Nein
	UHLENHUTH u. PAYKEL (1973)	Nein

Life events vor anderen psychiatrischen Erkrankungen (incl. Schizophrenie) sind in ihren gegenüber der Durchschnittsbevölkerung angehobenen Raten gut belegt (PAYKEL, im Druck). Vergleichsgruppen psychiatrischer Patienten sind hierfür wichtig. Bei Vergleichen depressiver und schizophrener Patienten berichteten die Depressiven mit höherer Konsistenz mehr belastende Ereignisse. Im retrospektiven Bezugsrahmen, innerhalb dessen die Probanden unter dem Gesichtspunkt der Zeitperiode des Erkrankungsbeginns ausgewählt werden, bedeutet dies stärkere kausierende Effekte auf die Depression. Es ist also wahrscheinlicher, daß dem depressiven Erkrankungsbeginn ein belastendes Lebensereignis voranliegt. BROWN et al. (1973) fanden, daß die Unterschiede zwischen Schizophrenen und Kontrollen aus der Allgemeinbevölkerung nicht nur im Hinblick auf die Stärke des Ereignisses bei Depressiven weniger ausgeprägt waren, sondern sich auch auf die viel kürzere Zeitstrecke von 3 Wochen begrenzten.

Zwei Studien vergleichen Ereignisse bei Depressionsbeginn und vor Suizidversuchen, zumal mit Überdosen von Pharmaka bei gewöhnlich jungen Patienten ohne überdauerndes depressives Syndrom. Beide Studien fanden mehr belastende Ereignisse bei solchen Parasuizidalen. Dies weist auf eine engere Beziehung solcher Ereignisse zu Suizidversuchen als zur Depression hin.

Paykel (1974) verglich innerhalb einer kleinen Stichprobe Depressive belastende Ereignisse vor Krankheitsbeginn mit denjenigen, welche der Heilung folgten. Dabei wurde der Patient als sein eigener Kontrollfall genommen. Dies Verfahren hat den Vorteil, Auswirkungen der Persönlichkeit und des Lebensstils zu erfassen. Die Häufigkeit belastender Ereignisse ging nach der Heilung deutlich zurück, erreichte jedoch nicht die Rate einer Kontrollgruppe aus der Allgemeinbevölkerung. Einige belastende Ereignisse könnten möglicherweise Folgen der Heilung sein.

III. Event-Typen

Eine spezifische Hypothese könnte lauten, daß die Depression und allein sie durch spezifische Ereignis-Typen ausgelöst werde. In der Literatur wird am häufigsten die Rolle des Verlustes diskutiert. Für Forschungszwecke ist es angezeigt, die unterschiedlichen Komponenten dieses weiten psychoanalytischen Begriffs zu trennen: Tod und andere Trennungen von interpersonell bedeutsamen Schlüsselfiguren, Verlust von Gliedmaßen oder anderer Körperteile, Verlust der Selbstachtung und narzißtischer Gratifikation.

Am besten untersucht sind die verschiedenen Arten zwischenmenschlicher Trennungserfahrungen. Die Ergebnisse der Untersuchungen aus der Tabelle 1 werden im Hinblick auf diesen Punkt in Tabelle 2 zusammengefaßt. 18 Untersuchungen zeigten die spezifische Bedeutung rezenter Trennungserlebnisse. Elf Untersuchungen zeigten bei Depressiven eine höhere Rate an Trennungen als bei Kontrollgruppen aus der Allgemeinbevölkerung und aus Populationen mit anderen psychiatrischen Störungen. Die Ergebnisse verweisen auf eine gewisse Spezifität. Es gab indessen keinen herausragenden Unterschied gegenüber körpermedizinisch Kranken. Zwei Untersuchungen fanden nicht nur "exit"-Ereignisse, etwa das Herausgehen einer Person aus dem unmittelbaren Sozialfeld des Probanden, mit der Depression verknüpft, sondern auch, daß umgekehrte Eintrittsereignisse nicht vorkamen (Paykel et al. 1969; Fava et al. 1981). Diese Untersuchungen zeigen die Bedeutung von Trennungserfahrungen für Depressive. Diese Beziehung ist indessen weit davon entfernt, eine regelhafte zu sein. In vielen Untersuchungen berichtete ein wesentlicher Anteil der Depressiven eben nicht über rezente Trennungserfahrungen. Tabelle 2 zeigt darüber hinaus, daß unter den Untersuchungen, welche auch andere Ereignistypen in Betracht zogen, zumindest einige über ihre Häufung bei Depressiven im Vergleich zu Kontrollen berichteten. Vergleiche anderer Patientengruppen mit der Allgemeinbevölkerung zeigte, daß Trennungserlebnisse auch anderen psychiatrischen Störungen voranliegen (Paykel, im Druck).

Ein zweiter Ereignistyp, welcher in der psychoanalytischen Literatur hervorgehoben wird, ist der Verlust der Selbstachtung. Solche Fehlererfahrungen und Enttäuschungen wurden in den empirischen Untersuchungen gewöhnlich nicht gesondert erfaßt, tauchen aber unter den belastenden Ereignissen auf.

Ebenso häufig sind Streit und Zwist mit verschiedenen zwischenmenschlichen Schlüsselfiguren. Sie können Angst vor Trennung einschließen. Einige dieser Ereignisse sind eher Konsequenzen als Anlässe der Depression, und die Einschätzung ihrer Independenz ist hier besonders schwierig.

Tabelle 2. Life Event-Typen mit Signifikanz in kontrollierten Untersuchungen

Art der Kontrollen	Autor	Befunde bei Depressiven	
		Häufung von Trennungen	Häufung anderer Event-Typen
Allgemein-bevölkerung	PAYKEL et al. (1969)	Ja	Verschiedene, insbesondere unerwünschte Ereignisse
	THOMSON u. HENDRIE (1972)	Nicht berichtet	Insgesamt mehr Streß
	CADORET et al. (1972)	Anzunehmen	Nicht berichtet
	BROWN et al. (1973)	Nicht berichtet	Stark und mäßig erschütternde Ereignisse
	FAVA et al. (1981)	Ja	Unerwünschte, negative Einwirkung
	NDETEI u. VADHER (1982)	Ja	Erziehung, Gesundheit, unerwünscht
	CHATTERJEE et al. (1981)	Ja	Gesundheit, interpersonell
	BEBBINGTON et al. (1981)	Nicht berichtet	Schwere oder mäßige Erschütterung
	MURPHY (1982)	Anzunehmen	Gesundheit
	BILLINGS et al. (1983)	Ja	Unerwünschte Events
	BIDZINSKA (1984)	Nein	Ehe, Familien-Konflikte, Gesundheit, Arbeit, Überlastung, Enttäuschungen, geringe Erfolge.
Medizinische Patienten	FORREST et al. (1965)	Nein	Soziale Faktoren
	HUDGENS et al. (1967)	Nein	Mobilität, zwischenmenschliche Zwistigkeiten
Andere psychiatrische Patienten	*Schizophrene* BECK u. WORTHEN (1972)	Anzunehmen	Events mit höher eingeschätztem Risiko
	BROWN et al. (1973)	Nicht berichtet	Events mit mäßiger und erheblicher Erschütterung über längere Zeit
	JACOBS et al. (1974)	Ja	Ungünstige Gesundheit, Finanzsituation, zwischenmenschliche Konflikte
	LEFF u. VAUGHN (1980)	Nicht berichtet	Nicht für ungünstige Events
	Suizidversuche		
	PAYKEL et al. (1975)	Nein	Weniger Events bei Depressiven, insbesondere ungünstige umstürzende Veränderungen
	SLATER u. DEPUE (1981)	Nein. Weniger Todesfälle	Weniger unabhängige Events
	Gemischte psychiatrische Patienten		
	SETHI (1964)	Ja	Nicht berichtet
	LEVI et al. (1966)	Ja	Nicht berichtet
	MALMQUIST (1970)	Nein	Nein
	UHLENHUTH u. PAYKEL (1973)	Nein	Nein

Ein Ereignistyp, welcher aus diesen Untersuchungen nicht hervorgeht, ist das Erfolgsereignis mit seiner positiven Bedeutung für den Patienten. Es entspricht gleichwohl der klinischen Erfahrung, daß Depressionen gelegentlich einer Beförderung, einem unerwarteten ökonomischen Gewinn oder dem Erreichen eines lang ersehnten Zieles folgen (PERRIS u. ESPVALL 1973). Einige dieser Ereignisse enthalten verborgene Androhungen, wie etwa stark anwachsende Verantwortlichkeiten und gravierende Unterbrechungen der gewohnten Lebensroutine.

Die engsten Beziehungen zur Depression haben Ereignisse, die sich im weitesten Sinne als Streß ausdrücken lassen. BROWN et al. (1973) fanden, daß Ereignisse, welche als stark belastend eingeschätzt worden waren, stärkere Effekte hatten als mäßig belastende Ereignisse. Kleine Ereignisse hatten keine Auswirkungen. BECK u. WORTHEN (1972) erlangten durch unabhängige Beurteiler Einschätzungen der Schwere der Belastung in den einzelnen Situationen. Die Situationen der Depressiven wurden als signifikant mehr belastend bewertet als diejenigen der Schizophrenen. PAYKEL et al. (1969) arbeiteten mit der sozialen Erwünschtheit des Ereignisses. Ereignisse, welche als unerwünscht kategorisiert waren, trennten Depressive von Kontrollen auf markante Weise; bei erwünschten Ereignissen war das nicht der Fall. Es ergibt sich das allgemeine Bild eines unspezifischen Streßmodells. Gewisse Ereignistypen stehen in besonderer Beziehung zur Depression; die Spannweite der angegebenen Ereignisse ist indessen zu groß, um auf eine einzige Formel gebracht zu werden. Es handelt sich hier weniger um ein triggerndes Schlüsselereignis; häufiger verbinden sich einige solcher Ereignisse zu einem kumulativen Streß.

Eine ungelöste Frage ist es, bis zu welchem Grade der Angst und der Depression unterschiedliche Ereignisse vorangehen. Die Mehrzahl der Untersuchungen zeigte keine großen Unterschiede mit der möglichen Ausnahme bei leichteren Krankheitsverläufen. FINLAY-JONES u. BROWN (1981) fanden bei Patienten aus Allgemeinpraxen einige Hinweise darauf, daß „Verlust"-Ereignisse häufiger der Depression vorangehen, während „Gefahr"-Ereignisse im Vorfeld der Angst anzutreffen sind.

IV. Chronische Streß-Situationen

Relativ wenig erforscht sind die Auswirkungen solcher überdauernder Streß-Situationen, welche bereits langfristig persistieren und keine neue Veränderung darstellen. Hierher gehören Probleme wie chronische Ehekonflikte, körperliche Behinderung und Armut. Eine Ausnahme bildet die Arbeit von BROWN u. HARRIS (1978). Diese Forscher bestimmten überdauernde „Schwierigkeiten" ebenso wie rezente Ereignisse. Solche Schwierigkeiten (nicht körperliche Behinderungen) mit einem hohen Belastungsgrad und einer Dauer von zwei Jahren waren mit zunehmender Depressivität verknüpft. Dieser Effekt zeigte sich auch, wenn schwere Ereignisse fehlten. Verknüpften sich solche Ereignisse und chronische Schwierigkeiten, so resultierte daraus ein geringfügiges Anwachsen der Depression über den Grad hinaus, der für die einzelne Belastung allein zu erwarten gewesen wäre. Die valide Einschätzung, ob eine derartige chronische Schwierigkeit tatsächlich einen unabhängigen äußeren Streß darstellt und nicht eine Verarbeitung des Subjekts, ist für diesen Bereich weniger gut ausgearbeitet als für einmalige Ereignisse.

Die meisten Untersuchungen über Sozialfaktoren und das Fehlen sozialer Hilfe, über welche in Abschnitt VIII berichtet wird, behandeln ebenfalls chronischen Streß. Zumindest zwei der Vulnerabilitätsfaktoren von BROWN (Abwesenheit einer Vertrauensperson, Vorhandensein junger Kinder) könnten ebenso gut auch als zeitlich gedehnte Erschwernisse angesehen werden.

Epidemiologische Untersuchungen, welche in diesem Band an anderer Stelle abgehandelt werden, beleuchten ebenfalls streßbetonte Situationen, welche zu Depressionen prädisponieren. Das Überwiegen von Depression bei Frauen ist mit sozialen Bedingungen zu erklären versucht worden; die Gründe sind jedoch komplexer. Zunehmende Häufigkeitsraten von Depression bei jung verheirateten Frauen und Frauen mit Kindern scheinen mit karger sozialer Hilfe zusammenzuhängen. Frauen scheinen indessen nicht häufiger als Männer Lebensereignisse mit Streßcharakter zu erfahren (PAYKEL 1982).

Die Beziehung zwischen affektiven Erkrankungen und Sozialschicht ist keine klar geschnittene (PAYKEL 1982). Es scheint eine gewisse Beziehung zwischen der höheren Sozialschicht und bipolaren Erkrankungen zu geben. Untersuchungen ganzer Gemeinden zeigten höhere Raten leichter Depressionen bei Angehörigen der Arbeiterklasse.

V. Endogen-Depressive

In den meisten Untersuchungen begegnen einige depressive Phasen, welchen keine stärkeren Lebensereignisse oder Lebensstreß vorangingen. Der Anteil variiert wahrscheinlich mit dem Behandlungsangebot und liegt höher bei schwer erkrankten hospitalisierten Patienten.

In der englischen und amerikanischen Literatur wird der Begriff der endogenen Depression komplex verwendet. Er beruht auf zwei Unterscheidungen: zwischen endogenen, d. h. anlaßlosen und reaktiven, d. h. psychologisch ausgelösten Depressionen auf der einen Seite, zwischen psychotischer und neurotischer Depression auf der anderen Seite. Neben dem Fehlen auslösender Ereignisse kennzeichnen sich endogen-depressive durch spezifische Symptommuster wie schwereres Krankheitsbild mit mehr Schuldgefühlen, Hoffnungslosigkeit, gelegentlich mit Wahnbildung, zusammen mit frühem Erwachen, Tagesschwankungen zu Ungunsten des Morgens, Appetitlosigkeit, psychomotorischer Hemmung und Agitation. Sie sollen ein prämorbides Persönlichkeitsbild mit nicht-neurotischem, zwanghaftem oder stabilem Persönlichkeitsmuster zeigen.

Häufig wurden Faktorenanalysen verwendet, um die Beziehung dieser Elemente zu zeigen. Ein Problem dieser Untersuchungen liegt darin, daß das Vorhandensein auslösender Ereignisse gewöhnlich nach einem schlichten Ja-Nein-Urteil bestimmt wird. Das ist indessen schwierig, da die Auslösecharakteristik der Situation oft partiell und doppeldeutig ist. Wenn derselbe Beurteiler Symptome und Persönlichkeit einschätzt, so kann es leicht zu Haloeffekten und unsicheren Korrelationen kommen.

Einige neuere Untersuchungen haben gezeigt, daß die Beziehung zwischen fehlendem Lebensstreß und gegebenen endogenen Symptommustern schwach ist. PAYKEL und Mitarbeiter (PAYKEL 1974) verwendeten getrennte Beurteiler der

Symptome und der Lebensereignisse. Die Faktorenanalyse der Symptome zeigte einen klaren endogen-neurotischen Faktor, welcher signifikant, aber nur sehr schwach mit einem gewichteten Maß an Lebensstreß korrelierte. Dieselben Beziehungen waren bei einer kürzlichen Untersuchung an einer ambulanten Stichprobe wiederum gegeben aber schwach (PAYKEL et al. 1984). BROWN et al. (1979) fand, daß Patienten, deren Krankheit schwere Life events und stärkere überdauernde Beschwernisse vorangingen, in ihrer Symptomatik schwache Unterschiede aufwiesen gegenüber Krankheitsbildern, bei welchen solche Faktoren nicht gegeben waren. Psychotische und neurotische Depressionen zeigten nur geringfügige Unterschiede hinsichtlich Lebensstreß, und diese bestanden in den meisten Krankheitsepisoden. BENJAMINSEN (1981) fand nahe identische Proportionen an Life events bei neurotischen und nicht-neurotischen Erkrankungen. In Österreich fanden KATSCHNIG et al. (1981) keine Unterschiede der Life event-Häufigkeit für Subtypen, die aufgrund der Present State Examination gewonnen worden waren. In Deutschland fanden MATUSSEK u. NEUNER (1981), daß der Verlust eines nahen Menschen, zumeist die Trennung vom Ehepartner, häufiger neurotischen als endogenen Depressionen voranging. Unausgelöste Depressionen zeigten nur schwache Korrelationen zum erwarteten Symptommuster, obwohl hier eine konsistent schwache Beziehung aufgewiesen ist.

Bipolar affektiv Erkrankte bilden eine Gruppe von Psychotikern, welche unter dem Life event-Gesichtspunkt noch nicht hinreichend untersucht ist, da sie in den meisten Stichproben selten sind. In einer kleinen Untersuchung in einer Lithium-Klinik (HALL et al. 1977) wurde keine überzeugende Häufung solcher Ereignisse vor den affektiven Episoden gefunden. Zwei Studien (AMBELAS 1979; KENNEDY et al. 1983) fanden signifikant mehr Ereignisse vor der Aufnahme mit einer Manie als in Kontrollen; indessen ist es gerade bei Manien besonders schwierig, die Independenz solcher Ereignisse von der Krankheit zu sichern. BIDZINSKA (1984) fand keinen Unterschied im voranliegenden Streß zwischen bipolaren und unipolaren. AMBELAS (1979) sah eine häufigere Beziehung zu Life events bei Ersterkrankungen. PATRICK et al. (1978) stellte fest, daß 50% der bipolaren über bedeutsame Ereignisse in den drei Monaten vor Beginn der Ersterkrankung berichteten. Es kann also so sein, daß größere Lebenskrisen das Ingangkommen einer Krankheit auslösen, welche später einen (kontinuierlichen und) autonomen Verlauf nimmt.

VI. Life Events und Krankheitsverlauf

Einige Untersuchungen prüften Life events in ihrer Beziehung zum Krankheitsverlauf. Sie zielen dabei entweder auf die Auswirkung solcher Ereignisse bei Krankheitsbeginn oder auf Lebensereignisse während der Behandlung.

Die Untersuchungen über Life events zur Zeit des Krankheitsbeginns befassen sich mit einem Aspekt der endogenen Depression. In der Literatur über die Auswirkungen körperlicher Behandlungsverfahren, welche klar zeigt, daß schwere endogene Depressionen gut auf Elektrokrampftherapie ansprechen und – weniger klar – daß schwächere Depressionen auf trizyklische Antidepressiva am besten ansprechen, wird selten zwischen belastenden Lebensereignissen und Symptommustern unterschieden. Die meisten Untersuchungen werden vom Symptomaspekt beherrscht.

Systematischer wurden Life events in einer psychopharmakologischen Studie über zwei trizyklische Antidepressiva von LLOYD et al. (1981) untersucht: Life events vor Krankheitsbeginn beeinflußten das Herausgeraten aus der Krankheit nicht. In nicht publizierten Analysen eines kontrollierten Versuchs mit Phenelzine, Amitriptylin und Plazebo (ROWAN et al. 1982) fanden wir lediglich einen schwachen Trend in Richtung eines schlechteren Krankheitsverlaufes, zumal bei Amitriptylin, wenn größere Life events dem Krankheitsbeginn vorauslagen. In einer Gemeindestudie (TENNANT et al. 1981) erschien Remission im nächsten Monat, verknüpft mit einem belastenden Lebensereignis während der drei Monate vor Krankheitsbeginn. In der einzigen längerfristigen Katamnesestudie erwiesen sich Life events zu Krankheitsbeginn nicht als Prädiktoren für einen Einjahresverlauf bei älteren Probanden (MURPHY 1983). Insgesamt zeigen also Life events bei Krankheitsbeginn keine konsistenten Auswirkungen; Ausnahmen machen hier Borderline-Störungen, welche wahrscheinlich durch vorübergehende Reaktionen auf Streß stärker beeinflußt werden.

Ereignisse während der Behandlung zeitigen stärkere Auswirkungen. Negative Ereignisse bewirken Verschlechterung des Verlaufs. Drei Untersuchungen umfaßten kurzfristige Anamnesen. LLOYD et al. (1981) fanden eine Verschlechterung des Krankheitsverlaufes über eine vierwöchige Zeitstrecke verknüpft mit unerwünschten Ereignissen. In unserem kontrollierten Versuch (ROWAN et al. 1982) hatten Ereignisse während einer 6wöchigen Behandlungszeit keinen signifikanten Einfluß auf den Verlauf; sie waren aber selten. TENNANT et al. (1981) trennten in einer Gemeindeuntersuchung drei Ereignistypen während der Behandlung: negative Ereignisse, positive Ereignisse und neutralisierende Ereignisse, welche zwar minimal belastend waren, aber den Auswirkungen eines früheren negativen Ereignisses oder einer chronischen Lebensbeschwernis entgegenwirkten. Die Wahrscheinlichkeit einer Remission hob sich an, wenn ein derartiges neutralisierendes Ereignis eintrat.

Zwei Studien mit mittlerer Katamnesendauer (6–8 Monate) zeigten eine Verknüpfung zwischen Ereignissen mit stärkerem Streßcharakter und schlechterem Verlauf (SURTEES 1980) und Rezidiv (PAYKEL u. TANNER 1976). Längerzeitige Katamnesen an älteren Depressiven ergaben Verschlechterungen im einjährigen Krankheitsverlauf bei schwer belastenden Ereignissen (MURPHY 1983). Bei neurotischen Probanden, die aus einer Gemeinde gezogen worden waren (GIEL et al. 1978) zeigte sich ein schlechterer Verlauf bei Fünfjahreskatamnesen, wenn es im Jahr vor der Untersuchung zu belastenden Ereignissen oder überdauernden Beschwernissen gekommen war.

VII. Intensität der Effekte

Oft ist darauf hingewiesen worden, daß Ereignisse, welche von Depressiven angegeben werden, häufig nicht von ihm, sondern von anderen oder von ihm zu einer anderen Zeit, als keine Depression eintrat, erfahren wurden. Der Wahrheitsgehalt solcher Angaben ist also fraglich. Genaue Überprüfung bestätigt, daß die meisten berichteten Ereignisse, wiewohl durchaus belastend, keineswegs größere Katastrophen sind.

Es wurden einige Versuche gemacht, den kausierenden Effekt solcher Ereignisse zu quantifizieren. BROWN et al. (1973) arbeiteten mit der Vorverlegungszeit, einer Schätzung der Durchschnittszeit, um welche ein hypothetischer spontaner Krankheitsbeginn durch Life events vorverlegt wurde. Sie gelangten bei Depressionen zu sehr viel höheren Werten als bei Schizophrenien und schlossen, der Effekt auf Schizophrenien sei nur „triggernd“, während er bei Depressionen „formativ“ sei.

PAYKEL (1978) arbeitete mit einer Modifikation des gebräuchlichen epidemiologischen Konzepts: relatives Risiko. Das ist das Maß des Risikoanstiegs für die Entwicklung einer Krankheit bei Exponierung. PAYKEL errechnete dies aus Daten seiner eigenen Untersuchung und gelangte so zu Werten einer 6fachen Anhebung des Risikos, 6 Monate nach einem Ereignis mit stärkerem Streßcharakter depressiv zu werden. Für Suizidversuche war das Risiko auf das 7fache, für Schizophrenie auf das 4fache angehoben. Die Risiken fallen im Zeitverlauf schnell ab. Andere Untersuchungen, u. a. diejenige Brown's, zeigten für Depressionen und Neurosen ähnliche Werte, etwas niedrigere für Schizophrenie. Diese Zahlen sprechen bei Depressionen für bedeutsame, indessen nicht überwältigende kausierende Effekte. Ähnliche Folgerungen lassen sich aus prospektiven Studien über Probanden ziehen, welche belastenden Ereignissen (wie Beraubung oder Verlust des Arbeitsplatzes) ausgesetzt sind. Vergleichsuntersuchungen, welche Patienten als Kontrollgruppen benutzen, vernachlässigen die Basis-Raten in der Allgemeinbevölkerung. Diese zeigen, daß Ereignisse mit Streßcharakter recht häufig und schwere Krankheiten weniger häufig sind. Prospektive Studien vermitteln ein besseres Bild der Inzidenz psychiatrischer Störungen nach belastenden Ereignissen. Solche Ereignisse können von beträchtlicher Beunruhigung und Symptomen der Depression und der Angst gefolgt sein; die Häufigkeit von Störungen, welche psychiatrische Intervention erfordern, bleibt, in absoluten Zahlen, gleichwohl ziemlich niedrig, wenn mit der Allgemeinbevölkerung verglichen wird.

VIII. Modifizierende Faktoren

Aus diesen Überlegungen ergibt sich, daß belastenden Ereignissen zwar eine Bedeutung zukommt, daß aber das Auftreten einer Depression nach einem solchen Ereignis einem Zusammenwirken mit anderen prädisponierenden Faktoren oder einer besonderen Vulnerabilität zugeschrieben werden muß. In ihrer bekannten Untersuchung studierten BROWN u. HARRIS (1978) weibliche psychiatrische Patienten mit Depressionen und eine epidemiologische Gemeinde-Stichprobe. Interviews zeigten den Beginn einer psychiatrischen Störung im letzten Jahr bei 8% der Letzteren. Das Auftreten von Depressionen stand bei beiden Stichproben in enger Beziehung zu schweren Lebensereignissen und stärkeren langfristigen Lebensbeschwernissen. Die Autoren taten noch einen Schritt weiter, um „Vulnerabilität-Faktoren“ aufzuweisen, welche das Auftreten einer Depression nach einem Life event wahrscheinlicher machen. Hierher gehören: mehrere kleine Kinder; das Fehlen einer Vertrauensperson als Partner für Gespräche über Schwierigkeiten;

Mangel an Ganztags- oder Teilzeitbeschäftigung; Verlust der Mutter durch Tod oder Trennung vor dem 11. Lebensjahr. In einer Folgestudie auf den äußeren Hebriden (Brown u. Prudo 1981), einer von der städtischen Stichprobe der ersten Untersuchung stark unterschiedenen ländlichen Kultur, konnten die beiden ersten Vulnerabilitäts-Faktoren repliziert werden, nicht aber die letzten beiden. Hier trat ein weiterer Faktor in Erscheinung, nämlich fehlender Kirchenbesuch, Hinweis auf mangelnde Integration in dieser traditionsgeleiteten Gemeinschaft.

Diese Befunde sind kontrovers diskutiert worden (Bebbington et al. 1981). Es wurde darauf hingewiesen, daß Vulnerabilitätsfaktoren ohne belastende Ereignisse Depression bewirken können, daß sie mit chronischen Belastungen zu verwechseln sind und daß die Befunde im wesentlichen an leichteren, subklinischen Verläufen und nicht an klinischen Krankheiten gewonnen wurden. Die meisten Untersuchungen, welche in diesem Überblick angeführt worden sind, entsprechen klinischen, von Psychiatern behandelten Depressionen, während Brown's Befunde über Vulnerabilitätsfaktoren im wesentlichen auf Gemeindestichproben beruhen, und diese Untersuchungen zeigten eine hohe Krankheitsprävalenz, bei Frauen in Camberwell bei 17%, ein Hinweis darauf, daß es sich um leichtgradige Störungen handelte.

Bebbington et al. (1981) schlugen die Unterscheidung zwischen „Krankheit" als schwere psychiatrische Störung und „Distreß" als leichtere Störung vor und nahmen an, daß die Beziehung zu belastenden Ereignissen für Störungen aus Gemeindestichproben enger sei als für schwere, psychiatrisch behandelte Erkrankungen. Kreitman (Paykel u. Leff 1984) wies darauf hin, daß es ein Zirkelschluß sei, das Kriterium der Verständlichkeit einer Reaktion auf belastende Ereignisse in die Diskussion einzuführen. Es gibt starke, oben bereits diskutierte Belege dafür, daß psychiatrisch behandelte Störungen in einer starken Beziehung zu Life events stehen. Die Beziehung solcher Erkrankungen zu Vulnerabilitätsfaktoren aus dem sozialen Hintergrund bedarf weiterer Aufklärung.

Aus epidemiologischen Untersuchungen gibt es beträchtliche Hinweise darauf, daß ein Fehlen sozialer Unterstützung stärkere Symptomanfälligkeit bewirkt; indessen konnten zwei jüngere Untersuchungen Brown's andere modifizierende Faktoren nicht bestätigen (Costello 1982; Solomon u. Bromet 1982). Es gibt indessen erstaunlich wenig Untersuchungen, welche Brown's Faktoren unmittelbar an Patienten überprüften. Roy (1978, 1981 a–d) veröffentlichte eine Serie von Untersuchungen an Patienten in unmittelbarem Bezug zu Brown's Befunden. Britische Frauen mit Depressionen zeigten eine höhere Inzidenz aller vier ursprünglichen Vulnerabilitätsfaktoren von Brown als gynäkologische Patienten. Bei canadischen Probanden ließen sich die meisten Vulnerabilitätsfaktoren ebenfalls replizieren. Keine dieser Untersuchungen schloß kürzer zurückliegende Life events ein; es bleibt also unklar, ob diese Faktoren primär Auswirkungen belastender Ereignisse modifizieren oder unabhängig wirksam sind. Andere Untersuchungen über frühe Verluste werden im Abschnitt C dargestellt.

Billings et al. (1983) untersuchten eine Anzahl von Sozialfaktoren in einer großen Stichprobe vorwiegend ambulanter depressiver Patienten und in einer aus einer Gemeinde gezogenen Kontrollgruppe. Depressive zeigten quantitativ und qualitativ defiziente Netzwerke an sozialer Unterstützung. Slater u. Depue (1981) fanden, daß Menschen mit Suizidversuchen häufiger ohne Vertrauensperson leben als primär depressive Kontrollpatienten. Indessen würde dies bei der Mehrzahl der Fälle auf einem früheren Verlustereignis beruhen; Ereignisse und Sozialumstände können auf diese Weise verwechselt werden. SURTEES (1980) fand in einer Katamneseuntersuchung depressiver Patienten, daß Fehlen sozialer Unterstützung den Krankheitsverlauf verschlechtert.

Schwieriger noch als bei den Life events ist bei dem Faktor soziale Unterstützung dessen Unabhängigkeit sicherzustellen, insbesondere im Hinblick auf die Persönlichkeit. Persönlichkeitsmuster und individuelle Verarbeitungsreserven bestimmen wahrscheinlich wesentlich das Ausmaß unterstützender Verfügbarkeit des Sozialfeldes innerhalb einer Krise.

C. Frühe Umgebung

I. Methodologisches

Untersuchungen über Frühumgebung und affektive Störungen bezogen sich hauptsächlich auf den Verlust eines Elternteils in der Kindheit durch Tod oder aus anderen Gründen. Hier ist eine sorgfältige Zusammenstellung der Kontrollen erforderlich. Die Raten an Verlusten in der Krankheit liegen bei älteren, in früheren Jahrzehnten geborenen Probanden höher, da die Sterblichkeit jüngerer Erwachsener während dieses Jahrhunderts progressiv abnahm. Auf der anderen Seite stiegen die Scheidungsraten. In den unteren Sozialschichten und in gewissen Gegenden ist eine höhere Sterblichkeit anzutreffen. Höhere Raten an Verlusten in der Kindheit sind zu erwarten, wenn das Elternalter höher liegt. HARE u. MORAN (1979) haben gezeigt, daß das Alter der Eltern bei psychiatrischen Störungen, einschließlich affektiven Psychosen, höher liegt als erwartet, und zwar wahrscheinlich aufgrund verspäteter Eheschließung.

Die Verläßlichkeit der Angaben von Erwachsenen über Ereignisse in der Kindheit und in der Frühumgebung bildet wahrscheinlich ein ernstliches Problem. In einer Retestuntersuchung nach einem Intervall von 8 Monaten von Berichten über Trennungserfahrungen in der Kindheit (FINLAY-JONES et al. 1981) zeigten nur die Berichte über den Tod eines Elternteils oder einen Zusammenbruch der Elternehe hinreichende Verläßlichkeit; dies galt nicht für Angaben über Trennungen der Eltern durch Kriegsdienst, durch die Arbeit oder für Hospitalisierungen eines Elternteils oder einer entsprechenden Bezugsperson.

Die Auswirkungen von Verlusten in der Kindheit werden i. allg. als durch das Milieu vermittelt angesehen; in ihnen können sich aber auch gemeinsame genetische Einflüsse des Elternteiles und des Kindes zeigen: Suizid bei Eltern mit affektiven Erkrankungen, persönlichkeitsgebundene Verhaltensmuster, welche zu frühem Tod und zu Depression führen. Bei anderen Verlusttypen, etwa Trennung und Scheidung der Ehe, ist der Einfluß des Persönlichkeitsmusters plausibler. Hier kann das der Trennung voranliegende gestörte Familienleben pathogener wirken als der Verlust selbst.

II. Frühe Verluste

Die meisten Untersuchungen beziehen sich auf den Frühverlust. Tod eines Elternteils bildet den bestdefinierten, dauerhaften und bestdokumentierten Verlust. Tabelle 3 faßt die Befunde aus 20 Untersuchungen zusammen, in welchen der frühe Tod eines Elternteils bei Patienten mit affektiven, gewöhnlich depressiven Störungen mit denjenigen in einer oder mehrerer Kontrollgruppen verglichen wurde. Neun Vergleiche zeigten eine Häufung des frühen Todes eines Elternteils bei affektiven Störungen, dies zumindest in einigen Hinsichten; bei 17 Untersuchungen war das nicht der Fall.

Elf Untersuchungen benutzten Kontrollen aus der Allgemeinbevölkerung, und zwar entweder aus dokumentierten Zensusdaten oder von Probandenkontrollen. Die Adäquanz des matching war unterschiedlich. Fünf Untersuchungen fanden mehr Frühverluste bei Depressiven als in der Allgemeinbevölkerung; bei 6 Untersuchungen war dies nicht der Fall. Vier Untersuchungen benutzten hospitalisierte oder ambulante Patienten aus Allgemeinkrankenhäusern als Kontrollen. Unter ihnen ergab nur eine positive Befunde.

Tabelle 3. Kontrollierte Untersuchungen über den frühen Verlust eines Elternteils durch Tod bei affektiven Störungen

Art der Kontrollen	Autor	Herausragende Verluste bei affektiven Störungen
Allgemeinbevölkerung	OLTMAN et al. (1952)	Nein
	GREGORY (1959)	Ja
	BROWN (1961)	Ja
	DENNEHY (1966)	Ja
	GREGORY (1966a, b)	Nein
	HOPKINSON u. REED (1966)	Nein
	BIRTCHNELL (1970b, c)	Ja
	JACOBSON et al. (1975)	Nein
	CROOK u. RASKIN (1975)	Nein
	BROWN et al. (1977)	Ja
	MATUSSEK u. MAY (1981)	Nein
Medizinische Patienten	FORREST et al. (1965)	Ja
	PITTS et al. (1965)	Nein
	MUNRO (1966)	Nein
	HUDGENS et al. (1967)	Nein
Andere psychiatrische Patienten	BECK et al. (1963)	Ja
	SETHI (1964)	Nein
	HILL u. PRICE (1967)	Ja
	OLTMAN et al. (1952)	Nein
	GREGORY (1959)	Nein
	PITTS et al. (1965)	Nein
	GREGORY (1966a, b)	Nein
	DENNEHY (1966)	Nein
	BIRTCHNELL (1970b)	Nein
	ROY (1981c)	Nein
	PFOHL et al. (1983)	Ja

Ebenso wie bei der Beurteilung rezenter belastender Ereignisse ist es erforderlich, Patienten mit anderen psychiatrischen Diagnosen als Kontrollen zu benutzen, wenn spezifische Beziehungen zwischen Frühverlusten und Depression gezeigt werden sollen. Dies geschah bei 11 Untersuchungen. Sechs davon machten auch Vergleiche mit anderen Kontrollgruppen. Die Altersangleichung der Kontrollgruppe ist hier von besonderer Bedeutung, da unterschiedliche Krankheiten in unterschiedlichen Altersphasen auftreten. Drei Untersuchungen fanden Hinweise auf Frühverluste bei Depressiven; bei acht Untersuchungen war das nicht der Fall.

Tabelle 4 zeigt Befunde aus 17 Studien, die den Verlust eines Elternteils aus anderen Gründen untersuchten oder Daten erbrachten, welche unterschiedliche Verlustanlässe kombinierten. Sieben davon verglichen mit Kontrollen aus der Allgemeinbevölkerung. Unter ihnen zeigten fünf einige Hinweise auf eine Verlusthäufung bei Depressiven; bei zwei Untersuchungen war das nicht der Fall. Indessen zeigten nur zwei von fünf Vergleichen mit Kontrollen aus medizinischen Patienten irgendwelche Unterschiede. Nur drei der sieben Vergleiche mit anderen Gruppen psychiatrischer Patienten ergaben Verlusthäufungen; eine davon fand bei Depressiven weniger Trennungsereignisse. Diese Ergebnisse zeigen deutlich, daß die Beziehung zur Depression unspezifisch ist. Die höchsten Raten für diese

Tabelle 4. Kontrollierte Untersuchungen über den frühen Verlust eines Elternteils (außer durch Tod) bei affektiven Störungen

Art der Kontrollen	Autor	Häufung von Verlusten bei affektiven Störungen
Allgemeinbevölkerung	Oltman et al. (1952)	Nein
	Gregory (1966a, b)	Nein
	Jacobson et al. (1975)	Ja
	Brown et al. (1977)	Ja
	Roy (1978)	Ja
	Matussek u. May (1981)	Ja[b]
	Tennant et al. (1982)	Ja
Medizinische Patienten	Munro (1966)	Nein
	Hudgens et al. (1967)	Nein
	Abrahams u. Whitlock (1969)	Nein
	Roy (1981a)[a]	Ja
	Roy (1981b)[a]	Ja
Andere psychiatrische Patienten	Oltman et al. (1952)	Nein
	Gregory (1959)	Nein
	Sethi (1964)	Ja
	Gregory (1966a, b)	Nein
	Malmquist (1970)	Nein
	Roy (1981c, d)	Ja
	Tennant et al. (1982)	Ja
	Pfohl et al. (1983)	Nein[c]

[a] Verlust durch Tod und aus anderen Anlässen zusammengenommen.
[b] Häufung nur bei Krankheitsbegin unter 41 Jahren.
[c] Weniger Verluste bei Depressiven als bei Schizophrenen.

Verlusttypen zeigen sich bei Psychoneurotikern, Psychopathen und Alkoholikern.

In einigen Untersuchungen wurden unterschiedliche Depressionsarbeiten verglichen. Bei Bipolaren sind Frühverluste seltener als bei Unipolaren, wie sich mittelbar aus zwei Studien ergibt (Forrest et al. 1965; Pfohl et al. 1983), nicht jedoch aus einer dritten (Perris 1966). Brown et al. (1977) fanden, daß psychotische und schwer Depressive frühe Verluste durch Todesfälle erfuhren; neurotisch Depressive zeigten eher Verluste, die nicht durch Tod bedingt waren. Die Autoren stellten die Hypothese auf: je schwerer und irreversibler der Verlust, um so schwerer und psychotischer der Krankheitsverlauf. In Übereinstimmung damit berichteten Birtchnell (1970 b) über schwere Frühverluste bei schwer Depressiven und Sethi (1964) bei stationär behandelten Depressiven. Dagegen fanden Gregory (1966 b), Abrahams u. Whitlock (1969) sowie Crook u. Raskin (1975) keine Unterschiede hinsichtlich der Diagnose, des Schweregrades oder beider Gegebenheiten. Gay u. Tonge (1967) fanden bei reaktiv Depressiven mehr frühe Elternverluste als bei endogen Depressiven, allerdings ohne einen Vergleich unterschiedlicher Verlusttypen.

Einige Studien suchten Belege für die Bedeutung des Geschlechts des verlorenen Elternteils und für die Vulnerabilität des jeweiligen Kindes. Die Ergebnisse waren im Hinblick auf das Geschlecht des Elternteils inkonsistent; weibliche Probanden schienen konsistent verletzlicher im Hinblick auf Verlustauswirkungen (Paykel 1982). In den meisten Stichproben Depressiver überwiegen Frauen; die Geschlechtsvariation kann die Variation dieser Effekte erklären.

Die Altersgrenzen für Verlusterfahrungen in der Kindheit wurden in den verschiedenen Untersuchungen unterschiedlich gesetzt. Die meisten Untersuchungen fanden Verlustauswirkungen vorwiegend in der Altersgruppe unterhalb von 10 Jahren (Brown et al. 1977; Birtchnell 1970 b, c; Gregory 1959; Beck et al. 1963; Tennant et al. 1982). Dennehy (1966) sowie Hill u. Price (1967) fanden hingegen die stärksten Auswirkungen in der Altersgruppe 10–14.

Im ganzen bekräftigen die Befunde die Auswirkungen von Frühverlusten auf die Depression. Etwa die Hälfte der Untersuchungen des Todes eines Elternteils fanden dieses Ereignis häufiger bei Depressiven als bei Kontrollen. Das legt einen realen aber schwachen Effekt nahe. Einige Untersuchungen zeigen unsichere Ergebnisse und leiden unter einem dürftigen matching. Die Befunde hinsichtlich anderer Verluste sind markanter, wenn mit der Allgemeinbevölkerung verglichen wurde; sie erscheinen für Depressionen nicht besonders spezifisch. Sie lassen sich auch auf andere Weise erklären, etwa durch das Einwirken genetisch transmittierter Persönlichkeitsstörungen, welche zur Trennung von Ehen führen. Die Spezifität des Todes eines Elternteils und anderer Verluste wird durch Untersuchungen abgeschwächt, über die hier nicht eingehend berichtet wurde. Diese zeigen Häufungen von Verlusten bei anderen Patientengruppen im Vergleich zur Allgemeinbevölkerung. Aufs Ganze gesehen machen diese Befunde eine Auswirkung wahrscheinlich, die viel weniger eindrucksvoll und schlüssig ist als diejenige für rezente Belastungen.

III. Qualitative Aspekte früher Umsorgung

Einige Studien versuchten qualitative Aspekte der frühfamiliären Umgebung und Eltern-Kind-Beziehungen zu erfassen. Die Ergebnisse sind im Hinblick auf die wahrscheinlichen Fehler retrospektiver Erhebungen mit Zurückhaltung zu bewerten. Untersuchungen mit Hinweisen auf Abnormitäten der Kindheitsumgebung Depressiver im Vergleich zu Kontrollen wurden von Munro (1966), Jacobson et al. (1975), Raskin et al. (1971) und Abrahams u. Whitlock (1969) publiziert. Die letztgenannte Untersuchung fand, daß bipolar Manisch-Depressive die geringsten Störungen, unipolar Endogen-Depressive häufigere und Neurotisch-Depressive die meisten Störungen aufwiesen.

Parker (1983) berichtete über eine Serie von Untersuchungen mit einem sorgfältig angelegten Eigenbericht-Fragebogen, in welchem zwei Dimensionen (“protection”, “care”) gemessen wurden. Neurotisch Depressive berichteten von ihren Eltern ein höheres Maß an Protektion und ein niedrigeres an “caring” als Kontrollen. Dies Muster wurde als „affektlose Kontrolle“ bezeichnet. Manisch-Depressive zeigten in diesen Untersuchungen wenig Auffälligkeiten. Perris u. Perris (1978) verglichen mit einem Satz von Skalen über familiäre und sonstige frühe Lebenserfahrungen bipolar und unipolar Psychotisch-Depressive, nicht psychotische Depressive und Patienten mit zykloiden Psychosen. Dabei traten wenig Unterschiede hervor. Generell gesehen zeigen diese Untersuchungen eine möglicherweise konsistente Tendenz Neurotisch Depressiver, Abnormitäten familiärer Früherfahrungen anzugeben, während dies bei Psychotisch-Depressiven oder Manisch-Depressiven nicht der Fall ist. Unklar bleibt, ob diese Abnormitäten Wirklichkeit oder abgewandelte Wahrnehmung wiedergeben.

D. Multifaktorielles Modell des Lebens-Stresses und der Depression

Insgesamt zeigen die Befunde über die soziale Umgebung, daß Depressionen ebenso wie viele andere psychiatrische Krankheiten multifaktorieller Kausierung unterliegen; ein einzelner Faktor bestimmt allenfalls einen relativ kleinen Anteil der Varianz. Wiewohl rezente Lebensereignisse eine klare Bedeutung haben, hängt der Folgezusammenhang eines Ereignisses und der Krankheit weitgehend auch von anderen modifizierenden Faktoren ab. Für Frühverlust und andere Aspekte der Frühumgebung sind die Auswirkungen geringer ausgeprägt und zeigen so etwas wie eine Einebnung im Zeitverlauf.

Die modifizierenden Faktoren, soweit ihre Beziehung zu rezenten Lebensereignissen studiert wurde, sind überwiegend sozialer Art und wirken pathogen oder protektiv über die Auswirkungen der gegenwärtigen Lebensumgebung oder früherer Verluste. Viele zusätzliche prädisponierende Elemente beeinflussen wahrscheinlich den letztlichen Stellenwert eines Ereignisses oder tragen unabhängig davon zur Depression bei. Solche Elemente können ihrer eigenen Herkunft nach wiederum situativ oder genetisch sein. Sie können Persönlichkeitsfaktoren oder solche psychologischen Konstrukte einschließen wie Abwehrmechanismen,

Reaktionsmuster oder coping-Mechanismen in bezug auf allgemeine oder spezifische Streßvulnerabilität. Der beginnende Krankheitsprozeß kann durch den Streß eines belastenden Ereignisses verschlechtert werden. Hier sollte keine künstliche Dichotomie zwischen psychologischen Faktoren und Hirnbiologie errichtet werden. Die sozialen Auswirkungen belastender Ereignisse, welche vom Individuum psychologisch erfahren werden, sind in neurophysiologische Substratfunktionen zu übersetzen. Hier können sie in gleicher Weise interagieren mit genetischen Enzymvarianten, hormonellen Veränderungen, Wandlungen der Aminreserven und Veränderungen der Rezeptorzahlen, um summative Auswirkungen der Stimmungsregulationssysteme hervorzurufen.

Wiewohl solche Interaktionen leicht zu Spekulationen führen können, sind sie bis heute wenig empirisch angegangen worden. So bleibt sogar das Zusammenwirken von Life events mit genetischen Prädispositionen unklar. PATRICK et al. (1978) konnten die Hypothese nicht bestätigen, daß eine inverse Beziehung zwischen belastenden Lebensereignissen und Ausmaß ungünstiger frühfamiliärer Bedingungen beim Beginn der ersten Phase einer bipolaren Erkrankung bestehe. PERRIS et al. (1982) fanden keinen Unterschied hinsichtlich kürzlicher belastender Lebensereignisse bei Depressiven mit und ohne Auffälligkeit der Familienvorgeschichte.

Ein brauchbarer Weg, die kausalen Auswirkungen dieser Faktoren unabhängig von ihrem Wirkungsmechanismus zu bündeln, besteht in der Ermittlung von Risikofaktoren, welche die Wahrscheinlichkeit des Auftretens einer Depression über kürzere oder längere Zeit anwachsen lassen. Genetische Faktoren produzieren schwache, aber zeitlich kontinuierliche Anstiege des relativen Erkrankungsrisikos. Life events beeinflussen das relative Risiko auf eine andere Weise: sie zeitigen diskrete und schnelle Anstiege des relativen Risikos, die dann im weiteren Zeitverlauf schnell wieder abfallen, aber dem Betroffenen eine größere Vulnerabilität für Depression während einer relativ kurzen Zeitperiode zufügen; schwächere Auswirkungen eines sehr viel stärkeren Ereignisses wie früher Elternverlust können die gesamte Lebenszeit überdauern. Aufs Ganze des Lebens gesehen ist der genetische Effekt stärker: nach einem belastenden Ereignis wird dieses für eine kurze Zeitstrecke prädominierend.

Diese Schlußfolgerungen haben auch Implikationen für die Klassifikation der Depression. Die allgemeine Erfahrung zeigt eine deutliche multifaktorielle Ätiologie mit einer Konvergenz vieler Faktoren im endgültigen Zustandsbild, dies auch im Einzelfall. Strenge Unterscheidungen zwischen psychologisch reaktiven und nicht-reaktiven Zuständen sind nicht möglich, da oft die Situation einer Auslösung durch psychologische Partialfaktoren vorliegt. Das relative Gewicht der unterschiedlichen Arten von Faktoren läßt sich dann durch deren generelle Quantifizierung bestimmen.

Literatur

Abrahams MJA, Whitlock FA (1969) Childhood experience and depression. Br J Psychiatry 115:883–888

Ambelas A (1979) Psychologically stressful events in the precipitation of manic episodes. Br J Psychiatry 135:15–21

Bebbington PE, Tennant C, Hurry J (1981) Adversity and the nature of psychiatric disorder in the community. J Affective Disord 3:345–366

Beck AT, Sethi BB, Tuthill RW (1963) Childhood bereavement and adult depression. Arch Gen Psychiatry 9:295–302

Beck JC, Worthen K (1972) Precipitating stress, crisis theory and hospitalisation in schizophrenia and depression. Arch Gen Psychiatry 26:123–129

Benjaminsen S (1981) Stressful life events preceding the onset of neurotic depression. Psychol Med 11:369–378

Bidzinska (1984) Stress factors in affective diseases. Br J Psychiatry 144:161–166

Billings AG, Cronkite RC, Moos RH (1983) Social-environmental factors in unipolar depression: comparisons of depressed patients and non depressed controls. J Abnorm Psychol 92:119–133

Birtchnell J (1970 a) Recent parent death and mental illness. Br J Psychiatry 116:289–297

Birtchnell J (1970 b) Depression in relation to early and recent parent death. Br J Psychiatry 116:299–306

Birtchnell J (1970 c) Early parent death and mental illness. Br J Psychiatry 116:281–288

Brown F (1961) Depression and childhood bereavement. J Ment Sci 107:754–777

Brown GW, Harris T (1978) The social origins of depression: a study of psychiatric disorder in women. Tavistock, London

Brown GW, Prudo R (1981) Psychiatric disorder in a rural and an urban population. 1. Aetiology of depression. Psychol Med 11:581–599

Brown GW, Harris TO, Peto J (1973) Life events and psychiatric disorders. Part 2. Nature of causal link. Psychol Med 3:159–176

Brown GW, Harris TO, Copeland JR (1977) Depression and loss. Br J Psychiatry 130:1–18

Brown GW, Ni Bhrolchain M, Harris TO (1979) Psychotic and neurotic depression. Part 3. Aetiological and background factors. J Affective Disord 1:195–211

Cadoret RJ, Winokur G, Dorzab J, Baker M (1972) Depressive disease: life events and onset of illness. Arch Gen Psychiatry 26:133–136

Chatterjee RN, Mukherjee SP, Nandi DN (1981) Life events and depression. Indian J Psychiatry 23:333–337

Costello CG (1982) Social factors associated with depression: a retrospective community study. Psychol Med 12:329–339

Crook T, Raskin A (1975) The association of childhood parental loss with attempted suicide and depression. J Consult Clin Psychol 43:277–282

Dennehy CM (1966) Childhood bereavement and psychiatric illness. Br J psychiatry 112:1049–1069

Fava GA, Munari F, Pasvan L, Kellner R (1981) Life events and depression. A replication. J Affective Disord 3:159–165

Finlay-Jones R, Brown GW (1981) Types of stressful life event and the onset of anxiety and depressive disorders. Psychol Med 11:803–815

Finlay-Jones R, Scott R, Duncan-Jones P, Byrne D, Henderson S (1981) The reliability of reports of early separations. Aust NZ J Psychiatry 15:27–31

Forrest AD, Fraser RH, Priest RG (1965) Environmental factors in depressive illness. Br J Psychiatry 111:243–253

Gay MJ, Tonge WL (1967) The late effects of loss of parents in childhood. Br J Psychiatry 113:753–759

Giel R, Ten Horn GHMM, Ormel J, Schudel WJ, Wiersma O (1978) Mental illness, neuroticism and life events in a Dutch village sample: a follow-up. Psychol Med 8:235–243

Gregory I (1959) An analysis of family data on 1 000 patients admitted to a Canadian mental hospital. Acta Genet (Basel) 9:54–96

Gregory I (1966 a) Retrospective data concerning childhood loss of a parent. I. Actuarial estimates vs. recorded frequencies of orphanhood. Arch Gen Psychiatry 15:354–361

Gregory I (1966 b) Retrospective data concerning childhood loss of a parent. II. Category of parental loss by decade of birth. Diagnosis and MMPI. Arch Gen Psychiatry 15:362–367

Hall KS, Dunner DL, Zeller G, Fieve RR (1977) Bipolar illness: a prospective study of life events. Compr Psychiatry 18:497–502

Hare EH, Moran PAP (1979) Raised parental age in psychiatric patients: Evidence for the constitutional hypothesis. Br J Psychiatry 134:169–177

Hill OW, Price JS (1967) Childhood bereavement and adult depression. Br J Psychiatry 113:743–751

Holmes TH, Rahe RH (1967) The social readjustment rating scale. J Psychosom Res 11:231–218

Hopkinson G, Reed GF (1966) Bereavement in childhood and depressive psychosis. Br J Psychiatry 112:459–463

Hudgens RW, Morrison JR, Barchha R (1967) Life events and onset of primary affective disorders. A study of 40 hospitalised patients and 40 controls. Arch Gen Psychiatry 16:134–145

Jacobs SC, Prusoff BA, Paykel ES (1974) Recent life events in schizophrenia and depression. Psychol Med 4:444–453

Jacobson S, Fasman J, DiMascio A (1975) Deprivation in the childhood of depressed women. J Nerv Ment Dis 160:5–14

Jaspers K (1959) Allgemeine Psychopathologie. Siebente Auflage. Springer, Berlin Göttingen Heidelberg

Katschnig H, Brandl-Nebehay A, Fuchs-Robetine G, Seelig P, Eichberger G, Strobl R, Sint P (1981) Lebensverändernde Ereignisse, psychosoziale Dispositionen und depressive Verstimmungszustände. Psychiatrische Universitätsklinik, Wien

Kennedy S, Thompson R, Stancer HC, Roy A, Persad E (1983) Life events precipitating mania. Br J Psychiatry 142:398–403

Leff J, Vaughn C (1980) The interaction of life events and relatives' expressed emotion in schizophrenia and depressive neurosis. Br J Psychiatry 136:146–153

Levi LD, Fales CH, Stein M, Sharp VH (1966) Separation and attempted suicide. Arch Gen Psychiatry 15:158–165

Lloyd C, Zisook S, Click M, Jaffe KE (1981) Life events and response to antidepressants. J Hum Stress 7:2–15

Malmquist CP (1970) Depression and object loss in psychiatric admissions. Am J Psychiatry 126:1782–1787

Matussek P, May U (1981) Loss events in childhood as predisposing factors for neurotic and psychotic depression. Arch Psychiatr Nervenkr 229:189–204

Matussek P, Neuner R (1981) Loss events preceding endogenous and neurotic depressions. Acta Psychiatr Scand 64:340–350

Munro A (1966) Parental deprivation in depressive patients. Br J Psychiatry 112:443–457

Murphy E (1982) Social origins of depression in old age. Br J Psychiatry 141:135–142

Murphy E (1983) The prognosis of depression in old age. Br J Psychiatry 142:111–119

Ndetei DM, Vadher A (1982) Types of life events associated with depression in a Kenyan setting. Acta Psychiatr Scand 66:163–168

Oltman JE, McGarry JJ, Friedman MD (1952) Parental deprivation and the "broken home" in dementia praecox and other mental disorders. Am J Psychiatry 108:685–694

Parker G (1983) Parental overprotection. A risk factor in psychosocial development. Grune and Stratton, New York

Patrick V, Dunner DL, Fieve RR (1978) Life events and primary affective illness. Acta Psychiatr Scand 58:48–55

Paykel ES (1974) Recent life events and clinical depression. In: Gunderson EK, Rahe RH (eds) Life stress and illness. Charles Thomas, Springfield Ill, pp 134–163

Paykel ES (1978) Contribution of life events to causation of psychiatric illness. Psychol Med 8:245–253

Paykel ES (1982) Life events and early environment. In: Paykel ES (ed) Handbook of affective disorders. Churchill Livingstone, Edinburgh, pp 149–161

Paykel ES (1983) Methodological aspects of life events research. J Psychosom Res 27:341–352

Paykel ES (1987) Life events, social support and clinical psychiatric disorder, Ch. In: Sarason IG, Sarason BR (eds) Social support: theory, research and application. Martinus Nijhoff, The Hague Netherlands (in press)

Paykel ES, Leff JP (1984) Psychiatric disorder in the community: disease or distress? Bull R Coll Psychiatry 8:210–211

Paykel ES, Tanner J (1976) Life events, depressive relapse and maintenance treatment. Psychol Med 6:481–485

Paykel ES, Myers JK, Dienelt MN, Klerman GL, Lindenthall JJ, Pepper MP (1969) Life events and depression: a controlled study. Arch Gen Psychiatry 21:753–760
Paykel ES, Prusoff BA, Myers JK (1975) Suicide attempts and recent life events: a controlled comparison. Arch Gen Psychiatry 32:327–333
Paykel ES, Rao BM, Taylor CN (1984) Life stress and symptom pattern in outpatient depression. Psychol Med 14:559–568
Perris C (1966) A study of bipolar (manic depressive) and unipolar recurrent depressive psychoses. I. Genetic investigation. Acta Psychiatr Scand [Suppl] 194
Perris C, Espvall M (1973) Depressive-type psychic reactions caused by success. Psychiatr Clin 6:346–356
Perris C, Perris J (1978) Status within the family and early life experiences in patients with affective disorders and cycloid psychosis. Psychiatr Clin 11:155–162
Perris H, Knorring L von, Perris C (1982) Genetic vulnerability for depression and life events. Neuropsychobiology 8:241–247
Pfohl B, Stangl D, Ming MA, Tsuang T (1983) The association between early parental loss and diagnosis in the Iowa 500. Arch Gen Psychiatry 40:965–967
Pitts FN Jr, Meyer J, Brooks M, Winokur G (1965) Adult psychiatric illness assessed for childhood parental loss, and psychiatric illness in family members – a study of 748 patients and 250 controls. Am J Psychiatry [Suppl i–x] 121
Raskin A, Boothe HH, Reating NA, Schulterbrandt JG, Odle D (1971) Factor analyses of normal and depressed patients' memories of parental behaviour. Psychol Rep 29:871–879
Rowan PR, Paykel ES, Parker RR (1982) Phenelzine and amitriptyline: effects on symptoms of neurotic depression. Br J Psychiatry 140:573–581
Roy A (1978) Vulnerability factors and depression in women. Br J Psychiatry 133:106–110
Roy A (1981 a) Risk factors and depression in Canadian women. J Affective Disord 3:65–70
Roy A (1981 b) Vulnerability factors in depression in men. Br J Psychiatry 138:75–77
Roy A (1981 c) Specificity of risk factors for depression. Am J Psychiatry 138:959–961
Roy A (1981 d) Role of past loss in depression. Arch Gen Psychiatry 38:301–302
Sethi BB (1964) Relationship of separation to depression. Arch Gen Psychiatry 10:186–195
Slater J, Depue RA (1981) The contribution of environmental events and social support to serious suicide attempts in primary depressive disorder. J Abnorm Psychol 90:275–285
Solomon Z, Bromet E (1982) The role of social factors in affective disorder: an assessment of the vulnerability model of Brown and his colleagues. Psychol Med 12:123–130
Surtees PG (1980) Social support, residual adversity and depressive outcome. Soc Psychiatry 15:71–80
Tennant C, Bebbington P, Hurry J (1981) The short-term outcome of neurotic disorders in the community: the relation of remission to clinical factors and to "neutralizing" life events. Br J Psychiatry 139:213–220
Tennant C, Hurry J, Bebbington P (1982) The relation of childhood separation experiences to adult depressive and anxiety states. Br J Psychiatry 141:475–482
Thomson KC, Hendrie HC (1972) Environmental stress in primary depressive illness. Arch Gen Psychiatry 26:130–132
Uhlenhuth EH, Paykel ES (1973) Symptom configuration and life events. Arch Gen Psychiatry 28:743–748
Vadher A, Ndetei DM (1981) Life events and depression in a Kenyan setting. Br J Psychiatry 139:134–137
Weissman MM, Paykel ES (1974) The depressed woman: a study of social relationships. University of Chicago Press, Chicago

4. Biologischer Hintergrund

N. MATUSSEK u. F. HOLSBOER

INHALTSVERZEICHNIS

A. Einleitung

Seit der letzten Auflage der Psychiatrie der Gegenwart 1980, in der die Stoffwechselpathologie der Zyklothymie behandelt wurde (MATUSSEK 1980), sind einige neue biologische Forschungsansätze hinzugekommen und darin schon erwähnte wesentlich erweitert und vertieft worden. Die neuroendokrinologischen Untersuchungen, mit denen in den siebziger Jahren begonnen wurde, stehen immer noch im Mittelpunkt der biologisch-psychiatrischen Depressionsforschung und sind deshalb von uns am Anfang ausführlich dargelegt (s. Abschn. A). Mit neuroendokrinen Methoden ist es ferner möglich, die am Anfang der biologisch-psychiatrischen Depressionsforschung stehende Noradrenalin- und Serotonin-Defizit-Hypothese der Depression zu überprüfen und zu erweitern. Die Amindefizit-Hypothesen resultierten einerseits aus der Verallgemeinerung der Noradrenalin und Serotonin freisetzenden Wirkung von Reserpin und der dadurch ausgelösten Depression, andererseits aus den Wirkmechanismen der trizyklischen Thymoleptika und der MAO-Hemmer, die über Wiederaufnahme- bzw. Enzymhemmung in der Lage sind, das postulierte Amindefizit zu kompensieren. Von diesen damals so einleuchtenden, aber zu einfachen Vorstellungen ist man heute, zumindest bei der endogenen Depression, weitgehend abgekommen. Bei der Noradrenalin-Hypothese wird kaum noch von einem Amindefizit bei der endogenen Depression gesprochen, da sich im Liquor, Blut, Urin oder in post mortem Hirnanalysen kein Defizit von Noradrenalin bzw. von dessen Metaboliten eindeutig nachweisen ließ (MATUSSEK 1980). Auch die Wiederaufnahme- oder Enzymhemmung für Noradrenalin oder Serotonin der klassischen trizyklischen Thymoleptika und MAO-Hemmer wird heute von Neuropharmakologen nicht mehr als *das* Prinzip der therapeutischen Wirkung bei endogenen Depressionen angesehen. Denn erstens gibt es wirksame antidepressive Verfahren, wie z. B. den Heilkrampf, die die oben genannten Prozesse nicht beeinflussen und zweitens spricht die Latenz im Eintritt des therapeutischen Effekts dagegen. Die Reserpinsedation beim Tier wird von Antidepressiva vom Typ des Desmethylimipramins nach wenigen Minuten aufgehoben, ein depressiver Patient muß dagegen 2–3 Wochen warten, bis der volle therapeutische Effekt erreicht wird. Heute stehen in der neuropharmakologischen Forschung bei der Aufklärung der therapeutisch relevanten Wirkmechanismen die Beziehungen zwischen verschiedenen Transmittersystemen, vor allem jedoch Rezeptorempfindlichkeitsveränderungen im Vordergrund des Interesses (MAJ et al. 1984). Auch in der klinisch-psychiatrischen Depressionsforschung spielen vor allem für die Noradrenalin-Rezeptorhypothese (MATUSSEK 1980) Adrenozeptoren im Hirn (s. Abschn. B. III) oder an Thrombozyten (s. Abschn. D) eine ent-

---

Abkürzungen

ACTH	= Adrenokortikotropes Hormon
AVP	= Arginin-Vasopressin
CRH	= Corticotropin Releasing Hormone = Kortikotropin freisetzendes Hormon
DNS	= Desoxyribonukleinsäure
DOPA	= Dihydroxyphenylalanin
DSM III	= Diagnostisches und Statistisches Manual Psychischer Störungen
DST	= Dexamethason-Suppressions-Test
GABA	= Gamma-Aminobuteric Acid = Gamma-Aminobuttersäure
GRF	= Growth Hormone Releasing Factor = Somatoliberin
icv	= intrazerebroventrikular
MAO	= Monoaminoxydase
STH	= Somatotropes Hormon = Wachstumshormon
T3	= Trijodthyronin
T4	= Tetrajodthyronin = Thyroxin
TBG	= Thyroxin Binding Globulin
TRH	= Thyreotropin Releasing = Thyreoliberin
TSH	= Thyreotropin Stimulating Hormone = Thyreotropin
VIP	= Vasointestinales Peptid
ZNS	= Zentralnervensystem

scheidende Rolle. Die Serotonindefizit-Hypothese der Depression mußte anhand neuer Ergebnisse auf eine Subgruppe depressiver Patienten beschränkt und in Richtung Auto- und Fremdaggression erweitert werden (s. Abschn. C). Von einem schon lange bekannten und im Nervensystem weitverbreiteten Neurotransmitter, dem GABA, liegen erste Ergebnisse darüber vor, daß GABA nicht nur bei den antidepressiven Mechanismen, sondern auch bei Depression und Manie eine wichtige Rolle spielen könnte (s. Abschn. E).

Wir wissen heute, daß die verschiedenen Transmittersysteme im Zentralnervensystem aufs engste miteinander verknüpft sind und sich gegenseitig beeinflussen und modulieren. Dies gilt für das Noradrenalin- und Serotonin-System, die wiederum in engen Beziehungen zum cholinergen System stehen. Obwohl die sehr interessante cholinerge-noradrenerge Balance-Theorie von JANOWSKY et al. schon 1972 aufgestellt wurde, fehlt es bisher an eindeutigen klinischen Ergebnissen. Selbst die erst kürzlich von JANOWSKY et al. (1986) durchgeführte Studie, bei der die Adrenalinfreisetzung nach Physostigmingabe bei mono- und bipolaren Patienten zur Stützung der Balance-Theorie untersucht wurde, führten zu keinen sicheren Aussagen. Im Rahmen anderer Untersuchungen wird auch auf einige diese Theorie unterstützende Ergebnisse eingegangen (s. Abschn. B. I u. III). Die Balance-Theorie besagt, daß in der Manie ein Übergewicht des noradrenergen gegenüber dem cholinergen System vorliegt, in der Depression ist es umgekehrt.

Von vielen Neurobiologen und Psychiatern wurde und wird mit Recht weiterhin angenommen, daß die gegenwärtige Depressionsforschung neue Impulse von seiten der Neuropeptidforschung erhalten wird (PRANGE u. LOOSEN 1984). Selbst wenn viele dieser Untersuchungen noch in den Anfängen stehen, andere, wie mit dem Thyreoliberin (TRH), nicht ganz hielten, was anfänglich erhofft wurde, hielten wir es für notwendig, diese interessante Stoffklasse in den vorliegenden Beitrag aufzunehmen, da in den nächsten Jahren mit neuen Ergebnissen für die Depressionsforschung gerechnet werden muß (s. Abschn. F).

Es ist bedauerlich, daß gegenwärtig den iatrogen ausgelösten Depressionen von seiten der biologisch-psychiatrischen Forschung sehr wenig Aufmerksamkeit geschenkt wird, obwohl die vom Reserpin ausgelöste Depression Ausgangspunkt der modernen biologischen Depressionsforschung war. Entsprechende klinische Untersuchungen mit einigen der heute in dieser Hinsicht bekannten Medikamente würden sicherlich interessante Erkenntnisse zur Ätiologie und Pathogenese der Depression, vor allem auch im Hinblick auf Vulnerabilitätsfaktoren erbringen, da ja oft nur ein geringer Prozentsatz von Patienten unter einer derartigen Behandlung depressiv wird (s. Abschn. G).

Bei den biologischen Ursachen affektiver Erkrankungen sind vor allem genetische, vielleicht auch chronobiologische Faktoren wesentlich beteiligt, die in je einem eigenen Kapitel des vorliegenden Bandes abgehandelt und deshalb hier nicht ausführlich dargelegt werden.

Die weitere Entwicklung der biologisch-psychiatrischen Depressionsforschung hängt einerseits wesentlich vom Fortschritt der Neurobiologie ab, andererseits kann man davon ausgehen, daß einige schon heute in anderen biologischen Disziplinen weitverbreitete Techniken und Methoden zunehmend Eingang in die biologisch-psychiatrische Forschung finden werden. Dazu gehört die Positron-Emissions-Tomographie, die in Deutschland leider im Gegensatz zu anderen europäischen Ländern für psychiatrische Fragestellungen noch nicht herangezogen wird, da biologisch orientierte psychiatrische Zentren noch keinen ausreichenden Zugang zu Geräten in Deutschland haben (s. Abschn. G. III). Die größten Hoffnungen darf man sich, ohne allzu optimistisch zu sein, von der modernen Gentechnologie erwarten, die in immer stärkerem Maße die gesamte Medizin beeinflußt und damit auch für die Psychiatrie große Bedeutung erlangen wird. Obwohl die Genetik in diesem Band ausführlich behandelt wird (s. Kapitel von ZERBIN-RÜDIN), werden in unseren Zukunftsperspektiven (s. Abschn. G. I) kurz einige Aspekte angeschnitten, die die Bedeutung einiger in unserem Kapitel dargelegter Ergebnisse für die Gentechnologie bei der Depression ergänzen sollen.

Der vorliegende Band sollte nach dem Wunsch der Herausgeber nicht Handbuchcharakter erhalten. In dem uns zu Verfügung gestellten Rahmen war es deshalb nicht möglich, alle gegenwärtigen neurobiologischen Aspekte zu berücksichtigen. Somit ließen sich nur einige uns interessant und aktuell erscheinende Schwerpunkte der biologisch-psychiatrischen Depressionsforschung abhandeln, die natürlich unserem Interesse besonders nahestehen.

B. Neuroendokrinologie

Seit mehr als 10 Jahren werden in der biologisch-psychiatrischen Forschung, vor allem bei den affektiven Erkrankungen, mehr und mehr neuroendokrine Untersuchungsmethoden angewandt. Dabei stehen bei der Depression auch heute noch drei Systeme im Vordergrund: 1. Hypothalamus-Hypophyse-Nebennierenrinde, 2. Hypothalamus-Hypophyse-Schilddrüse, 3. Hypothalamus-Hypophyse-Wachstumshormon. Über diese Systeme wird ausführlich berichtet.

I. Hypophysen-Nebennierenrinden-Funktion

Bereits seit über 25 Jahren ist bekannt, daß psychiatrische Patienten häufig eine gesteigerte Hypophysen-Nebennierenrinden-Aktivität aufweisen. Von besonderem Interesse waren die Beobachtungen von RUBIN et al. (1966), die zeigten, daß die Kortikosteroid-Konzentrationen im Harn und Plasma durch Stimulation mit Tiefenelektroden im limbischen System moduliert werden können. Ausgehend von den Studien von SACHAR et al. (1973), wurde die Hypothese aufgestellt, daß eine erhöhte mittlere Sekretion von Kortisol, eine erhöhte Anzahl von Sekretionspulsen und eine abgeflachte zirkadiane Rhythmik des 24 h-Sekretionsmusters charakteristisch für endogen depressive Patienten sind. Aufgrund neuerer umfangreicher Untersuchungen, vor allem von HALBREICH et al. (1985) und HALBREICH u. ASNIS (1985), lassen sich die Veränderungen der Kortisolsekretion folgendermaßen zusammenfassen: 1. Bei endogen depressiven Patienten ist die mittlere 24 h-Plasma-Kortisolsekretion signifikant höher als bei einer gesunden Vergleichsgruppe. Allerdings ist die mittlere Kortisolsekretion bei endogen depressiven Patienten normal verteilt. Es läßt sich also nicht zwischen einer Gruppe von Patienten mit Hypersekretion und normaler Sekretion im Sinne einer bimodalen

Verteilung unterscheiden; 2. die Kortisolsekretionskurve ist bei endogen depressiven Patienten nicht abgeflacht, und es besteht auch kein Zusammenhang zwischen Abflachung der Kurve und der Höhe der mittleren Kortisolsekretion; 3. auch zwischen der Amplitude der Sekretionspulse und der Höhe der mittleren Kortisolsekretion besteht kein Zusammenhang; 4. bei einigen depressiven Patienten besteht keine zirkadiane Fluktuation; 5. bei depressiven Patienten ist der Beginn der morgendlichen Kortisolsekretion zeitlich vorverlagert.

PFOHL et al. (1985) haben nachgewiesen, daß erhöhte basale Kortisolsekretion mit erhöhter Plasma-Konzentration von ACTH (= Adrenokortikotropes Hormon) assoziiert und nicht primär durch extrahypophysäre Mechanismen bedingt ist. Eine Freisetzung endokrin aktiver Substanzen aus Zellen des Immunsystems oder anderen Geweben kann natürlich auch eine Rolle spielen. Zwischen immunoreaktivem ACTH und Kortisol besteht nicht immer ein klarer linearer Zusammenhang. Zum einen, weil die Halbwertszeit von ACTH wesentlich kürzer ist als die von Kortisol, so daß ein erhöhter Kortisolwert noch meßbar bleibt, während ACTH selbst nicht mehr nachweisbar ist. Zum anderen nimmt die Nebennierenrinde von längerdauernder Exposition gegenüber ACTH aufgrund dessen trophischer Wirkung an Empfindlichkeit zu, so daß immer weniger ACTH ausreicht, um die gleiche Kortisolmenge freizusetzen. Dies steht mit Untersuchungen im Einklang, in denen depressive Patienten mit Hyperkortisolismus nach Applikation von synthetischem ACTH mehr Kortikoide freisetzen als gesunde Vergleichspersonen (AMSTERDAM et al. 1983; GERKEN u. HOLSBOER 1986).

Genauere Kenntnisse über die Mechanismen, die für eine Hypophysen-Nebennierenrinden-Hyperaktivität verantwortlich sind, ließen sich erst erzielen, nachdem aus Schafshypothalami das ovine CRH (Corticotropin Releasing Hormone = Kortikotropin freisetzendes Hormon) isoliert (VALE et al. 1981) und das humane CRH durch DNS-Rekombinationstechnik (s. Abschn. H. I) identifiziert wurde (SHIBAHARA et al. 1983). Die Möglichkeit, beide hypothalamischen Peptide experimentell einzusetzen, hat es gestattet, die Hypothese eines zentral bedingten Hyperkortisolismus bei depressiven Patienten zu überprüfen. Hierbei fand sich, daß nach Injektion von 100 µg humanem CRH die ACTH-Sekretion bei depressiven Patienten im Vergleich zu gesunden Kontrollpersonen deutlich supprimiert war. Dagegen war die Kortisolsekretion nach hCRH-Stimulation bei beiden Vergleichsgruppen gleich (Abb. 1). Dies wurde folgendermaßen interpretiert: Aufgrund der bei depressiven Patienten oft erhöhten Sekretion von Kortisol und ACTH ist die durch einen zusätzlichen CRH-Stimulus freisetzbare ACTH-Menge wegen der negativen Feed-back-Kontrolle an hypophysären ACTH enthaltenden Zellen vermindert. Obwohl nach CRH weniger ACTH freigesetzt wird, ist die Kortisolsekretion bei depressiven Patienten gleich hoch wie die normaler Kontrollpersonen (HOLSBOER et al. 1986a, 1987a). Dies ist am ehesten durch die oben beschriebene Entwicklung einer funktionalen Nebennierenrinden-Hyperplasie aufgrund der trophischen Wirkung von ACTH zu verstehen. Auch bei Anwendung des heterologen Analogons von humanem CRH, dem ovinem CRH, lassen sich ähnliche Ergebnisse erzielen (GOLD et al. 1986), wobei einschränkend festgehalten werden muß, daß sich das ovine CRH Analogon von dem humanen Peptid an 7 Positionen der Aminosäurenkette unterscheidet, eine wesentlich längere metabolische Clearance-Rate besitzt und daher zu deutlich breiteren ACTH-

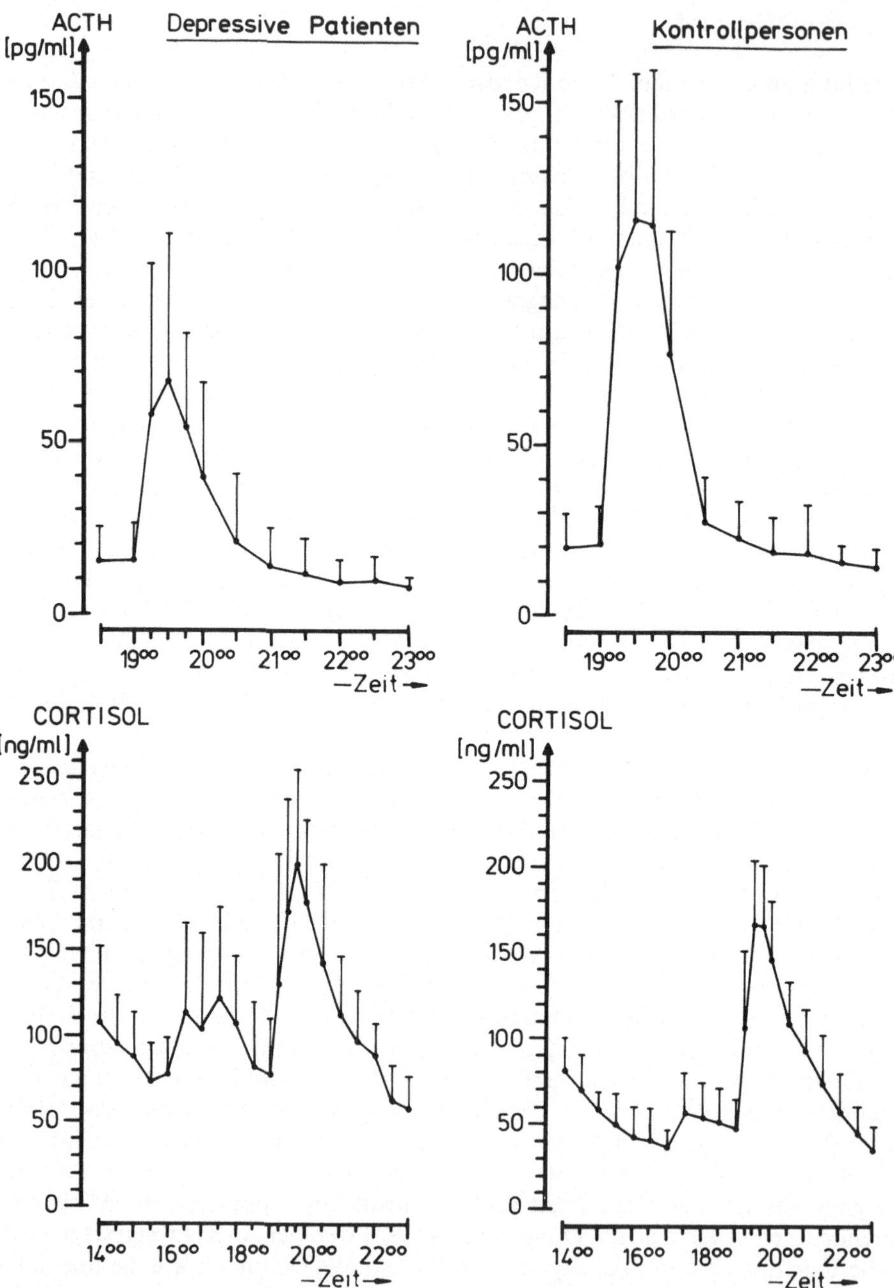

Abb. 1. ACTH- und Kortisolsekretion nach Applikation von 100 μg hCRH um 19.00 h bei 11 endogen depressiven Patienten und 11 gesunden Kontrollpersonen. Die ACTH-Freisetzung war bei Patienten niedriger (Fläche unter der Kurve: $3{,}6 \pm 2{,}6$ pg × min/ml × 10^3) als bei Kontrollpersonen ($6{,}2 \pm 3{,}4$ pg × min/ml × 10^3, $p < 0{,}01$). Zwischen den Flächen unter den Kortisolsekretions-Kurven fanden sich keine signifikanten Unterschiede. Die basale Kortisolsekretion war negativ zur ACTH-Antwort nach hCRH korreliert ($r = 48$; p –; $p < 0{,}05$). Hierdurch wurde erstmals nachgewiesen, daß die negative Rückkopplung zwischen Hypophyse und Nebennierenrindenzellen bei depressiven Patienten normal ist und die Ursache für deren Hypothalamus-Hypophysen-Nebennierenrindenaktivität auf eine zentrale Störung zurückzuführen ist. (Aus Holsboer et al. 1986 a)

Peaks führt als dies unter physiologischen Bedingungen beobachtet wird (SCHÜRMEYER et al. 1984).

Von allen Funktionstests der Hypophysen-Nebennierenrinden-Achse hat der Dexamethason-Suppressions-Test (DST) die weiteste Verbreitung gefunden. Dies vor allem deshalb, weil er sehr leicht durchzuführen ist und zum anderen, weil von CARROLL et al. (1981) die Hypothese aufgestellt wurde, daß nur für Patienten, deren endogene Kortisolsekretion nicht durch 1–2 mg Dexamethason supprimierbar ist, die klinische Diagnose einer endogenen Depression zutrifft. Zahlreiche gut kontrollierte Studien haben nachfolgend gezeigt, daß das Phänomen der DST-Nichtsuppression auch bei anderen psychiatrischen Erkrankungen zu finden ist, so daß der Wert des DST für differentialdiagnostische Fragen heute nur sehr zurückhaltend beurteilt werden kann (Übersichten s. bei BERGER et al. 1984; ARANA et al. 1985). Die umfangreichen Arbeiten zum DST haben auch einige wichtige Erkenntnisse über mögliche Störfaktoren des Tests erbracht. So zeigten BERGER et al. (1985), daß Patienten mit akutem Gewichtsverlust bzw. Probanden unter experimenteller Gewichtsabnahme wesentlich häufiger pathologische DST-Ergebnisse haben. Da Gewichtsverlust ein häufiges Symptom bei depressiven Patienten ist, wurde vermutet, daß einige der neuroendokrinologischen Befunde, insbesondere die der Hypophysen-Nebennierenrinden-Achse, durch den gleichzeitig auftretenden Gewichtsverlust und weniger durch einen depressions-spezifischen Mechanismus bedingt sind. Hierbei ist allerdings ungeklärt, ob der bei Depression auftretende Appetit- und Gewichtsverlust nicht auf einer zentralen Regulationsstörung beruht z. B. Hypersekretion von CRH, wodurch neben Appetitverlust und Verhaltensänderungen auch eine endokrinologische Wirkung, in diesem Fall Aktivierung der Hypophysen-Nebennierenrinden-Achse hervorgerufen wird (s. Abschn. F. III). Neuere Tierversuche, die eine anorektische Wirkung von CRH nachweisen, deuten in diese Richtung (BRITTON et al. 1982).

Als weiteren wichtigen Störfaktor hat die Arbeitsgruppe von GREDEN das akute Absetzen von Psychopharmaka identifiziert (DILSAVER et al. 1983). So wurde gezeigt, daß nach Absetzen von anticholinergen Antidepressiva eine Aktivierung der Hypophysen-Nebennierenrinden-Achse und pathologische DST-Ergebnisse zu beobachten sind. Dies stimmt mit Befunden überein, wonach cholinerge Aktivierung durch Physostigmin auch bei gesunden Probanden zu pathologischen DST-Ergebnissen führen kann. Alkoholentzug, Einnahme von Östrogenen, und vor allem Antikonvulsiva, wie Barbiturate oder Carbamazepin, führen ebenfalls, jeweils aufgrund unterschiedlicher Wirkmechanismen, zur Nicht-Supprimierbarkeit von Kortisol durch Dexamethason.

Besondere Aufmerksamkeit hat die Bioverfügbarkeit von Dexamethason selbst erlangt, nachdem gezeigt wurde, daß Patienten, bei denen Kortisol nicht durch Dexamethason supprimierbar ist, niedrigere Plasma-Dexamethason-Konzentrationen aufweisen als Suppressoren (HOLSBOER et al. 1984; ARANA et al. 1984; JOHNSON et al. 1984; BERGER et al. 1985). Zunächst wurde dieser Befund als Hinweis dafür angesehen, daß pathologische DST-Ergebnisse vor allem durch ungenügende Bioverfügbarkeit von Dexamethason, etwa durch unzureichende gastrointestinale Absorption, zustande käme. Pharmakokinetische Untersuchungen in der frühen Biophase fanden dagegen keine unterschiedlichen Plasma-Dexamethason-Konzentrationen bei Suppressoren und Nonsuppressoren. Somit sind die niedrigen Plasmaspiegel bei DST-Nonsuppressoren nicht auf eine unzureichende Bioverfügbarkeit in der frühen Verteilungsphase, sondern auf eine beschleunigte Elimination etwa 4–5 h nach oraler Einnahme zurückzuführen (HOLSBOER et al. 1986 b). Der pharmakodynamische Effekt von Dexamethason hängt aber von der Bioverfügbarkeit unmittelbar nach Einnahme um 23.00 h ab und nicht von der Plasmakonzentration zum Zeitpunkt der konventionellen Blutentnahmezeiten (8.00 h, 16.00 h, 23.00 h). Die erniedrigte Plasmakonzentration von Dexamethason bei DST-Nicht-Suppressoren ist daher nicht Ursache, sondern eher Folge der zugrundeliegenden neuroendokrinologischen Störung bei diesen Patienten. Sorgfältige Berücksichtigung der oben genannten Störfaktoren, wie Absetzen psychotroper Substanzen, Gewichtsveränderungen und Plasma-Dexamethason-Konzentrationen, haben in einer neueren kontrollierten Studie ebenfalls die diagnostische Unspezifität des DST für die Diagnose endogene Depression nachgewiesen (HOLSBOER et al. 1986 c).

Eine andere, möglicherweise klinisch relevantere Fragestellung hat sich aus Beobachtungen ergeben, nach denen sich ein initial pathologisches DST-Ergebnis im Verlauf der klinischen Remission normalisiert (HOLSBOER et al. 1982; GREDEN et al. 1983; GERKEN et al. 1985). In der Mehrzahl der Fälle hatte sich der DST zeitlich vor der völligen klinischen Remission normalisiert. Daraus wurde geschlossen, daß der DST als Verlaufsparameter während einer Therapiephase klinisch wichtig sein kann. Dies wurde durch Beobachtungen bestätigt, wonach Patienten, bei denen entweder eine DST-Nicht-Suppression persistierte oder nach vorübergehender Normalisierung erneut pathologische DST-Ergebnisse auftraten, ein höheres Rückfallrisiko hatten als Patienten mit normalisierten DST-Ergebnissen (GREDEN et al. 1980; HOLSBOER et al. 1982, 1983). Über eine weitere wichtige Anwendung des DST berichteten BALDESSARINI u. ARANA (1985). Von 250 Patienten, die die DSM-III-Kriterien für eine depressive Erkrankung erfüllten, sprachen diejenigen mit DST-Nonsuppression besser auf Antidepressiva an als DST-Suppressoren.

Verschiedene Autoren haben gezeigt, daß DST-Nicht-Suppression und Hypersekretion von Kortisol nicht gleichzusetzen sind (ASNIS et al. 1981; HOLSBOER et al. 1984; HALBREICH et al. 1985; HALBREICH u. ASNIS 1985). Der Mechanismus, der einem pathologischen DST-Ergebnis bei einer Depression zugrundeliegt, ist bis heute nicht geklärt. Die ursprüngliche Annahme, DST-Nicht-Suppression sei allein durch eine Überaktivität von CRH zu erklären, wurde kürzlich durch VON BARDELEBEN et al. (1985) widerlegt. Bei normalen Kontrollpersonen wurde nach Dexamethason in supraphysiologischen Dosen CRH infundiert. Dabei zeigten sich keine Kortisol- oder ACTH-Anstiege. Allerdings ist die gleichzeitige Gabe von Vasopressin in Kombination mit CRH in der Lage, die Dexamethason-induzierte Kortisol-Suppression aufzuheben. Offenbar besitzt CRH eine Schlüsselfunktion, die verschiedenen Auffälligkeiten der Hypophysen-Nebennierenrinden-Achse bei depressiven Patienten zu erklären. Es benötigt jedoch noch andere Co-Faktoren, z. B. Vasopressin oder Katecholamine. Im Gegensatz zu normalen Kontrollpersonen kann bei einigen depressiven Patienten trotz Dexamethason-Gabe die Kortisol-Sekretion durch CRH erhöht werden (HOLSBOER et al. 1987 b). Dies deutet darauf hin, daß bei depressiven Patienten die Feedback-Regulation gestört ist und diese Störung möglicherweise nicht auf der Ebene der Hypophysen-Nebennierenrinden-Achse, sondern in limbischen Strukturen zu suchen ist. Es ist bekannt, daß Kortisolhypersekretion zur down-regulation und im Extremfall zur Degeneration Glukokortikoidrezeptor-tragender Neurone im Hippocampus führt (DE KLOET et al. 1975), wodurch ein wesentlicher Bestandteil des Feedback-Systems gegenüber dem supprimierend wirkenden Kortisol unempfindlich wird. Nach Dexamethason erfolgt zwar auf Hypophysenebene eine Suppression von ACTH, da jedoch hippocampale Kortikoidrezeptoren Dexamethason nicht so gut binden wie hypophysäre (DE KLOET et al. 1975), führt dies auf hippocampaler Ebene zu einer „chemischen Adrenalektomie". Dadurch kommt es in limbischen Strukturen, vor allem wenn eine Funktionsminderung des Feedback-Systems erfolgt ist, zu einer maximalen CRH- und hypophysären ACTH-Stimulation, die durch hypophysär gebundenes Dexamethason nicht mehr supprimiert wird, so daß trotz Dexamethasongabe eine Aktivierung der Nebennierenrindenzellen erfolgt (HOLSBOER et al. 1987b).

II. Hypophysen-Schilddrüsen-Funktion

Die überwiegende Zahl der bis heute vorliegenden Untersuchungen bestätigt, daß bei etwa 30% der Patienten mit Depression die Thyreotropin (TSH)-Ausschüttung nach Stimulation mit Thyreoliberin (TRH) vermindert ist (KIRKEGAARD 1981; LOOSEN u. PRANGE 1982). Dieser Befund, der diagnostisch nicht spezifisch für die Depression ist, kann nicht durch erhöhte Plasmakonzentration von Schilddrüsenhormonen, vor allem T3 und T4 erklärt werden. Man nimmt vielmehr an, daß zentrale Mechanismen zu vermehrter TRH-Sekretion führen, wodurch es zur Verminderung hypophysärer TRH-Rezeptorempfindlichkeit kommt, so daß nach exogener Applikation von TRH weniger TSH ausgeschüttet wird (LOOSEN u. PRANGE 1982). Da Patienten mit Cushing Syndrom oder unter Kortikosteroid-Therapie eine verminderte TSH-Ausschüttung nach TRH zeigen, ist zu vermuten, daß bei depressiven Patienten erhöhte Kortisolsekretion die TSH-Suppression verursacht. Die Mehrzahl der Studien findet einen solchen Zusammenhang jedoch nicht (z.B. KIRKEGAARD u. CARROLL 1980). Dabei muß allerdings berücksichtigt werden, daß Hypersekretion von Kortisol Effekte an trophischen Hypophysenzellen auslösen kann, die noch fortbestehen, lange nachdem die Kortisolsekretion wieder normalisiert ist. Dafür spricht der Befund, daß TSH-Suppression gelegentlich auch nach Abklingen einer depressiven Episode, verbunden mit erhöhter Nebennierenrinden-Aktivität, weiterbesteht (LOOSEN u. PRANGE 1982). Es wurde ferner gezeigt, daß zwischen der TSH-Sekretion nach TRH-Applikation und der ACTH-Sekretion nach CRH ein Zusammenhang besteht (HOLSBOER et al. 1986a), was darauf hindeutet, daß die beiden endokrinen Achsen nicht vollständig unabhängig voneinander reguliert werden.

Von klinischem Interesse sind Beobachtungen von LANGER et al. (1980), nach denen Patienten, deren initial supprimierte TSH-Anstiege nach TRH sich bei Wiederholungsmessungen allmählich normalisieren, besser auf somatische Therapie ansprechen, als Patienten mit persistierend erniedrigten TSH-Werten. Seit langem ist bekannt, daß Schilddrüsenhormone selbst psychotrope Wirkung besitzen. GOODWIN et al. (1982) zeigten, daß T3 die Wirkung von Imipramin bei therapierefraktären depressiven Patienten potenziert. Diese Beobachtung und das klinisch bekannte Zusammentreffen von Hypothyreoidismus und Depression (GOLD et al. 1981) haben zu der Vermutung geführt, daß verminderte Schilddrüsenfunktion zu Depression prädisponiert, während erhöhte Verfügbarkeit von Schilddrüsenhormonen den klinischen Verlauf günstig beeinflußt (WHYBROW u. PRANGE 1981). ROH-BYRNE et al. (1984) und JOFFE et al. (1984) haben dagegen den Zusammenhang zwischen affektiven Erkrankungen und Schilddrüsenfunktion entgegengesetzt interpretiert. Diese Autoren vermuten, daß eher eine Abnahme der Schilddrüsenfunktion mit der klinischen Remission assoziiert ist und stützen ihre Hypothese auf Untersuchungen mit Carbamazepin und Lithium. Beide Substanzen vermindern nämlich die basalen Schilddrüsenhormone T3, T4 und freies T4, während TSH und TBG (= Thyroxin bindendes Globulin) nahezu unverändert bleiben. Auch unter Antidepressiva-Therapie ist eine Abnahme von T3 und T4 bei nur geringer Zunahme von TSH berichtet worden (SCHLIENGER et al. 1980). Diese Befunde stehen nicht in Widerspruch zu der Beobachtung, daß T3 in Kombination mit Antidepressiva einen günstigen therapeutischen Effekt besitzt. Der zentrale Bedarf an T3 wird nämlich zu 80% durch Monodeiodinierung von T4 gedeckt (CRANTZ et al. 1982). Durch periphere Gabe von T3 wird die TSH-Freisetzung vermindert, dadurch wird u. a. weniger T4 gebildet, so daß im ZNS intrazellulär weniger T3 verfügbar ist. Auch einige pharmakologische Daten stützen diese Hypothese. Die nahezu allen Antidepressiva gemeinsamen Effekte wie Verminderung von Beta- und bei einigen Erhöhung von α-1-Adrenozeptorempfindlichkeit (CHARNEY et al. 1981) finden sich auch im Falle verringerter Schilddrüsenfunktion (WHYBROW u. PRANGE 1981). Hervorzuheben ist bei dieser Hypothese allerdings, daß die durch Carbamazepin induzierten Schilddrüseneffekte auf dessen Somatostatin supprimierenden und die Hypophysen-Nebennierenrinden-Achse aktivierenden Wirkungen beruhen könnten (RUBINOW et al. 1983).

III. Wachstumshormon-Stimulation

In der vorhergehenden Auflage der Psychiatrie der Gegenwart (MATUSSEK 1980) wurde darauf hingewiesen, daß in 7 weltweit von verschiedenen Arbeitsgruppen durchgeführten Studien im Insulin-Toleranz-Test bei endogen depressiven Patienten übereinstimmend eine signifikant geringere STH (= Somatotropes Hormon = Wachstumshormon)-Stimulation gefunden wurde als bei gesunden Kontrollen und neurotisch depressiven Patienten. Man sollte annehmen, daß ein so häufig bestätigter Befund, der wissenschaftlich große Beachtung fand, ein stabiles und charakteristisches Merkmal für endogene Depression bedeuten würde. In einer späteren amerikanischen Multicenterstudie an 54 unipolaren und 21 bipolaren depressiven Patienten gegenüber 40 gesunden Kontrollen zeigte sich jedoch in den Mittelwerten der STH-Maxima im Insulin-Hypoglykämie-Test kein signifikanter Unterschied zwischen den Gruppen (KOSLOW et al. 1982). Auch am Max-Planck-Institut für Psychiatrie wurde bei einer kleineren Patientengruppe neben anderen neuroendokrinen und -physiologischen Untersuchungen der Insulin-Toleranz-Test durchgeführt. Dabei ergaben sich ebenfalls keine signifikanten Differenzen zwischen endogen und neurotisch depressiven Patienten (Berger et al. 1982). Auch zeigte sich in der Studie des Max-Planck-Instituts zwischen den Untergruppen depressiver Patienten kein Unterschied im insulinbedingten Glukoseabfall, während sich bei Koslow et al. (1982) unipolare gegenüber bipolaren depressiven Patienten und gesunden Kontrollen durch eine signifikant geringere Insulinresistenz im Glukoseabfall unterschieden. Beide Arbeitsgruppen können keine Gründe dafür angeben, warum ihre Resultate mit denen der früher durchgeführten Studien nicht übereinstimmen.

Es muß jedoch berücksichtigt werden, daß bei allen STH-Stimulationstests bei weiblichen Probanden unbedingt der Östrogenstatus zu beachten ist, was leider viel zu selten geschieht, worauf Halbreich et al. (1982) beim Amphetamintest und Matussek et al. (1984) beim Clonidin-STH-Stimulationstest hinwiesen. Östrogene beeinflussen u.a. auch α-2-Adrenozeptorfunktionen, die bei der Wachstumshormon-Freisetzung eine wichtige Rolle spielen (Eriksson 1985). Koslow et al. (1982) führten deshalb ihre Studie nur an postmenopause Frauen durch, während Berger et al. (1982) über den Östrogenstatus ihrer weiblichen Probanden nichts vermerken.

Um Funktionsstörungen im Noradrenalin-System bei affektiven Erkrankungen zu prüfen, wurde Clonidin als STH-Stimulator herangezogen (Matussek et al. 1980). Aufgrund zahlreicher tierexperimentell-pharmakologischer und biochemischer Untersuchungen wissen wir, daß Clonidin ein α-2-Adrenozeptoragonist ist. Im Clonidin-STH-Stimulationstest zeigten nun endogen depressive Patienten eine signifikant niedrigere STH-Stimulation gegenüber nicht-endogen depressiven Patienten, Schizophrenen und Kontrollpersonen. Schizoaffektive Patienten reagierten wie endogen depressive Patienten in diesem Test. Dieser Befund, daß endogen depressive Patienten bzw. Patienten mit "major depressive disorder" (RDC-Diagnose) eine gegenüber Kontrollen verringerte Wachstumshormonstimulation nach Clonidin zeigen, ist in der Zwischenzeit von mehreren Arbeitsgruppen bestätigt worden. Ferner postulieren 3 von 4 Untersuchungen, daß sich in diesem Funktionstest endogene von nicht-endogenen Patienten unterscheiden (Tabelle 1). In einer sorgfältigen Studie an 45 depressiven Patienten wiesen Checkley u. Corn (1986) auf eine hohe Korrelation des Clonidin-STH-Stimulationstests mit der RDC-Diagnose endogene Depression und dem Newcastle Score für endogene Depression hin. Sie vertreten die Auffassung, daß es sich dabei um kein Epiphänomen handelt, das vom medikamentenfreien Intervall, Gewichtsverlust u.a. abhängt. In der Studie von Dolan u. Calloway (1986; Tabelle 1) wurde an je 7 Patienten allerdings kein signifikanter Unterschied zwischen endogen und nicht-endogen depressiven Patienten gefunden, obwohl sich nach dem Catego-Programm ein Trend in Richtung der drei anderen Studien zeigt. Die genannten Autoren führten allerdings knapp 3 Stunden vor dem Clonidin-STH-Stimulationstest einen Thyreoliberin (TRH)-Test durch, der die Clonidin-Ergebnisse beeinflussen könnte. TRH besitzt nämlich in niedrigen Konzentrationen einen stimulierenden, in hohen Konzentrationen einen hemmenden Effekt auf die STH-Freisetzung in Abhängigkeit von der Somatoliberin-Konzentration (Denef et al. 1986). Dolan u. Calloway (1986) fanden jedoch eine interessante, signifikante negative Korrelation zwischen STH-Stimulation nach Clonidin und freier Urin-

Tabelle 1. CLON-STH-Stimulationsstudien an depressiven Patienten

(A) eD	K		Dosis und Applikation	Autoren
n	n			
10	32	s	150 μg/kg i.v.	MATUSSEK et al. (1980)
10	10	s	2 μg/kg i.v.	CHECKLEY et al. (1981)
19	20	s	2 μg/kg i.v.	SIEVER et al. (1982a)
15	12	s	5 μg/kg p.o.	CHARNEY et al. (1982a)
12	12	s	150 μg i.v.	BOYER et al. (1982)
50	46	s	2,5 μg/kg i.m.	LECHIN et al. (1985a, b)
16	24	s	2 μg/kg i.v.	HÖHE et al. (1986)
11	11	s	2 μg/kg i.v.	UHDE et al. (1986)

(B) eD	neD		Dosis und Applikation	Autoren
n	n			
10	12	s	150 μg i.v.	MATUSSEK et al. (1980)
12	12	s	150 μg i.v.	BOYER et al. (1982)
10	10	s	1,3 μg/kg i.v.	CHECKLEY et al. (1984)
7	7	ns	5,0 μg/kg p.o.	DOLAN u. CALLOWAY (1986)

Es sind alle bisher publizierten Studien aufgeführt, in denen (A) endogen depressive bzw. Patienten mit major depressive disorders (=eD) mit gesunden Kontrollen (=K) und (B) endogen gegenüber nicht-endogen depressiven (=neD) Patienten verglichen wurden. In die Studien wurden nur Patienten einbezogen, die mindestens 14 Tage, meist länger frei von Medikamenten waren.
s = signifikant geringere STH-Stimulation von eD gegenüber K bzw neD.
ns = nicht signifikante Differenz zwischen den Gruppen.

Kortisolkonzentration. Es ist bekannt, daß Kortisol einen hemmenden Einfluß auf die STH-Stimulation besitzt. In den bisher zitierten Arbeiten (Tabelle 1) ergaben sich allerdings keine negativen Korrelationen von STH zum Plasma-Kortisol oder DST (ANSSEAU et al. 1984). Wir müssen uns jedoch darüber klar sein, daß weitere Untersuchungen notwendig sind, um die Ursachen der erniedrigten STH-Stimulation nach Clonidin aufzuklären, zumal mit Guanfacin, einem noch spezifischeren α-2-Adrenozeptoragonisten als Clonidin, in einer ersten Untersuchung an 11 depressiven Patienten (DSM III: major depressive disorder) im Vergleich zu 11 gesunden Kontrollen kein Unterschied in der STH-Stimulation gefunden wurde (ERIKSSON 1985). Beim Clonidin-STH-Stimulationstest ist auch zu berücksichtigen, daß die STH-Stimulation nach Clonidin bei Frauen zyklusabhängig ist, der Alkoholkonsum der Probanden eine Rolle spielt und postmenopausale Frauen im allgemeinen eine signifikant niedrigere STH-Stimulation aufweisen (MATUSSEK et al. 1984).

Zwangsläufig erhob sich die Frage, ob die STH-Stimulation durch Clonidin unter einer erfolgreichen antidepressiven Therapie ansteigt, d. h. ob es sich hierbei um einen "state" oder einen "trait marker" für Depressionen handelt. In den meisten vorliegenden Untersuchungen bleibt die STH-Stimulation erniedrigt, unabhängig von der bisher benutzten antidepressiven Therapie oder Besserung des depressiven Syndroms (Siever et al. 1982b; Charney et al. 1982b, 1984; Slade u. Checkley 1980; Corn et al. 1984a; Möller et al. 1984). Andererseits wurde bei depressiven Patienten (Glass et al. 1982) wie bei gesunden Probanden (Corn et al. 1984b) unter einer Desmethylimipramin-Behandlung eine vorübergehende Zunahme der STH-Stimulation nach Clonidin gefunden. Auch nach längerer unterschiedlicher antidepressiver Behandlung zeigten endogen depressive eine Zunahme, neurotisch depressive Patienten eine Abnahme der STH-Stimulation nach Clonidin, ohne Korrelation zum Therapieerfolg (Matussek et al. 1986). Anhand der vorliegenden Untersuchungen läßt sich nicht sicher sagen, worauf diese divergierenden Ergebnisse im Clonidin-STH-Stimulationstest unter antidepressiver Behandlung zurückzuführen sind. Liegt es an den verwendeten Antidepressiva, an der jeweiligen Auswahl der Patienten, bei denen z. T. Zyklusabhängigkeit und Postmenopausestatus nicht berücksichtigt wurden? Weitere Untersuchungen dazu erscheinen notwendig.

Charney et al. (1982b) und Corn et al. (1984a), die unter einer antidepressiven Therapie keine Zunahme der STH-Stimulation nach Clonidin fanden, äußerten aufgrund ihrer Untersuchungen bereits die Meinung, daß die reduzierte STH-Stimulation nach Clonidin ein "trait marker" für endogene Depression sein könnte. Tierexperimentelle Untersuchungen nach chronischer Gabe von Antidepressiva zeigen jedoch, daß die Wirkung von α-2-Agonisten abgeschwächt ist, allerdings nicht bei Desmethylimipramin (Maj et al. 1984), so daß die oben erwähnte Zunahme der STH-Stimulation unter Desmethylimipramin-Behandlung (Glass et al. 1982; Corn et al. 1984a) zu erklären wäre. Um zu prüfen, ob die reduzierte STH-Stimulation nach Clonidin bei depressiven Patienten ein "state" oder "trait marker" ist, müssen Untersuchungen an Patienten mit endogener Depressionen im freien Intervall nach längerem Absetzen der Medikation durchgeführt werden. In einer Untersuchung an 11 unbehandelten und 5 mit Lithium behandelten Patienten wiesen endogen Depressive mit mono- und bipolaren Verläufen im freien Intervall eine signifikant geringere STH-Stimulation nach Clonidin auf als gesunde Kontrollen (Höhe et al. 1986) (Abb. 2), wie auch schon 5 von 6 Intervallpatienten bei Siever u. Uhde (1984) eine reduzierte STH-Stimulation nach Clonidin zeigten. Diese Befunde wurden in der Zwischenzeit bei weiteren unbehandelten Patienten bestätigt. Allerdings dürfen in Zukunft keine prophylaktisch mit Lithium behandelten Patienten in Intervallstudien einbezogen werden, da Lithium die STH-Stimulation nach Clonidin hemmt (Catalano et al. 1984). Weitere Studien müssen abgewartet werden, um die Frage zu entscheiden, ob die verringerte STH-Stimulation nach Clonidin ein Vulnerabilitätsmerkmal für endogene Depressionen ist.

Der Clonidin-STH-Stimulationstest ist sicher kein spezifischer Marker für eine endogene Depression, da – wie oben schon erwähnt – ein Teil gesunder Probanden und Patienten mit schizoaffektiver Psychose und mit obsessive-compulsive disorder (Siever et al. 1983) ebenfalls eine reduzierte STH-Stimulation aufweisen. Bei 11 bzw. 7 Patienten mit Angstneurosen (panic disorder) wurden dagegen nach Clonidin bisher einmal signifikant niedrigere STH-Maxima (Uhde et al. 1986) und einmal höhere STH-Maxima als bei depressiven Patienten (Schittegatte et al. 1986) gefunden. Besonders hohe STH-Maxima nach Clonidin zeigten sich bei weiblichen Migränepatienten (Weizman et al. 1984). Weitere Unter-

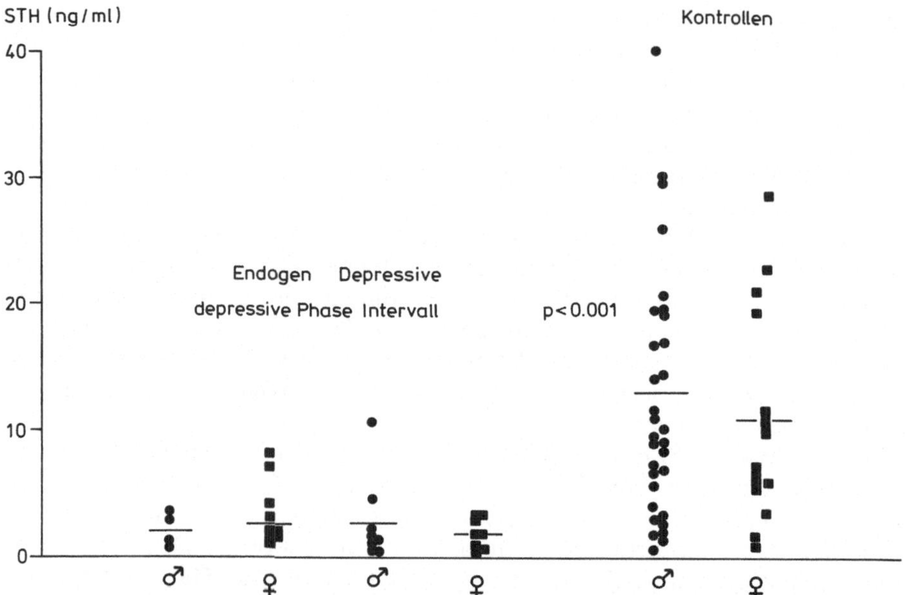

Abb. 2. STH-Maxima nach CLON (2 µg/kg i.v.) bei endogen depressiven Patienten in der Phase (mindestens 14 Tage frei von Antidepressiva: n = 13) und im freien Intervall (mindestens 4 Wochen medikamentenfrei: n = 11; unter Lithiumbehandlung: n = 5) im Vergleich zu 47 Kontrollen nach Geschlechtern aufgeteilt. Es wurden nur prämenopause Frauen einbezogen. (In Erweiterung von HÖHE et al. 1986)

suchungen, vor allem an psychiatrischen Patientengruppen, sind notwendig, um die Spezifität des Clonidin-STH-Stimulationstests und damit die mögliche Bedeutung einer verminderten postsynaptischen α-2-Adrenozeptorempfindlichkeit bei affektiven Erkrankungen zu prüfen.

Da, wie oben beschrieben, Clonidin ein α-2-Adrenozeptoragonist ist, und die STH-Stimulation von postsynaptischen α-2-Adrenozeptoren gesteuert wird, lag es nahe, die reduzierte STH-Stimulation nach Clonidin mit einer verminderten postsynaptischen α-2-Adrenozeptorempfindlichkeit oder mit Strukturen, die damit verbunden sind, in Zusammenhang zu sehen (MATUSSEK et al. 1980). Auch die anderen oben zitierten Arbeitsgruppen, die bisher die Clonidin-STH-Stimulationsbefunde bestätigten, schlossen sich dieser Interpretation an.

Auf eine verminderte α-2-Adrenozeptorempfindlichkeit bei endogen depressiven Patienten weisen auch die umfangreichen, sorgfältigen Studien mit dem Desmethylimipramin-STH-Stimulationstest hin (LAAKMANN 1980; LAAKMANN et al. 1986). LAAKMANN und Mitarbeiter zeigten, daß die Desmethylimipramin-bedingte STH-Stimulation mit Yohimbin, einem α-2-Adrenozeptorantagonisten, gehemmt wird, während Prazosin, ein α-1-Adrenozeptorantagonist, keinen Einfluß auf die STH-Stimulation nach Desmethylimipramin besitzt. Auch im Desmethylimipramin-STH-Stimulationstest zeigen endogen depressive gegenüber neurotisch depressiven Patienten und Kontrollen, vor allem bei Männern, eine signifikant geringere STH-Stimulation. Diese Ergebnisse wurden ebenfalls von anderen Arbeitsgruppen teilweise bestätigt. Auch beim Desmethylimipramin-STH-Stimulationstest erscheint es notwendig, bei weiblichen Probanden und Patienten Zyklusabhängigkeit und Menopausestatus unbedingt zu berücksichtigen, worauf wiederum neue tierexperimentelle Studien mit den Clonidin- und Somatoliberin-STH-Stimulationstests hinweisen (Eriksson 1985).

Im Zusammenhang mit α-2-Adrenozeptoren und STH-Sekretion ist zu berücksichtigen, daß die Sensitivität von α-2-Adrenozeptoren auch von endorphinergen und cholinergen (Vizi 1983) Neuronen beeinflußt wird (Übersicht und weitere Literatur s. Eriksson 1985). Tierexperimentell potenziert Morphin die STH-Stimulation durch Clonidin. Der μ-Opiatrezeptor ist mit dem α-2-Adrenozeptor eng verbunden (Aghajanian 1985), was für die Entzugsbehandlung von Opiatabhängigen mit Clonidin eine entscheidende Rolle zu spielen scheint. In vorläufigen Untersuchungen mit dem sehr spezifischen μ-Opiatrezeptoragonisten Fentanyl zeigen bisher auch endogen depressive Patienten gegenüber gesunden Kontrollen eine signifikant geringere STH-Stimulation (Höhe et al. 1985). Von Interesse im Hinblick auf cholinerge Einflüsse auf α-2-Adrenozeptoren und STH-Stimulation sind auch die vorläufigen Untersuchungen von Siever et al. (1981) an depressiven Patienten und gesunden Probanden mit den Cholinomimetika Arecolin und Physostigmin. Nur Probanden oder Patienten mit reduzierter STH-Stimulation nach Clonidin zeigen bei Siever auf Cholinomimetika eine depressive Reaktion, nicht dagegen Probanden mit einer normalen STH-Stimulation. Die Autoren sehen mit Recht darin einen Hinweis auf eine cholinerge Hyper- und noradrenerge Subsensitivität bei Depressionen, worauf schon früher von Janowsky et al. (1972) in der cholinergen-adrenergen Balance-Theorie von Manie und Depression hingewiesen wurde (Delitala et al. 1983).

Wenn man sich klarmacht, daß die α-Adrenozeptorsensitivität außerdem im reziproken Gleichgewicht mit β-Adrenozeptoren (Kunos et al. 1985) steht, von Schilddrüsenhormonen (Kunos 1981), auch von der Noradrenalin-Konzentration im synaptischen Spalt (Siever et al. 1983) und anderen heute vielleicht noch unbekannten Faktoren beeinflußt wird, kann es noch lange dauern, bis die für eine abgeschwächte STH-Stimulation nach Clonidin und Desmethylimipramin verantwortlichen molekularbiologischen Mechanismen aufgeklärt sind.

Somatostatin, ein Gegenspieler der STH-Sekretion, ist wahrscheinlich für die geringere STH-Stimulation nach Clonidin oder Desmethylimipramin nicht verantwortlich. Im Liquor depressiver Patienten finden sich sogar signifikant geringere Somatostatinkonzentrationen als bei gesunden Kontrollen (Ågren u. Lundqvist 1984; Rubinow et al. 1983). Ein Mangel an Somatoliberin, der letztlich für die STH-Sekretion verantwortlich ist, scheint ebenfalls nicht für die verringerte STH-Stimulation endogen depressiver Patienten verantwortlich zu sein. Untersuchungen mit Somatoliberin an kleinen Patientenzahlen weisen sogar auf eine STH-Hypersekretion nach Somatoliberin bei endogen depressiven Patienten hin (Eriksson 1985). Außerdem unterscheidet sich die Liquor-Somatoliberin-Konzentration bipolar depressiver Patienten nicht von der gesunder Kontrollen (Berretini et al. 1987; ausführliche Darstellung der verschiedenen STH-Stimulations-Untersuchungen s. Matussek 1987).

C. Serotonin

Nach wie vor spielt das Serotonin-System in der biologisch-psychiatrischen Depressionsforschung eine wesentliche Rolle, doch mußte die in den sechziger Jahren aufgestellte Serotonin-Defizithypothese aufgrund klinisch-biochemischer Ergebnisse in den letzten Jahren modifiziert und erweitert werden. In einer sehr gründlichen Studie an 96 Patienten, bei der Medikamentenanamnese, Körpergröße, Alter und Geschlecht berücksichtigt wurde, zeigte nur ein Teil depressiver Patienten eine signifikant reduzierte 5-Hydroxyindolessigsäure-Konzentration im Lumballiquor (ÅSBERG et al. 1984; ferner Übersicht dazu auch MØLLER 1985). Von der gleichen Arbeitsgruppe wurden einige Patienten im freien Intervall nachuntersucht, die, wie schon in früheren Untersuchungen anderer Arbeitsgruppen beobachtet (Literatur s. MØLLER 1985), weiterhin eine niedrige 5-Hydroxyindolessigsäure-Liquorkonzentration aufwiesen. Diese Befunde könnten auf ein Persönlichkeitsmerkmal mit Disposition zu depressiven Erkrankungen hinweisen. Die Annahme wird auch dadurch gestützt, daß in Familien selbst nicht depressiver Probanden mit niedrigen Liquor-5-Hydroxyindolessigsäure-Basalwerten vermehrt Depressionen gefunden werden (SEDVALL et al. 1980). Wieweit niedrige Liquor-5-Hydroxyindolessigsäure-Werte durch eine niedrige Plasma-Tryptophankonzentration im Verhältnis zu anderen kompetitiven Aminosäuren bedingt ist, müssen weitere Studien zeigen (MØLLER 1985).

Einen weiteren Hinweis auf eine Funktionsstörung im Serotonin-System bei depressiven Patienten liefern auch neuroendokrine Untersuchungen, in denen Prolaktin-Stimulationstests durchgeführt wurden. Die Prolaktin-Sekretion wird u. a. vom Serotonin-System beeinflußt (TUOMISTO u. MÄNNISTÖ 1985). Die Prolaktin-Stimulation depressiver Patienten (major depressive disorder) ist nach i. v. Gabe von Tryptophan (7 g!), als Vorstufe von Serotonin (HENINGER et al. 1984), und Fenfluramin (SIEVER et al. 1984a), das Serotonin freisetzt und Serotonin-Aufnahme blockiert, signifikant geringer als bei Kontrollen (weitere Literatur und ausführliche Diskussion dieser Ergebnisse s. MUELLER et al. 1985).

Auf den Zusammenhang von Serotonin und Affekt weist auch eine interessante Untersuchung von YOUNG et al. (1985) hin. Während Gaben von 5-Hydroxytryptophan oder Tryptophan bei gesunden Probanden keine eindeutigen psychischen Effekte zeigen, führt eine tryptophanfreie Diät in einer kontrollierten Studie an 36 männlichen Probanden nicht nur zu einer Reduktion im Plasmatryptophan (freies und gebundenes), sondern auch zu einer signifikanten Verschlechterung der Stimmung.

Die bis heute vorliegenden hier in Kürze dargelegten Studien weisen darauf hin, daß bei einer Untergruppe depressiver Patienten eine Unterfunktion im Serotonin-System vorliegt, die jedoch nicht isoliert und als alleiniger Faktor für das Auftreten einer Depression anzusehen ist. Von großer Bedeutung ist ferner, daß vor allem autoaggressives Verhalten eng mit einem Serotonin-Defizit korreliert ist (Übersicht s. ÅSBERG et al. 1986; BANKI u. ARATÓ 1983). In einer weiteren Studie, bei der auch die Familiengeschichte der depressiven Patienten mit berücksichtigt wurde, zeigten dagegen Patienten mit Suizidversuchen keine niedrigeren 5-Hydroxyindolessigsäure-Liquorwerte gegenüber Kontrollen (ROY-BYRNE et al. 1983; dort weiterführende Literatur). In dieser Gruppe von 45 Patienten befanden sich allerdings 32 bipolare, die auch in einer anderen Untersuchung keine erniedrigten 5-Hydroxyindolessigsäure-Liquorwerte aufwiesen (ÅGREN 1983).

Das Serotonin-System scheint nicht nur am autoaggressiven, sondern sicher auch am fremdaggressiven Verhalten wesentlich beteiligt zu sein. Soziopathen mit hohem Aggressionsscore, jedoch ohne Depression wiesen niedrige 5-Hydroxyindolessigsäure-Liquorwerte auf (BROWN et al. 1982a, b). Auch besonders brutale Mörder gehören zu dieser Gruppe (ÅSBERG et al. 1986; LIDBERG et al. 1984). Daß Aggression, aber auch Sexualität eng mit dem Serotonin-Stoffwechsel verbunden sind, wurde schon früher in tierexperimentellen Untersuchungen mit Parachlorphenylalanin, einem Hemmer der Serotonin-Synthese, vor allen Dingen in Kombination mit DOPA gezeigt. Diese tierexperimentellen Befunde weisen alle auf eine starke Korrelation zwischen dem Serotoninumsatz und Aggression hin. Sie zeigen jedoch eindeutig, daß eine Reduktion des Serotonin-Umsatzes nicht zu einer Abnahme der motorischen oder sexuellen Aktivität, sondern zu deren Zunahme führt (TAGLIAMONTE et al. 1969). Wir müssen also davon ausgehen, daß bei depressiven Patienten, vor allem mit Suizidalität, zum funktionellen Serotonin-Defizit noch andere Störungen hinzukommen müssen, um ein depressives Syndrom auszulösen.

D. Befunde an Thrombozyten

In den letzten Jahren gewinnen auch im Rahmen der biologisch-psychiatrischen Forschung Untersuchungen an Blutzellen immer stärkere Bedeutung. Schon vor längerer Zeit wurde auf die Ähnlichkeit bestimmter biologischer Eigenschaften an Blutplättchen = Thrombozyten und serotonergen Nervenendigungen hingewiesen. In beiden Organellen findet man ähnliche Serotonin-Aufnahmecharakteristika, Serotonin-2- und Vasopressin-Rezeptoren, α-2- und β-Adrenozeptoren, Imipraminbindungsstellen u. a. m. Für die Depressionsforschung sind dabei eine Reihe interessanter, allerdings nicht immer übereinstimmender Befunde erarbeitet worden, die weiter verfolgt werden müssen.

So wurde früher schon gezeigt, daß der aktive Serotonin-Aufnahmeprozeß bei depressiven Patienten verringert ist (Übersicht s. COPPEN u. WOOD 1985). Dabei soll es sich um einen sog. "trait marker" handeln. Die Ergebnisse in dieser Hinsicht sind jedoch nicht einheitlich (HEALY et al. 1983). Von Interesse ist ferner, daß sich die Serotonin-Aufnahme in Thrombozyten unter einer Lithiumbehandlung normalisiert.

Eng mit der Serotonin-Aufnahme ist die Imipraminbindungsstelle an Thrombozyten und in 5-HT-Nervenzellen gekoppelt (Übersicht s. BRILEY 1985). 1981 zeigte diese Arbeitsgruppe von S. Z. LANGER, daß in bestimmten Hirnregionen und Blutplättchen eine hochaffine Bindungsstelle für Imipramin (KD = 4 nM) vorhanden ist, die den Serotonin-Aufnahmeprozeß in diesen Geweben moduliert. Auch hierbei wurden bisher nicht völlig einheitliche Ergebnisse an Blutplättchen oder in post-mortem Hirnstudien an suizidierten depressiven Patienten erhalten. Die meisten Studien weisen allerdings darauf hin, daß depressive Patienten unterschiedlicher Ätiologie eine gegenüber Kontrollen verringerte Imipraminbindung zeigen. Noch nicht klar ist heute, ob es sich dabei um einen "state" oder "trait marker" handelt. Eineiige Zwillinge haben eine hohe Konkordanz dieses Merkmals, welches vielleicht für die erniedrigten 5-Hydroxyindolessigsäure-Liquorwerte und Serotonin-Rezeptorempfindlichkeitveränderungen verantwortlich ist. Weitere Untersuchungen sind notwendig, um die Bedeutung der Imipraminbindung für die Depression zu verstehen.

An der Thrombozyten-Aggregation sind Serotonin-2-Rezeptoren und α-2-Rezeptoren beteiligt. Während die *noradrenalin*ausgelöste Aggregation bei depressiven Patienten gegenüber Kontrollen reduziert ist, zeigt sich kein Unterschied in der *adrenalin*ausgelösten Aggregation (WOOD et al. 1985). In der durch Adenosindiphosphat ausgelösten serotoningesteuerten Thrombozytenaggregation sollen sich dagegen gebesserte von nicht gebesserten depressiven Patienten im Verlauf einer antidepressiven Therapie unterscheiden (HEALY et al. 1983).

In verschiedenen Liganden-Bindungsstudien an Thrombozyten und Lymphozyten wurden bei depressiven Patienten, aber auch bei Patienten mit anderen Erkrankungen α-2- und β-Adrenozeptoren untersucht (SIEVER et al. 1984b; WOOD et al. 1985; HEALY et al. 1983). Die bisher erhaltenen Ergebnisse stimmen nicht überein, da die verschiedenen Arbeitsgruppen mit unterschiedlichen Liganden und Antagonisten oder mit unterschiedlichen Zellpräparationen gearbeitet haben. Manche der erhaltenen Befunde sind auch nicht depressionsspezifisch. Es wäre allerdings wünschenswert, die methodischen Probleme zu lösen, da für die biologische Charakterisierung bestimmter psychiatrischer Patientengruppen Blutzelluntersuchungen große Bedeutung erlangen könnten.

E. GABA-Hypothese

Obwohl man sich in der Neurobiologie schon seit einigen Jahren klar darüber ist, daß die verschiedenen Transmittersysteme im Hirn eng miteinander verknüpft sind und sich gegenseitig beeinflussen, wurde einem im Hirn weit verbreiteten Transmittersystem, nämlich dem Gamma-Aminobuttersäure (GABA)-System, in der Depressionsforschung bis vor wenigen Jahren wenig Aufmerksamkeit zuteil. Mit einem Anteil von 40% der Neuronenpopulation liegt es weit über dem Anteil anderer Transmittersysteme, die bisher im Mittelpunkt des Interesses der Depressionsforschung standen.

Ausgangspunkt der GABA-Hypothese waren tierexperimentelle Untersuchungen mit den Modellen der gelernten Hilflosigkeit (PETTY 1986) und olfaktorischen Bulbektomie, bei denen sich ein GABA-Defizit nachweisen ließ. Der aktivierende Effekt von klinisch eingeführten Antidepressiva auf die genannten Syndrome wird durch den GABA-Antagonisten Bicucullin geblockt. Noradrenalin und Serotonin-Aufnahmehemmer aus der Gruppe der trizyklischen Thymoleptika verstärken die GABA-erge Transmission. Nach Ausschaltung GABA-erger Neurone kommt es nicht zur Abnahme der Empfindlichkeit von β-Adrenozeptoren, der sog. "Beta-down-regulation", die nach chronischer Behandlung mit den meisten Antidepressiva und Elektroschockbehandlung zu beobachten ist (ENNA et al. 1986). Während die Plasma-GABA-Spiegel bei primär unipolaren Depressionen und Alkoholikern gegenüber Kontrollen erniedrigt, bei Manikern dagegen erhöht sind (Coffman u. Petty 1986), zeigen sich keine Unterschiede im Liquor-GABA-Gehalt (Joffe et al. 1986). GABA-Rezeptoragonisten aus der Gruppe der Benzylidene, wie Progabid, sollen antidepressiv wirken, während andere GABA-Mimetika, wie Valproinsäure (Emrich 1986) oder Carbamazepin (Post et al. 1986), auch antimanische Eigenschaften besitzen sollen und zur prophylaktischen Behandlung manisch-depressiver Erkrankungen erfolgreich herangezogen werden (weitere Literaturhinweise s. Bartholoni et al. 1986).

F. Neuropeptide

Die Isolierung einer großen Zahl von Peptiden aus zentralnervösem Gewebe und deren analytisch-chemische Charakterisierung haben gezeigt, daß im ZNS viele Neuropeptide vorhanden sind, die ursprünglich in nicht-neuralem Gewebe charakterisiert wurden. Neben der Erforschung der Neurochemie, Pharmakologie und anatomischen Organisation von Neuropeptiden haben vor allem deren peptiderge Verhaltenskorrelate zunächst im Tierversuch und später in klinischen Studien großes Interesse in der biologisch-psychiatrischen Forschung hervorgerufen. Diese noch neue Forschungsrichtung soll am Beispiel einiger ausgewählter, für die affektiven Psychosen besonders relevanter Beispiele erläutert werden.

I. Kalzitonin

Verschiedene Transmitter-Rezeptorsysteme, die für die Ätiologie und Therapie affektiver Erkrankungen relevant scheinen, stehen in engem Zusammenhang mit Kalzium-abhängigen Funktionen. Auf der Grundlage biochemischer Untersuchungen formulierte Meltzer (1986) eine Hypothese, derzufolge Depression durch eine Zunahme und Manie durch eine Abnahme intrazellulärer Kalzium-abhängiger Prozesse zustandekommt. Dagegen schlagen Dubowsky u. Franks (1983) eine Hypothese vor, nach welcher Manie mit vermehrtem und Depression mit erniedrigtem intrazellulärem Kalzium assoziiert ist. Auch eine Reihe klinischer Beobachtungen deuten auf die wichtige Rolle Kalzium-abhängiger Prozesse bei affektiven Erkrankungen hin. So sind Veränderungen des Kalzium-Stoffwechsels bei endokrinologischen Krankheitsbildern häufig mit affektiven Symptomen assoziiert: Während Hyperparathyreoidismus und Hyperkalzämie oft mit Depression und Antriebsarmut verbunden zu sein scheinen, finden sich bei hypokalzämischen Zuständen oftmals erhöhte Reizbarkeit sowie paranoide und maniforme Zustandsbilder. Weiterhin wurde experimentell gezeigt, daß Lithium den Kalzium-Einstrom verhindert. Von den bekannten, an der Kalzium-Regulation beteiligten Peptiden gibt es lediglich von Kalzitonin einige im Zusammenhang mit affektiven Erkrankungen relevante klinische Beobachtungen. In einer Übersicht von Carman et al. (1984) wird berichtet, daß Kalzitonin im Liquor von manischen gegenüber depressiven Patienten und normalen Kontrollpersonen erhöht ist. Die Behandlung manischer Patienten mit Kalzitonin soll Symptome wie

Reizbarkeit, gehobene Stimmung und Hyperaktivität bessern. Bei diesen Untersuchungen ist allerdings nicht geklärt, ob die Reduktion der Hyperaktivität ein primärer Effekt von Kalzitonin oder ein sekundärer Effekt aufgrund der veränderten Plasma-Kalzium-Konzentration ist.

II. Thyreotropin-freisetzendes Hormon (TRH = Thyreoliberin)

Tierverhaltensexperimente (Übersicht s. Nemeroff et al. 1984) deuten darauf hin, daß TRH einige wichtige zentrale psychotrope Wirkungen besitzt: 1. TRH produziert Verhaltensaktivierung, speziell eine Steigerung der Bewegungsaktivität. Dieser Effekt wird durch TRH-induzierte Dopamin-Freisetzung im nucleus accumbens aus Nervenendigungen hervorgerufen; 2. TRH wirkt auch an anderen nicht-dopaminergen neuralen Regelkreisen, die eine Verhaltensaktivierung hervorrufen; 3. Prange u. Wilson sowie Kastin et al. berichteten 1972 von Plazebo-kontrollierten Doppelblind-Studien, denenzufolge TRH in einer Dosis von 500 µg i. v. eine prompte antidepressive Wirkung bei Frauen mit unipolarer endogener Depression besitzen soll. Diese klinischen Ergebnisse konnten in kontrollierten Studien (z. B. Benkert et al. 1974) nicht reproduziert werden, und es gilt nunmehr als gesichert, daß systemische TRH-Applikation keine antidepressive Eigenwirkung besitzt (Prange u. Loosen 1984).

III. Kortikotropin-freisetzendes Hormon (CRH)

In einer Reihe interessanter Tierexperimente konnte die Arbeitsgruppe von Koob wichtige Hinweise dafür erarbeiten, daß nicht-endokrine Effekte von CRH das Verhalten in einer Weise beeinflussen können, die einen Vergleich mit der Depression beim Menschen nahelegt. Nach intrazerebroventrikulärer (icv) Applikation von CRH ist eine streßäquivalente Verhaltensaktivierung zu beobachten, die nach Hypophysektomie und Opiat- oder Dopamin-Rezeptor-Blockade nicht aufgehoben wird (Koob et al. 1984). Um diesen Effekt zu erzielen, muß allerdings die 10fache CRH-Menge appliziert werden. Offenbar spielen periphere Peptide eine Rolle als synergistische Substanzen, die den CRH-Effekt potenzieren. Thatcher-Britton et al. (1985) fanden Hinweise auf eine anxiogene Wirkung von CRH, da Ratten im Konflikt-Test (Futterangebot ist gekoppelt mit elektrischem Fuß-Schock) aus Angst vor dem elektrischen Schlag auf Futter verzichten. Dieser anxiogene Effekt von CRH wird durch Chlordiazepoxid aufgehoben. Auch die Amplitude der Reizfrequenz, einer akustischen Stimulation durch CRH (icv) ist vergrößert. Nach Gabe von Chlordiazepoxid ist dieser Effekt von CRH nicht mehr nachweisbar. Es finden sich auch Hinweise auf eine Beeinflussung des Appetits durch CRH. So entnehmen Ratten im offenen Feld nach CRH icv Injektion aus einem Behältnis weniger Futterkapseln als nach Plazebo-Injektion (Britton et al. 1982). Da dieser Effekt auch nach Dexamethason-Gabe nachweisbar ist, vermuten Britton et al. (1986), daß der CRH-induzierte Effekt unabhängig von der peripheren endokrinologischen CRH-Wirkung ist. Dabei ist unklar, ob die verminderte Nahrungsaufnahme von CRH ein spezifischer anorektischer Effekt ist oder nur Bestandteil einer komplexen Streßinduktion. CRH hat nicht nur peripher, sondern auch im ZNS einen Glukose-steigernden Effekt. Dieser Mechanismus ist Bestandteil der Streßadaptation (SMYTHE et al. 1984) und die daraus resultierende zentrale Hyperglykämie kann die verminderte Bereitschaft zur Nahrungsaufnahme erklären. CRH beeinflußt auch die Sexualfunktion. SIRINATHSINGHJI et al. (1983) beobachteten verminderte sexuelle Bereitschaft bei weiblichen Ratten nach zentraler CRH-Applikation. Eine Erklärung für diese Beobachtung ist der Befund, daß Gonadotropin-Releasing Hormone durch CRH auf hypothalamischer Ebene supprimiert wird. KALIN et al. (1985, 1986) zeigten bei Rhesusaffen, daß CRH-Applikation generell zu psychomotorischer Hemmung führt, wobei ein Verhalten zu beobachten ist, welches gewöhnlich bei diesen Tieren nach Trennung von Pärchen entsteht. EHLERS et al. (1986) wiesen nach, daß zentrale Applikation von CRH den Schlaf von Ratten deutlich modifiziert, Delta-Schlaf wird reduziert und niederfrequente Schlaf-Episoden treten vermehrt auf, was auf eine Veränderung der Schlafqualität in analoger Weise hindeutet, wie man es auch bei depressiven Patienten findet. Hinweise dafür, daß auch periphere Effekte hierbei eine Rolle spielen, wurden kürzlich berichtet (HOLSBOER et al. 1987c), da auch periphere Applikation von CRH beim Menschen die Schlafstruktur in ähnlicher Weise modifiziert wie zentrale CRH-Gabe im Tierversuch.

IV. Vasopressin

Eines der ersten Neuropeptide, dessen ubiquitäre Verteilung im ZNS entdeckt und dessen Eigenschaften als peptiderger Neuromodulator erkannt wurde, ist Argenin-Vasopressin (AVP). In Tierexperimenten haben DE WIED u. BOHUS (1966) die Rolle von AVP vor allem für die Gedächtnisfunktion ausführlich erforscht und kamen zu dem Schluß, daß diese durch AVP wesentlich gebessert werden kann. Die bisher vorliegenden klinischen Studien geben hierüber kein eindeutiges Bild. Während LEGROS et al. (1978) und WEINGARTNER et al. (1981) bei jüngeren Kontrollpersonen eine Verbesserung verschiedener Gedächtnisleistungsparameter nachweisen konnten, gibt es andere klinische Studien, die eine Veränderung der Gedächtnisfunktion durch Vasopressin anzweifeln (LERER et al. 1983). Bei Patienten mit affektiven Erkrankungen ist von Interesse, daß GOLD et al. (1984) und GJERRIS et al. (1985) im CSF erniedrigtes Vasopressin fanden. Auch im Plasma konnten GOLD et al. (1978) erniedrigte AVP-Konzentrationen nachweisen, was allerdings bisher nicht repliziert werden konnte (RASKIN et al. 1979). Da die AVP-synthetisierenden Kerngebiete sich in ihrer Aktivität unterscheiden und AVP auf verschiedenen Bahnen zu anderen Arealen des ZNS, in den dritten Ventrikel und zum Hypophysenvorder- und -hinterlappen transportiert wird, lassen sich weder aus Plasma- noch aus Liquor-Konzentration von AVP Schlußfolgerungen auf dessen Konzentration in spezifischen, für psychotrope Wirkung sehr unterschiedlichen Arealen ziehen. GOLD et al. (1984) haben aufgrund ihrer Beobachtung, daß bei depressiven Patienten Plasma- und Liquor-AVP sowie die Plasma-AVP-Konzentration nach hypertoner Kochsalz-Infusion erniedrigt sind, die psychotrope Wirkung von 1-Desamino-8-d-Arginin-Vasopressin geprüft. Dieses AVP-Analogon wurde 4 depressiven Patienten intranasal appliziert. Dabei zeigte sich bei allen eine signifikante Verbesserung der Lern- und Gedächtnisfunktion und bei zwei Patienten sogar eine deutliche antidepressive Wirkung. Ob die antidepressive Wirkung vielleicht durch die Besserung der kognitiven Störungen bedingt ist und somit nicht in direktem Zusammenhang mit der Pathophysiologie der Depression steht, ist nicht geklärt.

V. Opioide

Es werden heute drei Opioid-Systeme hinsichtlich ihrer pharmakologischen Eigenschaften unterschieden (HÖLLT 1983): 1. β-Endorphin, das sich von β-Lipotropin ableitet. Als Fragmente wurden unter anderem noch α-Endorphin (β-Endorphin 1–16) und γ-Endorphin (β-Endorphin 1–17) identifiziert. β-Endorphin, β-Lipotropin und ACTH sind in den gleichen Hypophysen-Vorderlappenzellen lokalisiert und besitzen ein gemeinsames Prohormon, Proopiomelanokortin; 2. Methionin-Enkephalin und Leukin-Enkephalin, die sich von β-Endorphin nicht nur in ihrer morphologischen Verteilung, sondern auch in dem Präkursorpeptid (Pro-Enkephalin A) unterscheiden; 3. Dynorphin, das sich von den obengenannten Opioiden durch ein anderes Prohormon (Pro-Enkephalin B) unterscheidet.

Die schwedische Arbeitsgruppe von TERENIUS berichtete als erste von β-Endorphin-Konzentrationen bei Patienten mit affektiven Erkrankungen und kam nach anfänglichen Hinweisen für erhöhte Liquor-β-Endorphin-Konzentration bei Patienten mit Manie zu dem Schluß, daß keine Unterschiede zwischen Patienten mit affektiver Erkrankung während der Erkrankungsperiode, im asymptomatischen Intervall und normalen Kontrollpersonen besteht (TERENIUS 1973; ÅGREN u. TERENIUS 1983). Auch die hinsichtlich verschiedener Störfaktoren, wie Alter, Geschlecht, Menstruationszyklus, Medikamentenstatus, motorischer Aktivität und zirkadianer oder saisonaler Variation sowie diagnostischer Zuordnung sorgfältigen Studien von NABER et al. (1981) und PICKAR et al. (1981) bestätigen dieses Fehlen unterschiedlicher Endorphin-Konzentrationen im Liquor. Untersuchungen von β-Endorphin im Plasma von Patienten mit affektiven Erkrankungen ergaben weniger eindeutige Ergebnisse. So fand RISCH (1982) erhöhte β-Endorphin-Konzentrationen bei Patienten mit Depression, während andere Autoren erniedrigte (NAGEL et al. 1982) bzw. normale Werte (EMRICH et al. 1977; ALEXOPOULOS et al. 1983) fanden. In der Studie von ALEXOPOULOS et al. (1983) wurde außerdem gezeigt, daß β-Endorphin im Plasma von Patienten nach Elektrokrampftherapie vorübergehend ansteigt. Von besonderem Interesse ist die Studie von RISCH (1982), bei der die erhöhten β-Endorphin-Plasma-Konzentrationen mit cholinerger Hyperaktivität in Zusammenhang gebracht werden. Hiernach hat die Infusion des Cholinesterasehemmers Physostigmin bei gesunden Kontrollpersonen zu depressiver Stimmung und gleichzeitig zur Erhöhung von β-Endorphin geführt. Dieses Ergebnis und die Befunde erhöhter β-Endorphin-Konzentration bei depressiven Patienten sowie die gesteigerte Stimulierbarkeit von β-Endorphin nach Physostigmin bei diesen Patienten, wurden als Hinweis für cholinerge Hyperaktivität bei Depression gedeutet. Diese bis jetzt noch spekulative Hypothese steht in Einklang mit den durch Physostigmin und anderen Cholinomimetika induzierbaren Schlaf-EEG-Veränderungen bei depressiven Patienten.

Es gibt eine kleine Zahl orientierender Therapiestudien, die allenfalls auf eine kurze vorübergehende antidepressive Wirksamkeit von β-Endorphin hinweisen. So haben Extein et al. (1981) von einer geringen antidepressiven Wirksamkeit von Morphin (5 mg/täglich bei 10 Patienten) berichtet, während die gleiche Dosis Methadon ohne jeden Effekt blieb. Emrich et al. (1982) haben in einer Doppelblind-Plazebo-kontrollierten Studie bei 10 Patienten Hinweise für eine mögliche antidepressive Wirkung von Buprenorphin berichtet. Interessanterweise wurde der antidepressive Effekt dieses nicht-peptidergen partiellen Opiat-Agonisten, der leicht die Blut-Hirn-Schranke passiert, bereits nach 2 Tagen beobachtet.

Während Studien, in denen Endorphin appliziert wurde, von einer Opioid-Mangel-Funktion ausgingen, basieren Untersuchungen, die den Endorphin-Antagonisten Naloxon anwandten, auf der Hypothese eines hyperaktiven Endorphin-Systems. Alle bisher vorliegenden Studien (z. B. Cohen et al. 1984) stimmen darin überein, daß Naloxon keine antidepressive Wirkung besitzt und eher die depressive Symptomatik verstärkt. Dagegen sind solche Studien von besonderem Interesse, die eine antimanische Wirkung von 0,4–30 mg i. v. beobachteten (z. B. Judd et al. 1980). Dieser Befund konnte allerdings in einer WHO-Studie (Pickar et al. 1982) nicht repliziert werden, was möglicherweise auf die geringe Dosis von 0,3 mg (subkutan) Naloxon zurückzuführen ist (weitere Hinweise auf eine mögliche Bedeutung des Endorphinsystems für die Depression s. Abschn. B. III).

VI. Somatostatin

Somatostatin ist nicht nur ein peptiderger Inhibitor der somatotrophen Hypophysenvorderlappenzellen, sondern besitzt auch eine Reihe nicht-endokriner Effekte. Es moduliert z. B. Schlaf-Architektur und Eßverhalten (Rezek et al. 1976; Aponte et al. 1982). Die Somatostatin-Konzentration im Liquor depressiver Patienten ist verglichen mit Kontrollpersonen erniedrigt (Rubinow 1986). Auch im intraindividuellen Vergleich fanden sich niedrigere Somatostatin-Liquor-Konzentrationen während affektiver Episoden gegenüber dem erkrankungsfreien Intervall. Da i. v. Applikation von Somatostatin-Antiserum elektrisch ausgelöste zentrale Krämpfe verhindert, war von Interesse, welchen Effekt das Antikonvulsivum Carbamazepin, das auch für die Akut- und Langzeittherapie phasenhafter Depressionen wirksam scheint (Post et al. 1984), auf die Liquor-Konzentration von Somatostatin hat. Rubinow (1986) zeigte, daß mit Carbamazepin behandelte Patienten eine verminderte Liquor-Konzentration von Somatostatin aufwiesen. Diese Befunde sind endokrinologisch von großem Interesse, da Somatostatin die CRH-Sekretion zentral inhibiert und die erniedrigte Somatostatin-Liquor-Konzentration in enger Beziehung zu verschiedenen Hypophysen-Nebennierenrinden-Tests steht, die alle eine Hyperaktivität bei depressiven Patienten anzeigen. So fand Rubinow (1986), daß Patienten mit DST-Nichtsuppression niedrigere Liquor-Somatostatin-Konzentrationen aufweisen als DST-Suppressoren. Umgekehrt sind maximale Post-DST-Kortisol-Konzentrationen im Plasma negativ zu Liquor-Somatostatin-Konzentrationen korreliert (Doran et al. 1986). Ågren u. Lundqvist (1984) fanden allerdings keinen Zusammenhang zwischen DST-Ergebnissen und Liquor-Somatostatin-Konzentrationen, doch ergab sich eine lineare Korrelation zwischen Somatostatin im Liquor und TSH im Plasma.

VII. Vasointestinales Peptid (VIP)

In engem Zusammenhang mit Untersuchungen zur cholinergen Aktivität bei Patienten mit affektiven Erkrankungen stehen Untersuchungen mit vasoaktivem intestinalem Peptid, da dieses Neuropeptid aus cholinergen Neuronen freigesetzt wird und die cholinerge Rezeptoraffinität für Azetylcholin verstärkt. Allerdings fanden Gjerris et al. (1984) in den Liquor-VIP-Konzentrationen keinen Unterschied zwischen endogen depressiven Patienten und Kontrollpersonen. Berrettini et al. (1985) untersuchten VIP im Plasma und im Liquor bei bipolaren Patienten im symptomfreien Intervall und konnten gegenüber einer Kontrollpopulation keine Unterschiede messen. Unter Behandlung mit Lithium fand sich bei diesen Patienten allerdings ein deutlicher Trend zur Abnahme von Liquor-VIP-Konzentration, während die VIP-Rezeptor-Affinität unter Lithium zunahm. Ob diese Beobachtungen in einem funktionalen Zusammenhang mit dem cholinergen System steht, kann aus diesen vorläufigen Mitteilungen noch nicht abgeleitet werden.

VIII. Neuropeptid Y

In Zukunft wird man aufgrund neuerer Untersuchungen auch dem Neuropeptid Y (NPY) in der biologisch-psychiatrischen Depressionsforschung besondere Aufmerksamkeit widmen müssen. Zwischen α-2-Adrenozeptoren und NPY bestehen spezifische Rezeptor-Rezeptor-Interaktionen in Adrenalin-Synapsen (Fuxe et al. 1986a). Einerseits führt NPY zu einem Anstieg von α-2-Adrenozeptoren (Fuxe et al. 1986b), andererseits bewirkt Clonidin, ein α-2-Adrenozeptoragonist (s. Abschn. B. III), eine Zunahme von NPY in kardialen Nerven (Nagata et al. 1986). Ebenso wie Clonidin, erniedrigt NPY den Blutdruck, doch im Gegensatz zum STH-stimulierenden Clonidineffekt führt NPY-Applikation in höheren Dosen zu einer Reduktion der STH-Sekretion (Härfstrand et al. 1987). Höchst interessant in diesem Zusammenhang sind erste Ergebnisse von Widerlöv et al. (1986). Diese Autoren fanden im Liquor von Patienten mit einer DSM III-Major-Depression ($n=37$) im Vergleich zu gesunden Kontrollen ($n=20$) eine signifikant ($p<0{,}001$) reduzierte NPY-Immunreaktivität, die bei 10 Patienten nach Abklingen der Phase erniedrigt blieb. Mit Recht halten die Autoren aufgrund ihrer Befunde die erniedrigten NPY-Liquor-Konzentrationen für einen möglichen "trait marker" für depressive Vulnerabilität. Da Liquor-NPY keinen rostro kaudalen Gradienten aufweist (Berrettini et al. 1986) und in der Peripherie weit verbreitet vorkommt, dürfen die bei depressiven Patienten gefundenen Liquorwerte nicht als Hinweis auf ein Hirn-NPY-Defizit interpretiert werden.

Möglicherweise spielt NPY auch eine wichtige Rolle bei der therapeutischen Wirkung einer antidepressiven Behandlung, da bei Ratten nach 21tägiger Imipramin- und Zimelidingabe die NPY-Konzentration nur im Kortex, nicht jedoch im Hypothalamus, Pons und Striatum signifikant zunimmt (Widerlöv et al. 1986). Vielleicht wird dieses interessante Peptid, das bei der Blutdruckregulation und Hypertension eine wichtige Rolle spielt, auch bei der Aufklärung der neurobiologischen Störungen bei affektiven Erkrankungen und antidepressiven Mechanismen eine wichtige Rolle spielen (weitere Literaturhinweise dazu s. Matussek 1987).

IX. Neuropeptide und Blut-Hirn-Schranke

Augenblicklich wird kontrovers diskutiert, ob sich Neuropeptide bei psychiatrischen Patienten therapeutisch anwenden lassen (MEISENBERG u. SIMONS 1983). Befunde, denenzufolge periphere Applikation von Neuropeptiden Effekte auf das Verhalten ausübt, haben zu der Vermutung geführt, daß die Blut-Hirn-Schranke für verschiedene Polypeptide partiell durchlässig ist. Diese Möglichkeit ist auf die zirkumventrikulären Areale und den Plexus chorioidius beschränkt, wobei der Peptidtransport nach Passieren der Blut-Hirn-Schranke noch via Liquor zu neuralen Zielsystemen erfolgen muß. Eine andere Möglichkeit, die noch diskutiert wird, ist der retrograde Transport durch das Hypothalamus-Hypophysen-Pfortadersystem. Möglicherweise spielen auch vaskuläre Peptidrezeptoren an der Blut-Hirn-Schranke eine Rolle bei der Vermittlung zentraler Effekte durch peripher applizierte Neuropeptide. So können bestimmte Eigenschaften der Blut-Hirn-Schranke durch Besetzung von vaskulären Rezeptoren modifiziert werden, womit sich die Versorgung des ZNS mit Aminosäuren und anderen essentiellen Substraten verändern ließe. Die Besetzung vaskulärer Peptid-Rezeptoren kann darüber hinaus einen Second-Messenger freisetzen, der selbst Effekte im ZNS auslöst. Schließlich ist auch die Möglichkeit zu berücksichtigen, daß Neuropeptide peripher in kleinere Peptid-Fragmente degradiert werden, die ihrerseits psychotrope Effekte auslösen können. Die wichtigste Einflußgröße, die es erschwert, spezifische Verhaltenseffekte nach systemischer Applikation von Neuropeptiden zu interpretieren, sind deren periphere Effekte. So ist beispielsweise der sedierende Effekt von Vasopressin auch durch dessen kardiovaskuläre Wirkung erklärbar. Auch andere Peptide haben möglicherweise periphere Effekte durch vagale Afferenzen, durch Veränderung lokaler Blutzirkulation im ZNS und endokrine Effekte an peripheren Drüsen. Selbst wenn die Blut-Hirn-Schranke nur eine sehr begrenzte Kapazität hat, um peripher applizierte Peptide bzw. deren Fragmente passieren zu lassen, muß doch beachtet werden, daß bereits sehr geringe Mengen ausreichen, um an ZNS-Rezeptoren meßbare neurochemische und Verhaltenseffekte auszulösen (KASTIN et al. 1979).

G. Iatrogene Depression

Im Rahmen des vorliegenden Kapitels zur „Ätiologie und Pathogenese" affektiver Störungen soll auch auf ein bisher nicht genügend bearbeitetes wichtiges Problem eingegangen werden, das Auftreten eines depressiven Syndroms als Medikamenten-Nebenwirkung.

I. Antihypertensiva

(Übersicht s. PAYKEL et al. 1982)

Als klassisches Beispiel eines medikamentenbedingten depressiven Syndroms ist an erster Stelle der depressiogene Reserpineffekt zu nennen. Diese Beobachtung bildete die Grundlage der modernen biologisch-psychiatrischen Depressionsforschung. Reserpin setzt Serotonin, Noradrenalin, Adrenalin und Dopamin aus den Aminspeichern in den Nervenendigungen frei, was zu einem Amindefizit in der Synapse führt. Dieses wiederum wurde für das depressive Syndrom beim Menschen verantwortlich gemacht. L-Dihydroxyphenylalanin (L-DOPA), Monoaminoxydase-Hemmer und verschiedene Antidepressiva antagonisieren z.T. die beim Tier auftretenden Reserpineffekte. Rund 15% der mit reserpinhaltigen Antihypertonika behandelten Patienten entwickeln ein depressives Syndrom.

Nicht nur nach Reserpin, sondern auch unter anderen Antihypertensiva treten bei einem Teil der Patienten depressive Zustände auf. Von Methyldopa, Clonidin, Adrenozeptorantagonisten wie Guanethidin oder β-Adrenozeptorblockern ist bekannt, daß sie nicht nur häufig zu Sedation, Lethargie und Schlafstörungen führen, sondern auch ein depressives Syndrom auslösen können (s. auch ANANTH u. LIN 1986).

Ganglienblocker, wie Hexamethonium u.a., die gleichzeitig sympathische und parasympathische Ganglien hemmen, führen ebenfalls gelegentlich zu psychischen Nebenwirkungen wie Agitation, Halluzinationen, jedoch nur selten zu Depressionen, was ebenfalls für Diuretika und Vasodilatoren, wie Hydralapine oder Veratrum-Alkaloide zutrifft. Auch unter Thiaziden, die die Katecholaminfreisetzung reduzieren, treten depressive Syndrome auf (OKADA 1985).

II. Kortikosteroide
(s. Abschn. F. III)

Von den Kortikosteroiden, ihren synthetischen Derivaten, aber auch vom ACTH, ist seit langem bekannt, daß manische und depressive, aber auch paranoid-psychotische Zustände unter der Behandlung mit diesen Substanzen auftreten können (Übersichten mit weiterführender Literatur VON ZERSSEN 1976; LING et al. 1981). Wieweit für diese Nebenwirkungen barbituratähnliche Steroidhormon-Metabolite, die in den GABA-Stoffwechsel eingreifen (s. Abschn. E), verantwortlich sind, läßt sich heute nicht sagen (MAJEWSKA et al. 1986). Bisher gibt es keine klaren Aussagen darüber, wann, bei wem, welche Form einer psychischen Störung auftritt. Frauen scheinen gefährdeter als Männer zu sein. Es ist nicht eindeutig geklärt, ob frühere psychiatrische Erkrankungen mit dem Auftreten psychischer Störungen in Zusammenhang stehen. Antidepressiva, Heilkrampfbehandlung oder auch eine Lithiumprophylaxe sind beim Auftreten eines kortikosteroidbedingten depressiven Syndroms wirksam.

III. Kontrazeptiva

Das Auftreten eines depressiven Syndroms unter Behandlung mit Kontrazeptiva wird kontrovers diskutiert (PLOTZ et al. 1981). In einer großen englischen Studie ergab sich kein Unterschied in dieser Hinsicht zwischen Frauen mit und ohne Pille, doch zeigen Frauen, die unter Depressionen, Lethargie, Libidoverlust und Reizbarkeit litten, nach Absetzen der Pille sehr oft eine deutliche Besserung ihrer

Symptomatik. Andererseits gibt es Hinweise, daß bei depressiven postmenopausalen Frauen Östrogene in Kombination mit Vitamin B6 antidepressiv wirken (Holsboer et al. 1983).

IV. Fenfluramin (Ponderax)

Fenfluramin wird als Appetitzügler benutzt. Es setzt Serotonin frei und hemmt die Serotonin-Wiederaufnahme. Selten kommt es unter der Einnahme der Substanz zu einem depressiven Syndrom, doch tritt es häufiger, vor allem beim plötzlichen Absetzen, auf (Nir 1980).

V. Antihistaminika

Schon lange sind die sedierenden Wirkungen von Antihistaminika bekannt, und es wurde unter der Behandlung mit Histamin-1-Rezeptor-Antagonisten auch über depressive Zustände, vor allem zu Beginn einer Behandlung berichtet (Fastner 1980). Von Histamin-2-Rezeptor-Blockern wie Ranitidin wurde angenommen, daß sie weniger psychotrope Nebeneffekte zeigen als die Histamin-1-Rezeptor-Antagonisten. Doch sind in der Zwischenzeit auch bei Therapien mit diesen Substanzen Depressionen beobachtet worden (Billings u. Stein 1986 mit weiteren Literaturhinweisen). Allerdings sollen sich die depressiven Symptome beim Ranitidin erst nach 4–8 Wochen entwickeln, während sie mit Cimetidin schon nach 2–3 Wochen auftreten.

Welche neurobiologischen Effekte der einzelnen Medikamente letztlich für das Auftreten eines depressiven Syndroms verantwortlich sind, ist bis heute nicht genau bekannt. Aus dem Wirkungsprofil der verschiedenen Substanzen ist lediglich zu erkennen, daß die meisten in den Stoffwechsel von Noradrenalin und/oder Serotonin eingreifen. Wir müssen jedoch berücksichtigen, daß nur ein Teil der mit den einzelnen Pharmaka behandelten Patienten ein depressives Syndrom entwikkelt, so daß sicher nicht nur pharmakokinetische bzw. -dynamische Gründe ausschlaggebend sind, sondern wahrscheinlich eine bestimmte biologische Disposition oder Vulnerabilität hinzukommen muß. Würden wir einerseits die molekularbiologischen Wirkungsmechanismen der besprochenen Pharmaka besser kennen und uns andererseits biologische Vulnerabilitätsfaktoren für das Auftreten eines depressiven Syndroms zur Verfügung stehen, kämen wir sicherlich der neurobiologischen Aufklärung eines depressiven Syndroms ein Stück näher. Aus diesem Grunde ist in Zukunft eine Kooperation der biologischen Depressionsforschung mit anderen medizinischen Disziplinen wünschenswert.

H. Zukunftsperspektiven

I. DNS-Rekombinationstechnik

Aufgrund der bisher durchgeführten Familien-, Zwillings- und Adoptionsstudien bei affektiven Erkrankungen wissen wir, daß vor allem bei den endogenen mono-

und bipolaren Psychosen hereditäre Faktoren für das Auftreten der Erkrankung eine wichtige Rolle spielen (Bertelsen 1985; s. Kap. Zerbin-Rüdin in diesem Band). Trotz intensiver Bemühungen ist es jedoch bisher nicht gelungen, den Erbgang oder den genetischen Defekt der Erkrankung eindeutig aufzuklären. Die rapide Entwicklung der modernen Gentechnologie, die allerdings zu mancher Sorge, gerade auch im Bereich psychiatrischer Erkrankungen, Anlaß geben könnte, läßt jedoch hoffen, in absehbarer Zeit den oder die Gendefekte bei psychiatrischen Erkrankungen aufzuklären, wie es in jüngster Zeit u. a. bei der Sichelzellanämie und Thalassämie gelungen ist. Es ist allerdings leichter, bei bekanntem Erbgang und Kenntnis der biochemischen Störung einer Erkrankung den Gendefekt aufzudecken, als bei den psychiatrischen Krankheiten. Deshalb wäre es wichtig, um schneller zu diesem Ziel zu gelangen, einen oder mehrere "trait marker" für die zu untersuchende Erkrankung in der Hand zu haben. Ob der oben besprochene veränderte Adrenozeptor, die Imipraminbindung an Thrombozyten o. a. hierfür in Frage kommen, müssen weitere klinische Studien zeigen. Es ist daher wichtig, in großen Familien, in denen endogene Depressionen gehäuft vorkommen, möglichst alle Familienmitglieder mehrerer Generationen auf die in Frage kommenden biochemischen Vulnerabilitätsfaktoren zu untersuchen. Anhand der aus Blutzellen der Familienangehörigen gewonnenen DNS wird man, mit Hilfe der heute routinemäßig eingesetzten Methode der Gentechnologie, der sog. DNS-Rekombinationstechnik (Watson et al. 1985), dem oder den Gendefekten auf die Spur kommen, wie erst kürzlich bei der Chorea Huntington (Gusella et al. 1983) gelungen. Welche Konsequenzen sich daraus für Diagnose, Therapie und Prophylaxe manisch-depressiver Erkrankungen ergeben werden, läßt sich heute nur erahnen. Hoffentlich wird es kein Ausflug in Huxley's „Schöne neue Welt"!

II. Psychoneuroimmunologie

Aufgrund tierexperimenteller, aber auch klinischer Untersuchungen wissen wir, daß die wechselseitigen Beziehungen zwischen Hirn und Körperperipherie nicht nur über das Nerven- und endokrine System gesteuert werden, sondern daß auch das Immunsystem sehr aktiv in diese Regulationsmechanismen involviert ist (Übersicht s. Ader 1981). Das höchst kompliziert und raffiniert aufgebaute immunologische Netzwerk unseres Organismus wird von psychosozialen und neuroendokrinen Faktoren und verschiedenen Neurotransmittern beeinflußt. Wir beginnen gerade erst, die engen Verflechtungen zwischen Psyche, Hirn und Immunsystem zu verstehen. Während bei einer Reihe somatischer Erkrankungen wie Krebs, Multipler Sklerose, aber auch bei der Schizophrenie, schon eine Reihe interessanter Befunde erarbeitet wurden, stehen diese Untersuchungen bei affektiven Erkrankungen noch am Anfang. Bisher zeigte sich, daß bei depressiven Patienten die Lymphozytenfunktion herabgesetzt ist (Schleifer et al. 1985; Albrecht et al. 1985). Welche Bedeutung jedoch vor allem Veränderungen der mitogeninduzierten Lymphozytenstimulation für die Depressionsforschung zukommt, läßt sich heute noch nicht voraussagen.

III. Positron-Emissions-Tomographie = PET
(s. PHELPS u. MAZZIOTTA 1985)

Große Hoffnung setzen manche biologisch-psychiatrischen Wissenschaftler auf die Weiterentwicklung der PET-Technik, mit der es möglich ist, Stoffwechselprozesse bildlich darzustellen. Es können heute bereits eine große Zahl Positronen abgebender Nukleide eingesetzt werden, mit denen sich auch cholinerge, adrenerge u. a. Rezeptoren im Nervensystem markieren lassen. Sicherlich werden mit dieser Technik auch interessante Ergebnisse bei den affektiven Erkrankungen zu erwarten sein, doch lassen sich heute wegen des geringen Auflösungsvermögens wichtige Synapsen-Prozesse in eng umschriebenen Hirnarealen damit noch nicht erfassen.

J. Schlußbemerkungen

Bei der Beurteilung des gegenwärtigen Stands der biologisch-psychiatrischen Depressionsforschung müssen wir feststellen, daß es trotz intensiven Bemühens noch immer nicht gelungen ist, eine eindeutige neurobiologische Störung zu finden, die Ätiologie und Pathogenese affektiver Erkrankungen erklärt. Es existieren dagegen eine Reihe teilweise recht interessanter, auch theoretisch fundierter Hypothesen, die in Zukunft mit geeigneten Methoden überprüft werden müssen. Die neurobiologischen Erkenntnisse der letzten Jahre führten zumindest dazu, daß man komplizierte, sich wechselseitig beeinflussende Regulationsmechanismen zwischen verschiedenen Transmitter- und Neuromodulator-Systemen aufdeckte, die von peripheren Hormonen und Stoffwechselprozessen, aber auch vom Immunsystem beeinflußt werden.

Wir stehen letztlich immer noch am Anfang in unserem Bemühen, die komplexen Hirnprozesse bei Mensch und Tier zu verstehen und sind nicht einmal in der Lage, so relativ „einfache" Vorgänge, wie Temperatur-, Schlaf- oder zentrale Blutdruckregulation neurobiologisch eindeutig zu erklären. Die Entwicklung der letzten Jahre hat allerdings eine Vielzahl neuer Erkenntnisse hervorgebracht, von denen einige hier erwähnt, andere aus Platzgründen leider nicht behandelt werden konnten, die uns hoffen lassen, daß die Erforschung der überaus komplexen biologischen Ursachen affektiver Erkrankungen weitere Fortschritte machen wird.

Literatur

Ader R (ed) (1981) Psychoimmunology. Academic Press, New York
Aghajanian GK (1985) The neurobiology of opiate withdrawal: receptors, second messengers, and ion channels. Fair Oaks Hosp Psychiatry Letters 3, 10:57–60
Ågren H (1983) Life at risk: markers of suicidality in depression. Psychiatr Devel 1:87
Ågren H, Lundqvist G (1984) Low levels of somatostatin in human CSF mark depressive episodes. Psychoneuroendocrinology 9:233–248

Ågren H, Terenius L (1983) Depression and CSF endorphin fraction. I. Seasonal variation and higher levels in unipolar than bipolar patients. Psychiatry Res 10:303–311

Albrecht J, Helderman J, Schlesser MA, Rush AJ (1985) A controlled study of cellular immune function in affective disorders before and during somatic therapy. Psychiatry Res 15:185–193

Alexopoulos GS, Inturrisi CE, Lipman R, Frances R, Haycox J, Dougherty JH Jr, Rossier J (1983) Plasma immunoreactive β-endorphin levels in depression. Effects of electroconvulsive therapy. Arch Gen Psychiatry 41:181–183

Amsterdam JD, Winokur A, Abelman E, Lucki I, Rickels K (1983) Cosyntropin (ACTH 1–24) stimulation test in depressed patients and healthy subjects. Am J Psychiatry 140:907–909

Ananth J, Lin K-M (1986) Propranolol in psychiatry. Therapeutic uses and side effects. Neuropsychobiology 15:20–27

Angst J (1983) The origins of depression: Current concepts and approaches (Dahlem Konferenzen). Life Sci Research Report 26. Springer, Berlin Heidelberg New York Tokyo

Ansseau M, Scheyvaerts M, Doumont A, Poirrier R, Legros J-J, Franck G (1984) Concurrent use of REM latency, dexamethasone suppression, clonidine, and apomorphine tests as biological markers of endogenous depression: a pilot study. Psychiatry Res 12:261–272

Aponte G, Leung P, Gross D, Yamada T (1982) Effects of somatostatin on food intake in rats. Life Sci 35:741–746

Arana GW, Workman RJ, Baldessarini RJ (1984) Association between low plasma levels of dexamethasone and elevated levels of cortisol in psychiatric patients given dexamethasone. Am J Psychiatry 141:1619–1620

Arana GW, Baldessarini RJ, Ornsteen M (1985) The dexamethasone suppression test for diagnosis and prognosis in psychiatry. Arch Gen Psychiatry 42:1193–1204

Åsberg M, Bertilsson L, Mårtensson B, Scalia-Tomba G-P, Thorén P, Träskman-Bendz L (1984) CSF monoamine metabolites in melancholia. Acta Psychiat Scand 69:201–219

Åsberg M, Mårtensson B, Wägner A (1986) Biochemical markers of serotonin functions in depression and suicidal behaviour. In: Hippius H, Klerman G, Matussek N (eds) New results in depression research. Springer, Berlin Heidelberg New York Tokyo, pp 156–168

Asnis GM, Sachar EJ, Halbreich U, Nathan RS, Ostrow L, Halpern FS (1981) Cortisol secretion and dexamethasone response in depression. Am J Psychiatry 138:1218–1221

Baldessarini RJ, Arana GW (1985) Does the dexamethasone suppression test have clinical utility in psychiatry? J Clin Psychiatry 46:25–29

Banki C, Arató M (1983) Amine metabolites, neuroendocrine findings, and personality dimensions as correlates of suicidal behavior. Psychiatry Res 10:253–261

Bardeleben U von, Holsboer F, Stalla GK, Müller OA (1985) Combined administration of human corticotropin releasing factor and lysine vasopressin induces cortisol escape from dexamethasone suppression in healthy subjects. Life Sci 37:1613–1618

Bartholini G, Lloyd KG, Morselli PL (eds) (1986) L. E. R. S. Monograph Series, vol IV, GABA and mood disorders. Experimental and clinical research. Raven Press, New York

Benkert O, Gordon A, Martschke D (1974) The comparison of thyrotropin releasing hormone, luteinizing hormonereleasing hormone and placebo in depressive patients using a double-blind cross-over technique. Psychopharmacologia 40:191–198

Berger M, Doerr P, Lund R, Bronisch T, Zerssen D von (1982) Neuroendocrinological and neurophysiological studies in major depressive disorders: are there biological markers for the endogenous subtype? Biol Psychiatry 17:1217–1241

Berger M, Pirke K-M, Doerr P, Krieg J-C, Zerssen D von (1984) The limited utility of the dexamethasone suppression test for the diagnostic process in psychiatry. Br J Psychiatry 145:372–382

Berger M, Pirke K-M, Krieg J-C, Zerssen D von (1985) The effect of weight loss and inappropriate plasma dexamethasone levels on the DST. Psychiatry Res 15:351–360

Berrettini WH, Nurnberger JI, Hotvedt O, Simmons-Alling S, Gershon ES (1985) Vasoactive intestinal peptide and bipolar affective illness. Evidence for an effect on lithium. J Affective Disord 8:55–59

Berrettini WH, Nurnberger JI, Dimaggio DA (1986) Neuropeptide Y immunoreactivity in human cerebrospinal fluid. Peptides 7:455–458

Berrettini WH, Nurnberger JI, Simmons-Alling S (1987) Growth hormone releasing factor in human cerebrospinal fluid. Psychiatry Res (in press)

Bertelsen A (1985) Controversies and consistencies in psychiatric genetics. Acta Psychiat Scand 71:61–75

Billings RF, Stein MB (1986) Depression associated with ranitidine. Am J Psychiatry 143:915–916

Boyer P, Schaub C, Pichot P (1982) Growth hormone response to clonidine test in depressive states. Neuroendocrinol Letters 4:178

Briley M (1985) Imipramine binding: its relationship with serotonin uptake and depression. In: Green ER (ed) Neuropharmacology of serotonin. Oxford University Press, New York, pp 50–78

Britton DR, Koob GF, Rivier J, Vale W (1982) Intraventricular corticotropin-releasing factor enhances behavioral effects of novelty. Life Sci 31:363–367

Britton DR, Varela M, Garcia A, Rosenthal M (1986) Dexamethasone suppress pituitary-adrenal but not behavioral effects of centrally administered CRF. Life Sci 38:211–216

Brown GM, Goodwin FK, Bunney WE: Human aggression and suicide (1982a) Their relationship to neuropsychiatric diagnoses and serotonin metabolism. In: Ho BT (ed) Serotonin in biological psychiatry. Raven Press, New York

Brown GM, Ebert MH, Goyer PF, Jimerson DC, Klein WJ, Bunney WE, Goodwin FK (1982b) Aggression, suicide, and serotonin: Relationships to CSF amine metabolites. Am J Psychiatry 139:741–746

Carman JS, Wyatt ES, Smith W, Post RM, Ballenger JC (1984) Calcium and calcitonin in bipolar of affective disorder. In: Post RM, Ballenger JC (eds) Neurobiology of mood disorders. Frontiers of clinical neuroscience, vol 1. Williams & Wilkins, Baltimore, pp 340–355

Carroll BJ, Feinberg M, Greden JF, Tarika J, Albala AA, Haskett RF, James N, Kronfol Z, Lohr N, Steiner M, de Vigne JP, Young E (1981) A specific laboratory test for the diagnosis of melancholia. Arch Gen Psychiatry 38:15–22

Catalano M, Bellodi L, Lucca A, Brambilla F (1984) Lithium and α-2-adrenergic receptors of lithium ion on clonidine-induced growth hormone release. Neuroendocrinol Letters 6:61–66

Charney DS, Menkes DB, Heninger GR (1981) Receptor sensitivity and the mechanism of action of antidepressant treatment. Arch Gen Psychiatry 38:1160–1180

Charney DS, Heninger GR, Sternberg DE, Hafstad KM, Giddings S, Landis H (1982a) Adrenergic receptor sensitivity in depression. Effects of clonidine in depressed patients and healthy subjects. Arch Gen Psychiatry 39:290–294

Charney DS, Heninger GR, Sternberg DE (1982b) Failure of chronic antidepressant treatment to alter growth hormone response to clonidine. Psychiatry Res 7:135–138

Charney DS, Heninger GR, Sternberg DE (1984) The effect of mianserin on α-2 adrenergic receptor function in depressed patients. Br J Psychiatry 144:407–416

Checkley SA, Corn TH (1986) Factors responsible for reduced growth hormone (GH) responses to clonidine in patients with endogenous depression. In: Shagass C et al. (eds) Biological psychiatry 1985. Elsevier, New York Amsterdam Tokyo, pp 799–801

Checkley SA, Slade AP, Shur E (1981) Growth hormone and other responses to clonidine in patients with endogenous depression. Br J Psychiatry 138:51–54

Checkley SA, Glass IB, Thompson C, Corn T, Robinson P (1984) The GH response to clonidine in endogenous as compared to reactive depression. Psychol Med 14:773–777

Coffman JA, Petty F (1986) Plasma GABA: a potential indicator of altered GABAergic function in psychiatric illness. In: Bartholini G, Lloyd KG, Morelli PL (eds) GABA and mood disorders. LERS Monograph Series, vol IV. Raven Press, New York, pp 179–186

Cohen MR, Cohen RM, Pickar D, Sunderland T, Mueller EA III, Murphy DL (1984) High doses naloxone in depression. Biol Psychiatry 19:825–832

Coppen A, Wood K (1985) The biology of depressive illness: 5-HT and other matters. In: Iversen SD (ed) Psychopharmacology. Recent advances and future prospects. Oxford University Press, Oxford (A Brit Ass for Psychopharmacology Monograph, vol 6, pp 14–20)

Corn TH, Honig A, Thompson C, Bridges PK, Bartlett JR, Checkley SA (1984a) A neuroendocrine study of stereotactic sub-caudate tractotomy. Br J Psychiatry 144:417–420

Corn TH, Thompson C, Checkley SA (1984b) Effects of desipramine treatment upon central adrenoceptor function in normal subjects. Br J Psychiatry 145:139–145

Crantz RR, Silva JE, Larsen PR (1982) An analysis of the sources and quantity of 3,5,3′-triiodothyronine specifically bound to nuclear receptors in rat cerebral cortex and cerebellum. Endocrinology 110:367–375

Delitala G, Maioli M, Pacifico A, Brianda S, Palermo M, Mannelli H (1983) Cholinergic receptor control mechanisms for L-Dopa, apomorphine, and clonidine-induced growth hormone secretion in man. J Clin Endocrinol Metab 57:1145–1149

Denef C, Baes M, Schramme C (1986) Paracrine interactions in the anterior pituitary: Role in the regulation of prolactin and growth hormone secretion. In: Ganong WF, Martini L (eds) Frontiers in neuroendocrinology, vol 9. Raven Press, New York, pp 115–148

Dilsaver SC, Kronfol Z, Sackellares JC, Greden JF (1983) Antidepressant withdrawal syndromes: evidence supporting the cholinergic overdrive hypothesis. J Clin Pharmacol 3:157–164

Dolan RJ, Calloway SP (1986) The human growth hormone response to clonidine: relationship to clinical and neuroendocrine profile in depression. Am J Psychiatry 143:772–774

Doran AR, Rubinow DR, Roy A, Pickar D (1986) CSF somatostatin and abnormal response to dexamethasone administration in schizophrenic and depressed patients. Arch Gen Psychiatry 43:365–369

Dubowsky SL, Franks RD (1983) Intracellular calcium ions in affective disorders: a review and hypothesis. Biol Psychiatry 18:781–797

Ehlers CL, Reed TK, Henriksen SJ (1986) Effects of corticotropin-releasing factor and growth-hormone releasing-factor on sleep and activity in rats. Neuroendocrinology 42:467–474

Emrich HM (1986) Use of GABAmimetics and anticonvulsants in the treatment of affective disorders. In: Bartholini G, Lloyd KG, Morelli PL (eds) GABA and mood disorders. LERS Monograph Series, vol IV. Raven Press, New York, pp 195–200

Emrich HM, Cording C, Pirée S, Kölling A, Zerssen D von, Herz A (1977) Indication of an antipsychotic action of the opiate antagonist naloxone. Pharmacopsychiatry 10:265–270

Emrich HM, Vogt P, Herz A, Kissling W (1982) Antidepressant effects of buprenorphine. Lancet II:709

Enna SJ, Karbon EW, Duman RS (1986) $GABA_B$ agonists and imipramine-induced modification in rat brain β-adrenergic receptor binding and function. In: Bartholini G, Lloyd KG, Morelli PL (eds) GABA and mood disorders. LERS Monograph series, vol IV. Raven Press, New York, pp 23–32

Eriksson E (1985) Experimental psycho-neuro-endocrinology: Brain α-2-adrenoceptor function and growth hormone release. Medi Press, Göteborg

Extein I, Pickar D, Gold MS, Gold DW, Pottash ALC, Sweeny DR, Ross RJ, Rebard R, Martin D, Goodwin FK (1981) Methadone and morphine in depression. Psychopharmacol Bull 17:29–33

Fastner Z (1980) Antihistamines. In: Dukes MNG (ed) Meyler's side effects of drugs. Excerpta Medica, Amsterdam Oxford Princeton, pp 263–275

Fuxe K, Härfstrand A, Agnati LF, Kalia M, Neumeyer A, Cintra A, Zini I, Zoli M, Terenius L, Goldstein M (1986a) Evidence for a vasodepressor role of neuropeptide Y and adrenaline mechanisms in the medulla oblongata of the rat. In: Nakamura (ed) Brain and blood pressure. Elsevier, Amsterdam, pp 99–112

Fuxe K, Agnati LF, Härfstrand A, Andersson K, Mascagni F, Zoli M, Kalia M, Battistini N, Benefati F, Hökfeldt T, Goldstein M (1986b) Studies on peptide comodulator transmission. New perspectives on the treatment of disorders of the central nervous system. In: Emson PC, Rossor MN, Togyana (eds) Progress in brain research, vol 66. Elsevier, Amsterdam, pp 341–368

Gerken A, Holsboer F (1986) Cortisol and corticotropin response after syncorticotropin in relation to dexamethasone suppressability of cortisol. Psychoneuroendocrinology 11:185–194

Gerken A, Maier W, Holsboer F (1985) Weekly monitoring of dexamethasone suppression response in depression: its relationship to change of body weight and psychopathology. Psychoneuroendocrinology 10:261–271

Gjerris A, Rafaelsen OJ, Vendsborg P, Fahrenkrug J, Rehfeld JF (1984) Vasoactive intestinal polypeptide decreased in cerebrospinal fluid (CSF) in atypical depression. Vasoactive intestinal polypeptide, cholecystokinin and gastrin in CSF in psychiatric disorders. J Affective Disord 7:325–337

Gjerris A, Hammer M, Vendsborg P, Christensen NJ, Rafaelsen OJ (1985) Cerebrospinal fluid vasopressin – changes in depression. Br J Psychiatry 147:696–701

Glass IB, Checkley SA, Shur E, Dawling S (1982) The effect of desipramine upon central adrenergic function in depressed patients. Br J Psychiatry 141:372–376

Gold MS, Pottash ALC, Extein I (1981) Hypothyroidism and depression. JAMA 245:191–192

Gold PW, Goodwin FK, Reus VI (1978) Vasopressin in affective illness. Lancet I:1233

Gold PW, Ballenger JC, Robertson GL, Weingartner H, Rubinow DR, Hoban MC, Goodwin FK, Post RM (1984) Vasopressin in affective illness: direct measurement, clinical trials, and response to hypertonic saline. In: Post RM, Ballenger JC (eds) Neurobiology of mood disorders. Frontiers of clinical neuroscience, vol 1. Williams & Wilkins, Baltimore, pp 323–339

Gold PW, Loriaux DL, Roy A, Kling MA, Calabrese JR, Kellner CH, Nieman LJ, Post RM, Pickar D, Galluci W, Avgerinos P, Paul S, Oldfield EH, Cutler GB Jr, Chrousos GP (1986) Responses to corticotropin-releasing hormone in the hypercortisolism of depression and Cushing's disease. Pathophysiologic and diagnostic implications. N Engl J Med 314:1329–1335

Goodwin FK, Prange AJ Jr, Post RM, Muscettola G, Lipton MA (1982) Potentiation of antidepressant effects by L-tri-iodothyronine in tricyclic nonresponsers. Am J Psychiatry 139:34–38

Greden JF, Albala AA, Haskett RF, James N, Goddman L, Steiner M, Carroll BJ (1980) Normalization of dexamethasone suppression test: a laboratory index of recovery from endogenous depression. Biol Psychiatry 15:449–458

Greden JF, Gardner R, King D, Grunhaus L, Carroll BJ, Kronfol Z (1983) Dexamethasone suppression tests in antidepressant treatment of melancholia – the process of normalization and test-retest reproducibility. Arch Gen Psychiatry 40:493–500

Gusella JF, Wexler NS, Conneally PM, Naylor SL, Anderson MA, Tanzi RE, Watkins PC, Ottina K, Wallace MR, Sakaguchi AY, Young AB, Shoulson I, Bonilla E, Martin SB (1983) A polymorphic DNA marker genetically linked to Huntington's disease. Nature 306:234–238

Härfstrand A, Eneroth P, Agnati L, Fuxe K (1987) Further studies on the effects of central administration of neuropeptide Y on neuroendocrine function in the male rat: relationship to hypothalamic catecholamines. Regul Pept (in press)

Halbreich U, Asnis GM (1985) Cortisol secretion in endogenous depression. II. Time-related function. Arch Gen Psychiatry 42:909–914

Halbreich U, Sachar EJ, Asnis GM, Quikin F, Nathan RS, Halpern FS, Klein DF (1982) Growth hormone response to dextroamphetamine in depressed patients and normal subjects. Arch Gen Psychiatry 39:189–192

Halbreich U, Asnis GM, Shindledecker R, Zumoff B, Nathan RS (1985) Cortisol secretion in endogenous depression. I. Basal plasma levels. Arch Gen Psychiatry 42:904–908

Healy D, Carney PA, Leonard BE (1983) Monoamine-related markers of depression: changes following treatment. J Psychiatr Res 17:251–260

Heninger GR, Charney DS, Sternberg DE (1984) Serotonergic function in depression. Arch Gen Psychiatry 41:398–402

Höhe M, Matussek N, Duka T (1985) Neuroendocrine and behavioural responses to an opiate agonist in depressive patients. WPA Regional Symposium, Athen

Höhe M, Valido G, Matussek N (1986) Growth hormone response to clonidine in endogenous depressive patients: evidence for a trait marker in depression. In: Shagass C et al. (eds) Biological psychiatry 1985. Elsevier, New York Amsterdam London, pp 862–864

Höllt V (1983) Multiple endogenous opioid peptides. TINS 6:24–26

Holsboer F, Liebl R, Hofschuster E (1982) Repeated dexamethasone suppression test during depressive illness. Normalization of test results compared with clinical improvement. J Affective Disord 4:93–101

Holsboer F, Benkert O, Demisch L (1983) Changes in MAO activity during estrogen treatment of females with endogenous depression. Mod Probl Pharmacopsychiatry 19:321–326

Holsboer F, Steiger A, Maier W (1983) Four cases of reversion to abnormal dexamethasone suppression test response as indicator of clinical relapse: a preliminary report. Biol Psychiatry 18:911–916

Holsboer F, Haack D, Gerken A, Vecsei P (1984) Plasma dexamethasone concentrations and differential glucocorticoid suppression response in depressives and controls. Biol Psychiatry 19:281–291

Holsboer F, Gerken A, Bardeleben U von, Grimm W, Beyer H, Müller OA (1986a) Human corticotropin-releasing hormone in depression – correlation with thyrotropin secretion following thyrotropin releasing hormone. Biol Psychiatry 21:601–611

Holsboer F, Wiedemann K, Boll E (1986b) Shortened dexamethasone half-life time in depressed dexamethasone nonsuppressors. Arch Gen Psychiatry 43:813–815

Holsboer F, Philipp M, Steiger A, Gerken A (1986c) Multisteroid analysis after DST in depressed patients – controlled study. J Affective Disord 10:241–249

Holsboer F, Gerken A, Stalla GK, Müller OA (1987a) Blunted aldosterone and ACTH release after human corticotropin releasing hormone in depression. Am J Psychiatry 144:229–231

Holsboer F, Bardeleben U von, Wiedemann K, Müller OA, Stalla GK (1987b) Serial assessment of corticotropin-releasing hormone response after dexamethasone in depression – implications for pathophysiology of DST non suppression. Biol Psychiatry 22:228–234

Holsboer F, Bardeleben U von, Steiger A (1987c) Sleep related GH surge is blunted by intravenous corticotropin releasing hormone in man. Neuroendocrinology (in press)

Janowsky DS, El-Yousef MK, Davis JM, Sekerke HJ (1972) A cholinergic hypothesis of mania and depression. Lancet II:6732

Janowsky DS, Risch SC, Ziegler MG, Gillin JC, Huey L, Rausch J (1986) Physostigmine-induced epinephrine release in patients with affective disorders. Am J Psychiatry 143:919–921

Joffe RT, Roy-Byrne PP, Uhde TW, Post RM (1984) Thyroid function and affective illness: a reappraisal. Biol Psychiatry 19:1685–1691

Joffe RT, Post RM, Rubinow DR, Berrettini WH, Hare TA, Ballenger JC, Roy-Byrne (1986) Cerebrospinal fluid in manic-depressive illness. In: Bartholini G, Lloyd KG, Morelli PL (eds) GABA and mood disorders. LERS Monograph Series, vol IV. Raven Press, New York, pp 187–194

Johnson GF, Hunt G, Kerr K, Caterson I (1984) Dexamethasone suppression test (DST) and plasma dexamethasone levels in depressed patients. Psychiatry Res 13:305–313

Judd LL, Janowsky DS, Segal DS, Huey LY (1980) Naloxone induced behavioral and physiological effects in normal and manic subjects. Arch Gen Psychiatry 37:583–586

Kalin NH (1985) Behavioral effects of ovine corticotropin-releasing factor administered to rhesus monkeys. Fed Proc 44:249–253

Kalin NH (1986) ACTH in plasma and CSF in the rhesus monkey. Biol Psychiatry 21:124–140

Kastin AJ, Ehrensing RH, Schalch DS, Anderson MS (1972) Improvement in mental depression with decrease thyrotropin response after administration of thyrotropin-releasing hormone. Lancet II:740

Kastin AJ, Olson RD, Schally AV, Coy DH (1979) CNS effects of peripherally administered brain peptides. Life Sci 25:401–414

Kirkegaard C (1981) The thyrotropin response to thyrotropin-releasing hormone in endogenous depression. Psychoneuroendocrinology 6:189–212

Kirkegaard C, Carroll BJ (1980) Dissociation of TSH and adrenocortical disturbances in endogenous depression. Psychiatry Res 3:253–264

Kloet ER de, Wallach G, McEwen S (1975) Differences in corticosterone and dexamethasone binding to rat brain and pituitary. Endocrinology 96:598–609

Koob GF, Swerdlow N, Seeligson M, Eaves M, Sutton R, Rivier J, Vale W (1984) Effects of α-flupenthixol and naloxone on CRF-induced locomotor activation. Neuroendocrinology 39:459–464

Koslow SH, Stokes PE, Mendels J, Ramsey A, Casper R (1982) Insulin tolerance test: human growth hormone response and insulin resistance in primary unipolar depressed, bipolar depressed and control subjects. Psychol Med 12:45–55

Kunos G (1981) Modulation of adrenergic reactivity and adrenoceptors by thyroid hormones. In: Kunos G (ed) Neurotransmitter receptors. Adrenoceptors and catecholamine action. Part A. Wiley, New York, pp 297–333

Kunos G, Tchakarov L, Ishac JN, Kan WH (1985) Hepatic α-1-adrenergic receptors: structure and heterologous regulation. In: Lefkowitz J, Lindenlaub E (eds) Adrenergic receptors: molecular properties and therapeutic implications. Schattauer, Stuttgart New York (Symposia Medica Hoechst 19, pp 105–131)

Laakmann G (1980) Beeinflussung der Hypophysenvorderlappen-Hormonsekretion durch Antidepressiva bei gesunden Probanden, neurotisch und endogen depressiven Patienten. Nervenarzt 51:725–732

Laakmann G, Hinz A, Neulinger E, Strauss A, Wittmann M (1986) DMI-induced growth hormone stimulation in healthy subjects and depressed patients. In: Shagass C (eds) Biological psychiatry 1985. Elsevier, New York Amsterdam Tokyo, pp 1560–1562

Langer G, Schönbeck G, Koinig G, Reiter H, Schussler M, Aschauer H, Lesch O (1980) Evidence for neuroendocrine involvement in the therapeutic effects of antidepressant drugs. In: Brambilla F, Racagni G, Wied D de (eds) Progress in Psychoneuroendocrinology. Elsevier, Amsterdam, pp 197–208

Lechin F, van der Dijs B, Jakubowicz D, Camero R, Villa S, Lechin E, Gomez F (1985 a) Effects of clonidine on blood pressure, noradrenaline, cortisol, growth hormone, and prolactin plasma levels in high and low intestinal tone subjects. Neuroendocrinology 40:253–261

Lechin F, van der Dijs B, Jakubowicz D, Camero RE, Villa S, Arochia L, Lechin AE (1985 b) Effects of clonidine on blood pressure, noradrenaline, cortisol, growth hormone, and prolactin plasma levels in high and low intestinal tone depressed patients. Neuroendocrinology 41:156–162

Legros JL, Gilot P, Seron X, Claessens J, Adam A, Moeglen K, Audibert A, Beghier P (1978) Influence of vasopressin on learning and memory. Lancet I:41–42

Lerer B, Zabow T, Egnal N, Belmaker RH (1983) Effect of vasopressin on memory following electroconvulsive therapy. Biol Psychiatry 18:821–824

Lidberg L, Åsberg M, Sundqvist-Stensman UB (1984) 5-Hydroxyindoleacetic acid levels in attempted suicides who have killed their children. Lancet II:928

Ling MHM, Perry PJ, Tsuang MT (1981) Side effects of corticosteroid therapy (psychiatric aspects). Arch Gen Psychiatry 38:471–477

Loosen PT, Prange AJ Jr (1982) The serum thyrotropin (TSH) response to thyrotropin-releasing hormone (TRH) in depression: a review. Am J Psychiatry 139:405–416

Maj J, Przegalinski E, Mogilnicka E (1984) Hypotheses concerning the mechanism of action of antidepressant drugs. In: Adrian RH et al. (eds) Reviews of physiology, biochemistry and pharmacology, vol 100. Springer, Berlin Heidelberg New York Tokyo, pp 1–74

Majewska MD, Harrison NL, Schwartz RD, Barker JL, Paul SM (1986) Steroid hormone metabolites are barbiturate-like modulators of the GABA receptor. Science 232:1004–1007

Matussek N (1980) Stoffwechselpathologie der Zyklothymie und Schizophrenie. In: Kisker KP, Meyer JE, Müller C, Strömgren E (Hrsg) Grundlagen und Methoden der Psychiatrie. Springer, Berlin Heidelberg New York Tokyo (Psychiatrie der Gegenwart, 2. Aufl, Bd I/2, S 65–113)

Matussek N (1987) Catecholamines and mood: neuroendocrine aspects. In: Fuxe F, Ganten D, Pfaff D (eds) Current topics in neuroendocrinology, vol 8: Neuroendocrinology of mood. Springer, Berlin Heidelberg New York Tokyo

Matussek N, Ackenheil M, Hippius H, Müller F, Schröder H-T, Schultes H, Wasilewski B (1980) Effect of clonidine on growth hormone release in psychiatric patients and controls. Psychiatry Res 2:25–36

Matussek N, Ackenheil M, Herz M (1984) The dependence of the clonidine growth hormone test on alcohol drinking habits and the menstrual cycle. Psychoneuroendocrinology 9:173–177

Matussek N, Ackenheil M, Höhe M, Müller-Spahn F (1986) Growth hormone response to clonidine before and after antidepressant therapy. In: Shagass C et al. (eds) Biological psychiatry 1985. Elsevier, New York Amsterdam Tokyo, pp 788–790

Meisenberg G, Simmons WH (1983) Peptide and the blood-brain barrier. Life Sci 32:2611–2623

Meltzer HL (1986) Lithium mechanism in bipolar illness and altered intracellular calcium functions. Biol Psychiatry 21:492–510

Mendels J, Frazer A, Fitzgerald RG, Ramsea TA, Stokes JW (1972) Biogenic amine metabolites in cerebrospinal fluid of depressed and manic patients. Science 175:1380–1382

Möller H-J, Kissling W, Bottermann P (1984) Serial application of clonidine tests during antidepressive treatment with chlorimipramine. Pharmacopsychiatry 17:184–187

Møller SE (1985) Tryptophan to competing amino acids ratio in depressive disorder: relation to efficacy of antidepressive treatments. Acta Psychiat Scand [Suppl 325] 72:1–31

Mueller EA, Siever LJ, Murphy DL (1985) Neuroendocrine responses to serotonin agonists as possible markers of the functional state of serotonergic neurotransmission in psychiatric state. In: Beckmann H, Riederer P (eds) Pathochemical markers in major psychoses. Springer, Berlin Heidelberg New York Tokyo, pp 110–128

Naber D, Pickar D, Post RM, van Kammen DP, Waters RN, Ballenger JC, Goodwin FK, Bunney WE Jr (1981) Endogenous opioid activity and β-endorphine immunoreactivity in CSF of psychiatric patients and normal volunteers. Am J Psychiatry 138:1457–1462

Nagata M, Franco-Cereceda A, Svensson TH, Lundberg JML (1986) Clonidine treatment elevates content of neuropeptide Y in cardiac nerves. Acta Physiol Scand 128:321–322

Nagel S, Tegeler J, Goertz B (1982) Serum-Konzentration des β-Endorphins bei schizophrenen und depressiven Erkrankungen. Nervenarzt 63:659–663

Nemeroff CB, Kalivas PW, Golden RN, Prange AJ Jr (1984) Behavioral effects of hypothalamic hypophysiotropic hormones, neurotensin, substance P and other neuropeptides. Pharmacol Ther 24:1–56

Nir I (1980) Central nervous system stimulants and anoretic agents. In: Dukes MNG (ed) Meyler's side effects of drugs, 9th edn. Excerpta Medica, Amsterdam, pp 1–20

Okada F (1985) Depression after treatment with thiazide diuretics for hypertension. Am J Psychiatry 142:1101–1102

Paykel ES, Fleminger R, Watson JP (1982) Psychiatric side effects of antihypertensive drugs other than reserpine. J Clin Pharmacol 2:14–39

Petty F (1986) GABA mechanisms in learned helplessness. In: Bartholini G, Lloyd KG, Morelli PL (eds) GABA and mood disorders. LERS monograph series, vol IV. Raven Press, New York, pp 61–66

Pfohl B, Sherman B, Schlechte J, Stone R (1985) Pituitary-adrenal axis rhythm disturbances in psychiatric depression. Arch Gen Psychiatry 42:897–903

Phelps MA, Mazziotta JC (1985) Positron emission tomography: human brain function and biochemistry. Science 225:799–809

Pickar D, Davis GC, Schulz SC, Extein I, Wagner R, Naber D, Gold PW, van Kammen DP, Goodwin FK, Wyatt RJ, Li CH, Bunney WE Jr (1981) Behavioral and biological effects of acute β-endorphin injection in schizophrenic and depressed patients. Am J Psychiatry 138:160–166

Pickar D, Vartanian F, Bunney WE Jr, Maier HP, Gastpar MT, Prakash R, Sethi BB, Lidemann R, Belyaev-Tsutsulkovskaja MVA, Jungkunz G, Nedopil N, Verhoeven W, van Praag H (1982) Short-term naloxone administration in schizophrenic and manic patients. Arch Gen Psychiatry 39:313–319

Plotz EJ, Nocke W, Schander K, Patt V, Kaulhausen H (1981) Sex hormones and related compounds, including oral contraceptives. In: Dukes MNG (ed) Side effects of drugs, annual 5. Excerpta Medica, Amsterdam, pp 358–380

Post RM, Ballenger JC, Uhde TW, Bunney WE Jr (1984) Efficacy of carbamazepine in manic depressive illnes: implications for underlying mechanisms. In: Post RM, Ballenger JC (eds) Neurobiology of mood disorders. Frontiers of clinical neuroscience, vol 1. Williams & Wilkins, Baltimore, pp 777–816

Post RM, Uhde TW, Rubinow DR, Joffe RT, Roy-Byrne PP, Weiss SRB (1986) Carbamazepine in affective illness: implications for GABA mechanisms. In: Bartholini G, Lloyd KG, Morelli PL (eds) GABA and mood disorders. LERS monograph series, vol IV. Raven Press, New York, pp 201–214

Prange AJ Jr, Loosen PT (1984) Peptides in depression. In: Usdin E et al. (eds) Frontiers in biochemical and pharmacological research in depression. Raven Press, New York, pp 127–145

Prange AJ Jr, Wilson IC (1972) Thyrotropin-releasing hormone (TRH) for the immediate relief of depression: a preliminary report. Psychopharmacology 26:82

Prasad AJ (1985) Neuroendocrine differences between violent and non-violent parasuicides. Neuropsychobiology 13:157–159

Raskin M, Orenstein H, Weitzman RE (1979) Vasopressin in depression. Lancet I:164

Rezek M, Havlicek V, Hughes KR, Friesen H (1976) Cortical administration of somatostatin (SRIF): effect on sleep and motor behavior. Pharmacol Biochem Behav 5:73–77

Risch SC (1982) β-Endorphin hypersecretion in depression: possible cholinergic mechanisms. Biol Psychiatry 17:1071–1079

Roy-Byrne P, Post RM, Rubinow DR, Linnoila M, Savard R, Davis D (1983) CSF 5-HIAA and personal and family history of suicide in affectively ill patients: a negative study. Psychiatry Res 10:263–274
Roy-Byrne PP, Joffe RT, Uhde TW, Post RM (1984) Carbamazepine and thyroid function in affectively ill patients. Clinical and theoretical implications. Arch Gen Psychiatry 41:1150–1153
Rubin RT, Mandell AJ, Chandall PH (1966) Corticosteroid responses to limbic stimulation in man: localization of stimulus sites. Science 153:767–768
Rubinow DR (1986) Cerebrospinal fluid somatostatin and psychiatric illness. Biol Psychiatry 21:341–365
Rubinow DR, Gold PW, Post RM, Ballenger JC, Cowdry R, Boolinger J, Reichlin S (1983) CSF somatostatin in affective illness. Arch Gen Psychiatry 140:253–255
Sachar EJ, Hellmann L, Roffwarg HP, Halpern FS, Fukushima DK, Gallagher TF (1973) Disrupted 24-h patterns of cortisol secretion in psychotic depression. Arch Gen Psychiatry 28:19–24
Schittegatte M, Charles G, Defauw Y, Mester P, Wilmotte J (1986) Growth hormone response to clonidine in panic disorder patients (submitted to Psychiatry Res)
Schleifer SJ, Keller SE, Siris SG, Davis KL, Stein M (1985) Depression and immunity. Lymphocyte function in ambulatory depressed patients, hospitalized schizophrenic patients, and patients hospitalized for herniorrhaphy. Arch Gen Psychiatry 42:129–133
Schlienger JL, Kapfer MT, Singer L, Stephan F (1980) The action of clomipramine on thyroid function. Horm Metab Res 12:481–482
Schürmeyer TH, Avgerinos PC, Gold PW, Galluci WT, Tomasi TP, Cutler GB Jr, Loriaux DL, Chrousos GP (1984) Human corticotropin-releasing factor in man: Pharmacokinetic properties and dose-response of plasma adrenocorticotropin and cortisol secretion. J Clin Endocrinol Metab 59:1103–1108; Psychiat 109:427–435
Sedvall G, Fyrö B, Gullberg B, Nybäck H, Wiesel F-A, Wode-Helgodt B (1980) Relationships in healthy volunteers between concentrations of monoamine metabolites in cerebrospinal fluid and family history of psychiatric morbidity. Br J Psychiatry 136:366–374
Shibahara S, Morimoto Y, Furutani Y, Notake M, Takahashi H, Shimizu S, Horikawa S, Numa S (1983) Isolation and sequence analysis of the human corticotropin releasing factor precursor gene. EMBO J 2:775–779
Siever LJ, Davis LD (1985) Overview: Toward a dysregulation hypothesis of depression. Am J Psychiatry 142:1017–1031
Siever LJ, Uhde TW (1984) New Studies and perspectives on the noradrenergic receptor system in depression: effects of the α-2-adrenergic agonist clonidine. Biol Psychiatry 19:132–156
Siever LJ, Risch SC, Murphy DL (1981) Central cholinergic-adrenergic imbalance in the regulation of affective state. Psychiatry Res 5:108–109
Siever LJ, Uhde TW, Silberman EK, Jimerson DC, Aloi JA, Post RM, Murphy DL (1982a) The growth hormone response to clonidine as a probe of noradrenergic receptor responsiveness in affective disorder patients and controls. Psychiatry Res 6:171–183
Siever LJ, Uhde TW, Insel TR, Roy BF, Murphy DL (1982b) Growth hormone response to clonidine unchanged by chronic chlorgyline treatment. Psychiatry Res 7:139–144
Siever LJ, Insel TR, Jimerson DC, Lake CR, Uhde TW, Aloi J, Murphy DL (1983) Growth hormone response to clonidine in obsessive-compulsive patients. Br J Psychiatry 142:184–187
Siever LJ, Murphy DL, Slater S, de la Vega E, Lipper S (1984a) Plasma prolactin changes following fenfluramine in depressed patients compared to controls: an evaluation of central serotonergic responsivity in depression. Life Sci 34:1029–1039
Siever LJ, Kafka MS, Targum S, Lake R (1984b) Platelet α-adrenergic binding and biochemical responsiveness in depressed patients and controls. Psychiatry Res 11:287–302
Sirinathsinghji DJS, Rees LH, Riveir H, Vale W (1983) Corticotropin-releasing factor is a potent inhibitor of sexual receptivity in the female rat. Nature 308:232–235
Slade AP, Checkley SA (1980) Neuroendocrine study of the mechanism of action of ECT. Br J Psychiatry 137:217–221
Smythe GA, Grunstein HS, Bradshaw JE, Nicholson MV, Compton PJ (1984) Relationships between brain noradrenergic activity and blood glucose. Nature 308:65–67

Tagliamonte A, Tagliamonte P, Gessa GL, Brodie BB (1969) Compulsive sexual activity induced by p-chlorophenyl-alanine in normal and pinealectomized male rats. Science 166:1433–1435
Terenius L (1973) Characteristics of the "receptor" for narcotic analgesics in synaptic plasma membrane fraction from rat brain. Acta Pharmacol Toxicol (Copenh) 33:377–384
Thatcher-Britton K, Morgan J, Rivier J, Vale W, Koob GF (1985) Chlordiazepoxide attenuates response suppression induced by corticotropin-releasing factor in the conflict test. Psychopharmacology (Berl) 86:160–174
Tuomisto J, Männistö P (1985) Neurotransmitter regulation of anterior pituitary hormones. Pharmacological reviews. Am Soc Pharm Exp Ther 37:249–332
Uhde TW, Vittone BJ, Siever LJ, Kaye WH, Post RM (1986) Blunted growth hormone response to clonidine in panic disorder patients. Biol Psychiatry 21:1077–1081
Vale W, Spiess J, Rivier C, Rivier J (1981) Characterization of a 41-residue ovine hypothalamic peptide that stimulates secretion of corticotropin and β-endorphin. Science 213:1341–1397
Vizi S (1983) Release-modulating adrenoreceptors. In: Kunos G (ed) Neurotransmitter receptors. Adrenoceptors and catecholamine action. Wiley, New York (Part B, pp 65–177)
Watson JD, Tooze J, Kurtz DT (1985) Rekombinierte DNA. Eine Einführung. Spektrum der Wissenschaftl-Verlagsgesellschaft, Heidelberg
Weingartner H, Cohen R, Martello JDI, Gerdt C (1981) Cognitive processes in depression. Arch Gen Psychiatry 38:42–47
Weizman A, Gil-Ad I, Weizman R, Hering R, Becher M, Tyano S, Laron Z (1984) Basal plasma HGH and cortisol levels and the effect of clonidine administration in female migrainous patients. Neuropsychobiology 12:106–111
Whybrow PC, Prange AJ Jr (1981) A hypothesis of thyroid-catecholamine-receptor interaction. Its relevance to affective illness. Arch Gen Psychiatry 38:106–113
Widerlöv E, Wahlstedt C, Håkanson R, Ekman R (1986) Altered brain neuropeptide function in psychiatric illnesses – with special emphasis on NPY and CRF in major depression. Clinical neuropharmacology, vol 9, suppl 4. Raven Press, New York, pp 572–574
Wied D de, Bohus B (1966) Long-term and short-term effects of retention of a conditioned avoidance response in rats by treatment with long acting pitressin and a MSH. Nature 212:1484–1486
Wood K, Swade C, Coppen A (1985) Platelet alpha-adrenergic receptors in depression: ligand binding and aggregation studies. Acta Pharmacol Toxicol 56:203–211
Young SN, Smith SE, Pihl RO, Ervin FR (1985) Tryptophan depletion causes a rapid lowering of mood in normal males. Psychopharmacology 87:173–177
Zerssen D von (1976) Mood and behavioural changes under corticosteroid therapy. In: Laudahn G, Herrmann WM (eds) Psychotropic action of hormones. Spectrum Publications, New York, pp 195–222

5. Rhythmusfragen bei affektiven Psychosen *

B. PFLUG

INHALTSVERZEICHNIS

* H. Heimann zum 65. Geburtstag.

A. Einleitung

I. Die Bedeutung des Rhythmus beim Menschen

Charakteristisch für biologische Systeme ist ihre Veränderung in der Zeit. Die Veränderung einer Funktion kann gleichförmig (linear) sein – gemessen z. B. an einer Zunahme von Abfallprodukten oder Vergrößerung räumlicher Entfernung – oder periodisch. Bei periodischen Vorgängen werden die Zeiteinheiten durch die Periodenlängen bestimmt. Wiederkehrende periodische Prozesse ermöglichen zugleich die subjektive Erfahrung und Strukturierung von Zeit. Den Begriffen Vergangenheit, Gegenwart und Zukunft, Regelmäßigkeit, Wiederholbarkeit, Voraussage u. a. liegen Periodizitäten zugrunde, die durch bestimmte Bezugssysteme definiert sind. Diese können vom Organismus selbst stammen als systemimmanente Maßstäbe oder sich an neben- oder übergeordneten äußeren Systemen orientieren. In der Regel findet in biologischen Systemen eine Abstimmung zwischen inneren und äußeren Periodizitäten statt.

Nachdem von C. BERNARD 1878 das Prinzip der „Konstanterhaltung des inneren Milieus" beschrieben wurde, hat CANNON (1939) den Begriff der Homöostase geprägt. Damit wird ein physiologisches Gleichgewicht gemeint, welches auf Konstanz ausgerichtet ist und diese bei Störungen von außen durch regulative Vorgänge nach Art eines Feed-back erhält. Rhythmisch ablaufende physiologische Prozesse wurden unter diesem Aspekt als Besonderheit des Organismus betrachtet, während von der Homöostase erwartet wurde, allen rhythmischen Störungen von außerhalb ausgleichend entgegenzuwirken (SOLLBERGER 1972). Nachdem gezeigt worden ist, daß unter konstanten Umweltbedingungen der Organismus mit seinen vielfältigen physiologischen und metabolischen Prozessen sich periodisch verhält, ist die Anpassung an wechselnde Umgebungsbedingungen ebenfalls als Funktion der Periodik selbst anzunehmen.

Homöostase bedeutet danach und in neu formulierter und erweiterter Definition die Aufrechterhaltung eines ganzen periodisch abgestimmten und dynamisch ablaufenden Programms und nicht nur die Konstanterhaltung der inneren Zusammensetzung eines Organismus.

Zusammengefaßt liegt die Bedeutung periodischer Vorgänge für ein Individuum darin, daß es sich in der Zeit orientieren, sich sowohl in bestimmten Grenzen an wechselnde Umgebungsbedingungen anpassen, als auch innerhalb dieser sich stabil verhalten kann. Es gibt psychopathologische Zustände, namentlich bei affektiven Erkrankungen, aber auch bei Schizophrenien, in denen diese Orientierung leidet und es entsteht die Frage, ob hierbei Veränderungen periodischer Vorgänge und ihrer gegenseitigen Abstimmung eine Rolle spielen.

II. Chronobiologie

Zusammenfassende Darstellungen finden sich bei COLQUHOUN (1971), SCHEVING et al. (1974), ASCHOFF (1981) und REINBERG u. SMOLENSKY (1983).

Die Chronobiologie als Wissenschaft vom Verhalten lebender Organismen in Beziehung zur Zeit muß in der Medizin zu folgenden besonderen Fragen Stellung nehmen:

1. Gibt es Erkrankungen, die in einer Störung von Zeitstrukturen begründet sind?

Es gibt Hinweise darauf, daß bestimmte Formen affektiver Erkrankungen durch Veränderungen zirkadianer Rhythmen ausgelöst werden. Hierauf wird in den folgenden Abschnitten eingegangen werden. Die Entstehung psychosomatischer Krankheitsbilder bei Schichtarbeitern wird über unphysiologische Verschiebungen in der Tagesperiodik erklärt. Zeitverschiebungen im modernen Reiseverkehr bei transmeridionalen Flügen um mehrere Stunden führen zum sog. jet lag-Syndrom, dem eine Dissoziation zwischen internen Zeitstrukturen und denen der neuen Umgebung zugrunde liegt.

2. Gibt es Erkrankungen, die zu Störungen von Zeitstrukturen führen?

Hier sei an fieberhafte Erkrankungen erinnert, an Herzerkrankungen (Extrasystolen, Flimmern), zerebrale Affektionen (mit Beeinträchtigung des EEG-Rhythmus), Infektionen, akute und chronische Intoxikationen, metabolische und endokrine Erkrankungen. In der Psychiatrie finden sich diese Verhältnisse z. B. bei Narkolepsie und Epilepsie; sie wurden auch bei der periodischen Katatonie beschrieben (GJESSING 1932, 1936, 1939). Ob affektive Erkrankungen sekundär eine Störung der Zeitstruktur zur Folge haben, ist z. Z. noch nicht geklärt. Es ist anzunehmen, daß dies bei einigen Depressionen so ist, bei anderen mehr die Erkrankung aus einer gestörten Zeitstruktur hervorgeht.

3. Läßt sich durch Beeinflussung von Zeitstrukturen eine therapeutische Wirkung erzielen?

Verschiedene physiologische und pharmakologische Einflüsse haben eine Wirkung auf Zeitstrukturen (z. B. Licht, Antidepressiva, Lithium, Schlafentzug). In manchen Fällen affektiver Erkrankungen scheint der therapeutische Effekt an die Wirkung auf die Zeitstruktur des Organismus gebunden zu sein. Für bestimmte chronische Schlafstörungen ("delayed sleep phase insomnia" und "advanced sleep phase syndrome") konnte durch systematische Verschiebung der Zu-Bett-geh-Zeiten im Labor eine stabile Normalisierung erreicht werden (WEITZMAN et al. 1979; CZEISLER et al. 1981; MOLDOFSKY et al. 1986). Das Gebiet, welches die Beeinflussung der Zeitstruktur des Organismus mit unterschiedlichen Methoden zum Zwecke therapeutischer Effekte umfaßt, wird Chronotherapie genannt. Teilaspekte davon sind die Chronopharmakologie und die Chronohygiene.

4. Müssen therapeutische Maßnahmen bestimmte Zeitstrukturen berücksichtigen, um optimale Ergebnisse zu erreichen?

Hierfür gibt es Beispiele aus der Behandlung des Diabetes, der Substitutionstherapie mit Kortisol, der Hochdruckbehandlung, aus der Onkologie (phasengerechte Anwendung von Zytostatika). Es geht darum, zu welchem Zeitpunkt ein therapeutischer Eingriff am effektivsten ist. Die Empfindlichkeit für Arzneimittel oder andere äußere und innere Reize ändert sich ebenso rhythmisch wie alle anderen Funktionen des Körpers. Welche weitreichenden Konsequenzen das in der Pharmakologie haben kann, konnte am Beispiel der Beta-Blocker (LEMMER 1983) und des Lichteinflusses bei Depressiven gezeigt werden (s. Abschn. D. V)

Ein Vorgang wird als rhythmisch bezeichnet, wenn nachgewiesen werden kann, daß er eine periodische Komponente enthält, die auf das Vorhandensein eines stabilen Mechanismus, der ihn erzeugt, hinweist (SOLLBERGER 1972). Das Spektrum der Periodenlängen biologischer Rhythmen beim Menschen reicht von der Entladungsfrequenz einer Nervenzelle (10^{-3}–10^{0} s) über die Herzfrequenz (10^{0} s), Atemfrequenz (10^{1} s), REM-Schlaf-Bereitschaft (10^{4} s), Ruhe-Aktivitäts-Rhythmus (10^{5} s), Menstruationsrhythmen (10^{6} s) bis hin zu jahreszeitlichen Rhythmen (10^{7}–10^{8} s). Innerhalb gewisser Grenzen gibt es eine deutliche intra- und interindividuelle Variabilität der Periodenlängen (HILDEBRANDT 1958; ASCHOFF 1981). Mit zunehmender Periodenlänge nimmt die intraindividuelle Variabilität unter natürlichen Bedingungen ab, weil der Einfluß geophysikalischer Perioden und Umgebungsfaktoren eine zunehmende Rolle spielt. Dies gilt z. B.

für Gezeiten-, Tages-, Lunar- und Jahresrhythmen. Diese Rhythmen werden in der Chronobiologie als „Zirka-Rhythmen" bezeichnet, weil sie unter artefiziellen konstanten Bedingungen (Ausschluß äußerer Zeitgeber) eine Periodenlänge haben, die etwas abweicht von der Periodenlänge unter natürlichen, mit der Umgebung synchronisierten Bedingungen (HALBERG 1959; ASCHOFF 1963). Diese Rhythmen sind endogenen Ursprungs, d.h. sie bestehen unter Ausschluß von Zeitgebern im sog. Freilauf mit ihrer Eigenfrequenz fort. Ausgehend von der Tagesrhythmik (zirkadiane Rhythmik) und ihrer Bedeutung werden kürzere als ultradiane und längere als infradiane Rhythmen bezeichnet.

Beim Menschen sind bekannte ultradiane Rhythmen, z. B. die im etwa 90-Minuten-Abstand auftretenden REM-Episoden und der basale Ruhe-Aktivitäts-Zyklus (KLEITMAN 1963) sowie die renale Ausscheidungskapazität (LAVIE u. KRIPKE 1977); infradiane Rhythmen sind saisonale Schwankungen von Suiziden, Wachstums-, Konzeptions- und Mortalitätsraten (ASCHOFF 1981).

Die verschiedenen biologischen Rhythmen bilden ein System, in welchem sie sich gegenseitig beeinflussen können und voneinander abhängig sind, andererseits steht dieses System in Interaktion mit geophysikalischen und sozialen Faktoren. Die Frage nach einer Hierarchie biologischer Rhythmen ist noch nicht geklärt, ebenso die nach einer zentralen Funktion, die als Schrittmacher das System zusammenhält. Für das zirkadiane System, welches für den Menschen von besonderer Bedeutung ist, wird vor allem die Funktion des Nucleus suprachiasmaticus diskutiert.

B. Das zirkadiane System des Menschen

Schon die 24stündige Abfolge von Schlafen und Wachen weist auf die Bedeutung des Tagesrhythmus beim Menschen hin. In den letzten 20 Jahren hat eine Vielzahl von Studien gezeigt, daß nahezu sämtliche physiologischen und psychologischen Funktionen einer biologischen Tagesrhythmik unterliegen (ASCHOFF 1965, 1973; HALBERG 1969; WEVER 1979). Im folgenden sollen die Befunde referiert werden, wie sie für das Verständnis der Rhythmusfragen bei affektiven Erkrankungen wichtig sind.

I. Freilaufuntersuchungen

Unter künstlich konstant gehaltenen Umgebungsbedingungen nach Ausschluß aller mit dem Tag-Nacht-Wechsel verbundenen Zeitinformationen (Höhlen, Bunker) konnte der Nachweis erbracht werden, daß die Tagesperiodik beim Menschen endogenen Ursprungs ist, d.h., sie wird im Organismus selbst erzeugt (ASCHOFF 1963). Die autonome (freilaufende) Periodik beträgt dabei ungefähr $25 \pm 0{,}5$ Stunden (WEVER 1979). Unter Normalbedingungen muß der menschliche Organismus sein zirkadianes System täglich um etwa eine Stunde zurückstellen, um mit dem Tag/Nacht-Wechsel sich synchron zu verhalten (sog. entrainment). Unter extern synchronisierten Bedingungen haben die rhythmischen Körperfunktionen eine bestimmte Phasenlage, d. h. ihr Maximum und Minimum liegt etwa zu einer bestimmten Tageszeit. Bei Ausschluß von Zeitgebern verändert sich diese zeitliche Struktur des zirkadianen Systems und die Phasenlagen verschieben sich gegeneinander. Unter dem Einfluß von Zeitgebern zeigt beispielsweise die Körpertemperatur ihr Maximum stets in den späten Nachmittags- oder in den frühen Abendstunden, das Minimum in der zweiten Hälfte der Nachtzeit. Bei autonom verlaufender Periodik jedoch schiebt sich das Maximum nach vorn in die erste Hälfte der Aktivitätszeit und das Minimum wird schon in der ersten Nachthälfte erreicht. Ruhe-Aktivitäts-Rhythmus und Temperaturrhythmus weisen also eine völlig andere Phasenbeziehung zueinander auf. Es wird später gezeigt werden, daß solche Änderungen interner Phasenbeziehungen in Form abnorm früher oder später Phasenlagen während depressiver Episoden von Bedeutung sind.

II. Erzwungene Desynchronisation

Bereits die beschriebene Veränderung interner Phasenbeziehungen weist darauf hin, daß es unterschiedliche schwingende Systeme (Oszillatoren) gibt, die diese einzelnen rhythmischen Funktionen steuern (WEVER 1975). Diese Oszillatoren können unter Freilaufbedingungen studiert werden, wenn sie im Zustand der internen Desynchronisation mit unterschiedlichen Periodenlängen unabhängig voneinander mit kontinuierlich sich ändernden gegenseitigen Phasenbeziehungen weiterlaufen. Interne Desynchronisation kann erzwungen werden, wenn künstliche Zeitgeber eine Frequenz haben, der das selbsterregte System nicht mehr folgen kann. Dies passiert beim Menschen, wenn der Kunsttag kürzer als 23 Stunden oder länger als 27 Stunden ist (WEVER 1978). Die unterschiedlichen Oszillatoren haben verschiedene Mitnahmebereiche, was sich darin äußert, daß sie bei Verlängerung oder Verkürzung des Kunsttages zu unterschiedlichen Zeiten von diesem abkoppeln und freilaufen. In der Regel spaltet sich zuerst der Temperaturrhythmus ab, dann folgen die anderen rhythmischen Funktionen (ASCHOFF u. WEVER 1981; WEVER 1983).

III. Multioszillatorisches System

Das zirkadiane System ist nach WEVER (1975) ein multioszillatorisches System. Die Oszillatoren lassen sich durch ihre unterschiedliche Fähigkeit, sich an externe Rhythmen anzupassen und durch ihre gegenseitige unterschiedliche Beeinflußbarkeit in starke und schwache Oszillatoren gliedern. Der kontrollierende Oszillator für die zirkadiane Temperaturrhythmik ist ein starker Oszillator im Gegensatz zum schwachen Schlaf-Wach-Oszillator. Neben der Körpertemperatur unterliegen einem starken Oszillator die Funktionen der Hypothalamus-Hypophysen-Nebennierenrinden-Achse und des Auftretens von REM-Schlaf (WEITZMAN et al. 1979). In einer neueren Arbeit konnte ein weiterer Oszillator beim Menschen bestimmt werden, dessen Stärke zwischen dem der Körpertemperatur und dem des Schlaf-Wach-Rhythmus liegt, und welcher eine mit dem Gedächtnis verbundene Arbeitsleistung (Working Memory Performance) steuert (FOLKARD et al. 1983).

IV. Nucleus suprachiasmaticus

Der schwache Oszillator, der den Schlaf-Wach-Rhythmus steuert, scheint an den Nucleus suprachiasmaticus gebunden zu sein (MOORE 1978). Möglicherweise werden Schlafbeginn und Wachbeginn dabei unterschiedlich gesteuert (WINFREE 1982). Der Nucleus suprachiasmaticus liegt im medialen Hypothalamus oberhalb des Chiasma nervorum opticorum und ist paarig ausgebildet. Er bekommt Afferenzen über die retinohypothalamische Bahn sowie von peripheren sympathischen Nervenfasern und von Raphe-Kernen (RIBAK u. PETERS 1975). Im Tierversuch konnte an Nagern gezeigt werden, daß die Konzentration biogener Amine in den Neuronen des Nucleus suprachiasmaticus nicht konstant ist. Für Serotonin wurde dort ein jahreszeitlicher wie tageszeitlicher Rhythmus nachgewiesen (SAAVEDRA et al. 1977); der Serotonin-Gehalt ist im Sommer höher als im Winter. Von Bedeutung sind Verbindungen des Nucleus suprachiasmaticus zu den das Corpus pineale innervierenden Fasern. Speziell bei der Lichttherapie der endogenen Depression wird hierauf noch eingegangen werden. Die Funktion des Nucleus suprachiasmaticus hat die Frage aufgeworfen, ob hier die biologische Uhr lokalisiert sei. Versuche, z. B. an Affen, haben gezeigt, daß nach stereotaktischer Ausschaltung dieses Kerngebietes jedoch nur bestimmte Funktionen (zirkadianer Trinkrhythmus) gestört werden, andere erhalten bleiben (zirkadianer Rhythmus der Körpertemperatur) (FULLER et al. 1981). Vor allem die Ergebnisse der geschilderten Freilaufuntersuchungen (interne Desynchronisation, separate Oszillatoren) weisen darauf hin, daß das zirkadiane System des Menschen sich aus multiplen Oszillatoren zusammensetzt, die durch gegenseitige und hierarchische Kopplung die zeitliche Organisation gewährleisten (MENAKER 1974). Die Rolle des Nucleus suprachiasmaticus scheint eher eine integrative, mehr komplexe und koordinative zu sein als eine, die direkt auf rhythmische Prozesse wirkt (RUSAK u. ZUCKER 1979). Sie hat Bedeutung bei der Synchronisation des zirkadianen Systems an externe Zeitgeber (z. B. rhythmische Hell-Dunkel-Wechsel).

V. Spontane interne Desynchronisation

Neben der beschriebenen erzwungenen internen Desynchronisation kann es unter Freilaufbedingungen bei einer Reihe von Personen spontan zu interner Desynchronisation kommen. Unter 159 Versuchspersonen trat sie in 24% der Fälle auf (ASCHOFF u. WEVER 1981). Dabei gab es keine Geschlechtsunterschiede, jedoch stieg die Tendenz zu interner Desynchronisation mit zunehmendem Lebensalter (17- bis 34jährige 22%, 41- bis 71jährige 70%) an (WEVER 1979). Eine höhere Neigung zu spontaner interner Desynchronisation fand sich bei Versuchspersonen, die in verschiedenen Tests erhöhte Neurotizismus-Grade aufwiesen (LUND 1974). Dieser Befund weist auf Zusammenhänge zwischen psychischen Auffälligkeiten und einer labilen Organisation des zirkadianen Systems hin.

VI. Zeitgeber

Unter natürlichen Bedingungen wird das zirkadiane System durch periodische Faktoren der Außenwelt (Zeitgeber) auf 24 Stunden synchronisiert. Für die meisten Tierarten ist der Licht-Dunkel-Wechsel der wichtigste Zeitgeber. Beim Menschen spielen soziale Signale für die externe Synchronisation eine ausschlaggebende Rolle (Aschoff et al. 1971), aber auch Lichteinflüsse, wie Lewy et al. (1980) zeigen konnten. Helles Licht (über 2500 Lux) supprimiert völlig die Melatonin-Sekretion im Corpus pineale; bei 500 Lux (entspricht einer üblichen Wohnbeleuchtung) zeigt sich kein Effekt. Bei 1500 Lux beträgt die Reduktion der Melatonin-Sekretion 50% (zum Vergleich: am klaren sonnigen Nachmittag herrschen bis zu 100000 Lux, an einem bewölkten Tag über 10000 Lux). Die Melatonin-Ausschüttung im Corpus pineale folgt einem sehr deutlich ausgeprägten zirkadianen Rhythmus. Unter natürlichen Bedingungen wird Melatonin nur während der Nachtzeit ausgeschüttet und stellt einen sehr guten Marker des zirkadianen Systems dar. Lichtpulse unterdrücken seine Ausschüttung (Reiter 1981) und sind dadurch in der Lage, das zirkadiane System zu beeinflussen. Der Weg geht über den Tractus retinohypothalamicus, den Nucleus suprachiasmaticus, das Tegmentum und das obere Halsmark zum Corpus pineale, welches sympathisch innerviert wird. Es ist noch nicht geklärt, ob der Oszillator der Körpertemperatur stärker sensitiv auf Licht ist (Aschoff u. Wever 1981; Lewy 1983) als der Oszillator des Ruhe-Aktivitäts-Rhythmus (Czeisler et al. 1981).

VII. "Jet lag" und Schichtarbeit

Nach transmeridionalen Flügen über mehrere Zeitzonen kommt es zu einer drastischen Verschiebung zwischen subjektiver Zeit und neuer lokaler Zeit. Dieses führt zu Schlafstörungen, vegetativen Beschwerden und psychischen Beeinträchtigungen ("Jet lag"). Verschiedene Untersuchungen haben gezeigt, daß dabei Störungen der internen Phasenbeziehung auftreten, die sich nach etwa einer Woche wieder zurückbilden (Aschoff u. Wever 1981). Die Anpassung erfolgt leichter bei Flügen in Richtung Westen (Verzögerung) als in Richtung Osten (Beschleunigung). Dies scheint damit zusammenzuhängen, daß die autonome zirkadiane Periodik des Menschen länger als 24 Stunden dauert. Die von einem schwachen Oszillator gesteuerten Rhythmen passen sich der neuen Lokalzeit schneller an als die von einem starken Oszillator abhängigen. Da bei interner Desynchronisation in zeitgeberfreier Umgebung keine Beschwerden von den Versuchspersonen geschildert werden, sie sich im Gegenteil sogar etwas besser fühlen (Wever 1979), ist als Ursache für das "Jet lag"-Syndrom die Störung in einer externen Desynchronisation anzunehmen. Dies führt zu den Problemen bei Schichtarbeitern, die in einem Konflikt zwischen teilweise veränderten und unveränderten Zeitgebern leben müssen. Entsprechende Beschwerden sind interindividuell möglicherweise durch zirkadiane Besonderheiten determiniert (Hildebrandt 1978).

VIII. Zusammenfassung

Das menschliche zirkadiane System wird durch mindestens zwei endogene selbsterregte Oszillatoren kontrolliert. Die durch sie gesteuerten Rhythmen sind länger als 24 Stunden und werden durch Zeitgeber an den 24-Stunden-Tag der Umgebung angepaßt. Der Nucleus suprachiasmaticus scheint eine wichtige koordinative Funktion im zirkadianen System und seiner Anpassung an die Umgebung zu haben. Unter bestimmten Bedingungen (transmeridionale Flüge, Schichtarbeit) kommt es zu Störungen im zirkadianen System und in seiner Beziehung zu externen Zeitgebern. Es entsteht die Frage, ob affektive Psychosen an Störungen des zirkadianen Systems gebunden sind.

C. Affektive Psychosen im Licht der Rhythmusforschung

I. Phänomenologie und Verlauf

Aus den Selbstschilderungen depressiver und manischer Patienten kann abgeleitet werden, weshalb gerade bei diesen Krankheitsbildern chronobiologische Forschung zunehmend an Interesse gewinnt, nachdem die Grundlagenforschung durch Fortschritte auf neuroanatomischem, physiologischem und methodischem Gebiet die wesentlichen Voraussetzungen dafür geschaffen hat. Die Depression ist durch eine zunehmende Hemmung, einen vom Patienten quälend erlebten Stillstand charakterisiert. In der Manie dagegen wird das zeitliche Nacheinander beschleunigt, aufgelockert, flüchtig erlebt; der Augenblick kann nicht festgehalten werden und verliert damit seine bisherige Relation in der Zeitstruktur. Auf der Beobachtungsebene sind es folgende weitere Merkmale, die chronobiologische Untersuchungen stimulierten: Tagesschwankungen von Stimmung und Antrieb, Schlafstörungen mit frühmorgendlichen Erwachen, saisonale Abhängigkeit und zyklischer Verlauf.

1. Tagesschwankungen von Stimmung und Antrieb

In einer gesunden Population fand Hampp (1961) 18% ausgesprochene Morgentypen („Lerchen"), 34% klare Abendtypen („Eulen"), während die weiteren 48% keine regelhaft ausgeprägte Tagesschwankung angaben. In einer Gruppe von 81 endogen depressiven Patienten im symptomfreien Intervall ergab sich dagegen nach Middelhoff (1967) folgendes Bild: 49% waren Morgentypen, 35% Abendtypen und nur 16% nicht klassifizierbar. Das bedeutet bei den depressiven Patienten eine signifikante Häufung von Morgentypen und insgesamt ein deutliches Übergewicht von Rhythmikern gegenüber der gesunden Population. Ungefähr die Hälfte der von Middelhoff untersuchten Patienten gaben in der Depression eine völlige Umkehr ihrer Tagesrhythmik an, die nach dem Abklingen der Depression wieder rückgängig war. In der Depression erwachen etwa 80% der Patienten nach einem gestörten, häufig unterbrochenen und oberflächlich verlaufenden Schlaf schwer gedrückt und verstimmt (WALDMANN 1972). Wenn der Tag vergeht, vor allem in den Nachmittags- und Abendstunden, stellt sich eine Aufhellung und Lockerung ein; manchmal fühlen sich die Patienten abends frei von Beschwerden. Auf dem Höhepunkt einer depressiven Phase kann die beschriebene Tagesschwankung fehlen, die Aufhellung hat sich sukzessive auf immer spätere Tageszeiten verschoben. Das Wiederauftreten von Tagesschwankungen ist ein für den Phasenverlauf prognostisch günstiges Zeichen. Es begleitet die einsetzende Besserung, wobei sich der Aufhellungszeitpunkt progredient in Richtung Morgenstunden bewegt (WALDMANN 1970). Nach PAPOUSEK (1975) kann das frühmorgendliche Erwachen und die Tagesschwankung als interne Dissoziation zirkadianer Rhythmen interpretiert werden, wonach relativ zur vorverschobenen Schlaf-Wach-Periodik die Leistungsbereitschaft im Wachsein verzögert ist. Möglicherweise ist diese mit dem Oszillator verbunden, der für die mentale Arbeitsleistung beschrieben wurde (FOLKARD et al. 1983).

2. Schlafstörungen

Schlafstörungen sind ein besonderes Kennzeichen depressiver Erkrankungen. Depressive Phasen beginnen in der Hälfte der Fälle mit einer Schlafstörung (MIDDELHOFF 1967). Obwohl die Patienten sich müde und abgeschlagen fühlen, können sie nicht schlafen. Der Schlaf wird als oberflächlich geschildert und unterbrochen von häufigem Wachsein. Sehr quälend wird frühmorgendliches Erwachen, gefolgt von fruchtlosen, negativen Grübeleien empfunden, der Patient fühlt sich nicht erholt und zerschlagen. Bei den endogenen Depressionen werden subjektive Schlafstörungen in etwa 90% angegeben (SCHULTE 1955). Bei einem kleinen Teil der Patienten kommen auch Hypersomnien vor, die in einem nicht erholsamen tiefen Schlaf bis zu 16 Stunden Dauer bestehen (MICHAELIS u. HOFMANN 1973). Die neurophysiologischen Untersuchungen (zusammengefaßt bei PAPOUSEK 1975) haben die depressive Schlafstörung objektivieren können: Verlangsamtes Einschlafen, häufiges Erwachen, Verminderung oder gar Fehlen des synchronisierten Schlafes (slow-wave oder delta sleep); die REM-Schlaf-Variablen zeigen zusammen mit den anderen Schlafparametern Gesunden gegenüber eine erhöhte inter- und intraindividuelle Variabilität. Nach einigen Untersuchungen ist im Intervall bei endogen depressiven Patienten der Schlaf weiterhin gestört (MENDELS u. CHERNIK 1972; HAWKINS 1970). Obwohl der Schlaf beim Maniker objektiv verkürzt ist und dieser ihn als völlig ausreichend und erholsam empfindet, sind die neurophysiologischen Befunde nach der Schlafstadienanalyse dem gestörten Schlafmuster der Depressiven auffallend ähnlich. Wenn zusätzlich zur klassischen Schlafstadienanalyse besondere dynamische Faktoren, die den zeitlichen Verlauf des Schlafs unter Aspekten der biologischen Rhythmusforschung näher charakterisieren, herausgestellt werden, kann nach PAPOUSEK (1975) bei der Zyklothymie die Schlafstörung als Störung der Zeitstruktur beschrieben werden, der eine Veränderung zirkadianer Rhythmen zugrunde liegt. Die Befunde hierfür sind vor allem häufigere und ungewöhnliche Wechsel der Schlafstadien mit Fragmentierung der Schlafkontinuität (KUPFER et al. 1973), eine größere Variabilität der Dauer der REM-Zyklen und zeitliche Verschiebung der Maxima und Minima von REM-Schlaf und synchronisiertem Schlaf im Ablauf der Nacht (GRESHAM et al. 1965; KUPFER u. FOSTER 1972; KUPFER 1976; SCHULZ et al. 1979). Untersuchungen an gesunden Versuchspersonen im Freilauf (CZEISLER et al. 1980; ZULLEY 1980) und unter experimenteller Schlafumkehr (WEITZMAN et al. 1970) erbrachten Veränderungen der EEG-Muster, die dem Depressiver entsprachen und Ausdruck von Phasenverschiebungen im zirkadianen System waren. Insbesondere die kürzere REM-Latenz (KUPFER 1976) und die im letzten Drittel des Schlafes einsetzenden Wachperioden mit vorzeitigem Erwachen (GILLIN et al. 1979) führten zusammen mit anderen Parametern (v. a. Körpertemperatur, biochemische Variablen) zur Formulierung der "Phase advance" – Hypothese der Depression (s. Abschn. C. II. 1).

In einer Langzeitstudie über 240 Tage bei einer 48jährigen manisch-depressiven Patientin, die manisch-depressive Zyklen von etwa 6 Wochen Dauer hatte, konnten WEHR u. GOODWIN (1983) zeigen, daß die zeitliche Verteilung des REM-Schlafes je nach Befindlichkeit der Patientin sich veränderte. Während der manischen Phase wurde die REM-Latenz progredient kürzer, bis es zum Umschlag in die Depression kam. In der depressiven Phase wurde sie wieder zunehmend länger bis die Manie einsetzte. Die Veränderungen des REM-Schlafes gingen mit dem Temperaturrhythmus ungefähr parallel (entsprechend der Steuerung durch einen starken Oszillator).

Die gleichen Autoren (WEHR u. GOODWIN 1983) beschrieben an manisch-depressiven Patienten mit kurzen Zyklen, daß häufig der Umschlag von der Depression in die Manie mit einer oder mehreren schlaflosen Nächten (entsprechend einer 48-Stunden-Schlaf-Wach-Rhythmik) gekoppelt war. Dies wird mit dem Auftreten von 48-Stunden-Rhythmen unter Freilaufbedingungen (WEVER 1979) verglichen. Danach scheint der 48-Stunden-Schlaf-Wach-Rhythmus beim Umschwung von der Depression in die Manie aus einer pathologischen Verlangsamung des Schlaf-Wach-Oszillators hervorzugehen, der vorübergehend zu den anderen zirkadianen Rhythmen ein 1:2-Kopplungsverhältnis entwickelt und dem normalen Zustand der Einpassung in den 24-Stunden-Rhythmus entkommt. Die Chronizität von Schlafstörungen bei Depressiven und die Vulnerabilität gegenüber wechselnden Umgebungsbedingungen (SCHULTE 1971) mit Neigung zu Störungen im zirkadianen System weisen auf Dispositionsfaktoren hin, die in einer Insuffizienz zirkadianer Synchronisationsmechanismen begründet sind. BORBELY u. WIRZ-JUSTICE (1982) haben in einem neuen Modell den Zusammenhang von Schlafstörung und Depression beschrieben. Sie gehen davon aus, daß ein schlafregulierender Prozeß „S", der mit den Tiefschlafphasen gekoppelt ist, in der Depression eine Störung aufweist. Dem entspricht der bei allen Depressionen durchgängige Befund einer Verminderung von Tiefschlafstadien (KUPFER 1976). Die Interaktion dieses gestörten Prozesses „S" mit einem schlafregulierenden zirkadianen Prozeß „C" ist in der Lage, die typischen Zeichen depressiver Schlafstörungen hervorzurufen. Das Modell kann auch für die Erklärung der therapeutischen Wirkung des Schlafentzugs herangezogen werden.

3. Saisonale Abhängigkeit

Jahresrhythmen (saisonale oder annuale Rhythmen) regulieren das Verhalten vieler Organismen und auch des Menschen (ASCHOFF 1981). Sie haben eine zirkadiane Basis, die mit den photoperiodischen Mechanismen in Beziehung gebracht wird, also den Veränderungen der Lichtperiode im Tagesgang (Kripke et al. 1978). Affektive Erkrankungen zeigen häufig saisonale Abhängigkeiten ihres Auftretens. Diese wurden für die Depression in einem Gipfel im Frühjahr und einem im Herbst beschrieben (Leuthold 1940; Slater 1938; Angst et al. 1969) – den Zeiten merkbarer Veränderungen der Tageslänge. Für die Manie findet sich eine Häufung in den Sommerzeiten (Walter 1977). Hospitalisierungen von depressiven Patienten, Suizide und Indikationsstellungen für Elektroschock kommen am häufigsten im Frühjahr vor; ein zweiter niedrigerer Häufigkeitsgipfel liegt im Herbst (Eastwood u. Stiasny 1978). Von Rosenthal et al. (1984) wurden eine bestimmte Gruppe affektiver Erkrankungen beschrieben (seasonal affective disorder, SAD, Winterdepression), die meist vom bipolarem Typ sind und im Herbst und Winter, vor allem zwischen Oktober und Dezember, mit einer etwa 4 Monate anhaltenden depressiven Verstimmung einsetzen, um im Frühjahr zu remittieren. Diese Patienten unterscheiden sich in ihrer Depression klinisch von den meisten endogenen Depressionen darin, daß sie vermehrt essen, vor allem zu Süßigkeiten neigen, an Gewicht zunehmen und länger schlafen. Auch sie fühlen sich nach dem Schlafen nicht erholt. Das Schlafmuster zeigt im EEG einen Anstieg der Schlaflatenz um 23% und einen Abfall des synchronisierten Tiefschlafs um 46% während der Winterzeit gegenüber der Sommerzeit. Die meisten Patienten berichten, daß Stimmung und Energie am späten Nachmittag am schlechtesten seien. 69% gaben affektive Erkrankungen in ihrer Verwandtschaft 1. Grades an. Viele dieser Patienten spürten eine Besserung ihrer Depression, wenn sie aus nördlichen Breiten nach Süden reisten. Das führte u.a. zur Frage der Wirksamkeit von Licht auf die Befindlichkeit. Ausdehnung der Lichteinwirkungszeit durch Exposition von hellem Licht (2500 Lux) drei Stunden vor Tagesanbruch und drei Stunden abends nach dem Dunkelwerden während der Depression im Winter führte bei diesen Patienten nach 3–4 Tagen zu einer deutlichen Besserung im Befinden, welche solange anhielt, wie die Lichtbehandlung fortgesetzt wurde. Wurde diese beendet oder gelbes Licht schwacher Intensität (100 Lux) verwendet, verschlechterte sich wieder die Depression. Aus diesen Beobachtungen ergaben sich theoretische und therapeutische Aspekte, die im Abschnitt D. V „Lichttherapie“ dargestellt werden.

4. Zyklischer Verlauf

Krankheitsphase und Intervall werden als Zyklus bezeichnet. Bei den sog. phasischen Verläufen findet sich keine erkennbare regelhafte Beziehung zwischen Beginn und Ende einer Phase (Papousek 1975). Die phasischen Verläufe sind durch Wiederholungen von Krankheitszuständen charakterisiert, die in der Hälfte rein depressiv, in einem Viertel manisch und in einem Viertel gemischt verlaufen; in der Regel kommt es zu vollständiger Remission in Abhängigkeit vom Ersterkrankungsalter. Die Streubreite der Phasendauer ist sehr groß (zwischen Stunden und Jahren). Bei steigender Phasenzahl kommt es zu einer Abnahme der Zyklusdauer (Angst u. Weis 1969; Papousek 1975; Angst 1980).

Die periodischen Verläufe, charakterisiert durch die Regelmäßigkeit des Auftretens psychopathologischer Phasen (Pilcz 1901), sind seltener (3–4%, Richter

1960). Sie können, wenn man ihre Präzision des zeitlichen Verlaufs und des psychopathologischen Bildes, die Resistenz gegenüber äußeren Einflüssen und die vegetativen Begleitsymptome berücksichtigt, nach PAPOUSEK (1975) hinsichtlich der „Endogenität" an ein Ende eines Kontinuums lokalisiert werden, dessen anderes Ende von den reaktiven Psychosen dargestellt wird. Periodizität als Verlaufscharakteristikum kann neben affektiven jedoch auch bei anderen unterschiedlichen psychopathologischen Syndromen vorkommen. Hierzu gehört die von GJESSING (1932, 1936) beschriebene periodische Katatonie. Insbesondere zentralnervöse Prozesse mit dienzephaler Affektion neigen zu periodischem Verlauf. MENNINGER-LERCHENTHAL (1960) hat auf den engen Zusammenhang zwischen manisch-depressiven Erkrankungen und dienzephalen Störungen hingewiesen. Danach sei die Dynamik dienzephal, die Symptomatik neenzephal, wobei man aber die Verstimmungen infolge ihrer Legierung mit dem Vegetativum eher zum dynamischen Anteil der Psychose rechnen möchte. Diese Ansätze sind erstaunlich modern, wenn man die Erforschung von rhythmischen Funktionen und die Rolle des Nucleus suprachiasmaticus in den letzten Jahren berücksichtigt. MENNINGER-LERCHENTHAL hat einen zusammenfassenden Überblick über die älteren Arbeiten zum periodischen Auftreten psychischer Erkrankungen gegeben. Dabei fällt einerseits auf, daß eine Reihe von Autoren periodisches Auftreten auf manisch-depressive Erkrankungen zurückführt und eine zyklothyme Erbanlage annimmt. Andererseits werden periodisch ablaufende Vorgänge nicht als nosologisches Einteilungsprinzip anerkannt, sondern lediglich als Verlaufskriterium gewertet (PILCZ 1901; RICHTER 1965; JENNER 1968). Die manisch-depressiven oder zirkulären Phasen sind nach E. KRETSCHMER (1940) der pathogene Modellfall für Schwingungen, die auf einen Ausgangspunkt zurückkehren und sich bei Wiederholungen zu Periodenschwingungen zusammenreihen. Diese Periodizität unterscheidet sich nicht grundsätzlich, sondern nur gradweise von den periodischen Phänomenen im Lebensgang der Gesunden. Nach einem Modell von SELBACH (1964, 1969) lassen sich die manisch-depressiven Phasen regeltheoretisch als periodische Instabilität sich induzierender ergotroper und trophotroper Regelpartner charakterisieren. Als mögliche Ursache weist SELBACH auf hereditär-biochemische Faktoren hin, als deren Wirkort die dienzephalen Regelzentralen angesprochen werden dürften.

Bestimmte innere Einflüsse, wie hormonelle Zyklen und körperliche Erkrankungen können phasenauslösend wirken, z. B. für Östrogene wird ein solcher Zusammenhang diskutiert. Diese verkürzen die Periodik des zirkadianen Rhythmus im Freilauf in Hamster-Versuchen (MORIN et al. 1977).

Die Abhängigkeit des Phasenbeginns vom Schlaf-Wach-Rhythmus ist bekannt (BUNNEY et al. 1972), die Umschlagszeiten in die Depression bzw. Manie liegen vor allem in den frühen Morgenstunden. Soziale Einflüsse sind für eine Phasenprovokation von Bedeutung, wenn sie einen Wechsel gewohnter Situationen beinhalten, der eine Umstellung und Neuanpassung erfordert. Zeiten plötzlicher relativer Entlastung und Wegfall gewohnter Regelhaftigkeit sind besonders gefährdend (SCHULTE 1971). PAPOUSEK (1975) hat zusammenfassend bestimmte Zeiten postuliert, in denen das Risiko einer Phasenprovokation erhöht ist, tempora minoris resistentiae. Sie entsprechen Zeiten bestimmter Phasenkonstellationen, die zu einer Störung der äußeren und/oder inneren Synchronisation prädisponieren. Tempora minoris resistentiae stellen im 24-Stunden-Rhythmus die frühen Morgenstunden dar, im Jahresrhythmus Frühjahr und Herbst, im Menstruationszyklus das Prämenstruum, im Schwangerschaftszyklus Beginn der Schwangerschaft und Wochenbett, weiterhin bestimmte Entwicklungs- und Rückbildungsphasen (z. B. Klimakterium), bestimmte meteorologische und atmosphärische Einflüsse sowie auch soziale Umstellungsphasen. Die großen individuellen Unterschiede in der Neigung, unter bestimmten Konstellationen in Krankheitsphasen zu geraten und aus ihnen herauszukommen sowie die Unterschiede in der Dauer von manisch-depressiven Zyklen, deuten auf Dispositionsvariablen hin, die im chronobiologischen System lokalisiert sein könnten.

II. Depression – Chronobiologische Modelle

Viele Untersuchungen weisen darauf hin, daß unter den chronobiologischen Rhythmen vor allem das zirkadiane System bei Patienten mit affektiven Psychosen gegenüber Kontrollen verändert ist. Es gibt unterschiedliche Modellvorstellungen, die dem Begriff einer anlagebedingten Insuffizienz zirkadianer Synchronisationsmechanismen (Papousek 1975) zugrunde liegen und Ausgangspunkt neuer therapeutischer Konzepte sind.

Abbildung 1 stellt schematisch die Störungen von Phasenlage und Periodenlänge dar, wie sie unter natürlichen Bedingungen bei manisch-depressiven Patienten beobachtet wurden.

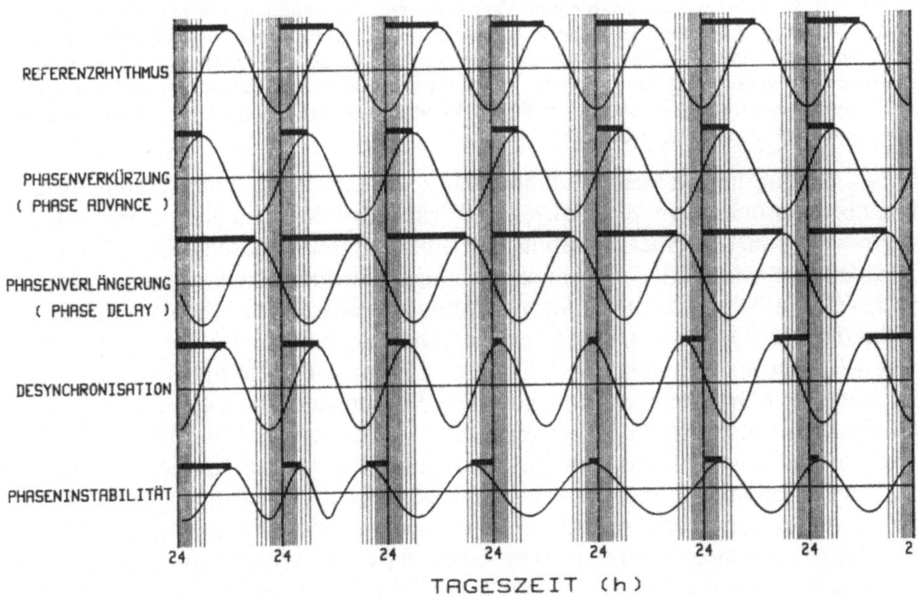

Abb. 1. Schematische Darstellung verschiedener Änderungen eines zirkadianen Parameters im Verhältnis zum 24-Stunden-Zeitgeber

1. "Phase advance" (Abb. 1)

In diesem Modell ist die Phasenlage eines oder mehrerer Oszillatoren im Verhältnis zum 24-Stunden-Rhythmus der Umgebung vorverschoben. Entsprechende Befunde ergaben sich aus der zirkadianen MHPG (Methoxyhydroxphenylglykol)-Exkretion, die im Vergleich zu Kontrollen bei bipolaren Patienten in der Depression etwa 3 Stunden früher lag (WEHR et al. 1980). In einer Analyse von 19 Arbeiten über zirkadiane Verläufe unterschiedlicher physiologischer und biochemischer Funktionen konnten WEHR u. GOODWIN (1981) ebenfalls eine um ein bis mehrere Stunden betragende Vorverlagerung der Phasenpositionen in der Depression feststellen. Diesen Befunden entspricht die veränderte zeitliche Verteilung des Vorkommens von REM-Phasen, die häufig mit verkürzter Latenz im 1. Drittel der Nacht auftreten (GRESHAM et al. 1965; KUPFER 1976), wobei die erste REM-Phase abnorm lang ist (VOGEL et al. 1980). Verschiedene Experimente wurden für die Gültigkeit des "Phase advance"-Modells herangezogen.

Bei sechs depressiven bipolaren Patienten wurde die Schlafzeit um 6 Stunden vorverlegt (WEHR et al. 1979). Zwei Patienten zeigten daraufhin eine komplette Remission und zwei besserten sich teilweise. Die neuen Phasenpositionen der Körpertemperatur näherten sich bei den remittierten Patienten denen Gesunder an (das Minimum lag später in der Schlafperiode), die REM-Latenz verlängerte sich, abnorm lange erste REM-Phasen fielen weg. Der therapeutische Effekt war jedoch nur vorübergehend, was mit dem erschwerten Anpassen zirkadianer Rhythmen an das neue Schlafregime erklärt wurde. Eine longitudinale Studie bei einer zyklothymen Patientin mit schnellen manisch-depressiven Zyklen ergab, daß die Phasenlage der Körpertemperatur in der Manie progredient nach vorn rutschte und am kürzesten am Umschlagspunkt in die Depression ausgeprägt war. Dann verzögerte sie sich wieder bis zum Umschlag in die Manie. Parallele Verschiebungen fanden im Verhalten der REM-Latenz statt (WEHR u. GOODWIN 1983). In einem Phasenverschiebungsexperiment, in dem der Schlaf-Wach-Rhythmus um 12 Stunden nach hinten verlagert wurde, konnte eine Versuchsperson sich nicht an das neue Zeitregime anpassen und zeigte gegenüber den anderen im Temperaturrhythmus eine vorverschobene Phasenbeziehung (ROCKWELL et al. 1978). Diese Phasenstörung persistierte während des Experiments. Zwei Wochen danach suizidierte sich die Versuchsperson. Der Zusammenhang zwischen Suizid und Phasenverschiebung wurde retrospektiv diskutiert, ohne daß bekannt war, ob die Versuchsperson manifest depressiv geworden sei.

Die Effekte des partiellen Schlafentzugs, (SCHILGEN u. TÖLLE 1980) wonach Wachbleiben in der zweiten Hälfte der Nacht (ab 1.30 h) zu einer Besserung der Depression führt, können ebenfalls zur Stützung des "Phase advance"-Modells herangezogen werden. Die Ergebnisse der verschiedenen Experimente implizieren nach WEHR u. WIRZ-JUSTICE (1982), daß der depressive Prozeß schlafabhängig sei und daß in der Depression der durch den schwachen Oszillator gesteuerte Schlaf-Wach-Rhythmus mit einem verfrühten zirkadianen Rhythmus (starker Oszillator, der z. B. Körpertemperatur und REM-Phasen steuert) in einer schlafsensitiven Phase zusammentreffe. Hierfür sprechen die Zeiten des Umschlags in die Depression und aus ihr heraus, die in den frühen Morgenstunden liegen, ebenfalls die Tagesschwankung mit stärkster Depression in den frühen Morgenstunden. Die postulierte interne Koinzidenz zwischen unterschiedlichen Oszillatoren, die den Schlaf- und den Temperaturrhythmus betreffen, wurde von KRIPKE (1984) modifiziert durch die Annahme einer externen Koinzidenz, die von einer photosensitiven Periode während des morgendlichen kritischen Intervalls abhängig sei. Vorausgegangen waren Untersuchungen zur Wirkung von einer Stunde hellen Lichtes (1000–2000 Lux) morgens vor der gewöhnlichen Aufstehzeit (5.00–6.00 h) (KRIPKE et al. 1983).

Weitere Experimente mit hellem Licht bei Depressiven haben gezeigt, daß der Zeitpunkt für eine optimale therapeutische Wirkung von der Phasenlage abhängig ist. Diese liegt nach LEWY et al. (1985) bei Patienten mit "Phase advance" in den Abendstunden.

2. "Phase delay" (Abb. 1)

Die Beschreibung der Winter-Depression (s. Abschn. C. I. 3) und die Ergebnisse von Untersuchungen der zirkadianen Melatonin-Sekretion und Körpertemperatur haben eine weitere Veränderung von Phasenbeziehungen aufgezeigt. Beim sog. "Phase delay" sind die zirkadianen Rhythmen nach hinten verlagert. Die meisten Winter-Depressionen scheinen dadurch gekennzeichnet zu sein (LEWY et al. 1985). Versuche mit Exposition von hellem Licht zu verschiedenen Tageszeiten scheinen dieses Modell zu bestätigen: es konnte beobachtet werden, daß Verschiebung der Abenddämmerung nach hinten eine Phasenverzögerung im zirkadianen Rhythmus bewirkt und daß eine Vorverschiebung der Morgendämmerung die Phasenpositionen nach vorn verlagert. Dies ergab sich für den Melatonin-Rhythmus, den Rhythmus der Körpertemperatur und des Auftretens von REM-Phasen (LEWY 1984; LEWY et al. 1985). Morgendliche Exposition mit hellem Licht hatte in einem Versuch an 14 Patienten mit Winter-Depressionen einen signifikant besseren therapeutischen Effekt als helles Licht am Abend – ein Hinweis darauf, daß bei einem "Phase delay" die durch helles Licht am Morgen mögliche ausgleichende Phasenverschiebung nach vorn der therapeutischen Wirkung zugrunde liegt LEWY et al. 1985).

3. Phaseninstabilität (Abb. 1)

In mehreren longitudinalen Studien zum Verhalten der zirkadianen Temperaturrhythmik bei mono- und bipolaren Depressionen ergaben sich keine systematischen Veränderungen von Phasenlage oder Frequenz, vielmehr verhielt sich die zirkadiane Phasenbeziehung sehr variabel in der Depression, während sie im beschwerdefreien Intervall stabil war (PFLUG u. MARTIN 1980; PFLUG et al. 1983). Ähnliche Befunde wurden von WEHR u. GOODWIN (1983) mitgeteilt. Es konnte eine hohe Korrelation zwischen der Phasenlabilität und der subjektiven Selbsteinschätzung beobachtet werden: je schwerer die depressive Symptomatik war, desto größer waren die Phasenauslenkungen (PFLUG et al. 1981). Man kann solche ähnlichen Phaseninstabilitäten bei Versuchspersonen beobachten, wenn sie unter Isolationsbedingungen an ein Schlaf-Wach-Muster angepaßt werden, welches die Periodenlänge der autonomen Periodik hat (WEVER 1983). Nach diesem Muster könnte angenommen werden, daß die autonome Periodik Depressiver bei 24 Stunden (und nicht bei etwa 25 Stunden) liegt, entsprechend der Periodik des externen Zeitgebers. Dies wäre ein Hinweis auf die Bedeutung einer kürzeren autonomen Periodik Depressiver. Die Instabilität kann jedoch auch als eine Schwächung von Kopplungsfaktoren zwischen den Oszillatoren interpretiert werden (WEVER 1978), die in der Depression pathogenetische Bedeutung hat. Es könnte hierin ein Dispositionsfaktor vermutet werden, der durch zusätzliche äußere Einflüsse in der Ausbildung einer depressiven Phase zum Tragen kommt.

4. Desynchronisation (Abb. 1)

In einer Untergruppe manisch-depressiver Patienten wurde in Langzeitstudien beobachtet, daß die zirkadiane Rhythmik der Temperatur und anderer physiologischer und Verhaltensvariablen in der Depression nicht mehr an den externen Zeitgeber gekoppelt sich verhielten, sondern mit einer etwas kürzeren Periodenlänge freiliefen (Atkinson et al. 1975; Kripke et al. 1978). Diese Befunde unterstützten die von Halberg (1968) aufgestellte These, wonach manisch-depressive Episoden Schwebungsphänomene zwischen einer freilaufenden physiologischen Uhr und der 24-Stunden-Periodik der Umwelt darstellen können. Bei den erwähnten Patienten betrug die freilaufende Periode der Körpertemperatur bis zu 21,8 Stunden, die Schlaf-Wach-Rhythmen blieben mit der Umwelt synchronisiert. Während manischer Zeiten fand sich eine Tendenz zur Verlängerung der in der Depression verkürzten zirkadianen Periodenlänge. Auch für die Rhythmik der MHPG-Ausscheidung konnten ähnliche Befunde beschrieben werden (Pflug et al. 1982). Kripke et al. (1978) wiesen darauf hin, daß es auch Patienten mit Verlängerung der zirkadianen Periodik gibt. Diese reagieren im Gegensatz zu den Patienten mit Verkürzung nicht auf Lithiumsalze (s. Abschn. D. II).

III. Manie – Chronobiologische Modelle

Neben einer Vielzahl von chronobiologischen Untersuchungen bei endogen Depressiven liegen für manische Patienten nur wenige vor, und diese beziehen sich vor allem auf manische Phasen bei Zyklothymien mit schnellen Zyklen. Inwieweit deshalb die vorliegenden Befunde ausreichen, um zu Störungen im zirkadianen System und deren möglicher Vielfalt Stellung zu nehmen, ist fraglich.

Auf die Schlafstörung in der Manie wurde schon eingegangen, insbesondere auf den Befund, daß die Schlaf-EEG-Muster denen einer depressiven Schlafstörung sehr ähnlich sind. Bei Patienten mit häufigem Wechsel in und aus der Manie zeigte sich, daß Nächte mit totaler Schlaflosigkeit vor dem Umschlag in die Manie auftraten (Wehr u. Goodwin 1981). Auch Schlafentzug für eine Nacht während der Depression führte bei einigen dieser Patienten zu einem mehr oder weniger lang anhaltenden Umschwung in einen manischen oder hypomanischen Zustand. Dies kann so interpretiert werden, daß der schwache (Schlaf-Wach-)Oszillator zum Beginn einer Manie eine Verlängerung auf 48 Stunden erfährt und gegenüber dem stärkeren Oszillator, der den REM-, Temperatur- und Kortisol-Rhythmus steuert, in eine andere Periodenbeziehung gerät. Für die Annahme, daß in der Manie der Schlaf-Wach-Oszillator abnormal lang ist, so daß er der 1:1-Kopplung an den zirkadianen Rhythmus des starken Oszillators entkommt, sprechen Ergebnisse der Wirkungen von Antidepressiva auf den zirkadianen Rhythmus im Tierversuch. Imipramin und der MAO-Inhibitor Clorgylin, welche antidepressiv wirken und manische oder hypomanische Zustände auslösen können, verlangsamen den Ruhe-Aktivitäts-Rhythmus und den Rhythmus von Rezeptoren bestimmter Neurotransmitter im Gehirn, und sie fördern auch die Dissoziation zirkadianer Oszillatoren (Wirz-Justice et al. 1980; Wirz-Justice u. Wehr 1981).

Stehen in Modellen für depressive Phasen die Veränderungen von Phasenbeziehungen im Vordergrund, sind es bei der Manie wahrscheinlich die Veränderungen der Beziehung verschiedener Perioden zueinander.

Kripke (1983) hat darauf hingewiesen, daß für die Manie noch weitere Modelle angenommen werden können. Zum Beispiel könne die Manie ähnliche Störungen in der Phasenbeziehung wie die Depression aufweisen, hinzu komme jedoch ein kompensierender Faktor, der in einer Supersensitivität des noradrenergen Rezeptors bestehe oder in einem Anstieg noradrenerger Funktionen am Rezeptor. Einige klinische Beobachtungen lassen sich mit den angegebenen Modellen nicht in Einklang bringen. So wirken Lithiumsalze, die die zirkadiane Rhythmik verlangsamen (Johnsson et al. 1980), nicht Manie-auslösend, sondern im Gegenteil prophylaktisch. Vielleicht ist dabei entscheidend, daß sie auf den starken Oszillator wirken und nicht die Tendenz zur Dissoziation zirkadianer Rhythmen zeigen (Kafka et al. 1982), wie die trizyklischen Antidepressiva und MAO-Hemmer im Tierversuch es tun.

IV. Rhythmusstörung – Ursache oder Symptom?

Die meisten Arbeiten zur Frage des Zusammenhangs von affektiven Verstimmungen mit Veränderungen tagesrhythmischer Parameter enthalten Befunde, die für einen mehr oder weniger charakteristischen Zusammenhang sprechen. Es gibt jedoch auch Studien, die dies nicht finden (Lund et al. 1983).

Bei sieben endogen depressiven Patienten ergaben sich sowohl während der depressiven Phase als auch in der Remission im Verlauf der Körpertemperatur keine Änderungen der Periodenlänge, Phasenpositionen und Form der Temperaturkurve; während der Depression war jedoch die Amplitude der Temperaturrhythmik niedriger, was für eine Labilität sprechen könnte (Aschoff 1983).

Die Heterogenität der Befunde ist nicht verwunderlich. Es gibt nicht „die" endogene Depression, was sich in den schwierigen Versuchen schon dokumentiert, zu einer einheitlichen Klassifikation zu kommen. Wir kennen auch bisher nicht einen Kennparameter, der zuverlässig und vergleichbar für eine chronobiologische Differenzierung zugrunde gelegt werden kann. In vielen Fällen ist es z. B. die Körpertemperatur oder die Aktivität, in anderen die MHPG-Exkretion oder die Melatonin-Ausschüttung, die herangezogen werden. Einen Schritt weiter führt die Beschreibung von "Phase-typic"-Depressionen, an denen sich klare pathogenetische und therapeutische Konzepte entwickeln lassen, wobei standardisierte Untersuchungsmethoden entwickelt werden müssen, um zu vergleichbaren Aussagen zu kommen. Wehr u. Goodwin (1983) weisen darauf hin, daß mit zunehmender Länge einer Untersuchung die chronobiologischen Parameter sich ändern können. Kurzzeitige Untersuchungen können so zu schwer interpretierbaren Ergebnissen führen. Es wird immer schwieriger, solche Studien durchzuführen, weil in der Regel die Patienten antidepressiv behandelt werden müssen, die Behandlungsverfahren ihrerseits aber rhythmische Funktionen verändern (z. B. trizyklische Antidepressiva, MAO-Hemmer, Lithiumsalze). Es ist deshalb nur annähernd möglich die Frage zu erörtern, ob Störungen im zirkadianen Rhythmus eine pathogenetische Rolle bei affektiven Psychosen spielen. Patienten ziehen sich während einer depressiven Phase zurück, die Umgebung mit ihren sozialen und physikalischen Zeitgebern wird zunehmend gemieden und ohne innere Resonanz erlebt. Ist dies Ausgangspunkt einer konsekutiven Veränderung im zirkadianen System? Wenn in einem solchen Zustand der Einfluß der 24-Stunden-Rhythmik der Umgebung nachläßt und die autonome Periodik sich tendenziell (Phasenlage) oder eindeutig (Desynchronisation) durchsetzt, wäre nach den Freilauf-Untersuchungen an gesunden Versuchspersonen eine Verlängerung zu erwarten. Dies ist jedoch nur in wenigen Beobachtungen der Fall. Es finden sich im Gegenteil vor allem verkürzte Phasenpositionen (Phase advance), Tendenzen zur Verkürzung der Periodenlänge (Kurzzeitkomponenten) und Desynchronisationen mit kürzerer als 24-Stunden-Periodik. Die Annahme eines Dispositionsfaktors ist daher gerechtfertigt. Dieser würde darin bestehen, daß das zirkadiane System zu kürzeren Periodenlängen neigt. In anderen Fällen wäre der Dispositionsfaktor auf eine Insuffizienz der Kopplung zwischen den Oszillatoren des zirkadianen Systems zurückzuführen. Dies kann sich in der Labilität von Phasenpositionen, einer Phasenverzögerung (Phase delay) oder ebenfalls einer Desynchronisation manifestieren. Die Untersuchungen, wonach bei zyklothymen Patienten mit schnellen Phasenwechseln die Abnormalitäten im zirkadianen System der Stimmungsänderung vorangehen, deuten in diesen Fällen auf pathogenetische Einflüsse hin. Hierfür sprechen auch ein Beginn der depressiven Phase in den frühen Morgenstunden aus dem Schlaf heraus oder nach Änderung äußerer Bedingungen (z. B. plötzliche Entlastung, Umzug, Wechsel der Jahreszeit) sowie die plötzliche Beendigung einer Phase. Weiterhin lassen die Eingriffe in den 24-Stunden-Rhythmus (Schlafentzug, Verschiebung von Schlaf-Wach-Zeiten, Exposition von hellem Licht) mit therapeutischem Effekt und die chronobiologische Aktivität von bestimmten antidepressiven Medikamenten und Lithiumsalzen an eine pathogenetische Bedeutung des zirkadianen Systems denken. Nach dem derzeitigen Stand der Forschung kann jedoch andererseits auch nicht ausgeschlossen werden, daß die Veränderung des zirkadianen Systems erst durch Einfluß des Krankheitsprozesses auf die „innere Uhr" (z. B. Nucleus suprachiasmaticus) hervorgerufen wird.

Dem widersprechen die therapeutischen Effekte chronobiologisch aktiver Eingriffe nicht. Wirkungslatenz der Antidepressiva, meist nicht anhaltende Besserung durch einen Schlafentzug sowie die geringe Beeinflussung der akuten depressiven Symptomatik mit Lithiumsalzen lassen die Vermutung zu, daß der Einfluß auf die Depression über das zirkadiane System ein indirekter Weg ist.

Weitere Studien an endogenen Psychosen und bei anderen psychischen Erkrankungen sind notwendig, um die Frage der Spezifität des zirkadianen Systems für affektive Erkrankungen beantworten zu können. Es gibt z. B. einige Untersuchungen an schizophrenen Patienten, die im Vergleich zu Gesunden Änderungen im zirkadianen Rhythmus der Körpertemperatur hatten (MORGAN u. CHEADLE 1976; MILLS et al. 1977).

D. Therapeutische Aspekte

Die Ergebnisse der Studien des zirkadianen Systems bei manisch-depressiven Patienten haben völlig neue Fragen zur Wirkungsweise bestimmter Therapieformen aufgeworfen. Die chronobiologischen Ansätze können dazu führen, daß durch die zeitliche Abstimmung eines antidepressiven Verfahrens mit den relevanten physiologischen, psychologischen und endokrinen Tagesrhythmen ein Applikationszeitpunkt gewählt werden kann, der eine Optimierung des Therapieerfolgs und eine Verminderung unerwünschter Wirkungen bewirkt. Sie scheinen weiterhin geeignet, neue Therapiemethoden zu entwickeln, Probleme der Therapieresistenz zu erhellen und differentielle Indikationen zu stellen. Für wichtige bewährte antidepressive Therapieformen lassen sich Zusammenhänge mit dem zirkadianen System aufweisen.

I. Antidepressiva

Das trizyklische Antidepressivum Imipramin und der Monoaminooxydase-Hemmer Clorgylin verlängern unter Freilaufbedingungen die zirkadiane Periodik des Ruhe-Aktivitätsrhythmus bei Hamstern, unter normalen Umgebungsbedingungen führen sie zur Verschiebung der Phasenlage nach hinten (Wirz-Justice et al. 1980, Wirz-Justice u. Wehr 1981). Auch auf Rezeptorebene konnte im Tierversuch gezeigt werden, daß die Phasen verschiedener Neurotransmitter-Rhythmen verzögert werden (Wirz-Justice et al. 1980; Naber et al. 1980; Kafka et al. 1981; Wirz-Justice et al. 1982). Der direkte Einfluß von Imipramin und Clorgylin auf den Nucleus suprachiasmaticus führt zur Aufhebung des Rhythmus der Nahrungsaufnahme unter Freilaufbedingungen, niedrigere Dosen von Clorgylin bewirken eine Verlangsamung dieses Rhythmus (Wirz-Justice et al. 1982). Die antidepressive Wirksamkeit von Imipramin und Clorgylin und ihre chronobiologische Aktivität stehen in Übereinstimmung mit dem "Phase advance"-Modell. Beide Medikamente induzieren auch eine Dissoziation von Komponenten des zirkadianen Aktivitätsrhythmus. Die Umschwünge in manische oder hypomanische Stimmungslagen werden mit dieser Neigung zur Dissoziation oszillatorischer Komponenten in Zusammenhang gebracht. Von besonderem klinischen Interesse ist, daß trizyklische Antidepressiva bei bipolaren weiblichen Patienten eine Beschleunigung der manisch-depressiven Stimmungsumschwünge hervorrufen (Wehr u. Goodwin 1979), so daß sie die Verlaufsprognose verschlechtern und keinen prophylaktischen Effekt haben. Zur Frage, ob es bestimmte Zeiten gibt, in denen die Verabreichung eines Antidepressivums mit einer besseren therapeutischen Wirkung gekoppelt ist, gibt es noch nicht genügend Untersuchungen. Für Lofepramin zeigten Philipp u. Marneros (1978), daß die einmalige Gabe um Mitternacht einen signifikant besseren therapeutischen Effekt hat, als Verabreichungen über den Tag verteilt.

II. Lithiumsalze

Lithiumsalze werden mit Erfolg in der Prophylaxe mono- und bipolarer affektiver Psychosen sowie in der Behandlung der Manie eingesetzt (Schou 1971). Lithiumsalze sind chronobiologisch aktiv. Sie zeigen in fast allen Untersuchungen an Pflanzen (z. B. Engelmann 1973) und Tieren (z. B. Kripke u. Wyborney 1980) Verlängerungen der zirkadianen Periodik. Dies konnte unter Freilaufbedingungen auch beim Menschen für den Ruhe-Aktivitäts- und Temperaturrhythmus nachgewiesen werden (Johnsson et al. 1979, 1980). Unter normalen Umgebungsbedingungen kommt es beim Menschen zu einer Phasenverschiebung des Schlafbeginns nach hinten (Kripke et al. 1979), auch das nächtliche Temperaturminimum tritt später auf (Pflug et al. nicht veröffentl.). Dies trifft ebenfalls in Tier-

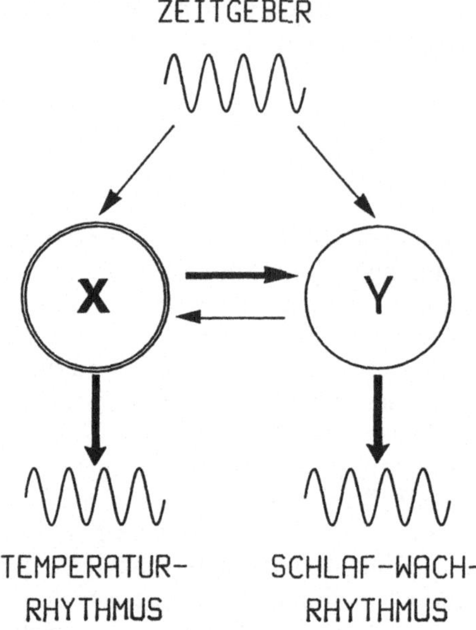

Abb. 2. Schematische Darstellung eines 2-Oszillatoren-Systems für die zirkadiane Kontrolle von Temperatur- und Schlaf-Wach-Rhythmik, wobei *X* dem stärkeren Temperatur- und *Y* dem schwächeren Schlaf-Wach-Oszillator entspricht. Die *Pfeile* stellen die Kopplungsverhältnisse dar

studien für neuroendokrine Rhythmen, Serum-Elektrolyte und Rhythmen der Neurotransmitter (cholinerge und Opiatrezeptoren) zu (MCEACHRON et al. 1982; KAFKA et al. 1982). Nähere Analysen der Phasenbeziehungen verschiedener Oszillatoren ergaben, daß beim Menschen unter Freilaufbedingungen das Temperaturmaximum relativ zum Schlaf-Wach-Rhythmus unter Lithiumeinfluß früher lag (ENGELMANN et al. 1983). Diese Veränderungen der Phasenbeziehungen untereinander unter Lithium-Einfluß weisen auf Einwirkungen auf die wechselseitige Kopplung der Oszillatoren hin. Lithium führt entweder zu einem Anstieg der Kopplung vom schwachen Oszillator (Y-Oszillator) auf den starken Oszillator (X-Oszillator) oder es beeinträchtigt die Kopplungsstärke von X- auf den Y-Oszillator. Der gleiche Effekt kann auch durch Schwächung des X-Oszillators selbst zustande kommen (s. Abb. 2).

Etwa 20% der Patienten mit affektiven Psychosen zeigen unter der Behandlung mit Lithiumsalzen keinen prophylaktischen Effekt (GREIL u. SCHÖLDERLE 1986). Es ist möglich, daß dies Patienten sind, deren zirkadianes System nicht zur Verkürzung von autonomer Periodik oder Vorverschiebung der Phasenlage tendiert. So fanden KRIPKE et al. (1978), daß manisch-depressive Patienten auf Lithiumsalze ansprechen, wenn ihre zirkadianen Rhythmen in der Depression beschleunigt sind, bei Patienten mit Verlangsamung fehlte ein therapeutischer Effekt.

III. Schlafentzug

Wenn man mono- und bipolare depressive Patienten eine Nacht nicht schlafen läßt, sind am folgenden Tag in etwa 60–80% Stimmung und Antrieb signifikant besser, Selbstmordgedanken werden nachhaltig vermindert, es treten wieder Interessen und positive Aktivitäten auf (PFLUG 1973). Beim totalen Schlafentzug bleiben die Patienten einen Tag, die Nacht und den darauffolgenden Tag wach. Die Besserung tritt in der Regel in der schlaflosen Nacht ein, wobei oft ein abrupter dramatischer Wechsel innerhalb der frühen Morgenstunden (etwa zwischen 2.00 und 6.00 h, sog. „kritische Zeit") beobachtet werden kann. Nach der ersten zusammenfassenden Darstellung 1971 (PFLUG u. TÖLLE) wurde durch eine ganze Reihe weiterer Studien der therapeutische Effekt des Schlafentzugs bestätigt (LARSEN et al. 1976; SVENDSEN 1976; RUDOLF u. TÖLLE 1978; PHILIPP 1978; GERNER et al. 1979; FÄHNDRICH 1981). Wenn der Schlafentzug partiell im 2. Teil der Nacht (Wachbleiben ab 1.30 h) durchgeführt wird, ergeben sich im Unterschied zum partiellen Schlafentzug in der 1. Nachthälfte therapeutische Effekte, die mit dem totalen Schlafentzug vergleichbar sind (SCHILGEN u. TÖLLE 1980; GOETZE u. TÖLLE 1981). Der selektive Schlafentzug besteht darin, daß der Patient an jeweils bestimmten Schlafphasen gehindert wird. Eine Besserung ist bei dem Entzug von REM-Phasen über eine bestimmte Zeit (3 Wochen) nachgewiesen (VOGEL et al. 1980). Alle Formen des Schlafentzugs können als Eingriff in den 24-Stunden-Rhythmus verstanden werden, der dem therapeutischen Effekt zugrunde liegt. Anhaltspunkte für eine chronobiologische Aktivität des Schlafentzugs ergaben sich aus Untersuchungen im Freilauf (RINGER 1972).

Sowohl totaler als auch partieller Schlafentzug (in der 2. Hälfte der Nacht) lassen im "Phase advance"-Modell der Depression zwei Möglichkeiten erkennen: Entweder kommt es durch Vorverlagerung des Wachens zu einer „normalisierten" Phasenbeziehung mit dem phasenverfrühten Oszillator oder eine Verzögerung des phasenverfrühten Oszillators läßt eine Normalisierung zu.

Im Fall der Desynchronisationshypothese und auch bei der Hypothese instabiler Phasenbeziehungen würde durch den Schlafentzug die Synchronisation durch eine Verzögerung des zirkadianen Oszillators zustande kommen bzw. könnte eine erhöhte Sensibilisierung des zur Verkürzung neigenden Oszillators eine normalisierte Einstellung auf den 24-Stunden-Zeitgeber ermöglichen (PFLUG 1984). Eindeutige Befunde, die diese Annahmen stützen oder widerlegen, liegen noch nicht vor. Im Tierversuch (Ratten) hatte ein Schlafentzug keine Wirkung auf die Periodenlänge ind Phasenlage (BORBELY et al. 1982; WIRZ-JUSTICE et al. 1981), die Wirkung auf Rhythmen von Neurotransmitter-Rezeptoren zeigt sich nur in einer reduzierten Amplitude (WIRZ-JUSTICE et al. 1981). Schlafentzug ist in seiner akuten Wirkung dem Elektroschock vergleichbar, und beide Verfahren müssen wiederholt eingesetzt werden, bis eine stabile Besserung erreicht ist. Untersuchungen bei depressiven Patienten zum Einfluß des Elektroschocks auf das zirkadiane System sind nicht bekannt. Nach dem bereits erwähnten Schlafregulationsmodell von BORBELY et al. (1982), in welchem davon ausgegangen wird, daß ein mit dem Tiefschlaf gekoppelter Prozeß „S" in der Depression als ursächlich defizient angenommen wird, kommt es durch den Schlafentzug zu einem Anstieg dieses Prozesses und damit zu einer Besserung der Symptomatik. Die mit der Depression verbundene Defizienz des Prozesses „S" ist in der Nacht nach Schlafentzug, in welcher der Patient in der Regel fest schläft, wieder vorhanden und kann so einen Rückfall erklären. Die Interaktion zwischen dem Prozeß „S" und dem zirkadianen Prozeß „C" schließt die chronobiologische Hypothese der Schlafentzugswirkung nicht aus. In einer weiteren Interpretation des therapeutischen Schlafentzugs wird auf die Unterdrückung der REM-Phasen abgehoben, die beim totalen und selektiven Schlafentzug stattfindet (VOGEL et al. 1975, 1980) und verglichen wird mit der REM-supprimierenden Wirkung antidepressiver Medikamente (MENDELS u. HAWKINS 1967; ZUNG 1967; SPIEGEL u. AEBI 1981). Die Kombination von Schlafentzug mit trizyklischen Antidepressiva ist beiden Einzelverfahren überlegen (LOOSEN et al. 1976). Dies kann mit einer chronobiologisch synergistischen Wirkung von Schlafentzug und Antidepressivum erklärt werden, kann jedoch auch mit der Wirkung auf die REM-Phasen im Zusammenhang stehen. Für die chronobiologische Hypothese spricht die Wirkung des partiellen Schlafentzugs in der 2. Nachthälfte, bei dem die REM-Phasen in der 1. Nachthälfte unbeeinflußt sind, andererseits spricht dafür der signifikant geringere therapeutische Effekt durch Schlafentzug in der 1. Nachthälfte. Unter Berücksichtigung des chronobiologischen Modells ist die Frage einer Kombination von Schlafentzug mit Lithiumsalzen wichtig. Nach BAXTER (1985) und einer Mitteilung von LIT (1985) scheint die prophylaktische Lithiumeinstellung den Schlafentzugseffekt so zu stabilisieren, daß es nicht zu einem Rückfall kommt. Weitere Studien zu dieser Kombination sind notwendig – auch im Hinblick auf die Patienten, die auf Lithiumsalze ungenügend reagieren.

IV. Modifikation des Tagesganges

Ausgehend von dem "Phase advance"-Modell haben WEHR et al. (1979) die Schlaf-Wach-Periodik entsprechend dem phasenverschobenen Oszillator von REM- und Temperaturrhythmik vorverlagert und erzielten therapeutische Effekte. Hierdurch wird die Bedeutung des zirkadianen Rhythmus für die manisch-depressive Erkrankung unter dem Aspekt der Pathogenese unterstrichen, vergleichbar mit den chronotherapeutischen Experimenten bei bestimmten Schlafstörungen (s. Abschn. A. II).

V. **Lichttherapie** (Abb. 3)

Auf die Behandlung mit hellem Licht wurde bereits in den Abschnitten C. I. 3 und C. II. 2 hingewiesen. Die Applikation von hellem Licht (über 2000 Lux) bewirkt bei den Winterdepressionen eine Besserung (LEWY et al. 1985). Verschiedene Studien haben sich mit dem optimalen Zeitpunkt der Lichtexposition befaßt. Nach LEWY et al. (1985) und SACK et al. (1986) ist bei diesen Patienten die morgendliche Exposition (von 6.00–8.00 h) mit dem deutlichsten antidepressiven Effekt verbunden. Anhand einer Phasen-response-Kurve, die die Sensitivität und Richtung der Veränderung eines zirkadianen Oszillators auf Licht beschreibt, hat LEWY (1984) in Übertragung des Tiermodells auf den Menschen postuliert, das im "Phase-advance" der Lichteinfluß in den Abendstunden, und im "Phase delay" in den Morgenstunden die stärksten Effekte aufweist. Andere Studien weisen darauf hin, daß der Lichteffekt auch dosisabhängig sei. So heben JAMES et al. (1985) hervor, daß ein Minimum der Dauer der Lichtexposition erforderlich wä-

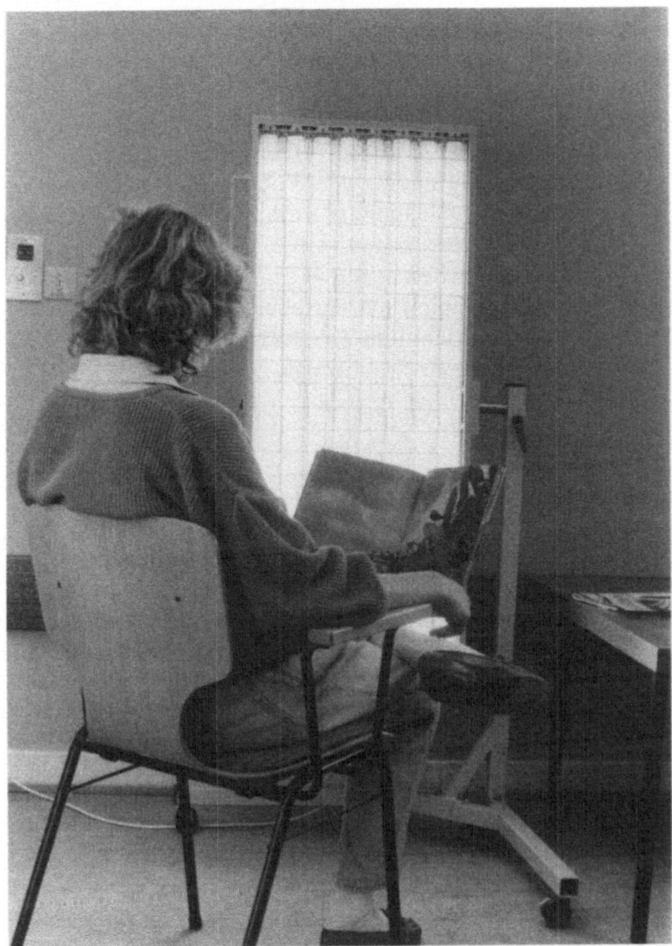

Abb. 3. Ein Schirm mit 8 Leuchtstoffröhren strahlt 2500 Lux helles Licht mit einer spektralen Zusammensetzung ähnlich dem natürlichen Licht ab. Der Patient sitzt einen Meter vor dem Schirm und schaut ab und zu in das Licht

re. Sie gaben bei Winterdepressionen helles Licht fünf Stunden lang in den Abendstunden und sahen eine signifikante Besserung. Die besten Erfolge zeigten sich in der Anwendung von Licht zwei Stunden morgens und zwei Stunden abends (TERMAN et al. 1986); Licht für nur zwei Stunden morgens war weniger effektiv, ebenfalls für je eine halbe Stunde morgens und abends. Ob ein weiterer Anstieg der Lichtstärke über 2500 Lux hinaus die Wirkung steigert, ist bisher nicht bekannt und wäre auch nicht zu erwarten, wenn der Effekt allein von der Hemmung der Melatoninsekretion abhinge, die bei 2500 Lux vollständig ist (LEWY et al. 1980). WEVER et al. (1983) und POLASEK u. WEVER (1985) haben mit hellem Licht von etwa 4000 Lux zeigen können, daß der Mitnahmebereich des synchronisierten zirkadianen Systems von 23–27 Stunden bei 1000 Lux oder weniger auf 19–29 Stunden erweitert wird. Bei endogen Depressiven ohne saisonale Abhängigkeit reagierte die Symptomatik nur mäßig unter einer Behandlung von 7

Tagen Licht über 1500 Lux von 5.00–6.00 h und 21.00–22.00 h (KRIPKE et al. 1985). Weitere Studien sind notwendig zur Frage der Indikation, zeitlichen Applikation und Dauer der Exposition von Licht bei diesen Patienten. Über die Länge einer Lichtbehandlung besteht noch keine Klarheit. Der Besserungseffekt setzt nach etwa 3 Tagen ein und liegt nach einer Woche bei 50% Besserung (Hamilton-Skala). Mit Beendigung der Lichttherapie nach zwei Wochen hatten 11 von 12 Patienten einen Rückfall innerhalb von 3–4 Tagen, nur ein Patient war dauerhaft gebessert (ROSENTHAL et al. 1984). Die Wiederaufnahme der Lichttherapie bei Patienten mit Rückfall führte wieder zu einer Besserung wie innerhalb der ersten Behandlungsserie. Nebenwirkungen wurden nicht beschrieben. Bei späteren Untersuchungen klagten die Patienten gelegentlich über Kopfschmerzen und Übelkeit (WIRZ-JUSTICE persönl. Mitteilung, eigene Beobachtung).

E. Ausblick

Nach den bisherigen Arbeiten ist zu folgern, daß vor allem das zirkadiane System bei affektiven Erkrankungen eine große Rolle spielt. Verschiedene davon ausgehende Modelle und Hypothesen sind geeignet, bestimmte pathogenetische Mechanismen zu klären. Es kann erwartet werden, daß durch den chronobiologischen Ansatz folgende Probleme einer Lösung nähergeführt werden:

- Differenzierung affektiver Erkrankungen,
- Beschreibung von Dispositionsfaktoren,
- Klärung widersprüchlicher biochemischer und physiologischer Befunde durch Berücksichtigung der zeitlichen Variabilität in ultra-, zirka- und infradianen Systemen,
- differentielle Indikation bestimmter Therapieverfahren,
- Optimierung medikamentöser Therapieverfahren durch zeitgerechte Verabreichung,
- Klärung des Nicht-Ansprechens auf bestimmte Therapieverfahren,
- Entwicklung neuer Therapieformen (im Sinne einer Chronotherapie).

Die Erforschung von Zeitstrukturen und ihre Bedeutung für psychiatrische Erkrankungen stellt ein Gebiet dar, welches noch am Anfang steht und traditionellem Denken eine neue Dimension hinzufügt. Pathogenetische, psychopathologische, biologische und therapeutische Fragen erscheinen in einem völlig anderen Licht und ermöglichen dadurch neue Erkenntnisse und Entwicklungsmöglichkeiten in den verschiedenen Bereichen.

Literatur

Angst J (1980) Verlauf unipolar depressiver, bipolar manisch-depressiver und schizo-affektiver Erkrankungen und Psychosen. Fortschr Neurol Psychiat 48:3–30

Angst J, Weis P (1969) Zum Verlauf depressiver Psychosen. In: Schulte W, Mende W (Hrsg) Melancholie in Forschung, Klinik und Behandlung. Thieme, Stuttgart, S 2–9

Angst J, Grof P, Hippius H, Pöldinger W, Varga E, Weis P und Wyss F (1969) Verlaufsgesetzlichkeit depressiver Syndrome. In: Hippius H, Selbach H (Hrsg) Das depressive Syndrom. Urban und Schwarzenberg, München, S 93–100
Aschoff J (1963) Gesetzmäßigkeiten der biologischen Tagesperiodik. Dtsch Med Wochenschr 88:1930–1937
Aschoff J (Hrsg) (1965) Circadian clocks. North-Holland, Amsterdam
Aschoff J (1973) Das circadiane System. Verh Dtsch Ges Inn Med 79:19–31
Aschoff J (1976) Adaptive cycles: their significance for defining environmental hazards. Int J Biometereol 11:255–278
Aschoff J (1981) Annual rhythmus in man. In: Aschoff J (ed) Handbook of behavioral neurobiology, vol 4. Plenum Press, New York, pp 475–487
Aschoff J (1981) A survey on biological rhythms. In: Aschoff J (ed) Handbook of behavioral neurobiology, vol 4. Plenum Press, New York, pp 3–10
Aschoff J (1983) Disorders of the circadian system as discussed in psychiatric research. In: Wehr TA, Goodwin FK (eds) Circadian rhythms in psychiatry. Boxwood Press, Pacific Grove, pp 33–39
Aschoff J, Wever R (1981) The circadian system of man. In: Aschoff J (ed) Handbook of behavioral neurobiology, vol 4. Plenum Press, New York, pp 311–331
Aschoff J, Fatranska M, Giedke H (1971) Human circadian rhythms in continuous darkness: entranment by social cues. Science 171:213–215
Atkinson M, Kripke DF, Wolf SR (1975) Autorhythmometry in manic-depressives. Chronobiologia 2:325–335
Baxter LR (1985) Can lithium carbonate prolong the antidepressant effect of sleep deprivation. Arch Gen Psychiatry 42:635
Bernard C (1878) Les phénomènes de la vie. Paris
Borbely AA, Wirz-Justice A (1982) Sleep, sleep deprivation and depression: a hypothesis derived from a model of sleep regulation. Hum Neurobiol 1:205–210
Bunney WE, Murphy DL, Goodwin FK, Borge GF (1972) The "switch process" in manic-depressive illness. I. A systematic study of sequential behavioral changes. Arch Gen Psychiatry 27:295–302
Bunney WE, Murphy DL, Goodwin FK, House KM, Gordon EK (1972) The "switch process" in manic-depressive illness. II. Relationship to catecholamines, REM sleep and drugs. Arch Gen Psychiatry 27:304–309
Bunney WE, Goodwin FK, Murphy DL (1972) The "switch process" in manic-depressive illness. III. Theoretical implications. Arch Gen Psychiatry 27:312–317
Cannon WB (1939) Organization for physiological homeostasis. Physiol Rev 9:399
Colquhoun WP (1971) Biological rhythms and human performance. Academic Press, London New York
Czeisler CA, Zimmerman JC, Ronda JM, Moore-Ede MC, Weitzman ED (1980) Timing of REM sleep is coupled to the circadian rhythm of body temperature in man. Sleep 2:329–346
Czeisler CA, Richardson GS, Coleman RM, Zimmerman JC, Moore-Ede MC, Dement WC, Weitzman ED (1981) Chronotherapy: resetting the circadian clocks of patients with delayed sleep phase insomnia. Sleep 4:1–21
Czeisler CA, Richardson GS, Zimmerman JC, Moore-Ede MC, Weitzman ED (1981) Entrainment of human circadian rhythms by light-dark cycles: a reassessment. Photochem Photobiol 34:239–247
Eastwood MR, Stiasny S (1978) Psychiatric disorder, hospital admission, and season. Arch Gen Psychiatry 35:769–771
Engelmann W (1973) A slowing down of circadian rhythms by lithium ions. Z Naturforsch 28c:733–736
Engelmann W, Pflug B, Klemke W, Johnsson A (1983) Lithium-induced change of internal phase relationship of circadian rhythms in humans, and other observations. In: Wehr TA, Goodwin FK (eds) Circadian rhythms in psychiatry. Boxwood Press, Pacific Grove, pp 89–107
Fähndrich E (1981) Effects of sleep deprivation on depressed patients of different nosological groups. Psychiatr Res 5:277–285

Folkard S, Wever R, Wildgruber CM (1983) Multi-oscillatory control of circadian rhythms in human performance. Nature 305(5931):223–226

Fuller CA, Lydic R, Sulzman FM, Albers HE, Tepper B, Moore-Ede MC (1981) Circadian rhythm of body temperature persists after suprachiasmatic lesions in the squirrel monkey. Am J Physiol 241:385–391

Gerner RH, Post RM, Gillin JC, Bunney WE (1979) Biological and behavioral effects of one night's sleep deprivation in depressed patients and normals. J Psychiatr Res 15:21–40

Gillin JC, Duncan W, Pettigrew KD, Frankel BL, Snyder F (1979) Successful separation of depressed, normal and insomniac subjects by sleep EEG data. Arch Gen Psychiatry 36:85–90

Gjessing R (1932/1936/1939) Beiträge zur Kenntnis der Pathophysiologie des katatonen Stupors. Arch Psychiatr Nervenkr 96:319–392, 393–473 (1932); 104:355–416 (1936); 109:525–595 (1939)

Goetze K, Tölle R (1981) Antidepressive Wirkung des partiellen Schlafentzugs während der 1. Hälfte der Nacht. Psychiatr Clin 14:129–149

Greil W, Schölderle M (1986) Rezidivprophylaxe affektiver Psychosen mit Lithium. In: Müller-Oerlinghausen B, Greil W (Hrsg) Die Lithiumtherapie. Springer, Berlin Heidelberg New York Tokyo, S 138–163

Gresham SC, Agnew WF, Williams RL (1965) The sleep of depressed patients. Arch Gen Psychiatry 13:503–507

Halberg F (1959) Physiologic 24-hour periodicity: general and procedural considerations with reference to the adrenal cycle. Z Vitamin Hormon Fermentforsch 10:225–296

Halberg F (1968) Physiologic considerations underlying rhythmometry with special reference to emotional illness. In: Ajuriaguerra J de (ed) Cycles biologiques et psychiatrie. Masson, Paris, pp 73–126

Halberg F (1969) Chronobiology. Ann Rev Physiol 31:675

Hampp H (1961) Die tagesrhythmischen Schwankungen der Stimmung und des Antriebs beim gesunden Menschen. Arch Psychiatr Z Ges Neurol 201:355–377

Hawkins DR (1970) Implications of knowledge on sleep patterns in psychiatric conditions. Int Psychiatr Clin 7:85–92

Hildebrandt G (1958) Grundlagen einer angewandten medizinischen Rhythmusforschung. Heilkunst 7:117–136

Hildebrandt G (1978) Chronobiologische Probleme der Nacht- und Schichtarbeit. In: Heimann H, Pflug B (Hrsg) Rhythmusprobleme in der Psychiatrie. Aktuelle Psychiatrie 1. Fischer, Stuttgart New York, S 25–39

James SP, Wehr TA, Sack DA, Parry BL, Rosenthal NE (1985) Treatment of seasonal affective disorder with light in the evening. Br J Psychiatry 147:424–428

Jenner FA (1968) Periodic psychosis in the light of biological rhythm research. Int Rev Neurobiol 11:129–169

Johnsson A, Pflug B, Engelmann W, Klemke W (1979) Effect of lithium carbonate on circadian periodicity in humans. Pharmacopsychiatry 12:423–425

Johnsson A, Engelmann W, Pflug B, Klemke W (1980) Influence of lithium ions on human circadian rhythms. Z Naturforsch 35c:503–507

Kafka MS, Wirz-Justice A, Naber D, Wehr TA (1981) Circadian acetylcholine receptor rhythm in rat brain and its modification by imipramine. Neuropharmacology 20:421–425

Kafka MS, Wirz-Justice A, Naber D, Marangos PJ, O'Donohue TL, Wehr TA (1982) The effect of lithium on circadian neurotransmitter receptor rhythms. Neuropsychobiology 8:41–50

Kleitman N (1963) Sleep and wakefulness. Univ of Chicago Press, Chicago

Kretschmer E (1940) Körperbau und Charakter. In: Handbuch der Erbbiologie des Menschen, Bd II. Springer, Berlin, S 752

Kripke DF (1983) Phase-advance theories for affective illnesses. In: Wehr TA, Goodwin FK (eds) Circadian rhythms in psychiatry. Boxwood Press, Pacific Grove, pp 41–69

Kripke DF (1984) Critical interval hypotheses for depression. Chronobiol Int 1:73–80

Kripke DF, Wyborney VG (1980) Lithium slows rat circadian activity rhythms. Life Sci 26:1319–1321

Kripke DF, Mullaney DJ, Atkinson M, Wolf S (1978) Circadian rhythm disorders in manic-depressives. Biol Psychiatry 13:335–351

Kripke DF, Judd LL, Hubbard B, Janowsky DS, Huey LY (1979) The effect of lithium carbonate on the circadian rhythm of sleep in normal subjects. Biol Psychiatry 14:545–548

Kripke DF, Risch SC, Janowsky D (1983) Bright white light alleviates depression. Psychiatr Res 10:105–112
Kripke DF, Gillin JC, Mullaney DJ, Risch SC, Janowsky DS (1985) Seven-day bright light treatment of non-seasonal major depression. Poster at the 1. Int. congress on "Melatonin in humans", Wien
Kupfer DJ (1976) REM-latency: A psychobiologic marker for primary depressive disease. Biol Psychiatry 11:159–174
Kupfer DJ, Foster FG (1972) Interval between onset of sleep and rapid-eye-movement sleep as an indicator of depression. Lancet II:684–686
Kupfer DJ, Foster FG, Detre TP (1973) Sleep continuity changes in depression. Dis Nerv Syst 34:192–195
Larsen JK, Lindberg ML, Skovgaard B (1976) Sleep deprivation as treatment for endogenous depression. Acta Psychiatr Scand 54:167–173
Lavie P, Kripke DF (1977) Ultradian rhythms in urine flow in waking subjects. Nature 296:142–143
Lemmer B (1983) Chronopharmakologie. – Tagesrhythmen und Arzneimittelwirkung. Wiss. Verlagsgesellschaft, Stuttgart, S 68–80
Leuthold GH (1940) Jahreszeit und Phasenbeginn manisch-depressiver Psychosen. Arch Psychiatr Nervenkr 111:55–61
Lewy AJ (1983) Effects of light on melatonin secretion and the circadian system of man. In: Wehr TA, Goodwin FK (eds) Circadian rhythms in psychiatry. Boxwood Press, Pacific Grove, pp 203–219
Lewy AJ (1984) Human melatonin secretion: a marker for the circadian system and the effects of light. In: Post RM, Ballenger JC (eds) Neurobiology of mood disorders. Williams & Wilkins, Baltimore London, pp 215–226
Lewy AJ, Wehr TA, Goodwin FK, Newsome DA, Markey SP (1980) Light suppresses melatonin secretion in humans. Science 210:1267–1269
Lewy AJ, Sack RL, Singer CM (1985) Treating phase typed chronobiologic sleep and mood disorders using appropriately timed bright artificial light. Psychopharmacol Bull 21(3):368–372
Lit AC (1985) Mündl. Mitteilung. Schlafentzugs-Symposium, Münster
Loosen PT, Merkel U, Amelung U (1976) Combined sleep deprivation and clomipramine in primary depression. Lancet II:156–157
Lund R (1974) Personality factors and desynchronisation of circadian rhythms. Psychosomat Med 36(3):224–228
Lund R, Kammerloher A, Dirlich G (1983) Body temperature in endogenously depressed patients during depression and remission. In: Wehr TA, Goodwin FK (eds) Circadian rhythms in psychiatry. Boxwood Press, Pacific Grove, pp 77–88
McEachron DL, Kripke DF, Hawkins R, Haus E, Pavlinac D, Deftos L (1982) Lithium delays biochemical circadian rhythms in rats. Neuropsychobiology 8:12–29
Menaker M (1974) Aspects of the physiology of circadian rhythmicity in the vertebrate central nervous system. In: Schmitt FO, Worden FG (eds) The neurosciences: third study program. MIT, Cambridge, pp 479–489
Mendels J, Chernik DA (1972) A follow-up study of the sleep patterns of 3 unipolar depressed patients (Abstr). In: Chase MH, Stern WC, Walter PL (Hrsg) Sleep research, vol 1, Brain Information Service. Univ. of California, Los Angeles
Mendels J, Hawkins DR (1967) Sleep and depression; a follow-up study. Arch Gen Psychiatry 16:536–542
Menninger-Lerchenthal E (1931) Arbeitshypothese für das Studium des 24stündigen Phasenwechsels bei Psychosen. Allg Z Psychiatr 95
Menninger-Lerchenthal E (1960) Periodizität in der Psychopathologie. W Maudrich, Wien Bonn Bern
Michaelis R, Hofmann E (1973) Zur Phänomenologie und Ätiopathogenese der Hypersomnie bei endogen-phasischen Depressionen. In: Jovanović UJ (Hrsg) Die Natur des Schlafes. Fischer, Stuttgart, S 190–193
Middelhoff HD (1967) Tagesrhythmische Schwankungen bei endogenen Depressionen im Symptomfreien Intervall und während der Phase. Arch Psychiatr Z Ges Neurol 209:315–339

Mills JN, Morgan R, Minors DS, Waterhouse JM (1977) The free-running circadian rhythms of two schizophrenics. Chronobiologia 4:353–360
Moldofsky H, Musisi S, Phillipson EA (1986) Treatment of a case of advanced sleep phase syndrome by phase advance chronotherapy. Sleep 9:61–65
Moore RY (1978) Central neural control of circadian rhythms. In: Ganong WF, Martini L (eds) Frontiers in Neuroendocrinology, vol 5. Raven Press, New York, pp 185–206
Morgan R, Cheadle AJ (1976) Circadian body temperature in chronic schizophrenia. Br J Psychiatry 129:350–354
Morin LP, Fitzgerald KM, Zucker I (1977) Estradiol shortens the period of Hamster circadian rhythms. Science 196:305–306
Naber D, Wirz-Justice A, Kafka MS, Wehr TA (1980) Dopamine receptor binding in rat striatum: ultradian rhythm and its modification by chronic imipramine. Psychopharmacol 68:1–5
Papousek M (1975) Chronobiologische Aspekte der Zyklothymie. Fortschr Neurol Psychiat 43:381–440
Pflug B (1973) Depression und Schlafentzug. Neue therapeutische und theoretische Aspekte. Habil Schrift, Tübingen
Pflug B (1984) Circadian rhythms in affective disorders with special reference to sleep deprivation. In: Degen R, Niedermeyer E (eds) Epilepsy, sleep and sleep deprivation. Elsevier, Amsterdam, pp 59–64
Pflug B, Martin W (1980) Analyse circadianer Temperaturgänge bei endogener Depression. Arch Psychiatr Nervenkr 229:127–143
Pflug B, Tölle R (1971) Disturbance of the 24-h rhythm in endogenous depression by sleep deprivation. Int Pharmacopsychiatr 6:187–196
Pflug B, Johnsson A, Tveito Ekse A (1981) Manic-depressive states and daily temperature. Acta Psychiatr Scand 63:277–289
Pflug B, Engelmann W, Gaertner HJ (1982) Circadian course of body temperature and the excretion of MHPG and VMA in a patient with bipolar depression. J Neural Transm 53:213–215
Pflug B, Johnsson A, Martin W (1983) Alterations in the circadian temperature rhythms in depressed patients. In: Wehr TA, Goodwin FK (eds) Circadian rhythms in psychiatry. Boxwood Press, Pacific Grove, pp 71–76
Philipp M (1978) Depressionsverlauf nach Schlafentzug. Nervenarzt 49:120–123
Philipp M, Marneros A (1978) Chronobiology and its implications for pharmacotherapy of endogenous depression. Pharmakopsychiatr 11:235–240
Pilcz A (1901) Die periodischen Geistesstörungen. Eine klinische Studie. Fischer, Jena
Polasek J, Wever RA (1985) Influence of bright light on human circadian rhythms. Poster at the 1. Int. Congress on "Melatonin in humans", Wien
Reinberg A, Smolensky MH (1983) Biological rhythms and medicine. Cellular, metabolic, physiopathologic and pharmacologic aspects. Springer, New York Berlin Heidelberg Tokyo
Reiter R (1981) The mammalian pineal gland: structure and function. Am J Anat 162:287–313
Ribak CE, Peters A (1975) An autoradiographic study of the projections from lateral geniculate body of the rat. Brain Res 92:341–368
Richter CP (1960) Biological clocks in medicine and psychiatry: shock-phase hypothesis. Proc Nat Acad Sci USA 46:1506–1530
Richter CP (1965) Biological clocks in medicine and psychiatry. Thomas, Springfield Illinois
Ringer Ch (1972) Circadiane Periodik psychologischer und physiologischer Parameter bei Schlafentzug. Inaugural-Diss, München
Rockwell DA, Winget CM, Rosenblatt LS, Higgins EA, Hetherington NW (1978) Biological aspects of suicide – circadian disorganization. J Nerv Ment Dis 166:851–858
Rosenthal NE, Sack DA, Gillin JC, Lewy AJ, Goodwin FK, Davenport Y, Mueller PS, Newsome DA, Wehr TA (1984) Seasonal affective disorder. Arch Gen Psychiatry 41:72–80
Rudolf GHE, Tölle R (1978) Sleep deprivation and circadian rhythm in depression. Psychiatr Clin 11:198–212
Rusak B, Zucker I (1979) Neural regulation of circadian rhythms. Physiol Rev 59:449–526

Saavedra JM, Palkovits M, Brownstein MJ, Axelrod J (1977) Serotonin distribution in the nuclei of the hypothalamus and preoptic region. Brain Res 77:157

Sack RL, Lewy AJ, Miller LS, Hoban TM (1986) Bright light treatment of winter depression. Abstr 139, Annual Meeting APA Washington, p 77

Scheving LE, Halberg F, Pauly JE (1974) Chronobiology. Thieme, Stuttgart

Schilgen B, Tölle R (1980) Partial sleep deprivation as therapy for depression. Arch Gen Psychiatry 37:267–271

Schou M (1971) Die Lithiumprophylaxe bei manisch-depressiven Psychosen. Nervenarzt 42:1–10

Schulte W (1955) Der Schlaf der Epileptiker, Schizophrenen und manisch Depressiven. Dtsch Med Wochenschr 51:1872–1875

Schulte W (1971) Zum Problem der Provokation und Kupierung von melancholischen Phasen. Arch Neurol Neurochir Psychiatr 109:427–435

Schulz H, Lund R, Cording C, Dirlich G (1979) Bimodal distribution of REM sleep latencies in depression. Biol Psychiatry 14:595–600

Selbach H (1964) Die endogene Depression als Regulationskrankheit. Schweiz Arch Neurol Neurochir Psychiatr 94:380–392

Selbach H (1969) Die endogene Depression als Regulationskrankheit. In: Hippius H, Selbach H (Hrsg) Das depressive Syndrom. Urban und Schwarzenberg, München Berlin Wien

Slater E (1938) Zur Periodik des manisch-depressiven Irreseins. Z Ges Neurol Psychiatr 162:794–801

Sollberger A (1972) Biologische Rhythmusforschung. In: Gadamer H-G, Vogler P (Hrsg) Biologische Anthropologie, Bd 1. Thieme, Stuttgart, S 108–151

Spiegel R, Aebi H-J (1981) Psychopharmakologie. Kohlhammer, Stuttgart Berlin Köln Mainz, S 109–114

Svendsen K (1976) Sleep deprivation therapy in depression. Acta Psychiatr Scand 54:184–192

Terman M, Quitkin FM, Terman JS (1986) Light therapy for SAD: dosing regimes. Abstr 139. Annual Meeting APA Washington, p 77

Vogel G, Thurmond A, Gibbons P, Sloan K, Boyd M, Walker M (1975) REM sleep reduction effects on depressive syndromes. Arch Gen Psychiatry 32:765–777

Vogel GW, Vogel F, McAbee RS, Thurmond AJ (1980) Improvement of depression by REM sleep deprivation: New findings and a theory. Arch Gen Psychiatry 37:247–253

Waldmann H (1970) Zur Psychopathologie der Tagesschwankung beim depressiven Syndrom. Arch Psychiatr Nervenkr 213:177–199

Waldmann H (1972) Die Tagesschwankung in der Depression als rhythmisches Phänomen. Fortschr Neurol Psychiatr 40:83–104

Walter SD (1977) Seasonality of mania: a reappraisal. Br J Psychiatry 131:345–350

Wehr RA, Goodwin FK (1979) Rapid cycling in manic-depressives induced by tricyclic antidepressants. Arch Gen Psychiatry 36:555–559

Wehr TA, Goodwin FK (1981) Biological rhythms and psychiatry. In: Arieti S, Brodie HKH (eds) American handbook of psychiatry, 2nd edn, vol 7. Basic Books, New York, pp 46–74

Wehr TA, Goodwin FK (1983) Biological rhythms in manic-depressive illness. In: Wehr TA, Goodwin FK (eds) Circadian rhythms in psychiatry. Boxwood Press, Pacific Grove, pp 129–184

Wehr TA, Wirz-Justice A (1982) Circadian rhythm mechanisms in affective illness and in antidepressant drug action. Pharmacopsychiatry 15:31–39

Wehr TA, Wirz-Justice A, Goodwin FK, Duncan W, Gillin JC (1979) Phase advance of the circadian sleep-wake cycle as an antidepressant. Science 206:710–713

Wehr TA, Muscettola G, Goodwin FK (1980) Urinary MHPG circadian rhythm: early timing (phase advance) in manic-depressives compared with normal subjects. Arch Gen Psychiatry 37:257–263

Weitzman ED, Kripke DF, Goldmacher D, MacGregor P, Nogeire C (1970) Acute reversal of the sleep-waking cycle in man. Arch Neurol 22:483–489

Weitzman ED, Czeisler CA, Moore-Ede MC (1979) Sleep-wake, neuroendocrine and body temperature circadian rhythms under entrained and non-entrained (free-running) conditions in man. In: Suda M, Mayaishi O, Nakagawa H (eds) Biological rhythms and their central mechanism. Elsevier/North-Holland, Amsterdam, pp 199–227

Weitzman ED, Czeisler CA, Coleman RM, Dement WC, Richardson GS, Pollak CP (1979) Delayed sleep phase syndrom: a biological rhythm sleep disorder. Sleep Res 8:221

Wever R (1975) The circadian multi-oscillator system of man. Int J Chronobiol 3:19–55

Wever RA (1978) Grundlagen der Tagesperiodik beim Menschen. In: Heimann H, Pflug B (Hrsg) Rhythmusprobleme in der Psychiatrie. Aktuelle Psychiatrie 1. Fischer, Stuttgart New York, S 1–23

Wever R (1979) The circadian system of man. Springer, Berlin Heidelberg New York

Wever R (1983) Fractional desynchronization of human circadian rhythms. Pflügers Arch 396:128–137

Wever RA (1983) Organization of the human circadian system: internal interactions. In: Wehr TA, Goodwin FK (eds) Circadian rhythms in psychiatry. Boxwood Press, Pacific Grove, pp 17–32

Wever RA, Polasek J, Wildgruber CM (1983) Bright light affects human circadian rhythms. Pflügers Arch 396:85–87

Winfree A (1982) Human body clocks and the timing of sleep. Nature 297:23–27

Wirz-Justice A, Wehr TA (1981) Uncoupling of circadian rhythms in hamsters and man. In: Koella WP (ed) Sleep 1980. Karger, Basel, pp 64–72

Wirz-Justice A, Kafka MS, Naber D, Wehr TA (1980) Circadian rhythms in rat brain α- and β-adrenergic receptors are modified by chronic imipramine. Life Sci 27:341–347

Wirz-Justice A, Wehr TA, Goodwin FK, Kafka MS, Naber D, Marangos PJ, Campbell IC (1980) Antidepressant drugs slow circadian rhythms in behavior and brain neurotransmitter receptors. Psychopharmacol Bull 16:45

Wirz-Justice A, Tobler I, Kafka MS, Naber D, Marangos PJ, Borbely A, Wehr TA (1981) Sleep deprivation: effects on circadian rhythms of rat-brain neurotransmitter receptors. Psychiatr Res 5:67–76

Wirz-Justice A, Groos GA, Wehr TA (1982) The neuropharmacology of circadian timekeeping in mammals. In: Aschoff J, Daan S, Groos GA (eds) Vertebrate circadian systems: structure and physiology. Springer, Berlin Heidelberg New York

Wirz-Justice A, Kafka MS, Naber D, Campbell IC, Marangos PJ, Tamarkin L, Wehr TA (1982) Clorgyline delays the phase-position of circadian neurotransmitter receptor rhythms. Brain Res 241:115–122

Zulley J (1980) Distribution of REM sleep in entrained 24 hour and free running sleep-wake cycles. Sleep 2:377–390

Zung WWK (1967) Drugs effect on all sleep stages now receiving more intensive study. Drug Trade News 42:45–59

V. Therapie und Prophylaxe

1. Somatische Therapien

1.1 Psychopharmakotherapie affektiver Psychosen

B. WOGGON

INHALTSVERZEICHNIS

A. Einleitung

Im Mittelpunkt der Psychopharmakotherapie affektiver Psychosen steht die Behandlung und Prophylaxe mit Lithium, die in diesem Band im Kapitel von Mogens SCHOU dargestellt wird. Meine Aufgabe ist es, die Behandlung affektpsychotischer Syndrome mit anderen Psychopharmaka zu beschreiben. Es geht also um die Therapie von depressiven und manischen Syndromen, von manisch-depressiven Mischzuständen und schizoaffektiven Psychosen. Letztere wurden einbezogen, obwohl schizoaffektive Psychosen oder Mischpsychosen in der europäischen Diagnostik zur Gruppe der Schizophrenien gehören, weil sie aus therapeutischer Sicht den affektiven Psychosen nahestehen.

Die psychopharmakologische Behandlung hält sich nicht an diagnostische Einheiten, sondern wird symptom- und syndromgerichtet eingesetzt. Für die Wahl eines Psychopharmakons sind die psychopathologische Ausgestaltung und der Schweregrad eines Zustandsbildes wichtiger als seine diagnostische Zuordnung. Die psychopharmakologische Behandlung der aktuell vorliegenden psychopathologischen Symptomatik ist demnach die gleiche für depressive oder manische Syndrome im Verlauf von Affektpsychosen, bei anderen psychischen oder somatischen Erkrankungen, nach psychoreaktiver oder medikamentöser Auslösung. Erst für die Langzeitbehandlung oder Prophylaxe spielen diagnostische Überlegungen eine Rolle.

Im Gesamtbehandlungsplan schwerer psychischer Störungen nehmen Psychopharmaka einen zentralen Platz ein. Häufig ermöglicht erst eine medikamentös erzielte Besserung die Anwendung anderer Behandlungsverfahren. Psychopharmaka sind auf den Abbau von Symptomen oder pathologischen Verhaltensweisen ausgerichtet. Gesundes Verhalten, individuelles Wohlbefinden, soziale Integration, Bewältigung lebensgeschichtlich- und situationsbedingter Konflikte und Probleme können oft nicht allein durch eine Symptomreduktion erreicht werden, setzen diese aber voraus.

Behandlungsregeln basieren auf Erfahrungen mit vielen Patienten. Ihre Kenntnis ist für die Behandlung des einzelnen Patienten zwar wichtig, aber nicht ausreichend. Die routinemäßige Anwendung von Therapieschemata ist grundsätzlich abzulehnen. Nur eine sorgfältig auf den einzelnen Patienten und seine aktuelle Situation abgestimmte, d. h. also „maßgeschneiderte“ Psychopharmakotherapie, kann als gute Behandlung bezeichnet werden.

B. Depressionsbehandlung mit Antidepressiva

I. Beschreibung und Einteilung der Antidepressiva

1. Historische Entwicklung

1957 berichtete KUHN über die antidepressive Wirkung von Imipramin, eine Substanz mit trizyklischer Struktur, die als Neuroleptikum geprüft wurde. Im selben Jahr beschrieben LOOMER et al. die stimmungsaufhellende Wirkung des Monoaminooxydasehemmers Iproniazid, der in der Tuberkulosetherapie verwendet wurde. Imipramin und Iproniazid stellen die Grundsubstanzen der Antidepressiva dar.

Ausgehend von Iproniazid wurden verschiedene MAO-Hemmer mit Hydrazinstruktur entwickelt und später auch solche mit anderen chemischen Strukturen, Propargylamine und Cyclopropylamine.

Zahlreiche Strukturmodifikationen um das trizyklische Dibenzazepin-Gerüst von Imipramin führten zur Entwicklung einer ganzen Reihe trizyklischer Antidepressiva (PAIONI 1983). Mit zunehmenden Kenntnissen über die pharmakologischen und biochemischen Effekte der trizyklischen Antidepressiva wurde die Entwicklung der sog. zweiten Generation von Antidepressiva möglich. Zunächst wurden tetrazyklische Antidepressiva synthetisiert und anschließend Substanzen mit anderen, nichttrizyklischen Strukturen. Die neuen Antidepressiva unterscheiden sich nicht nur bezüglich der chemischen Struktur von den trizyklischen Antidepressiva, sondern auch bezüglich pharmakologischer und biochemischer Eigenschaften.

2. Biochemische Eigenschaften

In den fünfziger Jahren wurde von verschiedenen Arbeitsgruppen beobachtet, daß Hypertoniepatienten unter Reserpinbehandlung depressive Symptome entwickelten. Tierexperimentell konnte gezeigt werden, daß Reserpin eine Entleerung synaptischer Vesikel bewirkt, in denen Noradrenalin, Dopamin und Serotonin gespeichert sind. Die damals bekannten trizyklischen Antidepressiva und MAO-Hemmer erhöhen die Konzentration der Neurotransmitter Noradrenalin und Serotonin im synaptischen Spalt durch Hemmung der Wiederaufnahme oder des enzymatischen Abbaus. Außerdem antagonisieren sie die im Tierversuch nach Reserpin beobachteten Verhaltensänderungen. Basierend auf diesen Beobachtungen und Befunden formulierte 1965 Schildkraut die Katecholaminmangelhypothese und 1967 Coppen die Serotoninmangelhypothese der Depression.

MAO-Hemmer bewirken durch Hemmung der Monoaminooxydase einen Konzentrationsanstieg der Monoamine im synaptischen Spalt. Die meisten Autoren stimmen darin überein, daß mindestens 80% der Monoaminooxydase im Gehirn gehemmt werden muß, um eine antidepressive Wirkung zu erzielen. Gemessen wird die Hemmung der Monoaminooxydase nicht im Gehirn, sondern in den Blutplättchen. Einschränkend ist zu bemerken, daß die Relation zwischen der Hemmung der Monoaminooxydase in den Plättchen und im Gehirn nicht genau bekannt ist.

Bezieht man sich auf die Hemmung der Monoaminooxydase-Aktivität in den Blutplättchen, so besteht eine deutliche Beziehung zwischen verwendeter Dosierung des MAO-Hemmers und dem Ausmaß der Aktivitätshemmung. Es sind z. B. mindestens 60 mg Phenelzin nötig, um eine ausreichende Hemmung zu erzielen.

Es gilt heute als gesichert, daß es zwei Typen der Monoaminooxydase gibt, nämlich Typ A und B. Typ A baut vor allem Noradrenalin und Serotonin ab, Typ B Phenylaethylamin. Beide Formen sind am Abbau von Dopamin und Tyramin beteiligt. Obwohl im menschlichen Gehirn mehr als 80% der gesamten Monoaminooxydase-Aktivität dem B-Typ zuzuschreiben ist, scheint für die antidepressive Wirkung vor allem die Hemmung der MAO-A wichtig zu sein. Wird die MAO-A selektiv gehemmt, wird die Tyraminpotenzierung verringert, da dann Tyramin noch über MAO-B abgebaut werden kann. Dabei ist allerdings zu bedenken, daß die Monoaminooxydase im Darm, die wohl einen Großteil des aus der Nahrung aufgenommenen Tyramins eliminiert, vor allem vom Typ A ist.

Die klassischen MAO-Hemmer binden irreversibel an das Enzym, wodurch es zu einer Wirkungskumulierung kommt. Die Erholung der Aktivität der Monoaminooxydase erfolgt nur durch Neusynthese des Enzyms, deren Geschwindigkeit in den verschiedenen Organen unterschiedlich ist (Waldmeier 1983). Die Entwicklung reversibler MAO-Hemmer hat zwei Vorteile: 1. hält die Wirkung nicht zu lange an und 2. ist die Sicherheit dadurch erhöht, daß aufgrund des kompetetiven Hemmechanismus die am Abbau gehinderten Substrate nicht beliebig hohe Konzentrationen erreichen können. Die bisher zur Verfügung stehenden selektiven MAO-Hemmer Clorgylin (MAO-A) und Deprenyl (MAO-B) sind irreversibel. Reversible selektive MAO-Hemmer sind in Prüfung, z. B. Moclobemid (MAO-A).

Im Unterschied zu den Monoaminooxydasehemmern bewirken die anderen Antidepressiva eine Erhöhung der Konzentration von Noradrenalin und/oder

Serotonin im synaptischen Spalt durch Hemmung der Wiederaufnahme. Dabei zeigen die verschiedenen Substanzen eine unterschiedliche Präferenz für die Wiederaufnahmehemmung von Noradrenalin oder Serotonin. Amitriptylin, Clovoxamin, Doxepin und Imipramin hemmen die Wiederaufnahme von Noradrenalin und Serotonin. Desipramin, Dibenzepin, Lofepramin, Nortriptylin und Viloxazin hemmen bevorzugt Noradrenalin und Maprotilin wirkt selektiv auf Noradrenalin. Clomipramin hemmt bevorzugt Serotonin und Citalopram, Fluoxetin und Fluvoxamin hemmen selektiv die Serotoninwiederaufnahme.

Die Unterteilung der Antidepressiva entsprechend der Bevorzugung von Noradrenalin- oder Serotoninaufnahmehemmung wird dadurch kompliziert, daß Muttersubstanzen und Metaboliten diesbezüglich oft eine unterschiedliche Aktivität aufweisen. So hemmen die sekundären Amine Nortriptylin und Desipramin die Noradrenalinrückaufnahme in stärkerem Ausmaß als die tertiären Amine Amitriptylin und Imipramin. Bei Clomipramin ist die Situation noch komplizierter. Während Clomipramin bevorzugt eine Serotonin-Wiederaufnahmehemmung bewirkt, zeigt sein aktiver Metabolit Desmethylclomipramin eine Noradrenalinaufnahmehemmung. Mianserin bewirkt weder eine Serotonin- noch eine Noradrenalin-Wiederaufnahmehemmung. Es ist eher durch eine blockierende Wirkung auf α-2-Rezeptoren gekennzeichnet. Auch Trimipramin ist kein Aufnahmehemmer für Noradrenalin und Serotonin, zeigt dagegen eine dopaminantagonistische Wirkung. Trazodon hat im wesentlichen dopaminantagonistische Effekte, zusätzlich hemmt es jedoch die Serotoninwiederaufnahme. Diese Beispiele zeigen die Komplexität der biochemischen Effekte der Antidepressiva, die eine eindeutige biochemische Charakterisierung erschweren.

Hinzu kommt, daß Antidepressiva noch andere Neurotransmitterrezeptoren blockieren können. In Tabelle 1 sind einige Antidepressiva bezüglich ihrer Affinität zu verschiedenen Neurotransmitterrezeptoren in Rangreihen angeordnet. Das Ausmaß der blockierenden Wirkung auf Histamin H1-Rezeptoren korreliert gut mit der Ausprägung der sedierenden Wirkungskomponente. Von den in Tabelle 1 aufgeführten Substanzen zeigt Doxepin die stärkste Affinität zu Histamin H1-Rezeptoren und Desipramin die schwächste. Klinisch läßt sich bestätigen,

Tabelle 1. Rangreihe einiger Thymoleptika bezüglich ihrer Affinität zu verschiedenen Neurotransmitter-Rezeptoren im menschlichen Hirn. (Modifiziert nach RICHELSON 1982)

Histamin H1-Rezeptoren	Muskarinische Azetylcholin-Rezeptoren	α-1-Adrenerge Rezeptoren
Doxepin	Amitriptylin	Doxepin
Trimipramin	Protriptylin	Trimipramin
Amitriptylin	Trimipramin	Amitriptylin
Maprotilin	Doxepin	Trazodon
Amoxapin	Imipramin	Amoxapin
Nortriptylin	Nortriptylin	Nortriptylin
Imipramin	Desipramin	Maprotilin
Protriptylin	Maprotilin	Imipramin
Trazodon	Amoxapin	Protriptylin
Desipramin	Trazodon	Desipramin

daß die sedierende oder dämpfende Wirkung von Doxepin deutlich ausgeprägter ist als diejenige von Desipramin.

Die Affinität zu den muskarinischen Azetylcholinrezeptoren zeigt eine gute Korrelation mit der Ausprägung anticholinerger Nebenwirkungen. Die Rangreihe in Tabelle 1 wird von Amitriptylin angeführt, das auch klinisch besonders ausgeprägte vegetative Nebenwirkungen zeigt. Trazodon steht am Ende der Rangreihe; es ist wie andere nichttrizyklische Antidepressiva durch sehr geringe oder fehlende anticholinerge Eigenschaften gekennzeichnet. Sedierende und vor allem blutdrucksenkende Nebenwirkungen der Antidepressiva werden auf ihre antagonistische Wirkung auf α-1-adrenerge Rezeptoren zurückgeführt. Hier ist in der Rangreihe Doxepin an erster Stelle und Desipramin steht an letzter Stelle.

Antidepressiva wirken z. T. auch blockierend auf präsynaptische α-2-Rezeptoren (z. B. Mianserin und Trazodon) und auf Serotoninrezeptoren (z. B. Mianserin, Amitriptylin, Trazodon, Doxepin, Clomipramin). Die serotoninantagonistische Wirkung wird mit den anxiolytischen und sedierenden Eigenschaften in Zusammenhang gebracht.

MAO-Hemmer wirken nicht anticholinerg, antihistaminisch oder antiserotonerg (Waldmeier 1983).

Die bisher erwähnten biochemischen Wirkungen treten unmittelbar nach Applikation von Antidepressiva auf. Die längerfristige Gabe von trizyklischen Antidepressiva, nichttrizyklischen Antidepressiva, MAO-Hemmern sowie die wiederholte Anwendung von Elektrokrampftherapie und REM-Schlafentzug führt zu vielfältigen Adaptationsprozessen der Neurotransmitterrezeptoren. Die diesbezüglichen Befunde sind noch schwieriger zu interpretieren als die akuten biochemischen Veränderungen. Am besten gesichert ist die zahlenmäßige Verminderung postsynaptischer β-1-Rezeptoren, die sog. Beta-down-Regulation. Auch hier gibt es Ausnahmen, d. h. Substanzen, die keine Beta-down-Regulation bewirken, z. B. Bupropion, Citalopram, Fluoxetin, Mianserin, Trimipramin, Viloxazin und einige MAO-Hemmer (Delini-Stula 1986). Die Befunde bezüglich der langfristigen Veränderung anderer Rezeptoren sind noch uneinheitlicher und widersprüchlicher. Ihre Beziehungen zur klinischen Wirkung sind noch nicht abschließend zu beurteilen.

3. Pharmakokinetik und Metabolisierung

Genauere Kenntnisse über Pharmakokinetik und Metabolisierung liegen vor allem über die tri- und tetrazyklischen Antidepressiva vor. Sie sind gut fettlösliche Substanzen, die nach oraler Applikation fast vollständig aus dem Magen-Darmtrakt resorbiert werden. Die orale Bioverfügbarkeit liegt allerdings bei den meisten Substanzen nur zwischen 30 und 60%, bedingt durch den ausgeprägten Firstpass-Metabolismus in der Leber.

Praktisch die gesamte Dosis wird extrarenal eliminiert und die tubuläre Rückresorption ist fast vollständig. Die Permeation in den Liquor cerebrospinalis ist im allgemeinen gut. Die Abhängigkeit der Halbwertszeit vom Urin-pH ist kaum nachweisbar, die Bindung an Serumalbumin oft ausgeprägt, die metabolische Transformation ebenfalls. Eliminationsanomalien bei Leberkrankheiten können vorkommen, fehlen dagegen meist bei Nierenkrankheiten. Pharmakokinetische Arzneimittel-Wechselwirkungen (Verdrängung aus der Albuminbindung, Eliminationshemmung und Enzyminduktion) sind recht ausgeprägt.

Maximale Plasmaspiegel werden von den meisten Substanzen innerhalb von 4 Stunden erreicht. Die Konzentration im Plasma korreliert gut mit der applizierten Dosis, variiert allerdings interindividuell sehr stark. Gleiches gilt für den Steady State, der sich meist nach 1–3 Wochen einstellt. Die Eliminationshalbwertszeiten liegen zwischen 3 und 75 Stunden. Je nach untersuchter Patientenstichprobe finden sich recht unterschiedliche Angaben zu den Halbwertszeiten. Einen wichtigen Einfluß hat das Alter der Patienten. Die Unsicherheit bezüglich der tatsächlich vorliegenden Halbwertszeit wird noch dadurch verstärkt, daß die Substanzen teilweise aktive Metaboliten bilden, deren Elimination nicht mit gleicher Geschwindigkeit abläuft.

Die Metabolisierungsrate ist zwar genetisch determiniert, wird aber durch Umwelteinflüsse (z. B. Barbiturate) modifiziert. Die wichtigsten Abbauwege sind die Ringhydroxilierung, die N-Demethylierung und die N-Oxydation. Anschließend erfolgt die Glukuronidierung.

Durch N-Demethylierung der tertiären Amine (Amitriptylin, Imipramin, Clomipramin) entstehen die sekundären Amine (Nortriptylin, Desipramin und Desmethylclomipramin). Die Halbwertszeit der sekundären Amine ist in der Regel fast doppelt so lang wie die der tertiären Ausgangssubstanzen. Bei Alterspatienten mit verminderter hepatischer Oxydationskapazität kann die Metabolisierung der tertiären Amine verzögert werden. Sekundäre Amine sind dann vorzuziehen (Bowden 1985).

Die hydroxilierten Metaboliten sind wahrscheinlich auch psychoaktiv, spielen aber auch eine Rolle für Nebenwirkungen, z. B. Dihydroxymetaboliten von Imipramin und Desipramin für die kardiovaskulären Nebenwirkungen (Kutcher et al. 1986).

Bisher wurden zwei genetisch kontrollierte Hydroxylierungsdefekte beschrieben, deren klinische Bedeutung für die Behandlung mit Antidepressiva noch nicht geklärt ist (Dick et al. 1982; Küpfer et al. 1982).

Die MAO-Hemmer mit Hydrazinstruktur werden durch Azetylierung abgebaut. Es wurde vermutet, daß eine Korrelation zwischen Azetylator-Phänotypus und dem Ausmaß der Monoaminooxydasehemmung und damit auch der klinischen Wirkung besteht. Rose publizierte 1982 eine Literaturübersicht, die berechtigte Zweifel an der Bedeutung des Azetylator-Phänotyps aufkommen läßt.

Die Bestimmung von Plasmaspiegeln oder Serumkonzentrationen von Antidepressiva hat noch nicht den Stellenwert einer Routineuntersuchung erreicht. Der Zusammenhang zwischen therapeutischer Wirkung und Plasmakonzentrationen ist noch nicht geklärt. Für Nortriptylin wurden Hinweise auf eine kurvilineare Beziehung zwischen Plasmaspiegel und antidepressiver Wirkung gefunden. Der optimale Spiegel wird mit 50–150 ng/ml angegeben. Das bedeutet, daß in einem mittleren Spiegel- und damit Dosisbereich die Wirkung optimal sein soll. Dafür wurde der Begriff „therapeutisches Fenster" geprägt. Andererseits soll zwischen Nebenwirkungen und Plasmaspiegeln von Nortriptylin ein linearer Zusammenhang bestehen. Für andere Antidepressiva sind die Befunde eher dahingehend zu interpretieren, daß erst nach Erreichen eines gewissen Spiegels eine therapeutische

Wirkung zu erwarten ist, z. B. für Imipramin (plus Desipramin) sowie Amitriptylin (plus Nortriptylin) mindestens 200 ng/ml.

Der Begriff „therapeutisches Fenster“ ist gerade in bezug auf die allgemeine Tendenz zur Unterdosierung von Antidepressiva sehr kritisch zu beurteilen, weil er darauf hinweist, daß sich Dosissteigerungen negativ auswirken können.

Momentan erscheint es zweifelhaft, daß durch Plasmaspiegelbestimmungen tatsächlich eine Anhebung der Erfolgsraten bei der thymoleptischen Behandlung erreicht werden kann.

4. Klinische Wirkung

Es ist überraschend schwierig, die klinische Wirkung der Antidepressiva zu definieren. Antidepressiva bewirken eine Rückbildung der gesamten depressiven Symptomatik. Schlafmittel, Anxiolytika, Neuroleptika und Psychostimulantien beeinflussen dagegen in der Regel nur Teilaspekte der depressiven Symptomatik und werden deshalb nicht als Antidepressiva im eigentlichen Sinne bezeichnet.

Antidepressiva wirken stimmungsaufhellend, anxiolytisch und mehr oder weniger stark sedierend oder aktivierend. Das Ausmaß dieser Wirkungskomponenten ist verschieden ausgeprägt und ihre Beziehung zueinander ist nicht eindeutig. Die ursprüngliche Annahme, daß Antidepressiva mit ausgeprägter sedierender Wirkungskomponente stärker anxiolytisch wirken als weniger sedierende Substanzen, hat sich nicht bestätigt. Besonders deutlich zeigt sich das am Beispiel der Monoaminooxydasehemmer. Diese als aktivierend beschriebene Substanzgruppe hat sich in den letzten Jahren als besonders wirksam bei ängstlich getönten Depressionen und auch bei eigentlichen Angst- und Panikerkrankungen erwiesen.

Das Ausmaß der sedierenden Wirkungskomponente wird von verschiedenen Autoren unterschiedlich gewichtet. Substanzen mit gering ausgeprägter sedierender Wirkungskomponente, wie z. B. Desipramin oder Nortriptylin, werden von manchen Autoren (insbesondere im deutschen Sprachbereich) als aktivierend bezeichnet.

KIELHOLZ (1971) hat versucht, die verschiedenen Antidepressiva aufgrund von drei Wirkungskomponenten zu charakterisieren: depressionslösend/stimmungsaufhellend, psychomotorisch aktivierend und psychomotorisch dämpfend. Das jeweilige Ausmaß dieser drei Wirkungskomponenten wurde klinisch geschätzt und die Substanzen daraufhin in das sog. Dreikomponentenschema eingeordnet. Diese besonders im deutschsprachigen Teil von Europa lange Jahre verwendete schematische Einteilung der Antidepressiva hat sich klinisch nur teilweise bewährt. Insbesondere die angenommene unterschiedliche Ausprägung der stimmungsaufhellenden Wirkungskomponente hat sich in vergleichenden Untersuchungen nicht bestätigen lassen.

5. Einteilung der Antidepressiva

Die in der Bundesrepublik Deutschland, in Österreich und in der Schweiz verfügbaren Antidepressiva sind in Tabelle 2 aufgeführt. Die Gruppierung der Substanzen entspricht der üblichen Einteilung der Antidepressiva.

Tabelle 2. Antidepressiva

Generic Name	Handelsnamen			Dosis (per os, mg/Tag)
	BRD	Österreich	Schweiz	
1. Trizyklische Antidepressiva				
Amitriptylin	Laroxyl	Laroxyl	Laroxyl	75–300
	Saroten	Saroten	Saroten	
	Tryptizol	Tryptizol	Tryptizol	
Amitriptylinoxid	Equilibrin	Equilibrin	–	75–300
Butriptylin	–	Evasidol	–	75–150
Clomipramin (= Chlorimipramin)	Anafranil	Anafranil	Anafranil	75–300
Desipramin (= Desmethylimipramin = Desimipramin)	Pertofran	Pertofran	Pertofran	75–300
Dibenzepin	Noveril	Noveril	Noveril	240–720
Dimetracin	Istonil	Istonil	Istonil	75–600
Dosulepin	–	Idom	–	75–200
	–	Xerenal	–	
Doxepin	Sinquan	Sinquan	Sinquan	75–300
	Aponal	Aponal	–	
Imipramin	Tofranil	Tofranil	Tofranil	75–300
Lofepramin	Gamonil	Gamonil	Gamonil	105–210
Melitracen	Trausabun	Trausabun	Dixeran	75–250
Nortriptylin	Nortrilen	Nortrilen	Nortrilen	30–300
	Acetexa	–	–	
Noxiptilin	Agedal	–	–	75–450
Protriptylin	Maximed	Maximed	Concordin	15– 60
Trimipramin	Stangyl	Stangyl	Surmontil	75–400
2. Tetrazyklische Antidepressiva				
Maprotilin	Ludiomil	Ludiomil	Ludiomil	75–225
Mianserin	Tolvin	Tolvin	Tolvon	30–120
3. Andere Strukturen				
Fluvoxamin	Fevarin	Myroxin	Floxyfral	100–300
Trazodon	Thrombran	Thrombran	–	100–600
	–	Trittico	Trittico	
Viloxazin	Vivalan	Vivalan	–	150–500
4. MAO-Hemmer				
Isocarboxazid	–	–	Marplan	30– 90
Tranylcypromin	Parnate	–	–	10–100

II. Behandlung mit Antidepressiva

1. Indikationsstellung für eine Behandlung mit Antidepressiva

Üblicherweise wird in der Medizin vor der Behandlung eine Diagnose gestellt. Anschließend an die Syndromdiagnose wird eine nosologische und wenn möglich ätiologische Zuordnung vorgenommen. Dieses jedem Arzt vertraute Vorgehen gestaltet sich bei der Diagnostik depressiver Syndrome sehr schwierig. Der genaue Entstehungsmechanismus der Depressionen ist nicht bekannt. Angenommen werden somatogene, endogene und psychogene Depressionen. Am sichersten ist die Gruppe der somatogenen Depressionen abzugrenzen. Die Unterscheidung zwischen endogenen und psychogenen Depressionen ist dagegen nicht immer mit Sicherheit vorzunehmen. Am ehesten gelingt sie durch das Vorhandensein anderer Symptome oder Syndrome, z. B. schizophrener Symptome bei Depressionen im Rahmen von Schizophrenien und schizoaffektiven Psychosen oder manischer Syndrome bei manisch-depressiven Erkrankungen. Besonders schwierig ist die Unterscheidung zwischen monopolaren endogenen Depressionen und psychogenen Depressionen (neurotisch oder reaktiv). Als wichtigstes Merkmal für die Unterscheidung zwischen endogenen und psychogenen Depressionen wird der phasenhafte Verlauf der endogenen Depression angesehen. Katamnestische Untersuchungen haben jedoch gezeigt, daß bei monopolaren endogenen Depressionen 15% nur einmal auftreten, 22% zweimal und 12% dreimal im Leben. Insgesamt beträgt damit der Prozentsatz endogener Depressionen mit seltenen Phasen fast 50% (ANGST 1981). Die Bedeutung der differentialdiagnostischen Schwierigkeiten wurde zusätzlich dadurch unterstrichen, daß Berichte über die unterschiedliche Wirksamkeit von Antidepressiva bei verschiedenen Diagnosegruppen zu stark verallgemeinert wurden. Die häufig aufgestellte Behauptung, Antidepressiva wirkten bei endogenen Depressionen besser als bei psychogenen Depressionen, kann aufgrund der Literatur nicht belegt werden (WOGGON 1983).

Die Indikationsstellung für eine Behandlung mit Antidepressiva sollte sich weniger nach der Diagnose als nach dem Ausmaß der depressiven Symptomatik richten. Dabei sind zusätzlich zum subjektiven Leiden des Patienten auch die sozialen Konsequenzen depressiver Erkrankungen zu berücksichtigen, insbesondere Beziehungskonflikte, Leistungsabfall und Suizid.

2. Auswahl eines Präparates

Bisher fehlen verläßliche Kriterien, die eine sichere Auswahl des für einen individuellen Patienten gerade jetzt richtigen Antidepressivums ermöglichen. Die Vielzahl von Untersuchungen im Rahmen der Prädiktorforschung haben insgesamt wenige positive Resultate erbracht. Dies gilt nicht nur für die Vorhersage der Wirksamkeit einzelner Präparate oder Substanzgruppen, sondern auch für die Vorhersage der Wirksamkeit von Antidepressiva im allgemeinen.

Es liegt eine Fülle biologisch-psychiatrischer Untersuchungen vor, in denen die Beziehung zwischen möglichen biologischen Prädiktoren und der therapeutischen Wirkung verschiedener Antidepressiva überprüft worden ist: Menge des im Urin ausgeschiedenen Noradrenalin-Metaboliten 3-Methoxy-4-Hydroxy-Phenylglykol (MHPG), Konzentration von 5-Hydroxy-Indolessigsäure im Liquor, Dexamethason-Test, TRH-Test, REM-Schlaf-Suppression, Ansprechen auf Einzeldosis von D-Amphetamin oder Schlafentzug. Die Zusammenfassung der vorliegenden Resultate erlaubt noch keine abschließende Beurteilung zugunsten einer Verwendung in der Depressionsbehandlung.

Die bisherige Behandlungsanamnese kann Hinweise für die Auswahl eines Antidepressivums geben. Manche Patienten sprechen in verschiedenen Krankheitsphasen immer wieder auf das gleiche Präparat gut an. Allerdings muß berücksichtigt werden, daß die positive oder negative Reaktion auf eine Substanz nicht mit Sicherheit reproduzierbar ist. Dafür spielt die Unsicherheit bei der Definition von Respondern und Nonrespondern eine wichtige Rolle. Es läßt sich nicht entscheiden, ob eine beobachtete Besserung ursächlich auf die Behandlung zurückzuführen ist oder ob es sich um einen Plazeboeffekt oder um eine Spontanremission handelt. Spricht ein Patient nicht auf ein Antidepressivum an, so kann es sich nicht nur um eine echte Resistenz handeln, sondern Behandlungsfehler können diese vortäuschen.

Das Muster der psychopathologischen Symptomatik erlaubt keinen Hinweis darauf, ob eher ein Präparat mit Präferenz für Serotonin- oder Noradrenalin-Aufnahmehemmung indiziert ist.

Das Vorhandensein von wahnhaften Vorstellungen und Sinnestäuschungen gilt allgemein als ungünstig bezüglich des Ansprechens auf Antidepressiva. Dabei ist zu berücksichtigen, daß diese Symptome vor allem bei sehr schwer ausgeprägten Depressionen vorkommen. Je schwerer die Depression ausgeprägt ist, um so weniger durchgreifend ist die Wirkung der verschiedenen therapeutischen Verfahren. Eine differentielle Indikation für einzelne Präparate läßt sich daraus nicht ableiten.

Monoaminooxydasehemmer sollen vor allem bei sog. atypischen Depressionen wirksam sein. Darunter sind depressive Syndrome zu verstehen, die sich in folgender Weise beschreiben oder von typischen Depressionen abgrenzen lassen (Nies 1984):

1. Weniger ausgeprägter phasischer Verlauf.
2. Keine typische Tagesrhythmik; am ehesten abendliche Verschlechterung und Schwankung von Tag zu Tag.
3. Weniger ausgeprägte Depressionstiefe.
4. Starke Angstsymptomatik.
5. Reizbarkeit statt Selbstvorwürfen, Fehlen intensiver wahnhafter Schuldideen.
6. Reaktivität auf persönliche Kontakte und andere äußere Stimuli erhalten.
7. Eher Einschlafstörungen oder vermehrter Schlaf, Zunahme von Appetit und Gewicht.
8. Neurotische, reaktive Züge.

Kontrollierte Studien fehlen, die eine sichere Differentialindikation von MAO-Hemmern im Vergleich zu anderen Antidepressiva aufgrund der psychopathologischen Symptomatik bestätigen.

Das Ausmaß der depressiven Hemmung oder Agitiertheit wird zur Auswahl eines mehr oder weniger sedierenden Antidepressivums verwendet. Dies, obwohl sich in kontrollierten Untersuchungen in der Regel kein Wirkungsunterschied zwischen sedierenden und nichtsedierenden Antidepressiva bei gehemmten oder agitierten depressiven Syndromen nachweisen läßt. Es ist strittig, wie diese Diskrepanz zwischen klinischer Erfahrung und Forschungsresultaten zu interpretieren ist. Es ist möglich, daß methodische Mängel dazu führen, daß sich die klinische Erfahrung in Forschungsstudien nicht reproduzieren läßt. Dafür könnte z. B. die oft sehr kleine Patientenzahl in Forschungsstudien verantwortlich sein,

Tabelle 3. Ausmaß (geschätzt) der initial sedierenden und anticholinergen Wirkung einiger Antidepressiva

	Anticholinerg	Initial sedierend
Trizyklische Antidepressiva		
Amitriptylin	+++	+++
Clomipramin	++	++
Desimipramin	+	+
Dibenzepin	+	+
Doxepin	++	+++
Imipramin	++	++
Lofepramin	+	+
Nortriptylin	++	+
Tetrazyklische Antidepressiva		
Maprotilin	+	++
Mianserin	–	+++
Andere Strukturen		
Fluvoxamin	–	+
Trazodon	–	+++
Viloxazin	–	+
MAO-Hemmer		
Isocarboxazid	–	–
Tranylcypromin	–	–

die den Nachweis vorhandener Unterschiede verunmöglicht (Betafehler). Andererseits ist auch denkbar, daß der praktisch tätige Psychiater am klinischen Erfahrungsgut festhält, weil verläßlichere Kriterien nicht zur Verfügung stehen. Es wäre sicher sehr schwierig, sich selbst und den Patienten gegenüber zuzugeben, daß man das verordnete Medikament ganz zufällig ausgewählt hat, wie beim Losеziehen oder Würfeln.

In Tabelle 3 ist das Ausmaß der initial sedierenden und anticholinergen Wirkung gebräuchlicher Antidepressiva vermerkt. Dabei ist zu berücksichtigen, daß es sich um Schätzungen handelt und nicht um Meßergebnisse. Bei den aktivierenden Substanzen wurde die initial sedierende Wirkung als fehlend (–) markiert.

Der Zusammenhang zwischen der Applikation wenig sedierender oder aktivierender Antidepressiva und vermehrtem Suizidrisiko wirkt einleuchtend, ist jedoch nicht belegt. Gerade im ambulanten Bereich muß die Verordnung stark sedierender Antidepressiva kritisch beurteilt und genau überlegt werden.

Das wichtigste Kriterium für die Auswahl eines Antidepressivums stellt sein Nebenwirkungsprofil dar. Anticholinerg wirkende Antidepressiva sind zu vermeiden bei Patienten mit bestehenden Überleitungsstörungen im EKG, Engwinkelglaukom, Pylorusstenose, Prostatahypertrophie und Harnverhalten. Gleiches gilt für Patienten, von denen anamnestisch eine starke Empfindlichkeit gegenüber der anticholinergen Wirkungskomponente bekannt ist, die die Behandlung mit solchen Substanzen kompliziert.

Vor allem in der ambulanten Behandlungssituation wird man als erstes Antidepressivum lieber eine nichttrizyklische Substanz verwenden, um das Risiko der

Noncompliance wegen Nebenwirkungen möglichst klein zu halten. Die häufig geäußerte Befürchtung, daß diese Substanzen weniger wirksam sind, hat sich bisher nicht bestätigen lassen. Die publizierten Responseraten der alten und neuen Antidepressiva sind nicht verschieden.

Bei Nichtansprechen auf ein nebenwirkungsarmes neues Präparat ist der Wechsel zu einer klassischen trizyklischen Substanz sicher gerechtfertigt. MAO-Hemmer werden in der Regel erst bei Nichtansprechen auf verschiedene trizyklische Antidepressiva eingesetzt.

Andere Präparate, die bei therapieresistenten Depressionen angewendet werden können, werden gesondert in Abschnitt C. III besprochen.

3. Applikationsform

Antidepressiva werden in der Regel oral verabreicht und gut resorbiert. Die parenterale Applikation ist speziellen Situationen vorbehalten.

Die intramuskuläre Applikation wird eigentlich nur bei seltenen Fällen von Medikationsverweigerung wahnhafter oder ausgeprägt suizidaler Patienten angewendet. Die intravenöse Applikation, insbesondere in Form von Infusionen, wird bei therapieresistenten Depressionen durchgeführt. Es ist allerdings nach wie vor umstritten, ob die intravenöse Applikation wirksamer ist als die orale Thymoleptikabehandlung.

Wegen des fehlenden First-pass-Effektes stellt sich nach parenteraler Applikation ein anderes Konzentrationsverhältnis von Muttersubstanz und Metaboliten ein, was zur Wirkungsmodifizierung und vor allem zur Veränderung der Verträglichkeit führen kann.

4. Dosierung

Wegen der anfänglich manchmal subjektiv recht unangenehmen Nebenwirkungen wird die Behandlung in der Regel nicht mit der vollen therapeutischen Dosis begonnen. Bei der Behandlung mit gut verträglichen Präparaten kann initial die Hälfte der wirksamen Tagesdosis verordnet werden. Zumindest bei körperlich gesunden Patienten sollte die volle Dosis (entsprechend 150 mg Imipramin) innerhalb von 3–5 Tagen erreicht werden. Bei Alterspatienten oder Vorliegen somatischer Erkrankungen beginnt man nur mit einem Drittel der üblichen Initialdosis.

Besonders bei Behandlungsbeginn ist die enge ärztliche Betreuung des Patienten von großer Wichtigkeit. Bei manchen ambulanten Patienten ist nach Gabe einer ersten Testdosis eine telefonische Visite sehr nützlich. Gerade bei der Anwendung stärker sedierender Substanzen ist die Festsetzung der Tagesdosis oft erst nach Wirkungsbeurteilung der ersten Dosis möglich.

Aufgrund der langen Halbwertszeiten der Antidepressiva und/oder ihrer Metaboliten können sie ein- bis zweimal täglich anstelle der üblichen dreimal täglichen Dosierung appliziert werden. Dabei ist die Einnahme direkt vor dem Schlafengehen zu bevorzugen. Dadurch treten weniger Nebenwirkungen auf, und die

Schlafstörungen werden günstig beeinflußt. Dies gilt verblüffenderweise auch bei der Einnahme wenig sedierender und manchmal auch bei der Einnahme aktivierender Substanzen. Erst bei Verschlechterung der Schlafqualität muß eine frühere Einnahme der letzten Tagesdosis (z. B. gegen 16.00 h) angeordnet werden.

In Tabelle 2 ist die Dosierungsspannbreite der im deutschsprachigen Teil von Europa im Handel befindlichen Antidepressiva angegeben. Im Unterschied zum Kapitel „Psychopharmakotherapie“ in der letzten Ausgabe von „Psychiatrie der Gegenwart“ (ANGST u. WOGGON 1980) wurde darauf verzichtet, Dosierungen für den ambulanten und stationären Gebrauch getrennt aufzuführen, weil sich diese Auftrennung ganz allgemein nicht bewährt hat. Die niedrigere Dosis stellt die übliche initiale Tagesdosis dar, die höhere Dosis die üblicherweise höchste Dosierung. Diese kann jedoch bei guter Verträglichkeit und ausbleibendem Erfolg auch überschritten werden. Erfahrungsgemäß sind Überdosierungen mit Antidepressiva sehr viel seltener als Unterdosierungen, die zahlenmäßig kraß überwiegen.

5. Zusatzmedikation

Viele depressive Patienten leiden unter Schlafstörungen. Sind diese ausgeprägt und/oder hartnäckig, ist die zusätzliche Verordnung eines Hypnotikums indiziert. Die Auswahl des Hypnotikums richtet sich vor allem danach, ob Einschlaf- oder Durchschlafstörungen vorliegen. Anstelle eines Hypnotikums kann auch ein Neuroleptikum verwendet werden. In dieser Indikation haben sich Levomepromazin und Clozapin besonders gut bewährt.

Thymoleptika werden erfolgreich zur Behandlung von Angst- und Zwangskrankheiten verwendet. Trotzdem kann bei stärkerer ängstlicher Einfärbung einer Depression die zusätzliche Gabe eines Anxiolytikums hilfreich sein, insbesondere in den ersten Tagen. Benzodiazepine werden diesbezüglich meistens als wirksamer erlebt als Betarezeptorenblocker. Letztere haben sich eher zur Linderung vegetativer und kardiovaskulärer Nebenwirkungen der Thymoleptika bewährt.

6. Interaktionen

a) Thymoleptika

Es gibt eine Fülle von Berichten über Interaktionen von Thymoleptika, insbesondere trizyklischer Antidepressiva, mit anderen Medikamenten. Von diesen sind viele bezüglich ihrer klinischen Relevanz nicht abgeklärt. Ausführliche tabellarische Übersichten finden sich bei SALZMAN u. HOFFMAN (1983) sowie PÖLDINGER u. WIDER (1986). Hier sollen nur einige wichtige Interaktionen herausgehoben werden.

Substanzen, die eine induzierende Wirkung auf den hepatischen Metabolismus haben, können eine Plasmaspiegelsenkung der trizyklischen Antidepressiva hervorrufen, z. B. Alkohol, Barbiturate, Carbamazepin, Chloralhydrat, orale Kontrazeptiva, Phenylbutazon, Phenytoin, Rauchen. Umgekehrt können Substanzen über eine Hemmung des Lebermetabolismus den Abbau der trizyklischen Antidepressiva verzögern und damit die Plasmaspiegel anheben, was vor allem zu vermehrten Nebenwirkungen führen kann, z. B. Cimetidin, Methylphenidat, Isoniazid, MAO-Hemmer, Disulfiram, Chloramphenicol, Aspirin und Neuroleptika. Thymoleptika werden nicht nur selbst durch Interaktion mit anderen Substanzen in ihrer Verträglichkeit verändert, sondern können ihrerseits auch wirkungsmodifizierend auf andere Medikamente einwirken. Sie vermindern die blutdrucksenkende Wirkung adrenerger Neuronenhemmer wie Bethanidin, Clonidin, Methyldopa, Guanethidin und Debrisoquin. Sie verstärken die kardiovaskulären Wirkungen von Katecholaminen (auch in Kombination mit Lokalanaesthestika), Phenylephrin und die Wirkung von Cumarin-Antikoagulantien. Die gleichzeitige Gabe von Antidepressiva und Alkohol führt zu einer Verstärkung der ZNS-Depression.

b) MAO-Hemmer

Pharmakologisch ist mit allen sympathomimetischen Substanzen eine Interaktion zu erwarten. Aus theoretischen Gründen werden für viele Medikamente Interaktionen mit MAO-Hemmern angenommen. Klinisch belegt sind jedoch nur wenige (Hansten 1979): Amphetamine, Cyclamat, Ephedrin, Epinephrin, L-Dopa, Meperidin, Metaraminol, Norepinephrin, Phenylephrin, Phenylpropanolamin und Tyramin. Insbesondere muß auch auf die Vermeidung rezeptfreier Medikamente gegen Erkältungen und Heuschnupfen hingewiesen werden.

Sowohl für die Umstellung von einem MAO-Hemmer auf einen nächsten als auch für die Umstellung von einem MAO-Hemmer auf ein trizyklisches Antidepressivum wird ein Zwischenintervall empfohlen. Aufgrund von Berichten über Unverträglichkeitsreaktionen nach raschem Wechsel ist das Intervall möglichst lang auszudehnen, mindestens jedoch 7–10 Tage (True et al. 1985; White u. Simpson 1984).

Rascher Wechsel von einem MAO-Hemmer auf ein trizyklisches Antidepressivum bewirkt keine hypertensive Krise (s. H.I.), sondern die gleichen Nebenwirkungen wie die Kombinationsbehandlung, nämlich Hyperthermie, epileptische Anfälle, Delirien.

Die verschiedenen vorliegenden Diätvorschriften laufen alle darauf hinaus, daß tyraminhaltige Nahrungsmittel verboten oder in ihrem Konsum eingeschränkt werden sollen. Offenbar ist eine Aufnahme von mehr als 10 mg Tyramin riskant. Allerdings können auch andere vasoaktive Amine, wie Histamin, Serotonin, Levodopa (Dopamin), zumindest mitverantwortlich sein für die sog. Käsereaktion. So ist z. B. Levodopa in broad bean pods (Saubohnenhülsen) enthalten. Die Unsicherheit über den Tyramingehalt der verschiedenen Nahrungsmittel ist groß, die publizierten Werte sind unterschiedlich. Ein Grund liegt sicher darin, daß auch die gleichen Nahrungsmittel in ihrem Tyramingehalt variieren können.

Die Abgabe langer und für Patienten und verschreibende Ärzte schwer zu verstehender Diätlisten führt in der Regel zu einer mangelnden Compliance der Patienten. Sullivan u. Shulman (1984) haben 20 verschiedene Diätlisten überprüft, in denen insgesamt 70 verschiedene Nahrungsmittel verboten wurden. Sie stellten fest, daß manche Nahrungsmittel nur aufgrund einzelner kasuistischer Berichte

Tabelle 4. Diätetische Einschränkungen bei Behandlung mit MAO-Hemmern. (Nach McCabe u. Tsuang 1982)

Verboten:

Bier, Wein (besonders Chianti), Käse (ausgenommen Hüttenkäse und Doppelrahmkäse), geräucherter oder eingelegter Fisch (Hering), Rinds- oder Hühnerleber, Dauerwürste, *Hülsen* von Saubohnen (Fava oder Broad Beans, auch Italian Green Beans genannt), Bierhefe-Extrakt als Vitaminzusatz

In kleinen Mengen erlaubt:

Andere alkoholische Getränke, reife Avocados, reife Bananen, Sauerrahm, Soyasauce (? individuelle Glutamat-Überempfindlichkeit), Joghurt

Erlaubt, behauptetes Risiko nicht bewiesen:

Schokolade, Feigen, Fleisch-Zartmacher, Rosinen, Hefebrot, Kaffee, Tee und koffeinhaltige Getränke

---

in diese Diätlisten aufgenommen wurden, und kamen zu dem Schluß, daß nur vier Nahrungsmittel absolut verboten werden sollten: reifer Käse, eingelegter Fisch (Hering), konzentrierter yeast extract (Bierhefe) und broad bean pods (Saubohnenhülsen). Sie sind der Ansicht, daß Alkohol nicht komplett zu verbieten ist, auch nicht Chianti. Bezüglich alkoholischer Getränke sind die Meinungen verschiedener Autoren uneinheitlich. Während McCabe u. Tsuang (1982) z. B. Bier und Wein (insbesondere Chianti) verbieten, haben Walker et al. (1984) folgende alkoholische Getränke verboten: Chianti, Rotweine, Bier, Sherry und Liköre; sie gestatten den mäßigen Genuß von klarem Schnaps und Weißwein. Die Liste von McCabe u. Tsuang ist aufgrund breiter Literaturrecherchen zusammengestellt worden und wird in mehreren Kliniken verwendet (Tabelle 4).

7. Behandlungsdauer und Prophylaxe

Klinische Erfahrung und kontrollierte Studien sprechen dafür, die antidepressive Behandlung nach Erreichen von Symptomfreiheit 3–6 Monate weiterzuführen. Früheres Absetzen führt in einem hohen Prozentsatz der Fälle zum Rückfall (50–70%). Das Absetzen sollte auch nach dieser Zeit nicht abrupt, sondern ausschleichend erfolgen, am besten durch Dosisreduktion um jeweils höchstens $^1/_3$. Bei manchen Patienten muß jedoch schon vorher eine Dosisreduktion erfolgen, da unter gleichbleibender Dosierung Nebenwirkungen neu auftreten oder sich intensivieren.

Für die Beurteilung, ob ein Patient symptomfrei ist, müssen auch milde ausgeprägte Symptome mitberücksichtigt werden. Folgende Symptome sind häufig auch noch nach Abklingen der eigentlichen depressiven Verstimmung vorhanden:

1. Konzentrationsstörungen,
2. Schlafstörungen und
3. Libidoverminderung.

Letztere kann sowohl als depressives Symptom als auch als Nebenwirkung der Antidepressiva auftreten.

Zur Beurteilung der Symptomfreiheit ist es oft hilfreich, vom Patienten eine subjektive Gewichtung seiner Symptome vornehmen zu lassen. Bei manchen Patienten läßt sich der Verlauf am besten aufgrund eines somatischen Symptoms beurteilen, z. B. Kopfschmerzen.

Für die Prophylaxe bipolarer Affektpsychosen gilt Lithium als Therapie der Wahl. Die Situation für unipolare Affektpsychosen ohne Manien ist weniger eindeutig. Einige Autoren sind der Meinung, daß die prophylaktische Wirksamkeit der Thymoleptika derjenigen von Lithium gleichzusetzen ist. Diese Ansicht ist jedoch nicht unwidersprochen geblieben.

Aus Nachuntersuchungen von nicht dauerbehandelten Patienten hat sich ergeben, daß Patienten mit mehr als drei depressiven Krankheitsphasen gehäuft zur Gruppe der bipolaren Affektpsychosen gehören (ANGST 1981).

Es ist bisher noch nicht gesichert, daß die Dauerbehandlung mit Antidepressiva zu einer Verlaufsveränderung im Sinne des Rapid cycling führt. Darunter ist ein Verlauf zu verstehen, bei dem 4 manische und/oder depressive Episoden pro Jahr auftreten, entsprechend 2 manisch-depressiven Zyklen.

C. Therapieresistente Depressionen

I. Definition

Es ist bisher nicht gelungen, eine allgemeingültige Definition zu erarbeiten. Am häufigsten werden die folgenden Definitionen verwendet:

1. Nichtansprechen auf die Behandlung mit dem ersten Antidepressivum. Diese Definition trifft auf 30% der Erstbehandlungen zu. Dabei ist allerdings zu bedenken, daß in der Definition nicht berücksichtigt wird, ob die Behandlung adäquat war.
2. Nichtansprechen auf die erste adäquate Behandlung, d.h. entsprechend 150 mg Imipramin täglich über 4–6 Wochen.
3. Nichtansprechen auf das zweite Antidepressivum.
4. Nichtansprechen auf mindestens zwei Antidepressiva und eine Elektrokrampftherapie.
5. Nichtansprechen auf mindestens zwei Antidepressiva und Dauer von mindestens einem Jahr. Diese letzte Definition trifft auf etwa 20% der behandelten Depressionen zu (AYD 1983).

Untersuchungen an verschiedenen Patientenstichproben kommen in der Regel zu verschiedenen Prozentsätzen therapieresistenter Patienten, selbst wenn die gleiche Definition für Therapieresistenz verwendet wird. Gründe dafür liegen nicht nur in der unterschiedlichen Behandlungstechnik, sondern auch in der verschiedenen Prognose unterschiedlicher Patientenpopulationen.

II. Gründe für ausbleibenden Behandlungserfolg

Übersichtsarbeiten zu diesem Thema enthalten z. T. lange Listen von verschiedenen Faktoren, die eine Therapieresistenz bewirken können. Diese lassen sich zusammenfassen zu drei wesentlichen Gründen:

1. Mangelnde Compliance. Patienten nehmen häufig die verordnete Medikation nicht oder unzuverlässig ein. Dafür können Nebenwirkungen verantwortlich sein, aber auch eine prinzipiell negative Einstellung gegenüber Medikamenten allgemein oder Psychopharmaka im besonderen. Eine Verbesserung ist am ehesten durch Intensivierung von Informationen und Aufklärung durch den Arzt zu erreichen, am besten unter Einbezug der Angehörigen und nahen Bezugspersonen.

2. Inadäquate Behandlung. Viele depressive Patienten werden gar nicht mit Antidepressiva behandelt. Dies trifft nicht nur auf ambulante Behandlungen zu, sondern auch auf stationäre. Wird überhaupt ein Antidepressivum verschrieben, so oft in Dosierungen, die deutlich kleiner sind als die vom Hersteller empfohlenen Dosierungen (KELLER et al. 1982; KOTIN et al. 1973; SCHATZBERG et al. 1983). Untersuchungen an größeren Patientenstichproben mit sog. therapieresistenter Depression haben ergeben, daß 30–80% inadäquate Dosierungen erhalten haben. Wurden solche Patienten anschließend mit adäquaten Dosierungen behandelt, so zeigten 50% einen positiven Behandlungserfolg (QUITKIN 1985).

Auch die Nachuntersuchung von schwer depressiven Patienten mit Suizidversuchen oder Suiziden im ambulanten oder stationären Setting ergibt, daß nur ein kleiner Teil adäquat antidepressiv behandelt worden ist (MICHEL 1986; MODESTIN 1985). Sogar Patienten, die von ihrem Arzt wegen therapieresistenter Depression zum Psychochirurgen geschickt werden, weisen oft eine inadäquate Behandlungsanamnese auf (BRIDGES 1983). Nicht nur die Dosierung von Antidepressiva, sondern auch die Behandlungsdauer ist häufig inadäquat. Selbst bei vorsichtig einschleichender Dosierung wird von den meisten Kollegen eine sechswöchige Behandlung als lang genug angesehen, um den Behandlungserfolg beurteilen zu können. Bei frisch hospitalisierten Patienten genügt in der Regel eine zehntägige Applikation in klinisch wirksamen Dosierungen, um das Ansprechen des Patienten zu beurteilen (WOGGON 1983). Besonders im ambulanten Behandlungssetting ist die Tendenz verbreitet, niedrig dosiert und dafür langfristig (oft über Monate!) zu behandeln.

3. Auch bei adäquater Dosierung und Behandlungsdauer gibt es Nonresponder, z. T. bedingt durch Stoffwechselvarianten, Interaktionen von Antidepressiva mit anderen Substanzen oder bei Depressionen mit ausgesprochener Tendenz zur Chronifizierung.

III. Behandlungsmöglichkeiten

Der Einsatz von Lithium, Schlafentzug und Elektroschock wird in anderen Kapiteln dieses Bandes dargestellt. Dieses Kapitel beschränkt sich auf medikamentöse Behandlungsmöglichkeiten mit Ausnahme von Lithium.

1. Hochdosierung von Thymoleptika

Sprechen Patienten auf adäquate Thymoleptikadosierungen (entsprechend 150 mg Imipramin täglich) nicht an, so ist eine Steigerung der Dosierung auf Tagesdosen entsprechend 150–300 mg Imipramin gerechtfertigt. QUITKIN (1985) vertritt die Ansicht, daß Patienten gar nicht als resistent auf Thymoleptika bezeichnet werden sollten, bevor sie nicht mit Dosierungen entsprechend 300 mg Imipramin täglich behandelt worden sind. Bleibt der Therapieerfolg bei diesen Dosierungen aus, kann in 50 mg-Schritten weiter gesteigert werden, aus Sicherheitsgründen unter EKG-Kontrolle. SCHUCKIT u. FEIGHNER (1972) berichten über die Behandlung mit Dosierungen bis 700 mg täglich. Es fragt sich, ob es sich bei Patienten, die so hohe Dosen benötigen und gut vertragen, nicht um Stoffwechselvarianten handelt.

2. Infusionstherapie mit Thymoleptika

Verschiedene Antidepressiva können zur intravenösen Infusionstherapie verwendet werden, z. B. Amitriptylin, Clomipramin, Dibenzepin, Doxepin, Maprotilin, Trazodon und Trimipramin.

Als Infusionslösung werden physiologische Kochsalzlösung oder isotonische Glukoselösung verwendet. Die empfohlene Infusionsdauer ist verschieden, sie liegt zwischen 90 Minuten und 24 Stunden.

Wegen der Gefahr von Hypotonien sollten die Patienten auch im Anschluß an die Infusion noch ½–1 Stunde liegen bleiben. Die Verträglichkeit der Infusionen ist verblüffend gut. Vereinzelt treten gastrointestinale Störungen auf, vor allem Übelkeit.

Es ist nach wie vor umstritten, ob tatsächlich eine bessere Wirksamkeit der Antidepressiva bei intravenöser Verabreichung vorliegt als bei oraler Gabe. Die meisten Patienten empfinden subjektiv die Infusionstherapie sehr angenehm, z. T. wegen der vermehrten Zuwendung, z. T. wegen der Behandlung im Liegen (besonders bei schwerer depressiver Hemmung), z. T. aber auch wegen des Gefühls, als schwer kranker Patient ernstgenommen zu werden.

3. Neuroleptika

Neuroleptika werden bei Depressionen selten als Monotherapie eingesetzt. Bei agitierten, schwer suizidalen und wahnhaften Depressionen werden Neuroleptika als Zusatzmedikation zu den Antidepressiva verwendet, vor allem wegen ihrer sedierenden Wirkungskomponente.

Folgenden Neuroleptika wird eine antidepressive Wirkung zugeschrieben: Chlorprothixen, Flupenthixol, Levomepromazin, Sulpirid und Thioridazin (BENKERT u. HIPPIUS 1986). Diese Substanzen werden auch bevorzugt angewendet, wenn bei Therapieresistenz auf Thymoleptika eine Depression neuroleptisch behandelt werden soll. Möglicherweise besteht ein Zusammenhang zwischen der antidepressiven Wirkung der Neuroleptika und der Dopaminhypothese der Depression (ROBERTSON u. TRIMBLE 1982).

In jüngerer Zeit sind Studien zum Vergleich der antidepressiven Wirksamkeit von Antidepressiva und Antipsychotika selten geworden. Die meisten Vergleichsstudien sind älteren Datums und weisen eine Fülle methodischer Mängel auf, wodurch ihre Aussagekraft eingeschränkt wird.

Die Kombination eines Thymoleptikums mit einem Neuroleptikum kann zu einer Plasmaspiegelerhöhung des Antidepressivums führen (COOK et al. 1986; HIRSCHOWITZ et al. 1983). In einem Doppelblindversuch verglichen MÖLLER et al. (1984) die Wirkung von Clomipramin allein mit der Kombination Clomipramin plus Haloperidol. Obwohl bei den kombiniert behandelten Patienten die Clomipraminspiegel höher waren, konnte kein Wirkungsunterschied festgestellt werden.

Wahnideen werden von den meisten Autoren als prognostisch negativ beurteilt, d.h. wahnhafte Depressionen sprechen in der Regel schlechter auf die antidepressive Behandlung an als nicht wahnhafte Depressionen. Bei der Beurteilung ist zu berücksichtigen, daß Wahnideen fast ausschließlich bei besonders schwer ausgeprägten depressiven Zustandsbildern vorkommen.

Üblicherweise werden wahnhafte Depressionen zunächst rein thymoleptisch behandelt. Erst bei Therapieresistenz wird mit einem Neuroleptikum kombiniert.

SPIKER et al. (1985) führten an hospitalisierten wahnhaften Depressionen (unipolar und bipolar) einen Doppelblindversuch zum Vergleich folgender drei Behandlungen durch: 17 Patienten wurden mit einem Thymoleptikum behandelt (Amitriptylin), 16 Patienten mit einem Neuroleptikum (Perphenazin) und 18 mit deren Kombination. Die Kombination schnitt bezüglich der Responserate (78%) deutlich besser ab als die rein neuroleptische Behandlung (19%) und die rein antidepressive Behandlung (41%).

4. Benzodiazepine

Im Gegensatz zur breiten Anwendung von Benzodiazepinen bei ambulanten depressiven Patienten beurteilen klinische Experten bisher die antidepressive Wirkung von Benzodiazepinen als ungenügend. Anxiolytika werden eher als mögliche Zusatzmedikation bei ängstlichen und/oder agitierten Depressionen angesehen. Diese Beurteilung wird durch die Ergebnisse von Doppelblindstudien bestätigt, in denen Benzodiazepine und trizyklische Antidepressiva verglichen wurden (JOHNSON 1985; SCHATZBERG u. COLE 1981).

Das Triazolobenzodiazepin Alprazolam soll eine trizyklischen Antidepressiva vergleichbare antidepressive Wirkung haben (DAVIS et al. 1983). Prüfungen an großen Patientengruppen haben tatsächlich dafür sprechende Resultate erbracht (ANSSEAU et al. 1984; ENKELMANN 1985; RICKELS et al. 1985). Sie wurden allerdings zum überwiegenden Teil an ambulanten und damit leichter kranken Patienten durchgeführt. In diesem Zusammenhang ist die Untersuchung von LAAKMANN et al. (1986) aufschlußreich. Sie führten an ambulanten depressiven Patienten einen sechswöchigen Doppelblindvergleich von Alprazolam mit Amitriptylin durch. Bei der Auswertung ergab sich zunächst kein Unterschied zwischen den beiden Behandlungsgruppen. Bei selektiver Datenanalyse der schwerer depressiven Patienten zeigte sich Amitriptylin von der 4. Behandlungswoche an deutlich dem Alprazolam überlegen.

5. Psychostimulantien

Die antidepressive Wirkung von Psychostimulantien ist nicht geklärt. Kontrollierte Studien haben in der Regel keinen Vorteil gegenüber Plazebo zeigen können. Kasuistische Berichte weisen allerdings auf die positive Wirkung in Einzelfällen hin. Erfahrungen liegen vor allem vor mit Dextroamphetamin und Methylphenidat (bis 30 mg täglich). Bei diesen kasuistischen Berichten handelt es sich meistens um einzelne therapieresistente Depressionen oder um Patienten mit depressiver Symptomatik bei somatischen Erkrankungen (KAUFMANN et al. 1984; WITTENBORN 1982; WOODS et al. 1986)

6. Serotoninvorstufen

Basierend auf der Serotoninmangelhypothese der Depression wurden verschiedene Versuche mit L-Tryptophan (2–12 g täglich) und 5-Hydroxytryptophan (plus peripherer Decarboxylasehemmer) durchgeführt (VAN PRAAG 1981). Die Beurteilung der antidepressiven Wirksamkeit dieser beiden Precursor-Substanzen ist zwiespältig. In der Regel wird die Wirkung von L-5-Hydroxytryptophan positiver beurteilt. In Deutschland ist die Substanz unter dem Namen Oxitriptan (Levothym) im Handel. Die Halbwertszeit beträgt 3–6 Stunden, die übliche Tagesdosierung 100–300 mg. Verblüffenderweise ist das Präparat auch ohne Zugabe eines peripheren Decarboxylasehemmers recht gut verträglich bezüglich gastrointestinaler Nebenwirkungen.

Die Behandlung mit L-Tryptophan ist wegen der schlechten Hirngängigkeit besonders schwierig, deshalb wurden verschiedene Kombinationen ausprobiert, so mit Pyridoxin, Ascorbinsäure, Nicotinamid und Allopurinol (Übersicht bei YOUNG et al. 1981).

L-Tryptophan soll in einer Dosierung von 3–15 g täglich die Wirkung der MAO-Hemmer verstärken. LEVY et al. (1985) haben über drei Patienten berichtet, bei denen die Kombination von Phenelzin und Tryptophan Myoclonus, Hyperreflexie und Schwitzen verursachte.

7. Kombination von MAO-Hemmern und anderen Antidepressiva

Es gibt keine Doppelblindstudien, die den Nachweis erbracht haben, daß die Kombination von MAO-Hemmern und trizyklischen Antidepressiva wirksamer ist als jede Substanz allein. Allerdings trifft das auch für sehr viele andere Kombinationsversuche zu, die bei therapieresistenten Depressionen unternommen werden. WHITE u. SIMPSON (1984) haben nach intensiver Literaturbearbeitung den Schluß gezogen, daß die Kombination bei anhaltender Therapieresistenz gebraucht werden kann, daß aber die Risiken nicht vergessen werden dürfen. Sie empfehlen, die Kombination von trizyklischen Antidepressiva und MAO-Hemmern nicht zu früh zu versuchen. Lader (1983) warnt insbesondere vor dem gleichzeitigen Gebrauch von MAO-Hemmern und selektiven Serotonin-Aufnahmehemmern.

8. Andere Alternativen

Während Behandlungen mit L-Dopa (bis 12 g täglich) keine vielversprechenden Ergebnisse gebracht haben (Klein et al. 1980) gibt es positive Berichte über Behandlungen mit dem Dopaminagonisten Bromocriptin in Tagesdosen von 10–60 mg (Theohar et al. 1981; Waehrens u. Gerlach 1981).

Tetrahydrobiopterin (BH4), der Kofaktor für die Tyrosin- und Tryptophanhydroxylase, spielt eine wichtige regulierende Rolle in der Synthese biogener Amine. Die Überprüfung der antidepressiven Wirksamkeit von bis zu einem Gramm per os täglich hat uneinheitliche Resultate erbracht (Curtius et al. 1983; Woggon et al. 1984).

Das in der Maniebehandlung recht erfolgreiche Antiepileptikum Carbamazepin ist wahrscheinlich auch bei Depressionen wirksam.

Auch bei euthyreoten Patienten wurden rasche Besserungen von therapieresistenten Depressionen durch Zugabe von 25–50 µg T3 (L-Trijodthyronin) täglich zu trizyklischen Antidepressiva erzielt (Goodwin et al. 1982; Schwarcz et al. 1984; Targum et al. 1984).

Bei depressiven Frauen wurden vereinzelt Therapieerfolge durch Kombination von trizyklischen Antidepressiva und Östrogenen erzielt (Oppenheim 1983; Shapira et al. 1985). Die Kombination von trizyklischen Antidepressiva mit Reserpin (bis 10 mg/die) ist in einigen Fällen mit Erfolg versucht worden (Moscovich u. Mester 1984).

Übersichten über verschiedenste Kombinationen zur Behandlung therapieresistenter Depressionen finden sich bei Akiskal (1985) sowie Stern u. Mendels (1981).

D. Maniebehandlung mit Neuroleptika

Es besteht ein krasser Gegensatz zwischen der Flut von Publikationen, die sich mit der Behandlung der Depression befassen, und den wenigen Arbeiten zur Behandlung der Manie. Auch in detaillierten und umfassenden Darstellungen der Behandlung affektiver Störungen werden manische Zustandsbilder in der Regel recht knapp abgehandelt. Dieses drastische Ungleichgewicht beruht sicher nicht nur darauf, daß manische Syndrome seltener vorkommen als Depressionen. Ein wesentlicher Grund ist in der Schwierigkeit zu sehen, manische Patienten in Therapiestudien einzubeziehen. Manische Patienten sind in der Regel weitgehend krankheitsuneinsichtig und von daher selten bereit, freiwillig in Therapiestudien mitzumachen. Außerdem sind sie aufgrund ihrer oft sehr ausgeprägten psychomotorischen Erregtheit für ihre Umgebung auch im stationären Setting so belastend, daß wenig Zeit für „Versuchsbehandlungen“ bleibt. Deshalb müssen sich kontrollierte Therapiestudien entweder auf personalintensive Spezialeinheiten beschränken oder sie werden an Patienten durchgeführt, die nur eine leicht ausgeprägte manische Symptomatik aufweisen. Selbstverständlich führen diese Einschränkungen zu einer verminderten Generalisierbarkeit der erzielten Resultate.

Lithium gilt heute allgemein als die wichtigste Therapie für manische Syndrome (s. Kap. SCHOU in diesem Band). Seine antimanische Wirkung manifestiert sich in der Regel erst nach etwa 10 Tagen. Deshalb ist bei ausgeprägten manischen Zustandsbildern zumindest anfänglich die zusätzliche Applikation eines Neuroleptikums notwendig. Die Dauer dieser Kombinationsbehandlung richtet sich vor allem nach dem Ausmaß von Erregung und Unruhe. Im Gegensatz zu sporadischen Mitteilungen über neurotoxische Komplikationen unter Kombination von Lithium und Neuroleptika zeigen eine sorgfältige Durchsicht der Literatur und die klinische Erfahrung, daß diese Kombinationsbehandlung nicht gefährlich ist (GOLDNEY u. SPENCE 1986).

I. Beschreibung und Einteilung der Neuroleptika

1. Historische Entwicklung

Das erste Neuroleptikum war Chlorpromazin, ein Phenothiazin, das seit 1951 in der Anästhesie für die sog. "Hibernation artificielle" verwendet wurde. 1952 berichteten dann die französischen Psychiater DELAY u. DENIKER, daß mit Chlorpromazin manische und schizophrene Psychosen behandelt werden können. 1954 wurde das Rauwolfiaalkaloid Reserpin von dem amerikanischen Psychiater KLINE zur Behandlung von Psychosen empfohlen. Ähnlich wie bei den Antidepressiva wurden, ausgehend von der chemischen Struktur der Muttersubstanz, Chlorpromazin eine ganze Reihe verschiedener Phenothiazine synthetisiert. Man unterscheidet je nach Seitenkette drei Phenothiazingruppen: Phenothiazine mit aliphatischer Seitenkette, mit Piperazinyl- und Piperidyl-Seitenkette. Eine andere Gruppe trizyklischer Neuroleptika sind die Thioxanthene. Aufgrund pharmakologischer Screeningverfahren konnten Hinweise auf die neuroleptische Wirkung anderer chemischer Strukturen gefunden werden, wie Butyrophenone, Diphenylbutylpiperidine und Benzamide. Ein besonders wichtiger Schritt in der Entwicklung der Antipsychotika war die Entdeckung des trizyklischen Neuroleptikums Clozapin, dessen antipsychotische Wirkung nicht mit der Entwicklung extrapyramidaler Nebenwirkungen verknüpft ist.

2. Biochemische Eigenschaften

Die antipsychotische und antimanische Wirksamkeit der Neuroleptika wird in engem Zusammenhang mit ihrer blockierenden Wirkung auf Dopaminrezeptoren gesehen. D1-Rezeptoren stimulieren die Adenylatzyklase und damit die Bildung von zyklischem AMP. D2-Rezeptoren wirken dagegen inhibitorisch auf die Adenylatzyklase und die Synthese von zyklischem AMP. Die Ausprägung der antipsychotischen Wirksamkeit soll vor allem mit der Affinität zu D2-Rezeptoren gekoppelt sein. Thioxanthene weisen eine etwa gleich starke Affinität zu D1- und D2-Rezeptoren auf. Phenothiazine zeigen eine etwas stärkere Affinität zu D2-Rezeptoren. Butyrophenone und Diphenylbutylpiperidine zeigen eine sehr viel größere Affinität zu den D2-Rezeptoren. Benzamide sind fast selektive D2-Antagonisten.

Für die Ausprägung der verschiedenen Wirkungskomponenten der Neuroleptika ist nicht nur die Affinität zu D1- und D2-Rezeptoren wichtig, sondern auch die Einwirkung auf verschiedene dopaminerge Neuronensysteme im Zentralnervensystem. Heute werden hauptsächlich drei solche Systeme unterschieden: das mesolimbische, nigrostriatale und tuberoinfundibuläre System. Für die antipsychotische Wirkung soll vor allem die Beeinflussung des mesolimbischen Systems verantwortlich sein. Die Wirkung auf das nigrostriatale System ist wahrscheinlich mit der Entwicklung extrapyramidalmotorischer Nebenwirkungen verknüpft. Neuroendokrinologische Nebenwirkungen, vor allem Hyperprolaktinämie, werden durch die Wirkung auf das tuberoinfundibuläre System erklärt.

Falls die klinische Symptomatik der Manie auf eine gesteigerte Aktivität zentraler dopaminerger Bahnen zurückzuführen ist, sollten Medikamente, welche die Dopamin-Neurotransmission steigern, zu einer Exazerbation von Manien bei vorhandener Prädisposition führen. Substanzen, die eine Verminderung der Dopamin-Neurotransmission bewirken, sollten eine therapeutische Wirkung auf manische Symptome haben (Silverstone 1985). Tatsächlich können Substanzen Manien auslösen, die die Synthese von Dopamin steigern (Levodopa), die den Dopaminrelease fördern (Amphetamin) oder als Agonisten am Dopaminrezeptor wirken (Bromocriptin). Im Gegensatz dazu können Substanzen Manien bessern, die eine Verminderung der Dopaminsynthese bewirken (α-Methylparatyrosin) oder Dopaminrezeptoren blockieren (Pimozid).

Die Rezeptoren-Affinitätsprofile der Neuroleptika sind, ebenso wie diejenigen der Antidepressiva, recht komplex und die Dopaminrezeptoren-Wirkung stellt nur einen Anteil dar. Es ist nicht geklärt, ob und in welchem Maße die Affinität zu anderen Rezeptoren die antipsychotische Wirksamkeit mitbedingt oder zumindest modifiziert. Neuroleptika zeigen eine ausgeprägte Affinität zu Rezeptoren von Serotonin (5-HT2), Noradrenalin (α1), Histamin (H1) und Azetylcholin (ACH). Wie bei den Antidepressiva ist die Ausprägung der sedierenden Wirkungskomponente eng mit der Affinität zu Histamin H1-Rezeptoren verknüpft.

Die aus Rezeptorenbindungsstudien hervorgehenden Muster der Beeinflussung verschiedener Neurotransmitter-Rezeptoren durch Neuroleptika lassen sich klinisch nicht nachvollziehen. Wie bei den Antidepressiva können die biochemischen Unterschiede nicht direkt in klinische Unterschiede übersetzt werden.

Die Entwicklung neuer Antipsychotika, bei denen die Wirkung auf Dopaminrezeptoren nur wenig oder gar nicht vorhanden ist, hat die lange Zeit als gesichert geltende Beziehung zwischen neuroleptischer Wirkung und der Affinität zu den Dopaminrezeptoren in Zweifel gezogen. Es bleibt abzuwarten, ob die neuen Substanzen sich tatsächlich als klinisch wirksam erweisen.

3. Pharmakokinetik und Metabolisierung

Die meisten Neuroleptika sind basische Verbindungen mit ausgeprägtem lipophilen Charakter. Sie werden deshalb aus dem Magen-Darmtrakt fast vollständig resorbiert. Wie bei den Antidepressiva ist trotzdem die orale Bioverfügbarkeit durch den sog. First-pass-Effekt eingeschränkt.

Der vorwiegend durch oxydative Reaktionen gekennzeichnete Metabolismus führt zu einer Vielzahl von Stoffwechselprodukten. So wurden von Chlorpromazin mehr als 160 Metaboliten gefunden (Noten u. Uges 1980). Einige Metaboliten haben sich als pharmakologisch aktiv erwiesen.

Bei den trizyklischen Neuroleptika finden folgende oxydative Reaktionen statt: S-Oxydation, N-Oxydation, aromatische Hydroxilierung, N-Dealkylierung, oxydative Desamininierung. Anschließend erfolgt die Glukoronidierung. Bei den Butyrophenonen und Diphenylbutylpiperidinen ist der wichtigste Metabolisierungsschritt die oxydative N-Dealkylierung am Piperidin-Ring. Ihre Metaboliten sind pharmakologisch inaktiv. Sulpirid wird zum größten Teil unverändert wieder ausgeschieden.

Die Halbwertszeiten der meisten Neuroleptika liegen zwischen 15–35 Stunden. Pimozid bildet mit 55 Stunden Halbwertszeit eine Besonderheit. Es liegt bezüglich der Wirkungsdauer zwischen den kurzwirksamen Neuroleptika und den Depotneuroleptika.

Maximale Plasmaspiegel werden von trizyklischen Substanzen zwischen 1 und 6 Stunden erreicht. Neuroleptika werden vor allem in den Organen angereichert, ihre Konzentrationen im Blut und Plasma liegen viel niedriger.

Plasmaspiegel variieren außerordentlich stark. Der wichtigste Faktor zur Beeinflussung der Kinetik von Neuroleptika ist die vorangehende langfristige Behandlung mit diesen Substanzen. Nach Vorbehandlung mit Neuroleptika kommt es reproduzierbar zu einer deutlichen Verminderung des Plasmaspiegels.

Aufgrund der ausgeprägten interindividuellen Variationen der Bioverfügbarkeit, Verteilung und Eliminationsgeschwindigkeit kommt es zu sehr unterschiedlichen Steady State-Spiegeln.

Der Zusammenhang zwischen Plasmaspiegeln und klinischer Wirkung ist noch weniger gesichert als bei den Antidepressiva. Auch bei den Neuroleptika ist die Korrelation zwischen Plasmaspiegel und Nebenwirkungen (vegetativ und extrapyramidalmotorisch) ausgeprägter.

4. Klinische Wirkung

Neuroleptika oder Antipsychotika bewirken eine Antriebs- und Affekthemmung und damit eine relative Indifferenz gegenüber Innen- und Außenwelt. Sie vermindern die psychomotorische Aktivität, wirken beruhigend, entspannend und schlafanstoßend.

Ihre antipsychotische Wirkung zeigt sich vor allem in einer Beeinflussung sog. produktiver psychotischer Symptome, d.h. Halluzinationen, Wahn, Denk- und Affektstörungen. Weniger ausgeprägt und oft erst nach längerer Behandlung bewirken sie eine Besserung sog. schizophrener Minussymptome, wie Apathie, Interesselosigkeit und Autismus. Die antidepressive Wirkungskomponente wurde bereits erwähnt. Für die Maniebehandlung ist vor allem die psychomotorisch dämpfende Wirkung wichtig.

Der Wirkungseintritt der Neuroleptika oder Antipsychotika richtet sich nach der betrachteten Wirkungskomponente. Dämpfende und entspannende Effekte sind sehr viel rascher sichtbar als die eigentliche antipsychotische Wirkung. Eine beruhigende Wirkung ist schon in wenigen Stunden zu erreichen, natürlich abhängig von der Dosierung. Eine antipsychotische Wirkung läßt sich in der Regel erst nach einigen Tagen beobachten. Auch hier gilt, wie bei den Antidepressiva, daß mit einer detaillierten Erfassung psychopathologischer Symptome der Wirkungseintritt schneller festgestellt werden kann als aufgrund einer globalen Einschätzung.

5. Einteilung der Neuroleptika

In Tabelle 5 sind die in der Bundesrepublik Deutschland, in Österreich und in der Schweiz erhältlichen Neuroleptika zusammengestellt. Die Gruppierung entspricht der üblichen Einteilung der Neuroleptika.

Tabelle 5. Neuroleptika

Generic Name	Handelsnamen			Dosierung (per os, mg/Tag)
	BRD	Österreich	Schweiz	
1. Phenothiazine				
1.1. Phenothiazine mit aliphatischer Seitenkette				
Alimemazin (= Trimeprazin)	Theralene	Theralene	Théralène	5– 75
Chlorpromazin	Megaphen	Megaphen	Chlorazin	50– 600
	–	Largactil	Largactil	
Levomepromazin	Neurocil	Neurocil	Nozinan	50– 600
Promazin	Protactyl	Protactyl	Prazine	50–1000
Promethazin	Atosil	Phenergan	Phenergan	50–1000
Trifluopromazin	Psyquil	Psyquil	Siquil	50– 300
1.2 Phenothiazine mit Piperazinyl-Seitenkette				
Dixyrazin	Esucos	Esucos	–	25– 150
Fluphenazin	Dapotum	Dapotum	Dapotum	2– 20
	Lyogen	Lyogen	Lyogen	
	Omca	Omca	–	
Perazin	Taxilan	–	–	75–1000
Perphenazin	Decentan	Decentan	Trilafon	4– 64
Prochlorperazin	–	–	Stémétil	15– 150
Thiopropazat	Tonoquil	–	–	10– 60
Thioproperazin	–	Majeptil	Majeptil	5– 50
Trifluoperazin	Jatroneural	Jatroneural	Terfluzine	2– 40
1.3 Phenothiazine mit Piperidyl-Seitenkette				
Mepazin	Pacatal	–	–	25– 400
Mesoridazin (= Sulforidazin)	Inofal	Inofal	–	75– 600
Propericiazin (= Periciazin)	Aolept	Aolept	Neuleptil	20– 150

Tabelle 5 (Fortsetzung)

Generic Name	Handelsnamen			Dosierung (per os, mg/Tag)
	BRD	Österreich	Schweiz	
Thioridazin	Melleril	Melleril	Melleril	75– 600
2. Thioxanthene				
Chlorprothixen	Taractan Truxal	Taractan Truxal	Taractan Truxal	50– 600
Clopenthixol	Ciatyl	–	–	20– 300
Flupenthixol	Fluanxol	Fluanxol	Fluanxol	2– 60
Thiothixen	Orbanimon	Orbanimon	–	10– 80
Zuclopenthixol	Sedanxol	Cisordinol	Clopixol	20– 100
3. Butyrophenone				
Benperidol	Glianimon	Glianimon	–	0.25– 6
Bromperidol	Impromen Tesoprel	Impromen Tesoprel	– –	5– 50
Fluanison	Sedalande	Sedalande	Sedalande	5– 80
Haloperidol	Haldol-Janssen Haloperidol-GRY Haloperidol-ratiopharm Haloperidol-Stada Eukystol Sigaperidol	Haldol-Janssen Haloperidol-GRY Haloperidol-ratiopharm Haloperidol-Stada	Haldol	1– 40
Melperon	Eunerpan	Eunerpan	–	75– 400
Methylperidol (=Moperon)	–	–	Luvatren	10– 30
Pipamperon (=Floropipamid)	Dipiperon	Dipiperon	Dipiperon	120– 360
Trifluoperidol	Triperidol	Triperidol	–	0.5– 8
4. Diphenylbutylpiperidine				
Pimozid	Orap	Orap	Orap	2– 16
5. Dibenzodiazepine				
Clozapin	Leponex	Leponex	Leponex	25– 600
6. Dibenzothiazepine				
Clotiapin	–	–	Entumin	60– 200
7. Benzamide				
Sulpirid	Dogmatil Meresa Neogama	Dogmatil Meresa Neogama	Dogmatil – –	300–1600
8. Rauwolfiaalkaloide und Indolderivate				
Oxypertin	Forit	Forit	–	30– 320
Reserpin	Serpasil Reserpin Berco Reserpin Hameln Reserpin Saar	Serpasil	Serpasil	1– 8

II. Behandlung mit Neuroleptika

1. Indikationsstellung für die Behandlung mit Neuroleptika

Ebenso wie bei der Depression ist bei Manien die Indikation für eine medikamentöse Behandlung abhängig vom Schweregrad der manischen Symptomatik. Leichte hypomanische Syndrome benötigen meist keine medikamentöse Therapie. Auch bei Manien muß an die sozialen Konsequenzen gedacht werden: Beziehungskonflikte, Leistungsabfall, übermäßige Geldausgaben und Kriminalität (insbesondere bei Jugendlichen).

Prinzipiell ist jedes Neuroleptikum zur Maniebehandlung geeignet, kontrollierte Studien und detailliertere Erfahrungsberichte liegen jedoch nur für wenige Substanzen vor. Einige Autoren empfehlen vor allem die Applikation stark sedierender Neuroleptika wie Clozapin oder Levomepromazin. Andere ziehen Substanzen mit ausgeprägter und spezifischer Wirkung auf die Dopamin-D2-Rezeptoren vor, wie Haloperidol oder Pimozid.

2. Auswahl eines Präparates

Die Auswahl eines Neuroleptikums für einen bestimmten Patienten gestaltet sich ähnlich wie die Auswahl eines Antidepressivums. Auch für die Neuroleptika gibt es keine verläßlichen Auswahlkriterien, die eine Wirksamkeit garantieren oder nur mit einiger Sicherheit voraussagen lassen. Die Literatur bezüglich möglicher Prädikatoren ist weniger umfangreich als bei den Antidepressiva. Dies liegt wahrscheinlich im wesentlichen daran, daß lange Zeit die Dopaminhypothese zur Wirkung der Neuroleptika völlig das Feld beherrscht hat. Die Annahme, daß sich eine antipsychotische Wirkung erst nach Entwicklung zumindest feiner extrapyramidalmotorischer Nebenwirkungen einstellen kann, ist glücklicherweise widerlegt worden.

Behandlungsanamnese, Ausmaß der erwünschten Sedierung und das Nebenwirkungsprofil sind für die Auswahl eines Neuroleptikums bestimmend. Für die Behandlung manischer Patienten ist die sedierende Eigenschaft der Neuroleptika besonders wichtig.

Bei den Phenothiazinen ist die sedierende Wirkung am stärksten ausgeprägt bei den Substanzen mit aliphatischer Seitenkette, insbesondere bei Levomepromazin, das sich für die rasche Ruhigstellung stark erregter manischer oder psychotischer Patienten am besten bewährt. Phenothiazine mit Piperidyl-Seitenkette sind mittelgradig sedierend und diejenigen mit Piperazinyl-Seitenkette sedieren nur wenig. Das am stärksten sedierende Thioxanthen ist Clopenthixol. Clozapin gilt ebenfalls als ausgesprochen sedierende Substanz. Butyrophenone und Diphenylbutylpiperidine gelten als wenig bis mittelgradig sedierend.

Einschränkend muß bemerkt werden, daß die sedierende Wirkung relativ rasch einer Gewöhnung unterliegt und daß sie dosisabhängig ist. Auch als weniger sedierend charakterisierte Substanzen, wie z. B. die Butyrophenone, können in höheren Dosierungen ausgesprochen sedierend wirken und in der Maniebehandlung erfolgreich eingesetzt werden.

Stärker noch als bei den Antidepressiva sind die Nebenwirkungen der Neuroleptika für die Präparatwahl zu gewichten. Butyrophenone sind im allgemeinen wesentlich besser verträglich bezüglich Kreislauf und vegetativer Nebenwirkungen als Phenothiazine, bewirken aber häufiger als diese ausgeprägte extrapyramidale Nebenwirkungen.

3. Applikationsform

Üblicherweise werden Neuroleptika oral appliziert. Bei schwer erregten Patienten oder Medikationsverweigerung ist die parenterale Gabe indiziert, wobei der intramuskulären Applikationsform vor der intravenösen der Vorzug zu geben ist. Als Dosierungsrichtlinie kann gelten, daß die intramuskulär applizierte Dosis etwa halb so groß sein sollte wie diejenige bei oraler Gabe. Eine Ausnahme bezüglich der Applikationsform stellen die Depotneuroleptika dar, die in der Regel intramuskulär injiziert werden. Bisher liegt nur ein oral applizierbares Präparat vor, Penfluridol.

4. Dosierung

Die interindividuelle Variabilität der wirksamen neuroleptischen Dosierung ist ausgesprochen groß. Klinisch läßt sich keine Beziehung zum Körpergewicht finden. Besonders bei ausgeprägter manischer oder psychotischer Symptomatik empfiehlt sich der Beginn mit höheren Dosierungen und anschließender Reduktion der Dosis in Abhängigkeit vom erreichten Behandlungserfolg und der Verträglichkeit.

Publizierte Zahlen über wirksame Dosierungen der einzelnen Neuroleptika beziehen sich auf schizophrene Patienten. Gesonderte Zahlen für die Behandlung manischer Patienten liegen nicht vor. Als Richtlinie kann gelten, daß Maniker sehr hohe Dosierungen vertragen und auch brauchen, sie werden erfahrungsgemäß meist unterdosiert (Baldessarini et al. 1984). Erschwerend für die Dosierung kommt hinzu, daß die verschiedenen neuroleptisch wirksamen Substanzgruppen in unterschiedlichen Dosierungsbereichen wirksam sind, wahrscheinlich wegen der verschieden stark ausgeprägten Affinität zu den Dopaminrezeptoren (Richelson 1984). Der vor allem in Deutschland verwendete Begriff „neuroleptische Potenz“ soll zum Ausdruck bringen, ob eine Substanz in einem höheren oder niedrigeren Dosisbereich wirkt. Damit ist aber nur ausgesagt, daß z. B. Haloperidol in einer kleineren Dosis neuroleptisch wirkt als Chlorpromazin und nicht, daß Haloperidol das wirksamere Antipsychotikum ist. International hat sich die „neuroleptische Potenz“ glücklicherweise nicht durchsetzen können.

Tabellen zum Berechnen von Äquivalenzdosen beziehen sich in der Regel auf Chlorpromazin (Appleton 1982; McIntyre u. Gershon 1985). 100 mg Chlorpromazin entsprechen etwa 100 mg Thioridazin, 65 mg Chlorprothixen, 60 mg Clozapin, 50 mg Mesoridazin, 10 mg Perphenazin, 5 mg Thiothixen oder Trifluoperazin, 2 mg Fluphenazin oder Haloperidol und 0,5 mg Pimozid. Ein direktes Umrechnen ist nicht möglich, wie sich bei Umstellung von einem Neuroleptikum auf ein anderes zeigt. Tagesdosen von 500–1 000 mg Chlorpromazin oder einer äquivalenten Dosis eines anderen Neuroleptikums werden als durchschnittliche wirksame Dosis für die Behandlung schizophrener Psychosen angesehen. Dabei ist zu berücksichtigen, daß die Ansprechbarkeit auf verschiedene Dosierungen auch abhängig vom psychopathologischen Zustandsbild ist.

Insbesondere bei der Behandlung therapieresistenter schizophrener Patienten wurden extrem hohe Neuroleptikadosen eingesetzt, z. B. Tagesdosen von 2 000–3 000 mg Chlorpromazin, 800–1 200 mg Fluphenazin und 60–200 mg Haloperidol (AUBREE u. LADER 1980).

Bei Anwendung hoher Dosierungen treten oft erstaunlich wenig extrapyramidalmotorische Nebenwirkungen auf, wahrscheinlich wegen eines anderen Gleichgewichtes zwischen antidopaminerger und anticholinerger Wirkungskomponente. Es muß dabei beachtet werden, daß bei Dosisreduktion vorher nicht vorhandene extrapyramidalmotorische Nebenwirkungen auftreten können. Deshalb darf jedoch bei Besserung die Dosisreduktion nicht versäumt oder allzulange hinausgezögert werden. Höhere Neuroleptikadosierungen sind nicht nur häufiger mit Anstieg der Lebertransaminasen verbunden, sondern sind wahrscheinlich auch mit einem größeren Risiko für die Entwicklung von Spätdyskinesien verknüpft, insbesondere bei Langzeitanwendung.

Am Beginn einer Neuroleptikabehandlung, insbesondere in der Anwendung bei erregten Patienten, ist die richtige Dosis am besten zu ermitteln durch Applikation einer ersten Testdosis. Aufgrund der Reaktion des Patienten auf diese Dosis bezüglich Sedation und Verträglichkeit (insbesondere Blutdruck) kann dann die nächste Dosis festgelegt werden.

5. Zusatzmedikation

Abgesehen von der oft notwendigen zusätzlichen Applikation von anticholinerg wirksamen Antiparkinsonmitteln (s. Tabelle 7) werden bei der Maniebehandlung zusätzlich zum Neuroleptikum oft noch andere Psychopharmaka als Zusatzmedikation verwendet. Dazu gehören in erster Linie Schlafmittel und Tranquilizer. Eigentlich sollte man im Sinne der Monotherapie Schlafstörungen eher durch abendliche Gabe des Neuroleptikums auszugleichen versuchen. Bei schweren Schlafstörungen und Behandlung mit weniger dämpfenden Neuroleptika wird die Zusatzbehandlung mit Schlafmitteln jedoch nicht immer zu vermeiden sein.

Es ist umstritten, ob man durch gleichzeitige Applikation eines Neuroleptikums und eines Benzodiazepins Dosiseinsparungen des Neuroleptikums erreichen kann.

Bei schweren Erregungszuständen kann die Potenzierung der dämpfenden Wirkung von Neuroleptika und Barbituraten genutzt werden.

6. Interaktionen

Am wichtigsten ist die Verstärkung der zentral dämpfenden Wirkung der Antipsychotika durch gleichzeitige Einnahme von Alkohol, Benzodiazepinen, Hypnotika oder Antihistaminika.

Bei der Kombination von Neuroleptika und Antidepressiva ist darauf zu achten, daß beide Substanzen anticholinerge Eigenschaften haben, was zur Verstärkung diesbezüglicher Nebenwirkungen führen kann, z. B. Harnretention, paralytischer Ileus oder Delir.

Die Kombination von Neuroleptika und MAO-Hemmern scheint weniger gefährlich als die Kombination von MAO-Hemmern mit trizyklischen Antidepressiva. Als Beispiel wird die Kombination von Tranylcypromin mit Trifluoperazin angeführt, die unter dem Namen Jatrosom in Deutschland im Handel ist.

Bei Psychopharmaka spielen ganz allgemein Resorptions- und Distributionsvorgänge bezüglich der Ausbildung von Wechselwirkungen kaum eine Rolle. Anders sieht es mit der sog. Biotransformationsphase aus, in der durch Enzymreduktion oder Enzymhemmung der metabolisierenden Enzyme Wechselwirkungen entstehen können.

Phenobarbital schwächt durch Enzyminduktion die Wirkung vieler Substanzen ab, so auch von Chlorpromazin und Desmethylimipramin. Carbamazepin bewirkt eine ausgeprägte Senkung von Neuroleptika-Plasmaspiegeln (ARANA et al. 1986).

Die Verminderung von Neuroleptikaspiegeln durch gleichzeitige Gabe von anticholinerg wirksamen Antiparkinsonmitteln ist nach wie vor umstritten, auch neuere Befunde sind widersprüchlich (GAUTIER et al. 1977; SIMPSON et al. 1980). Gleiches gilt für Interaktionen mit Lithium.

Da die klinische Relevanz vieler Interaktionen noch nicht belegt ist, wird auf die Wiedergabe detaillierter Tabellen verzichtet (SALZMAN u. HOFFMAN 1983).

7. Behandlungsdauer und Prophylaxe

Die Behandlungsdauer ist vom Verlauf des zu behandelnden Zustandsbildes und von der Definition des Therapiezieles abhängig. Soll z. B. ein Patient wegen eines Erregungszustandes medikamentös ruhiggestellt werden, so ist dieses Therapieziel innerhalb von Stunden oder wenigen Tagen zu erreichen. Bei der Maniebehandlung werden Neuroleptika für relativ kurze Zeiträume verwendet, im Unterschied zur Behandlung schizophrener Schübe. Wie bei der Antidepressivabehandlung wird im Einzelfall nach Stabilisierung langsam eine vorsichtige Dosisreduktion vorgenommen, so daß jederzeit durch Dosiserhöhung eine evtl. auftretende Verschlechterung aufgefangen werden kann.

Für die Prophylaxe manischer Syndrome gilt Lithium als Mittel der Wahl. Neuroleptika werden langfristig nur bei manischen oder manisch-depressiven Patienten appliziert, die im Intervall keine völlige Remission der Symptomatik zeigen. Bei solchen Patienten wird in der Regel ein Neuroleptikum mit Lithium kombiniert angewendet.

III. Depotneuroleptika

Als Depotneuroleptika werden Antipsychotika bezeichnet, deren Wirkung mindestens einige Tage anhält. Sie gehören zu den gleichen chemischen Substanz-

Tabelle 6. Depotneuroleptika

Generic Name	Handelsnamen			A[a]	W[b]	D[c]
	BRD	Österreich	Schweiz			
Flupenthixol-decanoat	Fluanxol Depot	Fluanxol Depot	Fluanxol Depot	i.m.	2–3	20 – 60
Fluphenazin-decanoat	Dapotum D	Dapotum D	Dapotum D	i.m.	3–4	12.5–100
Fluspirilen	Imap	Imap	Imap	i.m.	1	2 – 10
Haloperidol-decanoat	Haldol-Janssen Decanoat	Haldol Depot	Haldol decanoas	i.m.	2–4	50 –150
Penfluridol	–	–	Semap	p.o.	1	10 – 40
Perphenazin-oenanthat	Decentan-Depot	–	–	i.m.	2–3	50 –200
Zuclopen-thixol-decanoat[d]	Ciatyl Depot	Cisordinol Depot	Clopixol Depot	i.m.	2–3	100 –200

[a] Applikationsmodus.
[b] Mittlere Wirkungsdauer (Wochen).
[c] Durchschnittliche Dosierung pro Applikation (mg).
[d] Ersetzt das Clopenthixoldecanoat (Racemat), enthält nur Cis-Form, Dosis etwa die Hälfte.

gruppen wie die kurz wirksamen Neuroleptika und weisen das gleiche Profil bezüglich Wirkungskomponenten und Nebenwirkungen auf.

Die langanhaltende Wirkung der Depotneuroleptika ist auf verschiedene Mechanismen zurückzuführen. Penfluridol und Fluspirilen haben substanzeigene Langzeitwirkung. Dagegen wird bei den anderen Depotneuroleptika die Langzeitwirkung durch Veresterung erreicht, sie liegen als Dekanoate oder Önanthate vor. Untersuchungen über den Verlauf der Plasmaspiegel während der Dosierungsintervalle zeigen nicht immer so gleichmäßige Spiegel, wie das eigentlich erwünscht wäre.

Durch stetige Aufnahme der Depotneuroleptika in den Organismus können umgerechnet auf Tagesdosierungen kleinere Mengen ausreichen als bei der Behandlung mit kurz wirksamen Neuroleptika. Die vermutete bessere Verträglichkeit läßt sich nur bei sehr sorgfältigem Umgang mit der depotneuroleptischen Behandlung erreichen. Dosierung und Injektions- oder Applikationsintervalle müssen individuell abgestimmt und auch dem Verlauf angepaßt werden. Fixe Behandlungsschemata wirken sich langfristig oft negativ aus.

Mit Ausnahme von Penfluridol müssen die Depotneuroleptika intramuskulär injiziert werden, was einerseits bezüglich der Compliance vorteilhaft zu beurteilen ist, andererseits die Akzeptanz für Patienten besonders in der Langzeitanwendung negativ beeinflußt. Die gute Compliance der intramuskulär applizierten Depotneuroleptika kann vielleicht bezüglich der Ausbildung von Spätdyskinesien einen Risikofaktor darstellen.

In der Akutbehandlung manischer Zustände werden Depotneuroleptika nur selten angewendet, z. B. bei längerfristig schwer erregten Manikern, die aufgrund der fehlenden Krankheitseinsicht die Behandlung verweigern und gegen ihren Willen gespritzt werden müssen.

Die im deutschsprachigen Raum verwendeten Depotneuroleptika sind in Tabelle 6 zusammengestellt.

E. Therapieresistente Manien

I. Definition und Gründe

Als therapieresistent werden Manien bezeichnet, die nicht auf Lithium ansprechen. Dies soll auf 20–30% manisch-depressiver Patienten zutreffen. Dabei geht es in der Regel nicht um das Ansprechen in der akuten manischen Phase, sondern um den ausbleibenden prophylaktischen oder stabilisierenden Effekt in der Langzeitbehandlung. Literatur zur Therapieresistenz akuter manischer Syndrome gibt es kaum, obwohl die Behandlung hospitalisierter manischer Patienten nicht selten ausgesprochen schwierig ist.

Die Ursachen der Therapieresistenz von Manien sind ganz ähnlich wie die Gründe für die Entwicklung therapieresistenter Depressionen. Im Mittelpunkt steht vor allem die mangelnde Compliance der Patienten in der Langzeitbehandlung. Auch regelmäßige Lithiumspiegel-Kontrollen können unregelmäßige Tabletteneinnahme nicht immer aufdecken. Es gibt Patienten, die genau die Lithiumdosis herausfinden, die sie am Tag vor der Lithiumspiegel-Kontrolle einnehmen müssen, um einen ausreichend hohen Spiegel zu erzielen.

II. Behandlungsmöglichkeiten

1. Antikonvulsiva

Bei Patienten, die auf Lithium nicht ansprechen oder aber es wegen Nebenwirkungen nicht vertragen, sind eine Reihe von möglichen alternativen Therapien ausprobiert worden. Klinisch am besten belegt ist die antimanische Wirkung des Antikonvulsivums Carbamazepin. Erste Berichte kamen Anfang der siebziger Jahre aus Japan. Die erste kontrollierte Untersuchung verglich Carbamazepin mit Chlorpromazin (Okuma et al. 1979). In diese Studie wurden 63 manische Patienten aufgenommen. In der mit Carbamazepin behandelten Gruppe zeigten 70% und in der Chlorpromazingruppe 60% eine zufriedenstellende Besserung. Unterdessen liegen mehrere Untersuchungen zur antimanischen Wirkung von Carbamazepin vor. Die Anzahl der Patienten ist in der Regel viel kleiner als in der ersten kontrollierten Studie, sicher basierend auf den schon erwähnten methodischen Schwierigkeiten bei Therapiestudien an manischen Patienten. Carbamazepin wird zur Behandlung manischer Syndrome auch in Kombination mit Neuroleptika oder mit Lithium verwendet. Ähnlich wie bei der Entwicklung der Lithiumtherapie zeigt Carbamazepin bisher weniger überzeugende Resultate in der Behandlung der Depression. Studien zur Prophylaxe manisch-depressiver Erkrankungen wurden bisher nur an sehr kleinen Patientenzahlen durchgeführt und können noch nicht völlig überzeugen.

Die antimanische Wirkung von Carbamazepin wird hypothetisch auf verschiedene Mechanismen zurückgeführt. Diskutiert werden ein verminderter Noradrenalin-Turnover, eine Steigerung der GABA-Aktivität und eine Hemmung der Synthese von zyklischem AMP.

Die Behandlung mit Carbamazepin wird in der Regel niedrig dosiert begonnen, 200 mg ein- oder zweimal täglich. Dosissteigerungen werden in Abhängigkeit von der Wirkung und vor allem von der sedierenden Komponente vorgenommen. Einige Patienten reagieren bereits auf 400–600 mg täglich, die meisten brauchen aber durchschnittlich 1000 mg täglich. Höhere Dosierungen von 1400–2200 mg täglich sollten nur verwendet werden, falls niedrigere Dosierungen im Verlauf von 4–6 Wochen eine gewisse Besserung erbracht haben.

Wie bei anderen Psychopharmaka ist die Korrelation zwischen Blutspiegel und Wirkung nicht besonders gut. Die meisten Patienten sprechen bei Spiegeln von 6–12 µg/ml an.

Über der Begeisterung darüber, daß Carbamazepin eine alternative Behandlungsmöglichkeit für lithiumresistente Patienten darstellt, sollte man die Nebenwirkungen und Komplikationen nicht vergessen. Dazu gehören vor allem Agranoluzytose und aplastische Anämie. Wenn es sich auch um sehr seltene Nebenwirkungen handelt, so sind sie doch so gefährlich, daß einige Autoren wöchentliche Differentialblutbild-Untersuchungen für die ersten Behandlungsmonate vorschlagen, anschließend monatlich. Viele Patienten zeigen eine Abnahme der Leukozyten, ohne daß sich eine Agranoluzytose entwickelt. Es handelt sich um eine nicht dosisabhängige Reaktion, die sich nach Absetzen von Carbamazepin schon in einer Woche wieder zurückbildet (Ayd 1986).

Zusätzlich zu den beschriebenen hämatologischen Nebenwirkungen muß an die Möglichkeit einer Hepatitis gedacht werden. Einige Kollegen befürworten die regelmäßige Kontrolle der Leberenzyme.

Bei Entwicklung allergischer Hautreaktionen (ca. 15%) sollte Carbamazepin abgesetzt werden, weil in einigen Fällen eine exfoliative Dermatitis entstanden ist. Zusätzlich zu den gravierenden Nebenwirkungen treten folgende Symptome häufiger auf: Appetitlosigkeit, Mundtrockenheit, Brechreiz, Diarrhö, Obstipation, Kopfschmerzen, Schwindel, Somnolenz, Ataxie, Akkommodationsstörungen, Diplopie. Bei älteren Patienten sind Verwirrung und Agitation beobachtet worden. Die Nebenwirkungen verschwinden meist nach 8–14 Tagen unter gleichbleibender Dosierung oder nach vorübergehender Reduktion. In seltenen Fällen wurde eine durch den antidiuretischen Effekt von Carbamazepin bedingte Hyponatriämie festgestellt, manchmal mit Erbrechen, Kopfschmerzen oder Verwirrung.

Fieber, Stevens-Johnson-Syndrom, Thrombozytopenie, Thromboembolie, Reizleitungsstörungen, Proteinurie und Lymphknotenschwellungen sind beobachtet worden.

Überdosierungen von Carbamazepin können folgende Symptome hervorrufen: Tremor, Erregung, Konvulsionen, Blutdruckveränderungen, Bewußtseinstrübung und Koma.

Durch Induktion der Leberenzyme kann Carbamazepin die Wirkung anderer in der Leber metabolisierter Medikamente vermindern, z. B. von anderen Antiepileptika. Erythromycin, Troleandomycin und Isoniazid können den Plasmaspiegel von Carbamazepin erhöhen. Die Kombination mit Lithium kann in seltenen Fällen zu reversiblen neurotoxischen Symptomen führen.

Die Dosierung von oralen Antikoagulantien bei Neuverordnung oder Absetzen von Carbamazepin ist den klinischen Erfordernissen anzupassen. Die Sicherheit der Wirkung hormoneller Kontrazeptiva kann vermindert sein.

Bei gleichzeitiger Anwendung von Verapamil und Carbamazepin kann der Plasmaspiegel von Carbamazepin deutlich erhöht sein (MACPHEE et al. 1986). Bei gleichzeitiger Gabe von Haloperidol und Carbamazepin kann der Plasmaspiegel von Haloperidol deutlich vermindert werden. Dies trifft wahrscheinlich auch auf andere Neuroleptika zu. Nach Absetzen von Carbamazepin kommt es zu einem Anstieg des Neuroleptika-Plasmaspiegels. Bei Absetzen muß an die Möglichkeit eines erhöhten Risikos für epileptische Anfälle gedacht werden.

Auch mit den Antikonvulsiva Valproinsäure und Clonazepam liegen einige Erfahrungen bezüglich antimanischer Wirkung vor (CHOUINARD et al. 1983; EMRICH et al. 1985).

2. Andere Alternativen

Review-Artikel über alternative Behandlungsmöglichkeiten therapieresistenter Manien zeigen, daß eine ganze Reihe von Substanzen ausprobiert worden ist, deren Anwendung sich theoretisch ableiten läßt aus ihrer Beziehung zu den Neurotransmittern Serotonin, Noradrenalin oder Dopamin. Es liegen bisher nur Untersuchungen an sehr kleinen Patientenzahlen vor, deren Resultate wenig aussagekräftig sind. Deshalb kann auch die therapeutische Anwendung der überprüften Substanzen noch nicht empfohlen werden.

Ausprobiert wurden Substanzen mit Wirkung auf adrenerge Rezeptoren (Propanolol, Clonidin), Adenylatzyklase-Inhibitoren (Demeclocyclin), Substanzen mit zentraler cholinomimetischer Wirkung (Physostigmin, Cholin, Lecithin), Serotoninantagonisten (Methysergid) und Serotoninagonisten (Fenfluramin), Serotoninvorläufer (L-Tryptophan), Dopaminagonisten (Bromocriptin, D-Amphetamin), und andere wie Naloxon, Methylenblau, Vanadium, Rubidium, Digoxin und der Kalziumkanalblocker Verapamil. Die Liste ließe sich sicher noch etwas verlängern. Übersichtsartikel wurden publiziert von JANN et al. (1984) und LERER (1985).

F. Manisch-depressive Mischzustände

Manisch-depressive Mischzustände kommen entweder als selbständige Phasen vor oder aber als Übergang zwischen depressiven und manischen bzw. manischen und depressiven Phasen. Das gleichzeitige Vorhandensein depressiver und manischer Symptome ist therapeutisch nicht so einfach zu handhaben. Entsprechend der symptom- oder syndromgerichteten Wirkung der Psychopharmaka können Antidepressiva und Neuroleptika miteinander kombiniert werden. Die Entscheidung für eine Kombinations- oder Monotherapie richtet sich danach, ob ein Anteil der Symptomatik deutlich im Vordergrund steht. Dabei ist zu berücksichtigen, daß bei gründlicher Exploration manischer Patienten sehr häufig zumindest einzelne depressive Symptome feststellbar sind. Eine depressive Stimmung bis hin zur Verzweiflung kann kurzfristig in den Vordergrund treten und rechtfertigt noch nicht die zusätzliche Anwendung eines Antidepressivums.

Besonders schwierig ist die Entscheidung über einen Wechsel der Medikation beim Kippen von Depression in Manie oder umgekehrt. Ein rascher Wechsel des Medikamentes in Anpassung an den psychopathologischen Zustand ist selten erfolgreich. Oft läßt sich erst bei genauer Verlaufskenntnis eines Patienten herausarbeiten, welches Vorgehen sich am besten bewährt. Im Zweifelsfall kann eine Weiterführung der bisherigen Medikation, eine Dosisreduktion oder eine Medikamentenpause versucht werden.

In der Literatur findet die schwierige Behandlungssituation bei manisch-depressiven Mischzuständen kaum Beachtung.

G. Schizoaffektive Psychosen

Affektive und schizophrene Symptome können sich bei schizoaffektiven Erkrankungen nicht nur im Verlauf abwechseln, sondern können auch gleichzeitig vorhanden sein. Eine ähnliche Situation ergibt sich, wenn schizophrene Psychosen eine ausgeprägte depressive oder manische Einfärbung zeigen. Unabhängig von der sehr schwierigen diagnostischen Entscheidung, ob es sich tatsächlich um eine schizoaffektive Psychose oder um ein stark affektiv getöntes schizophrenes Zustandsbild handelt, richtet sich die Medikation nach dem vorherrschenden Anteil der Symptomatik. Handelt es sich bei dem affektiven Anteil um manische Symptome, ist das therapeutische Vorgehen einfach, weil Neuroleptika gegen manische und schizophrene Symptome wirksam sind. Schwieriger ist die Situation, wenn der affektive Anteil in Form depressiver Symptome auftritt. In vielen Fällen wird dann die Kombinationstherapie mit einem Antidepressivum und einem Neuroleptikum der Monotherapie vorzuziehen sein.

GOODNICK u. MELTZER (1984) haben in einem Review-Artikel diejenigen Studien zusammengefaßt, in denen der Behandlungserfolg bei Patienten mit primären Affektstörungen und schizoaffektiven Erkrankungen verglichen wurde. Es zeigt sich, daß schizoaffektive Erkrankungen bezüglich des Ansprechens auf Psychopharmaka den affektiven Psychosen nahestehen. Dies trifft nicht nur für die Behandlung mit Antidepressiva und Neuroleptika zu, sondern auch für die prophylaktische Wirkung von Lithium.

H. Nebenwirkungen von Antidepressiva und Neuroleptika

Die Nebenwirkungen von Antidepressiva und Neuroleptika werden gemeinsam dargestellt, da die Ähnlichkeiten größer sind als die Unterschiede.

I. Kardiovaskuläre Nebenwirkungen

MAO-Hemmer beeinflussen die Reizleitung nicht. Diese Wirkungskomponente wird vor allem den trizyklischen Antidepressiva und den Phenothiazinen zugeschrieben. Sie können im EKG zu reversiblen Repolarisationsstörungen führen. Arrhythmien sind vor allem bei Vergiftungen mit Antidepressiva und Neuroleptika beobachtet worden. Durch detailliertere Untersuchungen in den letzten Jahren ist die früher sehr gefürchtete Kardiotoxizität entschärft worden (GLASSMAN u. BIGGER 1981). Gefährdet sind nur Patienten mit Überleitungsstörungen, Schenkelblock oder AV-Block. Bei Patienten, die älter als 50 Jahre sind oder Hinweise auf eine Herz-Kreislauferkrankung bieten, sollte vor Behandlung ein EKG abgeleitet werden. Mehrfache Kontrollen sind nur bei Verwendung höherer Dosierungen notwendig. Für Patienten mit ventrikulären Arrhythmien können die antiarrhythmischen Eigenschaften von Imipramin und Chlorpromazin sogar von Vorteil sein. Die Pumpleistung des linken Ventrikels wird nicht beeinträchtigt.

Tachykardien können unter Neuroleptika, Antidepressiva und MAO-Hemmern auftreten. In der Regel sind sie klinisch nicht relevant. Nur bei sehr starker Ausprägung ist eine Behandlung erforderlich, am besten mit Betablockern.

Die häufigste kardiovaskuläre Nebenwirkung von Antidepressiva, MAO-Hemmern und Neuroleptika ist die orthostatische Hypotonie. Bei ausgeprägten Formen kann Dihydroergotamin verwendet werden. Für Patienten mit anamnestisch bekanntem Herzinfarkt oder Angina pectoris können orthostatische Hypotension und Tachykardie bedeutsame Nebenwirkungen sein. Der häufig unter Neuroleptika, Antidepressiva und MAO-Hemmern geklagte Schwindel ist am ehesten auf die blutdrucksenkende Wirkung zurückzuführen. Blutdruckerhöhungen sind unter trizyklischen Antidepressiva selten. Akute hypertensive Krisen sind die gefürchtetste Komplikation einer Behandlung mit MAO-Hemmern. Im Rahmen akuter hypertensiver Krisen sind bei einigen Patienten subarachnoidale oder intrazerebrale Blutungen entstanden, die z. T. einen letalen Ausgang hatten. Heute ist diese Komplikation außerordentlich selten, nicht zuletzt wegen der Beachtung von Diätvorschriften (s. Tabelle 4). Wird tyraminreiche Nahrung aufgenommen, so kann folgende Reaktion ablaufen: Durch den MAO-Hemmer wird die Menge der im Darm befindlichen Monoaminooxydase verringert und dadurch die Absorption von Tyramin verstärkt. Dadurch entsteht eine Überflutung des ganzen Organismus mit Adrenalin und Noradrenalin, d. h. es entwickelt sich die iatrogene Parallele einer Phäochromozytomkrise. Die Blutdruckwerte steigen auf 300–400 mmHg systolisch an. Glücklicherweise gibt es eine ganz einfache Therapie, nämlich die Applikation eines Alphablockers. Regitin (Phentolamin) führt in einer Dosierung von 2–5 mg (i. m. oder sehr langsam i. v.) innerhalb von wenigen Minuten zu einer Normalisierung des Blutdrucks (BECKMANN 1983).

II. Vegetative Nebenwirkungen

Aufgrund der anticholinergen Wirkungskomponente von Antidepressiva und Neuroleptika können sich trockene Schleimhäute, Akkommodationsstörungen, verminderte Tränensekretion, Miktionsstörungen und Obstipation entwickeln. Diese subjektiv manchmal recht unangenehmen Nebenwirkungen treten vor allem bei Behandlungsbeginn oder nach Dosissteigerungen auf und benötigen in der Regel keine spezielle Therapie. Bei Langzeitbehandlung kann hartnäckige Mundtrockenheit Karies fördern. Bei ausgeprägten Miktionsstörungen, besonders bei Patienten mit vorbestehender Prostatahypertrophie, kann sich eine Harnretention entwickeln, und bei langanhaltender Obstipation kann ein paralytischer Ileus entstehen, auch nach MAO-Hemmern. Bei solchen Patienten ist die Behandlung mit einem cholinerg wirkenden Präparat angezeigt, z. B. mit Carbachol, Distigmin, Neostigmin oder Physostigmin. Bei Glaukompatienten (Engwinkelglaukom) muß daran gedacht werden, daß der intraokuläre Druck zunehmen kann. Schwitzen kommt unter Antidepressiva und Neuroleptika vor, seltener unter Monoaminooxydasehemmern. Im Rahmen der vegetativen Symptomatik entwickelt sich häufig ein feinschlägiger Tremor, dessen genaue Entstehung unbekannt ist. Anticholinergika sind unwirksam, manchmal können Betablocker helfen. Verminderung von Magensaftsekretion, Magendruck, Übelkeit und gelegentliches Erbrechen können vorkommen.

Die anticholinerge Wirkungskomponente ist besonders ausgeprägt bei trizyklischen Antidepressiva und bei Phenothiazinen.

III. Dermatologische und ophthalmologische Nebenwirkungen

Allergische Exantheme kommen unter der Behandlung mit Antidepressiva, MAO-Hemmern und Neuroleptika vor. Sie verschwinden meist sogar unter Weiterführung der Therapie. Ödeme (insbesondere an den Lidern, im Gesicht und an den Fußknöcheln) sind harmlos und bilden sich nach Absetzen rasch zurück.

Antidepressiva und Neuroleptika können selten Photodermatosen auslösen. Dabei kann eine gekreuzte Sensibilität auf verschiedene Substanzen vorkommen.

Hautpigmentationen und Pigmentablagerungen im Auge sind selten. Es handelt sich vor allem um Pigmentablagerungen in den vorderen Partien der Augenlinse, seltener im Endothel der Kornea, der Konjunktiva und der Vorderfläche der Iris. Diese Veränderungen wurden vor allem unter langfristiger Gabe exzessiver Phenothiazindosen (USA) beobachtet. Durch Pigmentverschiebungen kann eine Retinopathie entstehen. Linsentrübungen aufgrund von Melaninablagerungen sind sehr selten.

IV. Endokrine und sexuelle Nebenwirkungen

Durch Blockade der tuberoinfundibulären Dopaminrezeptoren durch Neuroleptika kommt es zu einem Prolaktinanstieg im Serum. Als Folge können Galaktorrhö und Gynäkomastie bei Frauen und Männern auftreten. Diese Nebenwirkungen sind unter Antidepressiva ausgesprochen selten.

Auch bei medikamentös nicht behandelten, schwer ausgeprägten psychischen Störungen kann eine Amenorrhö auftreten. Ihre gehäufte Beobachtung bei mit

Psychopharmaka behandelten Patienten läßt es jedoch als gerechtfertigt erscheinen, die Amenorrhö auch als Nebenwirkung anzusehen.

Andere endokrine Veränderungen, z. B. bezüglich Wachstumshormon, Hypophysen-Nebennieren-Achse und Schilddrüsenfunktion, werden unterschiedlich beurteilt.

Unter der Behandlung mit Antidepressiva, Neuroleptika und MAO-Hemmern werden Störungen des Sexualverhaltens beobachtet, insbesondere Verminderung der Libido, Störungen des Orgasmus, der Erektion und Ejakulation. Am häufigsten werden solche Nebenwirkungen unter trizyklischen Antidepressiva und Thioridazin festgestellt. Sie können zu ernsthaften Compliance-Problemen führen.

V. Glukosestoffwechsel und Gewicht

Psychiatrische Patienten haben häufig einen höheren Blutzuckerspiegel als Gesunde. Phenothiazine können Hyperglykämien auslösen, insbesondere bei disponierten Patienten. Unter Antidepressiva wurden Blutzuckersenkungen beobachtet. Der Zusammenhang zwischen Veränderungen des Glukosestoffwechsels und Gewichtszunahmen ist nicht geklärt.

Während der Einnahme von MAO-Hemmern werden seltener Gewichtszunahmen beobachtet als unter trizyklischen Antidepressiva, bei denen ein eigentlicher Appetenzwandel im Sinne von Kohlehydrathunger vorkommt. Neuroleptikabehandelte Patienten leiden nicht selten unter intensiven „Freßanfällen".

VI. Leber

Berichte über Leberzellschädigungen, Hepatitis und Ikterus sind selten geworden.

Unter Antidepressiva kommt es gelegentlich vorübergehend zum Anstieg der alkalischen Phosphatase. Unspezifische Erhöhungen von SGOT, SGPT, Gamma-GT, alkalischer Phosphatase kommen vor allem unter Neuroleptika vor und sind in der Regel klinisch nicht relevant, bedürfen jedoch der Kontrolle.

VII. Hämatologische Nebenwirkungen

Vor allem in den ersten Wochen einer Behandlung mit trizyklischen Antidepressiva und Neuroleptika kann sich eine klinisch bedeutungslose Leukopenie, Leukozytose mit Linksverschiebung oder Eosinophilie entwickeln. Nach längerer Behandlung werden manchmal relative Lymphozytosen beobachtet. Die manchmal festgestellte Erhöhung der Blutsenkungsgeschwindigkeit ist klinisch irrelevant, Beobachtungen bezüglich Hemmung der Blutgerinnung sind umstritten (ZENGOTITA u. HOLT 1986). Eine seltene (0,1–1,0‰), aber gefährliche Nebenwirkung der Behandlung mit trizyklischen Neuroleptika ist die Agranoluzytose. Unter trizyklischen Antidepressiva ist sie wesentlich seltener und nach Butyrophenonen, Diphenylbutylpiperidinen und Benzamiden kommt sie kaum vor. Häufungen dieser Komplikation wurden bei mit Clozapin behandelten Patienten festgestellt. Deshalb wird auch in den ersten 18 Wochen einer Clozapinbehandlung eine wöchentliche Leukozytenzählung vorgenommen (obligatorisch).

Die bisher angenommene Beziehung zwischen trizyklischer Struktur und Agranulozytose-Risiko ist ins Wanken geraten, weil unter dem tetrazyklischen Mianserin ebenfalls gehäuft Agranulozytosen festgestellt wurden. Blutbildkontrollen sind deshalb unter allen Antidepressiva und Neuroleptika empfehlenswert. Es ist jedoch zweifelhaft, ob regelmäßige Blutbildkontrollen wirklich die Sicherheit erhöhen, weil sich Agranoluzytosen mit rasanter Geschwindigkeit entwickeln können. Besser bewährt sich die sorgfältige Beachtung von Symptomen, die auf einen Infekt hinweisen und die dann sofort durchgeführte Blutbildkontrolle. Insbesondere ambulant behandelte Patienten müssen genau darüber informiert werden, daß sie beim Auftreten von Infektzeichen sofort Kontakt mit ihrem Arzt aufnehmen müssen.

VIII. Störungen der Thermoregulation

Wahrscheinlich im Rahmen allergischer Reaktionen können unter Antidepressiva und Neuroleptika vorübergehende leichte Temperaturanstiege auftreten. Besonders häufig sind sie bei der Behandlung mit Clozapin. Differentialdiagnostisch muß immer an die Möglichkeit einer Agranoluzytose gedacht werden. Neuroleptika können die Thermoregulation so stark blockieren, daß bei ausgeprägter Hitzeexposition ein Hitzschlag auftreten kann.

Ausgeprägte Temperaturerhöhungen können das erste Zeichen eines malignen neuroleptischen Syndroms sein.

IX. Malignes neuroleptisches Syndrom

Das maligne neuroleptische Syndrom ist eine sehr seltene, aber lebensgefährliche Komplikation der Behandlung mit Neuroleptika. Genaue Zahlen über Häufigkeit und Mortalität sind schwer erhältlich. Zum Teil liegt das sicher daran, daß diese Nebenwirkung in früheren Jahren wenig Beachtung fand. Die bis 1980 publizierten 60 Fälle sind von CAROFF (1980) zusammengefaßt worden. Die Mortalität betrug 20% (N = 12). 1985 hat LEVENSON eine Übersicht veröffentlicht über die seit 1980 publizierten 50 Fälle und 3 eigene Beobachtungen. In seinem Material beträgt die Mortalität 15% (N = 8). SHALEV u. MUNITZ haben 1986 150 Fallberichte zusammengestellt (publiziert von 1956–1985) und eine Mortalität von 22% berechnet.

Die Symptomatik umfaßt:

1. Fieber,
2. Bewußtseinstrübung bis Koma,
3. vegetative Symptome: labiler Blutdruck, Blässe, Tremor, Tachykardie, Tachypnoe, Schwitzen, Harninkontinenz,

4. neuromuskuläre Symptome: Tonuserhöhung bis zur Rigidität, Akinese, Dyskinesien,
5. Leukozytose, erhöhte Serumkreatininphosphokinase, erhöhte Leberenzyme.

Die häufigsten Komplikationen sind Dehydrierung, bakterielle Infektionen, Rhabdomyolyse (extrem hohe Werte der Serumkreatininphosphokinase, Hyperkaliämie, Myoglobinurie), akute Niereninsuffizienz und respiratorische Insuffizienz.

Der zugrunde liegende Mechanismus ist nicht bekannt. Es ist umstritten, ob die maligne Hyperthermie bei Anästhesie und das maligne neuroleptische Syndrom auf ähnliche pathophysiologische Mechanismen zurückzuführen sind (Spiess-Kiefer u. Hippius 1986).

Merkwürdigerweise ist das maligne neuroleptische Syndrom bei Patienten unter Substanzen aufgetreten, mit denen sie früher schon komplikationslos behandelt worden sind. Es ist unklar, ob rasche und drastische Dosissteigerungen eine auslösende Rolle spielen können (Shalev u. Munitz 1986).

Die wichtigste therapeutische Maßnahme ist das Absetzen der Neuroleptika. Sie können durch Dialyse nicht entfernt werden. Allgemeine pflegerische Maßnahmen, wie ausreichende Wasserzufuhr, Ernährung, Fiebersenkung, sind sehr wichtig. Sekundäre Komplikationen wie Hypoxie, Nierenversagen und Azidose müssen behandelt werden.

Dantrolen, das in der Behandlung der malignen Hyperthermie bei Anästhesie mit Erfolg eingesetzt wird, wird in Dosierungen von 0,8–2,5 mg pro kg alle 6 Stunden (initial intravenös) appliziert. Der Dopaminagonist Bromocriptin wird in Dosierungen von 7,5–60 mg pro Tag verwendet, ebenfalls anfänglich intravenös. Die Wirksamkeit dieser Behandlungen wird von Levenson (1985) als unklar bezeichnet.

X. Delirien

Insbesondere Substanzen mit ausgeprägter anticholinerger Wirkungskomponente können ein pharmakogenes Delir hervorrufen. Die Therapie besteht je nach Schweregrad in Dosisreduktion oder Absetzen des Psychopharmakons. Eine Behandlung mit Physostigmin oder Clomethiazol ist nur in schweren Fällen nötig. Bei erneuter Gabe des gleichen Psychopharmakons in gleicher Dosierung entwikkelt sich in der Regel kein Delir mehr.

Wichtig ist die Beobachtung, daß nach Delirien eine ausgeprägte Besserung vorbestehender depressiver Symptomatik erfolgen kann.

XI. Zerebrale Krampfanfälle

Repräsentative Zahlen über die Häufigkeit epileptischer Anfälle unter Psychopharmaka sind nicht erhältlich (Kocher u. Markstaller-Denzler 1985), meist liegen die Häufigkeitsangaben zwischen $<1\%$ und 10%.

Krampfanfälle sind unter Antidepressiva und Neuroleptika auch bei Patienten aufgetreten, die keine zerebrale Vorschädigung aufwiesen. Die Senkung der zerebralen Krampfschwelle scheint dosisabhängig zu sein. In diesem Zusammenhang ist folgende Beobachtung wichtig: Üblicherweise wird nach einem Krampfanfall die Dosierung des Psychopharmakons für einige Tage reduziert. Bei erneuter Applikation der gleichen Dosis kommen in der Regel keine Krampfanfälle mehr vor.

Bei Patienten mit bekannter Neigung zu pharmakogen ausgelösten Krampfanfällen kann die Behandlung unter Schutz eines Antikonvulsivums (Benzodiazepine) durchgeführt werden. Gleiches gilt für Patienten mit bekannter Epilepsie.

Routine-EEG-Ableitungen sind bei Patienten ohne Epilepsie-Anamnese nicht erforderlich. Nach einem zerebralen Krampfanfall wird häufig eine Besserung der psychopathologischen Symptomatik beobachtet, insbesondere bei depressiven Patienten.

XII. Manische und depressive Syndrome

Während der Behandlung mit Antidepressiva oder MAO-Hemmern kann eine Depression in eine Hypomanie oder Manie „umschlagen", gehäuft bei Patienten mit bipolaren Affektpsychosen. Die Induktion einer Verlaufsänderung im Sinne des Rapid cycling ist umstritten (LEWIS u. WINOKUR 1982).

Vor allem unter Langzeitbehandlung mit Neuroleptika werden depressive Symptome beobachtet, die als pharmakogene Depression bezeichnet werden. Meistens handelt es sich um akinetische extrapyramidale Syndrome, was auch dadurch unterstrichen wird, daß sie gut auf Antiparkinsonmittel wie Biperiden und Trihexyphenidyl ansprechen. Besserungen werden auch durch Dosisreduktion der Neuroleptika erreicht. Erst wenn diese Maßnahmen erfolglos bleiben, sollte ein Antidepressivum verordnet werden.

Sicher sind nicht alle unter Neuroleptikabehandlung zu beobachtenden depressiven Symptome in dieser Weise zu interpretieren. Viele manische und schizophrene Patienten zeigen schon vor der Behandlung mit Neuroleptika depressive Symptome. Üblicherweise entwickelt sich während der neuroleptischen Behandlung akut schizophrener Patienten eine deutliche Rückbildung der vorbestehenden depressiven Symptome. Die nach Abklingen akut schizophrener Symptomatik zu beobachtenden depressiven Syndrome können nicht sicher vom Spontanverlauf endogener Psychosen unterschieden werden.

XIII. Provokation schizophrener Symptome

Bei Vergiftungen mit Antidepressiva und MAO-Hemmern können Halluzinationen auftreten, vor allem optische. Es liegen mehrere kasuistische Berichte vor über depressive Patienten, die unter höheren Dosierungen trizyklischer Antidepressiva hypnagoge Sinnestäuschungen entwickelt haben, die sich nach Dosisreduktion zurückgebildet haben.

Weniger klar ist, ob bei nichtwahnhaften Depressionen durch Antidepressiva paranoide Syndrome hervorgerufen werden können. Klinisch ist es sehr schwierig, die Verschlechterung einer schweren Depression bis hin zur wahnhaften Ausformung bei Nichtansprechen auf das applizierte Antidepressivum von einer sog. Symptomprovokation zu unterscheiden. Selbst wenn man die Möglichkeit einer solchen Symptomprovokation akzeptiert, muß betont werden, daß es sich um ein seltenes Ereignis handelt.

Die übertriebene Angst vor dieser Nebenwirkung kann dazu führen, daß bei Depressionen im Rahmen von schizoaffektiven Psychosen oder Schizophrenien entweder keine Antidepressiva oder nur sehr niedrige Dosierungen eingesetzt werden. Dies sogar bei Patienten, bei denen aktuell keinerlei schizophrene Symptome vorliegen. Die Konsequenzen im Sinne schwerer Depressionen bis hin zu Suizidversuchen sind eindrücklich.

XIV. Extrapyramidalmotorische Nebenwirkungen

Sehr selten werden unter Antidepressiva und MAO-Hemmern myoklonische Nebenwirkungen beobachtet. Eigentliche extrapyramidalmotorische Nebenwirkungen sind extrem selten.

Ganz im Gegensatz dazu stehen extrapyramidalmotorische Symptome (EPS) bei der Behandlung mit Neuroleptika im Vordergrund.

Frühdyskinesien oder Dystonien sind Muskelkrämpfe, vor allem im Bereich der Augen, des Mundes, der Zunge, des Schlundes, des Gesichtes, des Halses, des Rückens und der oberen Extremitäten. Besonders quälend sind Spasmen im Larynx- und Pharynx-Bereich. Frühdyskinesien treten vor allem in der ersten Behandlungswoche auf, können aber auch nach Dosissteigerung der Neuroleptika erneut in Erscheinung treten.

Eine besonders bei alten Patienten beobachtete Dyskinesie ist das sog. Pisa-Syndrom: oberer Rumpfteil, Nacken und Kopf werden nach einer Seite rotiert und flektiert.

Neuroleptika können ein Parkinsonsyndrom hervorrufen mit Tremor, Rigor, Zahnradphänomen, Verarmung von Mimik und Bewegungen, Hypersalivation und Salbengesicht. Klinisch ist das neuroleptisch bedingte Parkinsonsyndrom vom Morbus Parkinson kaum zu unterscheiden, am ehesten durch bilaterales Auftreten. Im Verlauf von neuroleptischen Langzeitbehandlungen ist häufig auch ohne Therapie eine Rückbildung zu beobachten.

Das sog. Rabbit-Syndrom wird dem Parkinsonsyndrom zugeordnet. Es handelt sich um einen hochfrequenten Tremor der Kau- und Mundmuskulatur, besonders der Lippen.

Akinetische Syndrome können auch ohne andere EPS isoliert auftreten und mit Depressionen oder sog. schizophrenen Minussymptomen verwechselt werden.

Akathisie manifestiert sich zunächst meist als innere Unruhe und dann als motorische Unruhe. Die Patienten können nur mit Mühe ruhig sitzen oder stehen bleiben (restless legs). Subjektiv ist diese Nebenwirkung sehr quälend. Besonders im Anfangsstadium ohne motorische Manifestation ist die Akathisie schwer von psychotischer Unruhe oder manischer Erregtheit zu unterscheiden. Eine spezielle Form der Akathisie ist die sog. Spätakathisie (late-onset-akathisia), die auf die Entwicklung von Spätdyskinesien hinweist (BRAUDE u. BARNES 1983; WEINER u. LUBY 1983).

Erst nach mehrmonatiger Behandlung mit Neuroleptika (6 Monate?) können sich Spätdyskinesien entwickeln. Häufig werden sie erst nach Dosisreduktion oder Absetzen der Neuroleptika bemerkt. Es handelt sich um hyperkinetische Symptome in Form unwillkürlicher, oft stereotyper Bewegungen. Am häufigsten sind klonische Kontraktionen einzelner Muskeln oder Muskelgruppen, vor allem um den Mund, Bewegungen der Zunge, Leckbewegungen, Lippenschmatzen, Augenzwinkern, kauende Bewegungen und unwillkürliche Bewegungen der Finger, Hände oder Schultern. Es kommen auch eigentliche Torsionsdystonien, ballistische Bewegungsabläufe und wellenförmige Bewegungen des Rumpfes vor. Selten sind respiratorische Dyskinesien (CHIANG et al. 1985).

Unter neuroleptischer Dauermedikation sollten Patienten regelmäßig daraufhin untersucht werden, ob Anzeichen für beginnende Spätdyskinesien vorhanden sind: Die Zunge kann nicht oder nur mit Mühe für einige Sekunden herausgestreckt werden, sie wird unwillkürlich vor- und zurückbewegt und seitlich verzogen. Andere Frühsymptome sind unwillkürliche Fingerbewegungen, Tics im Gesicht, Schaukelbewegungen des Rumpfes und motorische Unruhe der Extremitäten.

Diagnostische Schwierigkeiten ergeben sich bei gleichzeitigem Auftreten verschiedener extrapyramidalmotorischer Nebenwirkungen. Fluktuationen beim gleichen Patienten erschweren häufig die Unterscheidung. Diesbezüglich ist besonders zu berücksichtigen, daß die Ausprägung mit zunehmender emotionaler Bewegtheit verstärkt wird. Dadurch kommt es oft zur fälschlichen Interpretation als hysterische oder simulierte Phänomene.

Die Häufigkeit der verschiedenen extrapyramidalmotorischen Nebenwirkungen ist in den untersuchten Patientenstichproben verschieden. Frühdyskinesien sind bei Männern häufiger, insbesondere vor dem 40. Lebensjahr, während Parkinsonsyndrom und Akathisie häufiger bei Frauen beobachtet werden. Bezüglich der Spätdyskinesien sind die Angaben widersprüchlich. Einige Autoren beschreiben ein häufigeres Auftreten bei Frauen, andere eine intensivere Ausprägung bei Männern.

Spätdyskinesien entwickeln sich vor allem bei Patienten mit organischen cerebralen Vorschädigungen und bei Behandlungen nach dem 50. Lebensjahr. Die Behandlungsdauer und wahrscheinlich die kumulative Dosierung der Neuroleptika scheinen eine wichtige Rolle zu spielen. In einigen Untersuchungen wurde bei Patienten mit Affektpsychosen eine recht hohe Prävalenz von Spätdyskinesien gefunden. Die Zusammenhänge sind bisher noch nicht gut belegt (GARDOS u. COLE 1983a).

Früherkennung ist ein wichtiger prognostischer Faktor, denn erst kurzfristig vorhandene Spätdyskinesien zeigen eine rasche und ausgeprägte Rückbildungstendenz.

Für die Entwicklung extrapyramidalmotorischer Nebenwirkungen spielen nicht nur individuell disponierende Faktoren eine Rolle. Sehr wichtig ist die Wahl des Neuroleptikums. Am häufigsten treten extrapyramidalmotorische Nebenwirkungen bei der Behandlung mit Butyrophenonen auf (bis zu 80% der Behandlungen). Von den Phenothiazinen bewirken diejenigen mit Piperazinylalkyl-Seitenkette am häufigsten extrapyramidale Nebenwirkungen. Von den Phenothiazinen ist Thioridazin dasjenige, das am seltensten extrapyramidale Nebenwirkungen

Tabelle 7. Anticholinerg wirksame Antiparkinsonmittel

Generic Name	Handelsnamen			Dosierung (per os, mg/Tag)
	BRD	Österreich	Schweiz	
Benztropin	Cogentin	Cogentin	Cogentin	1 – 6
Biperiden	Akineton	Akineton	Akineton	6 – 10
Bornaprin	–	Sormodren	–	6 – 12
Dexetimid	–	Tremblex	Tremblex	0.5– 1
Orphenadrin	Norflex	Norflex	Norflex	150 –400
Procyclidin	Osnervan	Kemadrin	Kemadrin	7.5– 30
Trihexyphenidyl	Artane	Artane	Artane	2 – 15

hervorruft. Diesbezüglich gut verträglich ist auch das Benzamid Sulpirid. Clozapin ruft keine extrapyramidalen Nebenwirkungen hervor, ausgenommen Hypersalivation in höheren Dosierungen.

Die Intensität extrapyramidaler Nebenwirkungen kann durch Dosisreduktion der Neuroleptika verringert werden. Ist dies aus therapeutischen Gründen nicht möglich, können die in Tabelle 7 aufgeführten anticholinerg wirksamen Antiparkinsonmittel appliziert werden. Die dopaminergen Antiparkinsonmittel L-Dopa und Amantadin-Derivate können nicht empfohlen werden, da nicht sicher auszuschließen ist, daß durch eine Aktivierung dopaminerger Rezeptoren eine Provokation der psychotischen Symptomatik bewirkt wird. Üblicherweise werden Antiparkinsonmittel oral appliziert, ausgenommen bei der Behandlung ausgeprägter Frühdyskinesien. Hier hat sich die intramuskuläre oder auch intravenöse Applikation von Biperiden bewährt.

Bisher werden Antiparkinsonmittel erst bei Auftreten extrapyramidaler Nebenwirkungen appliziert und nicht prophylaktisch bereits vom Beginn der neuroleptischen Behandlung an. Dieses Vorgehen ist zunehmend umstritten, da insbesondere Frühdyskinesien für die Behandlungscompliance sehr hinderlich sein können.

Eine dauerhafte Verordnung von Antiparkinsonmitteln bei Langzeitbehandlungen mit Neuroleptika ist nur bei einigen Patienten nötig, wie Absetzversuche gezeigt haben.

Die Halbwertszeit der Antiparkinsonmittel ist relativ kurz, sie beträgt z. B. für Trihexyphenidyl etwa 2 Stunden. Deshalb können Patienten nach gleichzeitigem Absetzen von Neuroleptikum plus Antiparkinsonmittel extrapyramidale Nebenwirkungen entwickeln. Bei Absetzen von Neuroleptika sollte das begleitende Antiparkinsonmittel mindestens 3 Tage lang weiter appliziert werden.

Die Nebenwirkungen der Antiparkinsonmittel sind diejenigen anticholinerg wirksamer Substanzen, d. h. sie sind die gleichen wie diejenigen der trizyklischen Neuroleptika und Antidepressiva. Die psychische Eigenwirkung kann als leicht aktivierend bis euphorisierend beschrieben werden. Dadurch gibt es eine gewisse Tendenz zur Abhängigkeit, die allerdings häufig übertrieben wird.

Die beschriebenen EPS reagieren unterschiedlich auf anticholinerge Antiparkinsonmittel. Am besten sprechen Frühdyskinesien an. Gute Effekte sind auch beim Parkinsonsyndrom zu erzielen. Weniger zufriedenstellend reagiert die Akathisie. Manchmal können Benzodiazepine oder Propanolol helfen. Häufig sind Dosisreduktionen des Neuroleptikums oder Umstellung auf ein besser verträgliches Präparat notwendig, z. B. Thioridazin oder Clozapin. Manifeste Spätdyskinesien verschlechtern sich unter zusätzlicher Gabe von Antiparkinsonmitteln. Immer wieder wird aufgrund vereinzelter tierexperimenteller Befunde diskutiert, ob durch die langfristige, gleichzeitige Behandlung mit Neuroleptika und Antiparkinsonmitteln das Risiko für die spätere Entwicklung von Spätdyskinesien verstärkt wird. Klinische Untersuchungen und detaillierte Betrachtung und Gewichtung tierexperimenteller Arbeiten unterstützen diese Befürchtung nicht (GARDOS u. COLE 1983b; HAAG et al. 1984).

Akinetische Syndrome (auch ohne andere EPS) sprechen gut auf Antiparkinsonmittel an (RIFKIN et al. 1975).

Bei der Behandlung von Spätdyskinesien müssen zwei Strategien unterschieden werden:

1. Dauerhafte Rückbildung durch langfristiges Absetzen von Neuroleptika. Bei stark ausgeprägten Spätdyskinesien, die sich unter jahrelanger Neuroleptikatherapie entwickelt haben, kann es mehr als ein Jahr dauern, bis eine deutliche Besserung sichtbar wird. Das ist auch der Grund, warum Spätdyskinesien ursprünglich als irreversibel gegolten haben.
2. Zur Symptomunterdrückung werden folgende Substanzgruppen verwendet:
   a) Dopaminantagonisten (Neuroleptika!).
   b) Substanzen, die zu einer Entleerung der Katecholaminspeicher führen (z. B. Reserpin).
   c) Substanzen, die die Synthese von Katecholaminen blockieren (z. B. α-Methyl-Dopa, α-Methyl-Tyrosin).
   d) Substanzen, die die Freisetzung von Katecholaminen blockieren (z. B. Lithium).
   e) Cholinerg wirksame Substanzen (z. B. Physostigmin, Cholin, Lecithin).
   f) GABA-Agonisten (z. B. Baclofen).
   g) Dopaminagonisten (z. B. Bromocriptin).

Wie aus der langen Liste der verschiedenen Therapiemöglichkeiten schon abzulesen ist, sind sie zusammenfassend als unbefriedigend zu bezeichnen. Am ehesten wirksam ist die Unterdrückung mit Neuroleptika, die allerdings auf lange Sicht hin eine ungünstige Maßnahme darstellt, weil der eigentlich den Spätdyskinesien zugrunde liegende Prozeß weiter bestehen bleibt.

XV. Absetzeffekte und Toleranz

12–48 Stunden nach abruptem Absetzen längerfristig verabreichter Antidepressiva können Schweißausbrüche, Übelkeit, Erbrechen, Unruhe und Schlafstörungen auftreten. Diese Absetzsymptome werden selten beobachtet und können etwa zwei Wochen lang anhalten. DILSAVER u. GREDEN (1984) vermuten als Ursache einen cholinergen Überschuß. Die Beobachtung dieser Symptome darf auf keinen Fall dazu Anlaß geben, von einer Abhängigkeits- oder Suchtentwicklung zu sprechen.

Patienten, die auf die Behandlung mit einem Antidepressivum gut angesprochen haben, zeigen manchmal unter gleichbleibender Dosierung nach Wochen oder Monaten eine erneute Verschlechterung oder sogar einen Rückfall in die Depression. Solche Beobachtungen können in verschiedener Weise interpretiert werden:

1. Die anfängliche Besserung war ursächlich nicht auf das Antidepressivum zurückzuführen.
2. Nach eingetretener Besserung wurden die Antidepressiva nicht mehr regelmäßig eingenommen,
3. Toleranzentwicklung.

Nach abruptem Absetzen von Neuroleptika können unspezifische Entzugserscheinungen auftreten. Es entwickelt sich jedoch keine psychische Abhängigkeit oder Toleranz gegenüber der antipsychotischen Wirkung.

Bei manchen Patienten kommt es sehr rasch nach Absetzen langfristig eingenommener Neuroleptika zu einem psychotischen Rückfall. Chouinard u. Jones (1980) haben als mögliche Ursache die Entwicklung einer dopaminergen Überempfindlichkeit im mesolimbischen System diskutiert, in Analogie zur Überempfindlichkeit nigrostriataler Dopaminrezeptoren, die als Ursache der Spätdyskinesien angenommen wird.

XVI. Fahrverhalten

Küchle u. Mewe (1981) unterscheiden folgende Faktoren, die die Sehtüchtigkeit bezüglich Fahrtauglichkeit beeinflussen können:

1. Zentrale Sehschärfe.
2. Gesichtsfeldeinschränkung.
3. Farbunterscheidungsvermögen.
4. Anpassungsfähigkeit an verschiedene Helligkeiten.
5. Intakte Augenmotilität mit Fähigkeit zum räumlichen Sehen.

Die zentrale Sehschärfe wird eingeschränkt durch Veränderungen der Brechkraft des Auges, Akkommodationsstörungen, Miosis oder Mydriasis. Akkommodationsstörungen werden durch anticholinerg wirksame Psychopharmaka hervorgerufen. Phenothiazine können außerdem selten zu Linsentrübungen führen, ähnlich wie Kortisonkatarakte, woraus eine verminderte zentrale Sehschärfe und eine vermehrte Blendungsempfindlichkeit resultieren können. Durch diese kommt es zu einer verminderten Anpassungsfähigkeit im Hell-Dunkel-Bereich.

Wissenschaftlich fundierte Ergebnisse bezüglich der Beziehung zwischen Psychopharmaka und Fahrtauglichkeit sind relativ dürftig (Hobi 1983). Untersuchungsergebnisse an gesunden Probanden, die unter verschiedenen Psychopharmaka bezüglich Fahrtüchtigkeit untersucht werden, sind nur schwer auf die Situation von Patienten zu übertragen. Bei diesen geht es ja nicht nur um die Eigenwirkung der Psychopharmaka, sondern diese werden ja gerade appliziert, um krankheitsbedingte Symptome zu mildern, die ihrerseits die Fahrtauglichkeit beeinträchtigen können.

XVII. Schwangerschaft und Stillzeit

Zur Beurteilung möglicher Nebenwirkungen der Behandlung mit Psychopharmaka während Schwangerschaft und Stillzeit sind folgende Voraussetzungen wichtig:

1. Alle bekannten Psychopharmaka gehen durch die Plazenta in den fetalen Kreislauf über.
2. Für eine Anzahl psychotroper Substanzen ist nachgewiesen, daß sie in der Milch vorhanden sind.
3. Aufgrund der metabolischen Unreife des Neugeborenen kommt es zu Verlängerungen der Halbwertszeit und herabgesetzter Verträglichkeit.

Erstaunlicherweise sind die Gefahren einer psychopharmakologischen Behandlung während der Schwangerschaft für Mutter und Kind viel kleiner als oft angenommen wird. Dabei ist zu unterscheiden zwischen Gefahren für die Mutter, dem Risiko teratogener Schäden und der Entwicklung reversibler Nebenwirkungen beim Kind.

Für die schwangere Patientin ist die Gabe von Neuroleptika, Antidepressiva oder Tranquilizern nicht mit einem größeren Risiko bezüglich Nebenwirkungen verknüpft. Anders steht es mit Lithium (s. Kap. SCHOU in diesem Band).

Zur Beurteilung möglicher teratogener Auswirkungen von Psychopharmaka sind retrospektive Untersuchungen ungeeignet, insbesondere, wenn sie in der Befragung von Frauen mit mißgebildeten Kindern bestehen. Prospektive Untersuchungen haben ergeben, daß Neuroleptika, Antidepressiva und Benzodiazepine nicht zu einer erhöhten Häufigkeit von Mißbildungen oder Totgeburten führen. Diesbezüglich liegen aus dem nichtpsychiatrischen Anwendungsbereich Erfahrungen mit der Verwendung von Chlorpromazin und Haloperidol als Antiemetika in der Frühschwangerschaft vor. Auch hier bildet Lithium eine negative Ausnahme.

Bei Applikation von Psychopharmaka im letzten Abschnitt der Schwangerschaft oder während der Stillzeit sind reversible Nebenwirkungen beim Kind beobachtet worden, z.B. respiratorische Störungen, extrapyramidale Nebenwirkungen und unerwünschte Sedierung.

Die geschilderten Zusammenhänge sind natürlich auf Präparate zu beziehen, mit denen schon seit vielen Jahren Erfahrungen vorliegen. Neue Präparate können bezüglich ihrer Verträglichkeit in Schwangerschaft und Stillzeit nicht beurteilt werden. Deshalb sollten bei Schwangeren und stillenden Müttern vor allem klassische Psychopharmaka verwendet werden.

Die Tagesdosis sollte während der Schwangerschaft auf mehrere Einzeldosen über den Tag verteilt werden, um Blutspiegelspitzen zu vermeiden.

Während des ersten Trimenons sollten Psychopharmaka, genau wie andere Medikamente, nur in Ausnahmefällen verabreicht werden. Eine Woche vor der Geburt sollten keine Psychopharmaka gegeben werden, um toxische Symptome oder Entzugserscheinungen zu vermeiden (THIELS et al. 1983).

Literatur

Akiskal HS (1985) A proposed clinical approach to chronic and "resistant" depressions: evaluation and treatment. J Clin Psychiatry 46:32–36

Angst J (1981) Clinical indications for a prophylactic treatment of depression. In: Mendlewicz J, Coppen A, van Praag HM (eds) Depressive illness – Biological and psychopharmacological issues, Symposium on depressive illness, Amsterdam. Advances in biological psychiatry, vol 7. Karger, Basel, pp 218–229

Angst J, Woggon B (1980) Psychopharmakotherapie. In: Kisker KP, Meyer JE, Müller C, Strömgren E (Hrsg) Grundlagen und Methoden der Psychiatrie. Springer, Berlin Heidelberg New York (Psychiatrie der Gegenwart, Bd I/2, S 243–314)

Ansseau M, Ansons C, Beckers G, Bogaerts M, Botte L, De Buck R, Diricq S, Dumortier A, Jansegers E, Owieczka J, Stellamans G (1984) Double-blind clinical study comparing alprazolam and doxepin in primary unipolar depression. J Affective Disord 7:287–296

Appleton WS (1982) Fourth psychoactive drug usage guide. J Clin Psychiatry 43:12–27

Arana GW, Goff DC, Friedman H, Ornsteen M, Greenblatt DJ, Black B, Shader RI (1986) Does carbamazepine-induced reduction of plasma haloperidol levels worsen psychotic symptoms? Am J Psychiatry 143:650–651

Aubree JC, Lader MH (1980) High and very high dosage antipsychotics: a critical review. J Clin Psychiatry 41:341–350

Ayd FJ Jr (ed) (1983) Treatment-resistant depression. Int Drug Ther Newsl 18:25–28

Ayd FJ Jr (ed) (1986) Carbamazepine therapy for manic depressive illness: an update. Int Drug Ther Newsl 21:9–12

Baldessarini RJ, Katz B, Cotton P (1984) Dissimilar dosing with high-potency and low-potency neuroleptics. Am J Psychiatry 141:748–793

Beckmann H (1983) Therapie mit nicht-trizyklischen Antidepressiva. In: Langer G, Heimann H (Hrsg) Psychopharmaka: Grundlagen und Therapie. Springer, Berlin Heidelberg New York Tokyo, S 140–159

Benkert O, Hippius H (1980) Psychiatrische Pharmakotherapie, 3. Aufl. Springer, Berlin Heidelberg New York

Benkert O, Hippius H (1986) Psychiatrische Pharmakotherapie, 4. Aufl. Springer, Berlin Heidelberg New York Tokyo

Bowden CL (1985) Current treatment of depression. Hosp Community Psychiatry 36:1192–1200

Braude WM, Barnes TRE (1983) Late-onset Akathisia – An indicant of covert dyskinesia: two case reports. Am J Psychiatry 140:611–612

Bridges PK (1983) "... And a small dose of an antidepressant might help". Br J Psychiatry 142:626–628

Caroff SN (1980) The neuroleptic malignant syndrome. J Clin Psychiatry 41:79–83

Chiang E, Pitts WM, Rodriguez-Garcia M (1985) Respiratory dyskinesia: review and case reports. J Clin Psychiatry 46:232–234

Chouinard G, Jones BD (1980) Neuroleptic-induced supersensitivity psychosis: clinical and pharmacologic characteristics. Am J Psychiatry 137:16–21

Chouinard G, Young SN, Annable L (1983) Antimanic effect of clonazepam. Biol Psychiatry 18:451–466

Cook PE, Dermer SW, Cardamone J (1986) Imipramine-flupenthixol decanoate interaction. Can J Psychiatry 31:235–237

Coppen A (1967) The biochemistry of depression. Br J Psychiatry 113:1237–1264

Curtius HC, Niederwieser A, Levine RA, Lovenberg W, Woggon B, Angst J (1983) Successful treatment of depression with tetrahydrobiopterin. Lancet I:657–658

Davis JM, Friedman DJ, Linden RD (1983) A review of the new antidepressant medications. In: Davis JM, Maas JW (eds) The affective disorders. American Psychiatric Press, Inc., Washington, DC, pp 2–14

Delay J, Deniker P (1952) Le traitement des psychoses par une méthode neurologique derivée de l'hibernothérapie. In: Congrès des Médecins Aliénistes et Neurologistes de France, Luxembourg, pp 497–502

Delini-Stula A (1986) New pharmacological findings in depression. Paper presented at 100 Years PUK, Basel

Dick B, Küpfer A, Molnar J, Braunschweig S, Preisig R (1982) Hydroxylierungsdefekt für Medikamente (Typus Debrisoquin) in einer Stichprobe der Schweizer Bevölkerung. Schweiz Med Wochenschr 112:1061–1067

Dilsaver SC, Greden JF (1984) Antidepressant withdrawal phenomena. Biol Psychiatry 19:237–256

Emrich HM, Dose M, von Zerssen D (1985) The use of sodium valproate, carbamazepine and oxcarbazepine in patients with affective disorders. J Affective Disord 8:243–250

Enkelmann R (1985) Monotherapie ängstlich depressiver Mischbilder mit Alprazolam. Therapiewoche 35:3921–3931

Gardos G, Cole JO (1983a) The prognosis of tardive dyskinesia. J Clin Psychiatry 44:177–179

Gardos G, Cole JO (1983b) Tardive dyskinesia and anticholinergic drugs. Am J Psychiatry 140:200–202

Gautier J, Jus A, Villeneuve A, Jus K, Pires P, Villeneuve R (1977) Influence of the antiparkinsonian drugs on the plasma level of neuroleptics. Biol Psychiatry 12:389–399

Glassman AH, Bigger JT (1981) Cardiovascular effects of therapeutic doses of tricyclic antidepressants. Arch Gen Psychiatry 38:815–820

Goldney RD, Spence ND (1986) Safety of the combination of lithium and neuroleptic drugs. Am J Psychiatry 143:882–884

Goodnick PJ, Meltzer HY (1984) Treatment of schizoaffective disorders. Schizophr Bull 10:30–48

Goodwin FK, Prange AJ, Post RM, Muscettola G, Lipton MA (1982) Potentiation of antidepressant effects by L-triiodothyronine in tricyclic nonresponders. Am J Psychiatry 39:34–38

Haag H, Greil W, Rüther E (1984) Tardive dyskinesia and anticholinergics. In: Collegium Internationale Neuro-Psychopharmacologicum, 14th CINP Congress, Florence, Italy, p 149

Hansten PD (1979) Drug interactions. Clinical significance of drug-drug interactions and drug effects on clinical laboratory results, 4th edn. Lea & Febiger, Philadelphia

Hirschowitz J, Bennett JA, Zemlan FP, Garver DL (1983) Thioridazine effect on desipramine plasma levels. J Clin Psychopharmacol 3:376–379

Hobi V (1983) Psychopharmaka und Fahrverhalten. In: Langer G, Heimann H (Hrsg) Psychopharmaka: Grundlagen und Therapie. Springer, Wien New York, S 649–661

Jann MW, Garrelts JC, Ereshefsky L, Saklad SR (1984) Alternative drug therapies for mania: a literature review. Drug Intell Clin Pharm 18:577–589

Jeste DV, Wyatt RJ (1979) In search of treatment for tardive dyskinesia: review of the literature. Schizophr Bull 5:251–293

Johnson DAW (1985) The use of benzodiazepines in depression. Br J Clin Pharmacol 19:31S–35S

Kaufmann MW, Cassem NH, Murray GB, Jenike M (1984) Use of psychostimulants in medically ill patients with neurological disease and major depression. Can J Psychiatry 29:46–49

Keller MB, Klerman GL, Lavori PW, Fawcett JA, Coryell W, Endicott J (1982) Treatment received by depressed patients. JAMA 248:1848–1855

Kielholz P (1971) Diagnose und Therapie der Depressionen für den Praktiker, 3. Aufl. Lehmann, München

Klein DF, Gittelman R, Quitkin F, Rifkin A (eds) (1980) Diagnosis and drug treatment of psychiatric disorders: adults and children, 2nd edn. Williams & Wilkins, Baltimore London

Kline NS (1954) Use of Rauwolfia Serpentina Benth. in neuropsychiatric conditions. Ann NY Acad Sci 59:107

Kocher R, Markstaller-Denzler R (1985) Konvulsion durch Psychopharmaka. DIA 14:44–52

Kotin J, Post RM, Goodwin FK (1973) Drug treatment of depressed patients referred for hospitalization. Am J Psychiatry 130:1139–1141

Küchle HJ, Mewe L (1981) Der Einfluß von Pharmaka auf die Sehtüchtigkeit im Straßenverkehr. Schweiz Ärzteztg 62:2202–2206

Kuhn R (1957) Über die Behandlung depressiver Zustände mit einem Iminodibenzylderivat (G 22355). Schweiz Med Wochenschr 87:1135–1140

Küpfer A, Dick B, Preisig R (1982) A new drug hydroxylation polymorphism in man: the incidence of mephenytoin hydroxylation deficient phenotypes in an European Population Study. Naunyn-Schmiedebergs Arch Pharmacol 321:R33

Kutcher SP, Reid K, Dubbin JD, Shulman KI (1986) Electrocardiogram changes and therapeutic desipramine and 2-hydroxy-desipramine concentrations in elderly depressives. Br J Psychiatry 48:676–679
Laakmann G, Blaschke D, Hippius H, Messerer D (1986) Wirksamkeits- und Verträglichkeitsvergleich von Alprazolam gegen Amitriptylin bei der Behandlung von depressiven Patienten in der Praxis des niedergelassenen Allgemein- und Nervenarztes. In: Hippius H, Engel RR, Laakmann G (Hrsg) Benzodiazepine. Rückblick und Ausblick. Springer, Berlin Heidelberg New York Tokyo, S 139–147
Lader M (1983) Combined use of tricyclic antidepressants and monoamine oxidase inhibitors. J Clin Psychiatry 44(9/2):20–24
Lerer B (1985) Alternative therapies for bipolar disorder. J Clin Psychiatry 46:309–316
Levenson JL (1985) Neuroleptic malignant syndrome. Am J Psychiatry 142:1137–1145
Levy AB, Bucher P, Votolato N (1985) Myoclonus, hyperreflexia and diaphoresis in patients on phenelzine-tryptophan combination treatment. Can J Psychiatry 30:434–436
Lewis JL, Winokur G (1982) The induction of mania. A natural history study with controls. Arch Gen Psychiatry 39:303–306
Loomer HP, Saunders JC, Kline NS (1957) A clinical and pharmacodynamic evaluation of iproniazid as a psychic energizer. Psychiatric Research Reports of the American Psychiatric Association, Washington 8:129–141
MacPhee GJA, Thompson GG, McInnes GT, Brodie MJ (1986) Verapamil potentiates carbamazepine neurotoxicity: a clinically important inhibitory interaction. Lancet I:700
McCabe B, Tsuang MT (1982) Dietary consideration in MAO inhibitor regimens. J Clin Psychiatry 43:178–181
McIntyre IM, Gershon S (1985) Interpatient variations in antipsychotic therapy. J Clin Psychiatry 46:3–5
Michel K (1986) Suizide und Suizidversuche: Könnte der Arzt mehr tun? Schweiz Med Wochenschr 116:770–774
Modestin J (1985) Antidepressive therapy in depressed clinical suicides. Acta Psychiatr Scand 71:111–116
Möller HJ, Kissling W, Herberger B, Kuss HJ (1984) Kontrollierte Studie über die möglichen Vorteile einer Kombinationstherapie mit Chlorimipramin und Haloperidol bei endogen Depressiven. Pharmacopsychiatry 17:29–33
Moscovich D, Mester R (1984) Tricyclic antidepressive treatment reinforced by reserpine. Isr J Psychiatr Relat Sci 21:283–289
Nies A (1984) Differential response patterns to MAO inhibitors and tricyclics. J Clin Psychiatry 45:70–77
Noten JBGM, Uges DRA (1980) Clinical pharmacokinetics of neuroleptic drugs. In: Merkus FWHM (ed) The serum concentration of drugs. Excerpta Medica, Amsterdam Oxford Princeton, pp 125–133
Okuma T, Inanaga K, Otsuki S, Sarai K, Takahashi R, Hazama H, Mori A, Watanabe M (1979) Comparison of the antimanic efficacy of carbamazepine and chlorpromazine: a double-blind controlled study. Psychopharmacology 66:211–217
Oppenheim G (1983) Estrogen in the treatment of depression: neuropharmacological mechanisms. Biol Psychiatry 18:721–725
Paioni R (1983) Chemie der Antidepressiva. In: Langer G, Heimann H (Hrsg) Psychopharmaka: Grundlagen und Therapie. Springer, Wien New York, S 59–64
Pöldinger W, Wider F (Hrsg) (1986) Die Therapie der Depressionen. Deutscher Ärzte-Verlag, Köln
Quitkin FM (1985) The importance of dosage in prescribing antidepressants. Br J Psychiatry 147:593–597
Quitkin F, Rifkin A, Gochfeld L, Klein DF (1977) Tardive dyskinesia: are first signs reversible? Am J Psychiatry 134:84–87
Richelson E (1982) Pharmacology of antidepressants in use in the United States. J Clin Psychiatry 43:4–11
Richelson E (1984) Neuroleptic affinities for human brain receptors and their use in predicting adverse effects. J Clin Psychiatry 45:331–336
Rickels K, Feighner JP, Smith WT (1985) Alprazolam, amitriptyline, doxepin, and placebo in the treatment of depression. Arch Gen Psychiatry 42:134–141

Rifkin A, Quitkin F, Klein DF (1975) Akinesia. A poorly recognized drug-induced extrapyramidal behavioral disorder. Arch Gen Psychiatry 32:672–674
Robertson MM, Trimble MR (1982) Major tranquillisers used as antidepressants. J Affective Disord 4:173–193
Rose S (1982) The relationship of acetylation phenotype to treatment with MAOIs: a review. J Clin Psychopharmacol 2:161–164
Salzman C, Hoffman SA (1983) Clinical interaction between psychotropic and other drugs. Hosp Community Psychiatry 34:897–902
Schatzberg AF, Cole JO (1981) Benzodiazepines in the treatment of depressive borderline personality, and schizophrenic disorders. Br J Clin Pharmacol 11:17S–22S
Schatzberg AF, Cole JO, Cohen BM, Altesman RI, Sniffin CM (1983) Survey of depressed patients who have failed to respond to treatment. In: Davis JM, Maas JW (eds) The affective disorders. American Psychiatric Press, Inc., Washington, DC
Schildkraut JJ (1965) The catecholamine hypothesis of affective disorders: a review of supporting evidence. Am J Psychiatry 122:509–522
Schuckit MA, Feighner JP (1972) Safety of high-dose tricyclic antidepressant therapy. Am J Psychiatry 128:1456–1459
Schwarcz G, Halaris A, Baxter L, Escobar J, Thompson M, Young M (1984) Normal thyroid function in desipramine nonresponders converted to responders by the addition of L-triiodothyronine. Am J Psychiatry 141:1614–1616
Shalev A, Munitz H (1986) The neuroleptic malignant syndrome: agent and host interaction. Acta Psychiatr Scand 73:337–347
Shapira B, Oppenheim G, Zohar J, Segal M, Malach D, Belmaker RH (1985) Lack of efficacy of estrogen supplementation to imipramine in resistant female depressives. Biol Psychiatry 20:576–579
Silverstone T (1985) Dopamine in manic depressive illness. A pharmacological synthesis. J Affective Disord 8:225–231
Simpson GM, Cooper TB, Bark N, Sud I, Lee JH (1980) Effect of antiparkinsonian medication on plasma levels of chlorpromazine. Arch Gen Psychiatry 37:205–208
Spiess-Kiefer C, Hippius H (1986) Malignes Neuroleptisches Syndrom und Maligne Hyperthermie – ein Vergleich. Fortschr Neurol Psychiatr 54:158–170
Spiker DG, Weiss JC, Dealy RS, Griffin SJ, Hanin I, Neil JF, Perel JM, Rossi AJ, Soloff PH (1985) The pharmacological treatment of delusional depression. Am J Psychiatry 142:430–436
Stern SL, Mendels J (1981) Drug combinations in the treatment of refractory depression: a review. J Clin Psychiatry 42:368–373
Sullivan EA, Shulman KI (1984) Diet and monoamine oxidase inhibitors: a re-examination. Can J Psychiatry 29:707–711
Targum SD, Greenberg RD, Harmon RL, Kessler K, Salerian AJ, Fram DH (1984) Thyroid hormone and the TRH stimulation test in refractory depression. J Clin Psychiatry 45:345–346
Theohar C, Fischer-Cornelssen K, Åkesson HO, Ansari J, Gerlach J, Harper P, Öhman R, Ose E, Stegink AJ (1981) Bromocriptine as antidepressant: double-blind comparative study with imipramine in psychogenic and endogenous depression. Curr Ther Res 30:830–842
Thiels C, Leeds A, Resch F, Goessens L (1983) Wirkungen psychotroper Substanzen auf Embryo und Fetus. In: Langer G, Heimann H (Hrsg) Psychopharmaka: Grundlagen und Therapie. Springer, Wien New York, S 559–573
True BL, Alexander B, Carter B (1985) Switching monoamine oxidase inhibitors. Drug Intell Clin Pharm 19:825–827
Van Praag HM (1981) Management of depression with serotonin precursors. Biol Psychiatry 16:291–310
Waehrens J, Gerlach J (1981) Bromocriptine and imipramine in endogenous depression. A double-blind controlled trial in out-patients. J Affective Disord 3:193–202
Waldmeier P (1983) Neurobiochemische Wirkungen antidepressiver Substanzen. In: Langer G, Heimann H (Hrsg) Psychopharmaka: Grundlagen und Therapie. Springer, Wien New York, S 65–81
Walker JI, Davidson J, Zung WWK (1984) Patient compliance with MAO inhibitor therapy. J Clin Psychiatry 45(7/2):78–80

Weiner WJ, Luby ED (1983) Tardive akathisia. J Clin Psychiatry 44:417–419
White K, Simpson G (1984) The combined use of MAOIs and tricyclics. J Clin Psychiatry 45(7/2):67–69
Wittenborn JR (1982) Antidepressant use of amphetamines and other psychostimulants. In: Lehmann HE (ed) Modern problems of pharmacopsychiatry, vol 18. Karger, Basel, pp 178–195
Woggon B (1983) Prognose der Psychopharmakotherapie. Enke, Stuttgart (*Reihe:* Forum der Psychiatrie)
Woggon B, Angst J, Curtius HC, Niederwieser A (1984) Unsuccessful treatment of depression with tetrahydrobiopterin. Lancet 8417:1463
Woods SW, Tesar GE, Murray GB, Cassem NH (1986) Psychostimulant treatment of depressive disorders secondary to medical illness. J Clin Psychiatry 47:12–15
Young SN, Chouinard G, Annable L (1981) Tryptophan in the treatment of depression. Adv Exp Med Biol 133:727–737
Zengotita HE, Holt RJ (1986) Neuroleptic drug-induced coagulopathy: mechanism of reaction and duration of effect. J Clin Psychiatry 47:35–37

1.2 Lithium

M. SCHOU

INHALTSVERZEICHNIS

Dies Kapitel gibt einen Überblick über den gegenwärtigen Stand der Lithium-Behandlung in der Psychiatrie und diskutiert im Zusammenhang damit Fragen von aktuellem Interesse. Aus Raumgründen wurden die Literaturverweise knapp gehalten; die hier entwickelten Gesichtspunkte sind als persönliche Einschätzung des Autoren anzusehen. Detaillierte Übersichten und therapeutische Nachschlagewerke stehen andernorts zur Verfügung (JEFFERSON et al. 1983; MÜLLER-OERLINGHAUSEN u. GREIL 1986; SCHOU 1983 a, b, 1984, 1986 a, b).

A. Geschichte und Verwendung

Lithium wurde 1949 zur Behandlung von Manien in die moderne Pharmakotherapie eingeführt (CADE 1949; JOHNSON 1984). In den sechziger Jahren zeigte die

Erfahrung mit Langzeit-Medikation bessernde oder präventive Effekte im Hinblick auf Rezidive nicht nur bei Manien, sondern auch bei Depressionen (Baastrup u. Schou 1967; Baastrup et al. 1970). Berechnungen, welche auf den Erfahrungen regionaler Lithium-Ambulanzen und auf Verkaufs-Daten von Lithium-Präparaten beruhen, zeigen, daß 1 bis 2 Personen unter tausend der Bevölkerung der meisten Industrieländer jetzt mit Lithium behandelt werden.

B. Psychiatrische Indikationen

Wiewohl Lithium bei verschiedenen somatischen Erkrankungen eingesetzt wird (Neutropenie, Horton Kopfweh, thyreotoxische Krisen), dient es primär der Behandlung psychiatrischer Leiden.

I. Manie

Die Lithium-Behandlung bei manischen Patienten ging der Einführung der Neuroleptika 5 Jahre voraus. Die Wirksamkeit dieser Behandlung kann als gesichert gelten. Dennoch scheint Lithium unter dieser Indikation ziemlich selten eingesetzt zu werden, und man fragt sich, ob die Vorliebe für Neuroleptika nicht bis zu einem gewissen Grade eher aus der Ungeduld des Pflegepersonals und der Ärzte als aus der Rücksicht auf die Patienten resultiert. Lithium hat einen ziemlich engen therapeutischen Dosisbereich, und die Behandlung ist durch Serumkonzentrations-Bestimmungen zu überwachen. Der volle antimanische Effekt entwickelt sich allmählich während einer Woche. Akute oder fulminante Manien sind daher mit einem schnell wirkenden Neuroleptikum oder mit Elektrokrampftherapie zu behandeln. Bei weniger dringlichen Fällen indessen ist im Hinblick auf den Patienten Lithium vorzuziehen, weil es als minder fesselnd erlebt wird.

Hat eine Manie einen milden bis mäßigen Ausprägungsgrad, entwickelt sie sich allmählich oder nimmt sie einen periodischen Verlauf, so bildet das eine Indikation für die Lithium-Behandlung. Manien stärkerer Intensität lassen sich allein mit Neuroleptika behandeln, aber es kann vorteilhaft sein, die Therapie mit einer Kombination von Neuroleptikum und Lithium zu beginnen und die Dosis des ersteren nach einer Woche zu reduzieren, wenn die Lithium-Wirkung eintritt. Therapeutische Interventionen werden von manischen Patienten selten leicht angenommen; wenn einschneidend wirkende Neuroleptika vermieden werden, kann dies der Akzeptanz der Behandlung dienen.

II. Depression

Frühe klinische Beobachtungen und Untersuchungen hatten keine antidepressiven Wirkungen des Lithiums gezeigt; indessen ergaben spätere Studien, auch solche mit Plazebo-Kontrollen, in der Tat doch einige therapeutische Effekte auf depressive Zustände. Einige dieser Untersuchungen zeigten im Vergleich zu den üblichen Antidepressiva einen geringgradigeren, andere einen gleichwertigen Effekt. Depressionen im Rahmen einer bipolaren Erkrankung scheinen dabei besser anzusprechen als solche bei unipolaren Verläufen. Der Lithium-Effekt setzt später ein als derjenige bei den üblichen Antidepressiva. Gegenwärtig wird Lithium als Behandlung erster Wahl bei Depressionszuständen von wenigen eingesetzt; diese Therapie verdient allerdings Aufmerksamkeit bei Patienten mit einer Neigung zu hypomanen Nachschwankungen.

Die antidepressiven Eigenschaften des Lithiums sind in einem anderen Zusammenhang von Wert. Einige Untersuchungen zeigten schnelle Besserungen, wenn Lithium mit Antidepressiva bei solchen Patienten kombiniert wurde, deren Depression bei ausschließlicher Behandlung mit Antidepressiva resistent blieb. Ob das auch auf solche Depressionen zutrifft, welche zur Chronifizierung neigen, bleibt offen.

III. Rezidivierende manisch-depressive Erkrankung

Die psychiatrische Laufbahn des Lithiums begann als antimanisches Pharmakon mit geringen oder fehlenden antidepressiven Effekten. Überraschend und gegen alle Erwartungen zeigten Patienten, welchen langfristig Lithium mit dem Ziel der Prävention künftiger manischer Episoden verordnet worden war, eine entschiedene Verringerung der Häufigkeit und Intensität auch ihrer depressiven Rückfälle. Systematische Langzeitbehandlung an großen Patientengruppen über lange Zeitstrecken bestätigte dann den „prophylaktischen" oder rückfallpräventiven Effekt der Lithium-Dauerbehandlung und ergab zugleich die unerwartete aber günstige zusätzliche Beobachtung, daß dieser Effekt auch bei Patienten mit monopolar-depressiven Verläufen ohne manische Episoden in ihrer Vorgeschichte feststellbar war.

Diesen anfänglichen Beobachtungen folgte eine große Anzahl systematischer Untersuchungen. Einige davon wurden als Doppelblind-Studien, andere nicht durchgeführt; bei einigen wurden Patienten von Beginn an simultan auf Lithium und Plazebo gesetzt, bei anderen wurde eine voranlaufende Lithium-Behandlung auf entweder Lithium oder Plazebo umgestellt. Untersuchungen wurden auch an ausgewählten Patientengruppen mit sehr häufigen oder seltenen Phasen gemacht. Es überrascht daher kaum, daß diese Studien zu beträchtlichen Unterschieden hinsichtlich der *quantitativen* Wirksamkeit der Lithium-Prophylaxe führten. Übereinstimmung ergab sich indessen hinsichtlich der *qualitativen* prophylaktischen Auswirkungen, d. h. bei Patienten, welchen Lithium gegeben worden war, lagen Rezidivquote und Morbidität signifikant niedriger als bei Plazebo-Patienten oder Unbehandelten. Der prophylaktische Lithium-Effekt bei manisch-depressiver Krankheit kann jetzt als einer der am besten dokumentierten innerhalb der psychiatrischen Pharmakotherapie gelten, und es ist heute als ein ernster medizinischer Fehler anzusehen, wenn Patienten mit häufigen und schweren manischen und/oder depressiven Phasen eine präventive Behandlung mit Lithium (oder einer ihrer Alternativen) vorenthalten wird.

Die Tabellen 1 und 2 vermitteln einen Eindruck der quantitativen Wirksamkeit von Lithium. Sie zeigen Daten aus einer Übersicht über 9 zusammengefaßte

Tabelle 1. Lithium gegen Plazebo: Berechnete Prozentwerte der Patienten mit Rückfällen innerhalb des ersten Jahres nach Behandlungsbeginn. Zusammengefaßte Daten aus neun Untersuchungen (SCHOU 1978)

Diagnosegruppe	Medikation	Anzahl der Patienten	Prozentsatz der Patienten mit Rückfall innerhalb eines Jahres
Bipolar	Lithium	186	20
	Plazebo	187	73
Unipolar	Lithium	76	22
	Plazebo	77	65

Tabelle 2. Wirkungen prophylaktischer Lithium-Behandlung bei manisch-depressiver Erkrankung in der Deutschen Demokratischen Republik während der Jahre 1967–1977 (FELBER 1981)

623 Patienten	Vor Lithium	Unter Lithium	Unter/Vor Lithium
Mittlere Phasenhäufigkeit (Episodenanfänge pro Jahr)	1,59	0,25	16%
Mittlere Krankheitsdauer (Monate pro Jahr)	4,12	2,06	50%
Andere Pharmaka in höherer als minimale Dosierung (Prozentsatz der Patienten)	45	11	31%

Untersuchungen bzw. aus einem ganzen Land während einer Dekade. Diese und andere Untersuchungen legen folgende Schlußfolgerungen nahe:

1. Die Behandlung ist bei Frauen und Männern sowie bei jüngeren und älteren Patienten unter der Voraussetzung einer angemessenen Dosierung gleich wirksam.
2. Bei Patienten mit bipolaren Verläufen wurde in einigen Untersuchungen ein besserer präventiver Effekt gegen depressive als gegen manische Rezidive gefunden. Andere Studien gelangten zum gegenteiligen Resultat. Die meisten Untersuchungen zeigen vergleichbare Wirksamkeit bei beiden Rückfalltypen.
3. Bei manchen Patienten stellt sich der Effekt primär als Reduktion der Phasenhäufigkeit dar, bei anderen als Reduktion der Intensität dieser Phasen. Bei manchen Patienten kombinieren sich beide Wirkungen.
4. Einige Patienten mit häufigen Phasen (mehr als 3–4 pro Jahr) reagieren schwach auf die prophylaktische Behandlung, andere ausgezeichnet.
5. Bei manchen Patienten setzt die präventive Wirkung des Lithiums allmählich ein, so daß die volle Wirkung erst nach 6- bis 12monatiger Behandlung sichtbar wird. Während dieser Zeit kommt es zu Rückfällen, welche in Häufigkeit

und Intensität allmählich abnehmen. Bei anderen Patienten wiederum wurden nach Beginn der Lithium-Behandlung überhaupt keine Rückfälle mehr gesehen.

6. Lithium verliert bei längerem Gebrauch nichts von seiner Wirkung.
7. Lithium macht nicht abhängig.

IV. Aggressivität

Zunächst wurde Lithium für „spezifisch" gehalten bei manisch-depressiven Erkrankungen, weil es sowohl bei manischen als auch bei depressiven Manifestationen der Krankheit wirksam ist, weil sein Effekt bei typischen Fällen größer ist als bei atypischen, und weil es nicht das breite therapeutische Spektrum der Neuroleptika zeigte. Lithium-Effekte wurden indessen auch bei psychopathologischen Verfassungen klar nachgewiesen, welche den manisch-depressiven nicht oder nur bei Überdehnung dieses Begriffs zugerechnet werden können. Hier stehen im Vordergrund episodische pathologische Aggressivität und explosives Verhalten. Solche Effekte wurden bei Menschen mit instabilen Persönlichkeitsstörungen gesehen, bei soziopathischen Gefängnisinsassen und bei seelisch retardierten Persönlichkeiten. In den zuletzt erwähnten Zuständen kann die Aggressivität gegen den Patienten selbst oder gegen andere gerichtet sein. Es ist unklar, ob sich der Lithium-Effekt primär auf die Periodizität oder auf die Aggressivität bezieht.

Die Lithium-Effekte bei periodischer Aggressivität sind durch Doppelblind- und Blind-Studien an großen Zahlen behandelter Probanden so gesichert (SHEARD 1984), daß ein weiter Gebrauch des Lithiums unter dieser Indikation erwartet werden könnte. Dies ist jedoch nicht der Fall, und ein Grund mag in dem verbreiteten allgemeinen Zögern liegen, Kindern und Insassen von Strafinstitutionen Psychopharmaka zu geben. Indessen sollte erinnert werden, daß die so Behandelten entscheidende subjektive Erleichterungen hinsichtlich ihrer früher unkontrollierbaren Ausbrüche von Wut und Gewalt berichteten.

V. Sonstige

Die Erfahrungen über Lithium-Effekte bei schizoaffektiven und schizophrenen Erkrankungen streuen von eindeutig negativen Resultaten bis zu sehr befriedigenden Behandlungserfolgen. Letztere betreffen nicht nur die affektiven Elemente der Symptomatik, sondern nach einigen Untersuchungen auch die schizophrenen Kernsymptome. Dieses Problem bedarf weiterer Untersuchung. Lithium sollte aber stets in Betracht gezogen werden, wenn die Symptomatik der Patienten eine regelmäßige oder unregelmäßige Periodizität zeigt. Was die Lithium-Effekte bei Alkoholismus angeht, soweit dieser nicht Folge einer phasischen affektiven Erkrankung ist, halten sich positive und negative Untersuchungen die Waage. Studien ohne Kontrollgruppen zeigten präventive oder bessernde Einflüsse des Lithiums auf prämenstruelle Verstimmungszustände; kontrollierte Plazebo-Versuche an größeren Patientenzahlen konnten dies nicht bestätigen.

C. Behandlungstechnik

I. Vorbereitung, Dosierung

Es ist nicht entscheidend, ob Lithium als Tablette, als Kapsel oder als Sirup genommen wird. Es kommt auch nicht darauf an, ob Lithiumkarbonat, Lithiumzitrat, Lithiumsulfat oder irgendein anderes Lithium-Salz benutzt wird, wenn nur sichergestellt ist, daß das verwendete Präparat konstante Abgabe-Eigenschaften hat und Lithium während der Magen-Darm-Passage quantitativ abgegeben wird. Erniedrigte oder inkonstante Abgabe bedingt das Risiko der Unterdosierung mit Rückfällen bzw. der Überdosierung mit Intoxikation.

Es gab Diskussionen über die relativen Vorteile zweier Behandlungsweisen: (1) Eine mit leichten Schwankungen der Lithium-Serumkonzentration über 24 Stunden, wie sie durch die Retardform von Lithium-Tabletten oder durch zwei oder mehrmals täglich verabreichte Lithium-Gaben oder durch beides erreicht werden kann; (2) eine Behandlungsweise mit höheren Gipfeln und tieferen Tälern der Serum-Lithiumkurve, wie sie bei Verabreichung der konventionellen Tabletten einmal täglich zustande kommt. Diese Frage ist nicht endgültig geklärt, weil erwünschte Wirkungen und Nebenwirkungen bei unterschiedlichen Behandlungsweisen in unterschiedlicher Form auftreten und weil unterschiedliche Nebenwirkungen bei derselben Behandlungsweise differieren können. Es sind hierzu Vergleichsuntersuchungen zwischen verschiedenen Ambulanzen gemacht worden; endgültige Antworten werden wohl erst durch prospektive Untersuchungen innerhalb ein und derselben Ambulanz mit Zufalls-Zuordnung der Behandlungstechniken erlangt.

Obwohl wir in unserem Hospital aktives Interesse an dieser Problematik haben, planen wir gegenwärtig solche Untersuchungen nicht, weil unser Eindruck dahin geht, daß das allgemeine Dosierungs-Niveau wichtiger ist als die Verabreichungsform. Vor 5 Jahren reduzierten wir die Dosen und Serumspiegel um etwa 20%, und zwar von einer durchschnittlichen Dosis von 30 mmol/Tag auf 24 mmol/Tag und von einem durchschnittlichen Serumspiegel von 0,85 auf 0,70 mmol/l. Dies führte nicht zu einer merklichen Verringerung der präventiven Wirkung, ließ aber eine Anzahl von Nebenwirkungen nach Häufigkeit und Intensität drastisch abfallen. Bei manchen Patienten traten so die Nebenwirkungen völlig zurück.

II. Dosisanpassung

Die Empfindlichkeit auf Lithium sowie die renale Lithium-Clearance variieren von Mensch zu Mensch. Stets ist individuelle Dosisanpassung erforderlich. Es sind Methoden zur Voraussage der Erhaltungsdosis angegeben worden aufgrund der 24 Stunden-Lithium-Serumspiegel nach einer Testdosis. Vorteilhaft ist ein schrittweises Vorgehen: (1) Gabe einer niedrigen Testdosis, 1–2 Tabletten täglich, für eine Woche. (2) Bestimmung der Lithium-Serumkonzentration und Anpassung der Dosierung zur Sicherstellung einer Serumkonzentration zwischen 0,5 und 0,8 mmol/l. (3) Wenn erforderlich individuelle Nach-Anpassung: Anhebung der Dosis bei Rückfällen, Absenkung bei störenden Nebenwirkungen.

III. Labor-Überwachung

Laboruntersuchungen vor der Lithium-Behandlung sollten umfassen: Urinuntersuchung, Serum-Kreatinin, Sedimentations-Rate, Blutdruck, EKG, Körpergewicht. Diese Untersuchungen sollten ergänzt werden, wenn die medizinische Vorgeschichte Hinweise auf somatische Erkrankungen ergibt.

Während der Lithium-Behandlung sollte die Lithiumkonzentration im Serum während der ersten Wochen einmal wöchentlich bestimmt werden, danach alle 2–6 Monate je nach den Umständen und der Persönlichkeit des Patienten. Häufige Laborkontrollen und begleitende Kontakte zum Arzt erhöhen die Compliance. Die Blutentnahme zur Lithiumbestimmung sollte morgens erfolgen, und zwar 11–13 Stunden nach der letzten Lithiumeinnahme. Für viele Patienten ist eine Serumkonzentration zwischen 0,5 und 0,8 mmol/l angemessen; es kann aber auch eine individuelle Einstellung außerhalb dieser Standardwerte erforderlich sein. Zusätzliche Untersuchungen, z. B. diejenige des Serum-Kreatinins oder thyreotroper Hormone, können den Behandlungsverlauf zusätzlich absichern. Bei Verdacht auf Intoxikation sind weitergehende Laboratoriumskontrollen erforderlich.

D. Dauer der prophylaktischen Behandlung

Statistische Erfahrungen zeigen, daß die Häufigkeit manisch-depressiver Phasen mit zunehmender Krankheitsdauer ansteigt, und zwar schneller bei bipolaren als bei unipolaren Patienten. Patienten, bei welchen mit Lithium wegen häufiger Phasen in den jüngst zurückliegenden Jahren begonnen worden ist, werden also wahrscheinlich Lithium auch während der kommenden Jahre brauchen. Es ist jedoch psychologisch wichtig, daß der Psychiater bei einem Patienten, der mit Lithium beginnt oder diese Entscheidung eben vor sich hat, die Ankündigung vermeidet, LithiumBehandlung laufe „lebenslang". Diese Frage sollte offengehalten und der Diskussion künftiger Erfahrungen überlassen werden.

Bei manchen Patienten zeigen subklinische „Signale", daß die Krankheit noch unterschwellig aktiv und Unterbrechung der Lithium-Behandlung unratsam ist. Andere Patienten erleben keinerlei Anzeichen einer weiterlaufenden Krankheit, und bei ihnen kann dann der Wunsch nach Beendigung der Lithium-Therapie dringlich werden. Eine solche Unterbrechung kann bei einigen Patienten unter enger ärztlicher Führung schadlos vollzogen werden; in den meisten Fällen entwickeln sich indessen früher oder später Rückfälle, und der klüger gewordene Patient findet zum Lithium zurück.

Lithium kann gewöhnlich abrupt und ohne Auftreten von Entziehungssymptomen abgesetzt werden. Bei einigen wenigen Patienten folgen dem Absetzen Angst und zunehmende Irritabilität von mehrwöchiger Dauer. Eine allmähliche Lithium-Reduktion kann ratsam sein.

Einige Untersuchungen zeigten frühe Rückfälle nach Lithium-Abbruch als Hinweis auf einen möglichen Rebound-Effekt. Andere Studien an größeren Patientengruppen und mit Lithium-Abbrüchen unter Doppelblind-Verhältnissen ergaben solche Hinweise nicht.

E. Nebenwirkungen

I. Psychologische Nebenwirkungen

Werden die starken Auswirkungen des Lithiums auf manische und depressive Episoden berücksichtigt, so wirkt diese Substanz bemerkenswert gering auf die normalen seelischen Funktionen ein. Die meisten Patienten, welche in Lithium-Langzeitbehandlung stehen, fühlen sich normal und fungieren normal. Es gibt indessen Patienten, welche über Gedächtniserschwerung und verminderte Reaktionsgeschwindigkeit klagen; wiewohl dies bisweilen als erlebte Entbehrung manischer Überaktivität aufgefaßt werden kann, gibt es Gründe für die Überzeugung, daß Lithium selbst bei sensiblen Personen solche Wirkungen zeitigt. Ähnliche Wirkungen können bei normalen Versuchspersonen festgestellt werden, wenn ihnen hinreichend hohe Lithiumdosen gegeben werden.

Lithium wirkt nicht nur manischen und depressiven Verstimmungsepisoden entgegen, bisweilen bewirkt es auch Stimmungsstabilisierung im freien Intervall. Das wird von manchen Patienten als Zugewinn erlebt, als Absicherung gegen Stimmungsschwankungen und Verbesserung der Selbstkontrolle. Andere vermissen ihren früheren Enthusiasmus und erfahren das Leben unter Lithium weniger farbig und interessant.

Die Auswirkungen der Lithium-Behandlung auf die künstlerische Produktivität wurden in mehreren Untersuchungen studiert. Die größte Studie berichtete über 24 manisch-depressive Künstler, bei welchen Lithium-Behandlung zur Kontrolle der Krankheit geführt hatte. Sechs unter ihnen erlebten ihre Kreativität vermindert, bei 6 weiteren war sie unverändert, und 12 gaben an, daß sie mehr und unter bestimmten Umständen Besseres produziert hätten, seit die Prävention manischer und depressiver Episoden ihren Arbeitsrhythmus und ihre künstlerische Disziplin verbesserten.

Die Auswirkungen des Lithiums auf die seelischen Funktionen sind schnell reversibel und gehen nach Absetzen des Lithiums zurück.

II. Somatische Nebenwirkungen

Oft wurde darauf hingewiesen, daß Patienten zum Abbruch der Lithium-Behandlung wegen störender somatischer Nebenwirkungen neigen. Systematische Untersuchungen zeigten indessen, daß die Patienten den unangenehmen psychologischen Auswirkungen größere Bedeutung beimessen. Gleichwohl sollte auch trivialen körperlichen Nebenwirkungen Aufmerksamkeit geschenkt werden, da sie bei dieser Langzeitbehandlung die Lebensqualität wesentlich beeinflussen können.

Viele Nebenwirkungen sind bei hohem Lithiumspiegel ausgeprägter; daher sollte zunächst versucht werden, die Dosis zu verringern. Es ist wesentlich, bei jedem Patienten zu einer Feineinstellung der Dosierung zu gelangen; manchmal wirkt schon die Reduktion des Lithium-Serumspiegels um 0,1–0,2 mmol/l zu wiedererlangtem Wohlbefinden beim Patienten.

Ergänzende Behandlung von Nebenwirkungen durch Betablocker bei Lithium-induziertem Tremor kann erforderlich werden. Hier sind „ad hoc"-Einnahmen, z. B. 10–20 mg Propranolol, etwa 30 Minuten vor dem Beginn einer Konferenz oder Party wirksamer und weniger der Toleranz-Entwicklung ausgesetzt als kontinuierliche Einnahme.

Eine durch Lithium induzierte Hypothyreose läßt sich durch regelmäßige TSH-Bestimmungen früher entdecken als allein durch klinische Beobachtung. Sie bedarf der Behandlung. Kleine Thyroxin-Dosen bewirkt Erniedrigung des TSH und die Größe einer Struma und bessert die hypothyreote Symptomatik.

Es sind morphologische Nierenveränderungen bei Patienten mit Lithium-Langzeitbehandlung gefunden worden. Nachdem jedoch ähnliche Veränderungen bei Patienten nachgewiesen wurden, welche mit der Lithium-Therapie noch nicht begonnen hatten, entstanden Zweifel an der Spezifität dieser Befunde. Immerhin gaben solche Beobachtungen Anlaß zu ausgedehnten (transversalen und longitudinalen) Untersuchungen der Nierenfunktion während der Lithium-Therapie. Sie bestätigten frühere Erfahrungen darüber, daß Lithium zu einer Erniedrigung der renalen Konzentration führen kann, indem es die distalen Tubuli gegen antidiuretisches Hormon refraktär macht, was dann zu Polyurie und Polydipsie führen kann. Insgesamt zeigten diese Untersuchungen, daß auch langjährige Lithium-Behandlung nicht zu fortschreitender Reduktion der glomerulären Filtrationsrate führt. Es ist bisher kein Patient an einer durch Lithium herbeigeführten Niereninsuffizienz und terminalen Azotämie gestorben.

Die Häufigkeit solcher Lithium-induzierten Polyurien und Polydipsien ist in unserem Krankenhaus drastisch abgesunken, nachdem wir Dosen und Serum-Lithiumspiegel reduzierten. Wenn Patienten eine solche Erniedrigung der renalen Konzentration zeigen, sind sie darüber aufzuklären, Durstgefühlen nachzugeben und Situationen zu vermeiden, welche das Risiko einer Austrockung enthalten. Eine Behandlung mit Diuretika kann zwar wirksam sein, ist aber auch gefährlich; Amilorid ist möglicherweise sicherer als andere Diuretika.

Als Resultat der Hypothyreose kann eine behandlungsbedürftige Gewichtszunahme auftreten. Sie kann auch Folge des durch Lithium hervorgerufenen Durstes sein; die Patienten sollten es dann vermeiden, ihren Durst mit kalorienreichen Getränken zu stillen. Manchmal läßt sich die Gewichtszunahme nicht anders erklären als durch die Lithium-Behandlung selbst. Beschränkung der Kalorieneinfuhr und Intensivierung motorischer Aktivitäten sind dann geeignete therapeutische Empfehlungen; sie lassen sich allerdings oft schwer verwirklichen.

F. Intoxikation

Das Risiko der Lithium-Langzeitbehandlung liegt nicht darin, daß dadurch Schäden am Hirn, an der Schilddrüse oder der Niere hervorgerufen werden. Das ist nicht der Fall. Das Risiko liegt vielmehr in der Entwicklung einer Intoxikation, welche bei schwerem Verlauf zum Tode oder zu überdauernden Kleinhirnschäden führen kann. Die akute Lithium-Intoxikation betrifft primär das Zentralnervensystem und das voll entwickelte Bild einer Intoxikation kann demjenigen einer zerebralen Blutung gleichen. Es ist jedoch wichtig zu wissen, daß Lithium-Intoxikationen nicht plötzlich und nicht überraschend einsetzen.

Bisweilen nehmen Patienten irrtümlich eine hohe Lithium-Dosis oder weil sie sich selbst töten wollen. Wir sollten vielleicht unsere Patienten darüber aufklären, daß Lithium weder ein wirksames noch ein angenehmes selbstzerstörerisches Agens ist. Häufiger tritt die Lithium-Intoxikation allmählich ein und wird durch eine zu niedrige Ausscheidungsrate verursacht. Die renale Lithium-Clearance liegt für gewöhnlich bei einem Viertel der Kreatinin-Clearance und sie sinkt mit der glomerulären Filtrationsrate ab, z. B. infolge eines Nierenleidens. Gelegentlich kann die Lithium-Clearance indessen disproportional abfallen, und zwar bei negativer Salz- und Wasser-Balance. Risikosituationen während der Lithiumbehandlung sind demgemäß Körperleiden mit Fieber, starkem Schwitzen, Erbrechen und Diarrhöen, salzarmer Diät, drastischer Abmagerung und Diuretika-Therapie. Eine Kombinationsbehandlung mit nichtsteroiden Antirheumatika wie Indomethazin und Phenylbutazon sollten vermieden werden. Es ist ratsam, Patienten unter Lithium-Behandlung, welche massiv erbrechen, Flüssigkeit parenteral zuzuführen, wenn sie mehrstündig bewußtlos sind oder in der Nacht vor größeren chirurgischen Eingriffen mit Narkose, wenn orale Flüssigkeitszufuhr untersagt ist.

Es gibt Zeichen und Symptome der beginnenden Vergiftung, und wenn eines davon deutlicher wird, sollte der Lithium-Serumspiegel überprüft werden, um die Bedingungen zu klären. Solche Warnsignale umfassen: Benommenheit, Schläfrigkeit, Dekonzentriertheit, Muskelschwäche oder Muskelzuckungen, Gangstörungen, grobschlägiger Händetremor, verwaschene Sprache, Schwindel und Diarrhöe.

G. Interaktionen

Die Interaktion des Lithiums mit bestimmten Situationen ist für gewöhnlich wichtiger als die Interaktion mit anderen Pharmaka. Lithium wird allein durch die Nieren ausgeschieden, und die Lithium-Clearance bildet unter den meisten Umständen eine konstante Fraktion der Kreatinin-Clearance. Gefahren verbinden sich dafür mit Bedingungen, welche zu einem Absinken der glomerulären Filtrationsrate führen, z. B. bei Nierenerkrankungen oder kardialer Dekompensation. Riskante Situationen entstehen auch dann, wenn die renale Lithium-Clearance unabhängig von der Filtrationsrate oder stärker als diese absinkt, z. B. bei Dehydratation oder bei negativer Kochsalzbilanz. Ärzte, auch Nichtpsychiater, sollten die besonderen Vorsichts- und Sicherheits-Maßnahmen kennen, auf welche bereits im Abschnitt F. Bezug genommen wurde.

Ungünstige Interaktionen mit anderen Pharmaka können durch Interferenz der renalen Lithium-Ausscheidung zustande kommen. Diuretika sind ein wichtiges Beispiel. Diese werden oft als „über den Tisch"-Drogen verkauft und ohne ärztliche Kontrolle eingenommen. Einige Fälle von Lithium-Intoxikationen sind dadurch hervorgerufen worden, daß der Arzt zureichende Warnungen versäumte. Es wurden auch Interaktionen mit nichtsteroiden Antirheumatika beobachtet.

Die zugrundeliegenden Mechanismen sind zwar noch unklar, eine ungünstige Interferenz mit der Nierenfunktion indessen wahrscheinlich.

Lithium wird häufig gemeinsam mit Antidepressiva oder Neuroleptika oder beiden verordnet. Das ist in den meisten Fällen unproblematisch. Die Kombination mit Antidepressiva führt bisweilen zur Verstärkung des Händetremors, und Kombinationen mit hohen Dosen von Neuroleptika führen gelegentlich zu Verwirrtheit und intoxikations-ähnlichen Zuständen. Die Verordnung niedriger Neuroleptika-Dosen, z. B. Haloperidol unter 20 mg/Tag, führt gewöhnlich nicht zu ungünstigen Reaktionen.

Es gibt keinen Hinweis auf Interaktionen zwischen Lithium und Anxiolytika, Hypnotika, Analgetika, Vitaminen oder Kontrazeptiva. Lithium-Behandlung zeigt auch keine Interaktionen mit antiepileptischen, antithrombotischen oder antidiabetischen Pharmaka. Lithium führt nicht zu Veränderungen der Alkohol-Effekte.

H. Kontraindikationen

Da eine zureichende Nierenfunktion Voraussetzung für eine sichere Lithium-Behandlung ist, gilt Lithium bei Patienten als kontraindiziert, welche unter Glomerulonephritis, schwerer Pyelonephritis oder kardialer Insuffizienz leiden. Die glomeruläre Filtrationsrate sinkt zwar mit steigendem Alter ab; da indessen die Nierenfunktion bei alten Menschen keinen Fluktuationen unterliegt, bildet das hohe Alter, für sich gesehen, keine Kontraindikation. Ältere Menschen bedürfen niedrigerer Lithium-Dosen, um eine bestimmte Serum-Lithiumkonzentration zu erreichen. Konstant hemodialysierten Patienten ist Lithium schadlos gegeben worden, in einigen Fällen durch Hinzufügung zur Dialyse-Flüssigkeit.

Chirurgen sind gut beraten, wenn sie die Lithium-Behandlung einige Tage vor nicht akuten größeren chirurgischen Eingriffen absetzen, wenn Beeinträchtigungen der Flüssigkeits- und Elektrolyt-Balance zu erwarten sind. Es ist aber wichtig, mit der Lithium-Verordnung fortzufahren, wenn Nierenfunktion und Elektrolyt/Flüssigkeits-Balance sich normalisieren.

Frühere Lebererkrankungen bilden keine Kontraindikation gegen Lithium. Auch eine Herzkrankheit schränkt die psychiatrische Indikation für Lithium-Therapie nicht ein; die Konsultation eines Kardiologen ist indessen ratsam. Die Lithium-Therapie sollte unterbrochen oder zeitweilig bei Patienten auf reduzierte Dosis umgestellt werden, welche unter febrilen Körperkrankheiten leiden oder salzarme Diät halten. Dasselbe gilt für Patienten, welche strikte Abmagerungs-Kuren vollziehen oder mit Diuretika behandelt werden.

Es wurde ein leichter Anstieg der Häufigkeit kongenitaler Mißbildungen bei Kindern solcher Frauen festgestellt, denen Lithium während der Schwangerschaft gegeben wurde. Es ist daher ratsam, daß fertile Frauen während der Lithium-Behandlung Kontrazeptiva einnehmen und daß Lithium bei Frauen abgesetzt wird, welche schwanger zu werden wünschen oder bei welchen eine ungeplante Schwangerschaft eintritt. Bei allem ist die individuelle Situation des Patienten zu beachten. Es kann sein, daß sich der Arzt und die künftigen Eltern dazu entscheiden, die Lithium-Behandlung trotz der Schwangerschaft fortzuführen, wenn von früheren Unterbrechungen der Lithium-Behandlung her bekannt ist, daß diese zu schnell eintretenden heftigen manischen oder depressiven Rückfällen geführt haben.

J. Prophylaktische Alternativen

Nicht alle manisch-depressiven Patienten sprechen auf Lithium an. Einige tolerieren es nicht. Es ist daher günstig, daß die Suche nach prophylaktischen Alternativen einige Erfolge gezeitigt hat.

Es ist jetzt hinreichend gesichert, daß kontinuierliche Behandlung mit Antidepressiva depressiven Rückfällen signifikant besser vorbeugt als Plazebo. Ein prophylaktischer Effekt auf manische Rückfälle ist indessen nicht gezeigt worden; systematische Studien bestätigten vielmehr den klinischen Eindruck, daß langfristige Behandlung mit Antidepressiva Manien auslösen kann. Einige Untersuchungen ergaben, daß Lithium depressiven Rückfällen wirksamer vorbeugt als Antidepressiva. Andere Studien zeigten das Gegenteil. So haben zumindest Patienten mit unipolarem Verlauf eine Option: Wirkt die eine Art von Pharmaka nicht oder wird sie nicht toleriert, dann kann die andere mit einer guten Erfolgschance versucht werden.

Patienten mit bipolaren Verläufen sind in einer andersartigen Lage. Langzeitbehandlung mit Neuroleptika kann manischen Rückfällen vorbeugen. Einen Schutz gegen Depressionen geben sie nicht. Vielversprechende Ergebnisse konnten indessen mit den Antiepileptika Valproic-Säure und Carbamazepin erzielt werden. Diese Untersuchungen bezogen sich meist auf Patienten, welche auf Lithium nicht ansprachen. Es ist noch nicht geklärt, ob diese Pharmaka wirksamer sind, wenn sie allein oder in Kombination mit Lithium gegeben werden.

Viele andere Medikamente und Techniken sind als prophylaktische Alternative zu Lithium vorgeschlagen worden. Sie umfassen: wiederholte Elektrokrampfbehandlungen, Schlafentzug, Benzodiazepine, L-Tryptophan, L-Hydroxytryptophan, Rubidium, Betablocker, L-Thyroxin und andere. Für keines dieser Vorgehen konnte eindeutig gezeigt werden, daß ihre Wirkung die Plazebo-Wirkung übertrifft.

K. Wirkungsweise

Bisweilen ist darauf hingewiesen worden, daß Neuroleptika oder Antidepressiva Lithium vorzuziehen seien, „weil die Wirkungsweise von Lithium nicht bekannt ist". Diese Feststellung ist korrekt, indessen nicht der daraus gezogene Schluß. Wir kennen die Wirkungsweise von Lithium nicht, aber wir kennen auch nicht die Wirkungsweise von Neuroleptika und Antidepressiva.

Dies bedeutet keinen Mangel an Hypothesen über Lithium oder an Beobachtungen über vorstellbar relevante biologische Wirkungen des Lithiums in und außerhalb des Hirns (EMRICH et al. 1982). Im Gegenteil, die Erforschung der Wirkungsweise des Lithiums ist besonders umfassend angelegt und schließt Studien über Enzyme, Hormone, Elektrolyte, Membranen, Neurotransmitter, Rezeptoren und vieles andere ein. Da der Schlüssel so klein ist, paßt er in viele Schlösser, und es gibt kaum ein biologisches System, das nicht in der einen oder anderen Weise durch Lithiumionen beeinflußt wird. Die Schwierigkeit liegt darin, diejenigen Aktionen herauszufinden, welche für die klinischen Auswirkungen relevant sind.

Mit einigen der Nebenwirkungen des Lithiums sind wir etwas weiter gekommen. Zum Beispiel: Die Erniedrigung der renalen Konzentrationsfähigkeit durch Lithium wird wahrscheinlich durch Senkung der Reaktion der distalen Tubuli auf das antidiuretische Hormon bewirkt, möglicherweise über einen Effekt auf zyklische AMP oder GMP-Systeme in den Tubuli-Epithelien. Dies bedeutet aber nicht notwendigerweise, daß Lithium seine Wirkung auf die manisch-depressive Erkrankung über denselben Mechanismus entfaltet, wiewohl Second-Messenger-Systeme hierin einbezogen sein können. Wenn versucht wird, Hypothesen über die Wirkungsweise des Lithiums zu formulieren, scheint es vernünftig, die besonderen Eigenschaften des Lithiums als psychotropes Pharmakon zu berücksichtigen: z. B. seine entschiedene Wirkung auf episodische abnorme Stimmungslagen und Verhaltensweisen sowie seinen nahezu unwahrnehmbaren Effekt auf die normalen seelischen Funktionen; oder seine präventive und bis zu einem gewissen Grad auch therapeutische Wirkung bei manischen und depressiven Zuständen der manisch-depressiven Krankheit. Hypothesen in Richtung eines negativen Feedback-Systems, welches ein temporär instabiles System stabilisiert, scheinen wichtiger als die simpleren Rauf- oder Runter-Hypothesen, die in der psychopharmakologischen Forschung einmal Mode waren.

Es ist hier nicht möglich, die gegenwärtigen Hypothesen und die sie stützenden experimentellen Befunde im Detail wiederzugeben; in den letzten Jahren befaßten sich interessante Befunde und Überlegungen mit der Lithium-induzierten Prävention experimentell erzeugter Supersensibilität der Dopamin-Rezeptoren, mit Lithium-Effekten auf den diurnalen Rhythmus bei Pflanzen, bei Tieren und den Menschen (einschließlich manisch-depressiver Patienten), mit Lithium-Effekten auf das kürzlich entdeckte Phosphoinositol-Messenger-System mit seinen regulierenden Einflüssen auf die Kalzium-Mobilisierung sowie auf die zyklische GMP-Formation und möglichen stabilisierenden Effekten auf diese Aktion. Die experimentelle Lithium-Forschung verfolgt indessen viele Ansätze, und es mag sein, daß wichtige Entdeckungen auf unerwarteten Gebieten gemacht werden.

L. Patient-Arzt-Kooperation

Die manisch-depressive Erkrankung ist wahrscheinlich somatischen Ursprungs, und Patienten mit häufig rezidivierenden Phasen sind in der Regel zu einer Behandlung motiviert, die in den meisten Fällen wirksam ist. Stellt also hier die Patient-Arzt-Kooperation überhaupt Probleme, und ist psychologische Unterstützung notwendig?

Die Erfahrung zeigt, daß beide Fragen bejahend zu beantworten sind. Wenn eine Langzeitbehandlung befriedigende Ergebnisse zeitigen soll, muß sie auf einer dichten und vertrauensvollen Zusammenarbeit zwischen Arzt, Patient und Familie beruhen. Das ist bei der manisch-depressiven Krankheit besonders wichtig, da sie die Persönlichkeit, die Selbst-Einschätzung und die zwischenmenschlichen Beziehungen zutiefst in Mitleidenschaft zieht und da Lithium oft als ein Pharmakon erfahren wird, welche das Selbst unmittelbar betrifft. Im Behandlungsverlauf können viele Probleme entstehen, die den Patienten in die Versuchung bringen, die Therapie zu unterbrechen oder in seiner Compliance brüchig zu werden.

Die offenkundige Wirksamkeit der Lithium-Prävention kann für den Patienten zum Anlaß werden, die Behandlung zu unterbrechen. Wenn Rückfälle für lange Zeit ausbleiben, hält der Patient dafür, daß die Behandlung nicht länger notwendig sei und hört auf, dies oft mit schlimmen Resultaten. Die Ärzte sollten vor dem Rückfall-Risiko besonders warnen.

Patienten mit bipolarem Krankheitsverlauf erleben möglicherweise während einer wirksamen Lithium-Prävention eine Einbuße an Produktivität, an angehobener Energie und an Erleichterungen in mitmenschlichen Beziehungen, wie sie in leichten Manien gegeben sind, und das kann zum Anlaß eines Behandlungsabbruchs werden. Aber es ist nicht immer nur die Anhebung, deren Fehlen empfunden wird. Es mag auch sein, daß die Umgebung dem Patienten, welcher keine episodische Traurigkeit mehr zeigt, dies als ein Mangel an Tiefe zurechnet.

Patienten können auch die Lithium-Einnahme unterbrechen, weil die Wirkung ausbleibt oder geringer ist, als sie es erwarteten oder hofften. Vielleicht enttäuscht es den Patienten auch, daß die Behandlung nicht alle seine persönlichen und ehelichen Probleme löste. Möglicherweise gibt es im Leben des Patienten Faktoren, welche dazu führen, daß er am Krankheitsmuster und der Patienten-Rolle festhält. Vielleicht nahm der Patient die Tabletten nicht regelmäßig oder wurde nicht für genügend lange Zeit behandelt. Patient und Arzt müssen gemeinsam versuchen, die Gründe der Unzufriedenheit und unbefriedigende Ergebnisse zu analysieren.

Es gibt Patienten, denen es schwer wird, eine Langzeitbehandlung zu akzeptieren. Bisweilen gibt es entschiedene Antidrogen-Haltungen in der Familie und bei Freunden, die die Patienten dazu bringen, mit der Behandlung nicht zu beginnen oder sie gegen ärztlichen Rat abzubrechen. Der Psychiater sollte hinreichend Zeit darauf verwenden, solche Mißverständnisse durch ausgiebige und präzise Information über die Krankheit und über die Behandlung zu korrigieren.

Eine sorgfältige Information und Aufklärung sind Ecksteine erfolgreicher Langzeitbehandlung mit Lithium. Dem Patienten sollten Informationen sowohl schriftlich als auch mündlich gegeben werden, und der Arzt sollte bereit sein, diese Probleme mit dem Patienten fortlaufend zu besprechen. Es gibt Bücher, welche speziell für Patienten und Angehörige geschrieben worden sind. Sie liegen in mehreren Sprachen vor (SCHOU 1984, 1986a, b); sie können dem Gespräch zwischen Arzt, Patienten und Familie als Grundlage dienen.

Literatur

Baastrup PC, Schou M (1967) Lithium as a prophylactic agent: its effect against recurrent depressions and manic-depressive psychosis. Arch Gen Psychiatry 16:162–172

Baastrup PC, Poulsen JC, Schou M, Thomsen K, Amdisen A (1970) Prophylactic lithium: double-blind discontinuation in manic-depressive and recurrent-depressive disorders. Lancet II:326–330

Cade JFJ (1949) Lithium salts in the treatment of psychotic excitement. Med J Aust 36:349–352

Emrich HM, Aldenhoff JB, Lux HD (eds) (1982) Basic mechanisms in the action of lithium. Excerpta Medica, Amsterdam

Felber W (1981) Rezidivprophylaxe affektiver Erkrankungen mit Lithium und ihre Auswirkungen. Psychiatr Clin 14:161–166

Jefferson JW, Greist JH, Ackerman DL (1983) Lithium encyclopedia for clinical practice. American Psychiatric Press, New York

Johnson FN (1984) The history of lithium therapy. McMillan, London

Müller-Oerlinghausen B, Greil W (Hrsg) (1986) Die Lithiumtherapie: Nutzen, Risiken, Alternativen. Eine Einführung für Ärzte aller Fachrichtungen. Springer, Berlin Heidelberg New York Tokyo

Schou M (1978) Lithium for affective disorders: cost and benefit. In: Ayd FJ, Taylor IJ (eds) Mood disorders: the world's major public health problem. Ayd Medical Communications, Baltimore, pp 117–137

Schou M (1983a) Lithium. Side Effects Drugs Ann 7:26–37

Schou M (1983b) Prophylaktische Lithiumbehandlung bei manisch-depressiver Krankheit: Erfahrungen und Fortschritte der letzten Jahre. Nervenarzt 54:331–339

Schou M (1984) Le lithium: Guide pratique pour les médecins et les patients. Presses Universitaires de France, Paris

Schou M (1986a) Lithium treatment of manic-depressive illness: a practical guide, 3rd edn. Karger, Basel London New York

Schou M (1986b) Lithium-Behandlung der manisch-depressiven Krankheit: Information für Arzt und Patienten, 2. Aufl. Thieme, Stuttgart New York

Sheard MH (1984) Clinical pharmacology of aggressive behavior. Clin Neuropharmacol 7:173–183

1.3 Elektrokrampftherapie

J.-O. Ottosson

INHALTSVERZEICHNIS

A. Verwendung

Die Abnahme der Verwendung der Elektrokrampftherapie (EKT) während der jüngst zurückliegenden Jahre, wie sie aus vielen Ländern berichtet worden ist (BABIGIAN u. GUTTMACHER 1984; SMITH u. RICHMAN 1984; LATEY u. FAHY 1985; KRAMER 1985) scheint zum Stillstand gekommen zu sein und sich eher in eine zunehmende Verwendung umzukehren. In den USA wurde der Anteil aufgenommener Patienten, denen EKT gegeben worden ist, auf 2,4% der Aufnahmen in 1980 eingeschätzt; in den darauffolgenden Jahren wuchs der Anteil auf 7% (HOLDEN 1985). Diese neue Tendenz resultiert wahrscheinlich aus der Einsicht in die Schwierigkeiten der pharmakologischen Behandlung derjenigen seelischen Krankheiten, welche die Hauptindikation für EKT bilden. Es scheint bemerkenswert, daß diese Wende trotz juristischer Regulativen über EKT eintrat (WINSLADE et al. 1984). Es wurde argumentiert, daß juristische Einschränkungen und Regulative hier eher schaden als helfen, weil der zeitliche und finanzielle Aufwand sowie die damit verknüpften psychologischen Belastungen die Ärzte davon abhalten können, EKT anzuwenden oder zu empfehlen, wenn sie für die Patienten von erwiesenem Wert sein würde. Unter-Anwendung von EKT hat durchaus auch ethische Implikationen (SMITH u. RICHMAN 1984). Gleichwohl, ob nun EKT mit oder ohne Restriktionen angewandt wird, bleibt der Trend in Richtung selektiver Indikationen zumal in Richtung derjenigen depressiven Störungen, welche auf antidepressive medikamentöse Therapie nicht befriedigend ansprechen, ungebrochen (BABIGIAN u. GUTTMACHER 1984). Große Zurückhaltung besteht in der Anwendung von EKT bei Zwangseingewiesenen (KRAMER 1985; MAHLER et al. 1986).

B. Behandlungsprinzip

Das Prinzip der EKT besteht in der Auslösung eines großen generalisierten Krampfanfalls durch elektrische Stimulation des Hirns unter kontrollierten Bedingungen. Der gegenwärtige Stand des Wissens über die basalen Wirkungsmechanismen wird in Abb. 1 wiedergegeben. Es ergibt sich daraus, daß die therapeutische Wirkung zumindest bei depressiven Störungen auf dem Anfallsgeschehen ruht. Der wesentliche Punkt der Behandlung besteht also in der Herbeiführung einer Konvulsion, genauer: in der zerebralen Krampfaktivität, nicht in der elek-

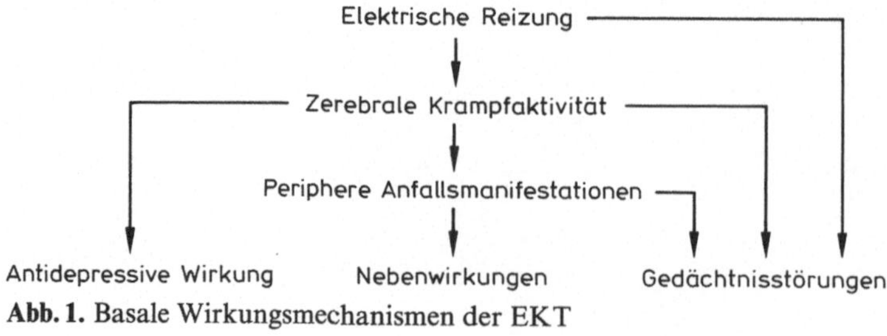

Abb. 1. Basale Wirkungsmechanismen der EKT

trischen Reizung. Die Bezeichnung „Elektroschock“ ist ebenso irreführend wie psychologisch ungünstig. Viele Nebenwirkungen der EKT beruhen auf den peripheren Effekten des Anfallsgeschehens: Muskelkontraktionen, Blutdruckanstieg, Veränderungen der Blutgase. Die Gedächtnisstörung resultiert aus dem komplexen Zusammenwirken der zerebralen und peripheren Krampfaktivität sowie der direkten Auswirkungen des elektrischen Reizes auf die zerebralen Neurone (FINK 1979; OTTOSSON 1985).

C. Antidepressive Wirkung

I. Outcome Studien

Nach einer Initialphase, in welcher EKT als Allheilmittel angesehen wurde, stellte sich bald heraus, daß ihre überzeugendsten Wirkungen im Bereich involutiver Depressionen und manisch-depressiver Psychosen liegen, Diagnosen, welche im ganzen der Major depressive episode mit Melancholie des DSM-III entsprechen. Frühere Untersuchungen zeigten eine starke Anhebung der Remissions-, eine Senkung der Suizid-Raten sowie verringerte Hospitalisierungsdauern, selbst bei Fällen, welche früher als desolat angesehen wurden. Wer Erfahrungen über unbehandelte Melancholie-Verläufe besaß, hatte kaum ein Bedürfnis nach kontrollierten Therapie-Studien. Die später durchgeführten kontrollierten Untersuchungen verstärkten die Belege für eine antidepressive Wirksamkeit der EKT sowie ihre Vorzüge hinsichtlich alternativen Behandlungen (FINK 1979; SCOVERN u. KILMANN 1980; KENDELL 1981; KALINOWSKY et al. 1982; OTTOSSON 1985; CROW u. JOHNSTONE 1986).

1. EKT versus Psychopharmaka

Zwei frühe, kontrollierte, aber nicht unter Blindbedingungen durchgeführte multizentrische Untersuchungen ragen wegen der Größe ihrer Patientenserien heraus. GREENBLATT et al. (1964) verglichen EKT (Serien von zumindest 9 Behandlungen) mit Imipramin (maximale Tagesdosis 200–250 mg), mit dem MAO-Hemmer Phenelzin und Plazebo in 281 stationären Patienten mit schwerer Depression. Die Rate wesentlicher Besserungen mit Symptomfreiheit und wiedererlangter sozialer Funktionsfähigkeit lag bei der EKT-Gruppe nach 8 Wochen bei 76%, bei 49% in der Gruppe Imipramin-Behandelter, bei 50% der Phenelzin-Fälle und bei 46% der Plazebo-Fälle. EKT erwies sich in allen diagnostischen Gruppen als überlegen mit Ausnahme der neurotisch-depressiven Reaktionen, welche ohne Rücksicht auf Behandlung einen hohen Prozentsatz deutlicher Besserungen zeigte. Eine ähnlich angelegte britische Untersuchung (Medical Research Council 1965) umfaßte primäre Depressionen mit überdauernden, über die gewöhnliche Traurigkeit hinausgehenden Verstimmtheiten mit Selbstentwertung, Hemmungen, Agitation, Schlafstörung oder Hypochondrie. Unter randomisierter Zuordnung erhielten 269 Patienten EKT (4–8 Behandlungen), Imipramin 200 mg, Phenelzin oder Plazebo. Nach vierwöchiger Hospitalisierung lagen die Raten markanter Besserung bei Patienten mit EKT bei 71%, mit Imipramin bei 52%, mit Phenelzin bei 30%, mit Plazebo bei 39%. Bei Aufteilung der Patienten in Schwererkrankte mit Suizidalität oder Wahnbildungen und leichtergradig Erkrankte erwies sich EKT in beiden Gruppen als überlegen (66% der erstgenannten Gruppe, 77% der Zweitgruppe). Imipramin war bei den leichtgradiger Kranken Plazebo überlegen (59% gegen 37%), nicht jedoch bei den schwer Erkrankten (42% gegen 44%).

Aus allen 14 kontrollierten Vergleichsstudien über EKT und antidepressiv-medikamentöse Therapie ließ sich schließen, daß EKT bei schwerdepressiven oder melancholisch-wahnhaften Patienten gegenüber medikamentös Behandelten eine stärkere und schneller eintretende Wirkung zeigte (Scovern u. Kilmann 1980). Bei acht kombinierten Studien, welche den Therapieerfolg in vergleichbaren globalen Kategorien angaben, zeigten 87% der mit EKT behandelten Patienten Besserungen gegenüber 64% der medikamentös behandelten Patienten (Janicak et al. 1985). Die Ergebnisse einer Vergleichsuntersuchung zwischen EKT und Imipramin bei Doppelblind-Technik und Kontrolle der Plazebo-Effekte weist in dieselbe Richtung (Gangadhar et al. 1982).

Die relativen Erfolge von EKT und Imipramin wurden aufgehellt durch Untersuchungen über die Wirkungen von EKT bei Patienten, welche auf medikamentöse antidepressive Behandlung nicht ansprachen. Unter 282 italienischen Patienten mit stärkeren depressiven Phasen sprachen 39% nicht auf Imipramindosen von 200–300 mg/Tag über zumindest 25 Tage an. 85% dieser Patienten zeigten markante Besserungen bei EKT. In der Untergruppe wahnhafter Depressionen waren 60% der Patienten resistent gegen antidepressiv-medikamentöse Behandlung; 83% von ihnen sprachen auf EKT an (DeCarolis et al. 1964; zit. nach Avery u. Lubrano 1979).

Schwer depressive Patienten zeigen eine beachtliche Mortalität durch suizidales Verhalten und Myokard-Infarkte. In einer Katamnese-Untersuchung an hospitalisierten depressiven Patienten zeigten nach drei Jahren Patienten, welche mit EKT behandelt worden waren, eine niedrigere Gesamt-Mortalität als Patienten, welche mit anderen Methoden therapiert wurden. Die Wirkung der EKT ist im wörtlichen Sinne von vitaler Bedeutung (Avery u. Winokur 1976).

Im weiteren Verlauf der britischen Untersuchung (Medical Research Council 1965) pendelte sich der Unterschied zwischen EKT und Imipramin so aus, daß keine Überlegenheit der EKT nach 12–24 Wochen mehr nachgewiesen werden konnte. Diese Ausgleichung der initialen EKT-Überlegenheit über antidepressive Pharmakotherapie war auch durch andere Studien nachzuweisen (Kiloh et al. 1960a, b). Dies ist auf die ziemlich hohe Rückfallrate nach EKT zurückzuführen: 20% innerhalb von 2 Wochen, 26% innerhalb von 3 Wochen (Thomas 1954); damit eröffnet sich zugleich der Weg, diesem Trend durch psychopharmakologische Behandlung entgegenzuwirken. In der klinischen Praxis geht es also nicht um die alternative EKT oder antidepressive Medikamente, sondern um deren Kombination zur Stabilisierung des schnellen Behandlungserfolgs. In einer vergleichenden Studie lag die Rückfallrate nach EKT bei 22%, wenn die Behandlung für 6 Monate mit Imipramin (25 mg × 3) fortgesetzt wurde; dem stand eine Rückfallrate von 51% bei Plazebo-Kontrollen gegenüber (Imlah et al. 1965); bei einer anderen

Untersuchung lagen diese Werte bei 17% und 69% (SEAGER u. BIRD 1962). Die Durchführung dieser Studien läßt jedoch keine endgültigen Schlüsse darüber zu, ob die günstigen Effekte der stabilisierenden Behandlung allein oder mit der gleichzeitigen Administration von EKT und medikamentös antidepressiver Behandlung zuzuschreiben sind. Sie zeigen indessen den Wert einer solchen kombinierten Behandlung.

Trotz dieser Belege für günstige Wirkungen der EKT hinsichtlich ihres prompten Wirkungsantritts wird der Wert antidepressiver Pharmakotherapie möglicherweise unterschätzt. In einigen Untersuchungen lag die Dosierung unter optimal; tägliche Gaben von 300 mg Imipramin zeigen günstigere Effekte als Gaben von 150 mg/Tag (SIMPSON et al. 1976). Kontrolle der Dosierung unter Plasmaspiegelbestimmung wurde nur ausnahmsweise vollzogen. Unter solchen Bedingungen erreichte zumindest Nortriptylin eine mit EKT vergleichbare Wirksamkeit (KRAGH-SØRENSEN et al. 1976). Die Kombination antidepressiver mit antipsychotischen Drogen bei wahnhaft depressiven Störungen wurde noch nicht systematisch mit EKT verglichen. Es gibt gegenwärtig Belege dafür, daß diese Kombination erfolgreich ist (SPIKER et al. 1985); ein im Vergleich zu EKT verzögerter Wirkungseintritt bedingt indessen ein erhöhtes Suizidrisiko.

2. Reale versus simulierte EKT

Dem Argument, die Gesamtprozedur der EKT mache einen Plazebo-Effekt, kann nur durch vergleichende Untersuchungen über reale und simulierte EKT entgegengetreten werden. Dabei muß das volle EKT-Setting bis hin zur Elektrostimulation oder zumindest Barbiturat-Narkose eingesetzt werden. Eine kombinierte Übersicht sechs solcher Untersuchungen (BARTON 1977) zeigte die offensichtliche Überlegenheit realer über simulierte EKT. Eine dieser Untersuchungen (CRONHOLM u. OTTOSSON 1960) schloß Elektrostimulation und Auslösung zerebraler Krampfaktivität ein, blockierte diese letztere indessen durch das Antikonvulsivum Lidocain. Die Unterlegenheit einer dergestalt modifizierten Behandlung erlaubt den zusätzlichen Schluß, daß ein generalisierter großer Krampfanfall für einen optimalen antidepressiven Effekt erforderlich ist.

Zweifel an den früheren Vergleichen zwischen realer und simulierter EKT und eine emotionell gefärbte Diskussion über die Berechtigung zur EKT insgesamt schienen den ethischen Bewandtnissen die Waage zu halten; dies führte zu einer neuen Generation von 6 Untersuchungen in Großbritannien (GREGORY et al. 1985; Übersicht bei CROW u. JOHNSTONE 1986). Wiewohl sich auch hier Kritik gegen Details der Durchführung dieser Untersuchungen richten kann, bestätigen sie die früheren Befunde. Drei dieser Untersuchungen (JOHNSTONE et al. 1980; BRANDON et al. 1984; GREGORY et al. 1985) dehnten die Beobachtungszeit auf 6 Monate aus und fanden wiederum eine Angleichung der anfänglichen Differenz zwischen EKT- und Pharmako-Behandlung. Es ist klar, daß EKT eine Akut-Behandlung ist, welche niemals ernstlich Anspruch erhob, allen Rückfällen oder späteren Rezidiven affektiver Episoden vorzubeugen.

II. Voraussage der antidepressiven Wirkung

Im Ganzen gesehen, entsprechen die therapeutischen Prediktoren der EKT diejenigen der trizyklischen Antidepressiva Imipramin und Amitriptylin: markante depressive Stimmung, psychomotorische Hemmung, Erwachen am frühen Morgen, Schuldgefühle, Tagesschwankungen der Symptome, Appetitverlust, Gewichtsverlust, Vorgeschichte mit früheren Krankheitsphasen (Bielski u. Friedel 1976). Depressive Wahnbildungen sind dagegen ein schlechter Prediktor bei Pharmakotherapie, das Ansprechen auf EKT ist hier indessen günstig (Hordern et al. 1963; Carney et al. 1965; Mendels 1965; Glassman et al. 1975; Simpson et al. 1976; Clinical Research Centre, Division of Psychiatry 1984). Suizidalität ist ein Prediktor für eine eher ungünstige Wirkung antidepressiver Pharmaka (Robin u. Langley 1964; Paykel et al. 1973). Ältere Patienten vertragen antidepressive Pharmaka schlecht; sie reagieren günstiger (wenngleich nicht immer schneller) auf EKT als jüngere Patienten (Strömgren 1973). Die Unterscheidung von Untergruppen nach DSM-III und Research Diagnostic Criteria (Rich et al. 1984), zwischen unipolaren und bipolaren Depressionen (Abrams u. Taylor 1974) oder zwischen anderen Subtypen (Paykel et al. 1974) steht nicht in Beziehung zum Verlauf nach der Behandlung. Zusammenfassend können die positiven Indikatoren für EKT in folgendem gesehen werden: Schwere Depressionszustände, insbesondere mit Wahnbildungen, Suizidalität, Stupor und Nahrungsverweigerung. In solchen Fällen ist EKT Methode der Wahl; bei Depressionen mäßigen Schweregrades kann sie Patienten mit Resistenz gegenüber antidepressiven Pharmaka angeboten werden. Bei älteren Patienten kann EKT auch bei weniger schweren Depressionen als erste Methode berücksichtigt werden.

D. Antimanische Wirkung

Retrospektive Studien haben gezeigt, daß sowohl EKT als auch Neuroleptika zu Besserungen bei manischen Patienten im Vergleich zu Kontrollgruppen führen; dabei sind die Unterschiede zwischen den beiden aktiven Behandlungsverfahren minimal (McCabe 1976; McCabe u. Norris 1977; Thomas u. Reddy 1982). EKT Behandlungen führen, wenn zahlreich und in engen Zeitabständen gegeben, bisweilen zu längerdauernden Verwirrtheiten (Schiele u. Schneider 1949), was darauf hindeutet, daß ein organisches Hirnsyndrom zur Beherrschung des manischen Zustandes induziert worden war. Diese Annahme wird z. T. durch die einzige hierzu vorliegende kontrollierte prospektive Studie bestätigt (Small et al. 1986); verglichen wurden hier EKT (3mal wöchentlich bis zu einer durchschnittlichen Behandlungszahl von 10,6) mit Lithium-Karbonat-Behandlungen in einer Dosierung bis zur Erreichung von Plasma-Lithium-Spiegeln von 0,6 bis 1,2 mmol/l. Die hier anfänglich unilateral verabreichte EKT wurde zugunsten einer bilateralen Applikation aufgegeben, da erstere keine zureichenden Wirkungen auf das manische Verhalten zeitigte. Bilaterale EKT zeigte günstige Effekte sowohl 8 Wochen als auch 2 Jahre nach der Behandlung, wiewohl zusätzliche neuroleptische Behandlung in der Initialphase bei beiden Gruppen gegeben worden war. Dabei ergaben sich keine neuropsychologischen Beeinträchtigungen; zugestandenermaßen war die Testbatterie indessen in dieser Hinsicht weniger empfindlich. Die bessere Wirksamkeit bilateraler EKT zeigt, daß die antimanische Wirkung stärker als die antidepressive auf den hirnorganischen Effekten der EKT beruht; dieser Verdacht sollte zur Zurückhaltung in der Anwendung von EKT bei der antimanischen Behandlung veranlassen. In der klinischen Praxis lassen sich die meisten manischen Zustände wirksam mit Lithium und Neuroleptika behandeln; EKT wird nur in Fällen schwerer Erschöpfung oder Dehydratation erforderlich.

E. Andere Indikationen

Zykloide Psychosen sprechen oft günstig auf EKT an. Kommt es zu solchen Psychosen während der Schwangerschaft oder nach der Geburt, hat EKT augenscheinliche Vorteile gegenüber Psychopharmaka-Therapie wegen der fehlenden teratogenen Auswirkungen und der Erleichterung einer fortzusetzenden oder schnell wieder aufzunehmenden Bruststillung. Psychogene (reaktive) Psychosen vom gemischt verwirrt-affektiven Typ sprechen oft auf eine oder zwei Behandlungen gut an.

Der neuerdings selten gewordene Zustand eines Delirium acutum (akute tödliche Katatonie) läßt sich mit EKT, das hier lebensrettend sein kann, befriedigend kontrollieren. Bei Verstimmungszuständen der schizophrenieartigen Bilder im Rahmen sog. Alternativ-Psychosen (Landolt 1955) sollte zunächst die antiepileptische Medikation abgesetzt werden; führt dies nicht zum Wiederauftreten von Anfällen und zum Verschwinden der psychotischen Symptome, kann EKT erfolgreich wirken. Als allgemeine Regel gilt, daß EKT bei hirnorganisch fundierten Zuständen mit Vorsicht angewendet werden sollte.

F. Risiken

Moderne EKT ist so sicher, daß sie kaum irgendwelche Kontraindikationen hat. Die Mortalität liegt niedriger als die, die gewöhnlich für Narkosen angegeben wird. Die Behandlung sollte indessen nicht angewendet werden bei erhöhtem intrakraniellen Druck, zerebralen oder aortalen Aneurysmen oder bei anamnestisch bekannten zerebralen Blutungen. Ein frischer Koronarinfarkt ist eine relative Kontraindikation; hier kann EKT indessen angewandt werden, wenn die depressive Erkrankung und die antidepressive Pharmakotherapie als fatale Herzbelastung angesehen werden. Schwangerschaft bildet kein Risiko, weder für die Mutter noch für den Fötus.

G. Gedächtnisstörungen

In früheren Jahren wurden Gedächtnisstörungen als hervortretende Züge der EKT angesehen. Diese Sorge hat sich bei der modernen Behandlungstechnik verringert, stellt aber für einige Patienten nach wie vor eine beträchtliche Belastung dar.

Wenn der Patient nach der initialen Verwirrtheit aufklart, besteht für etwa ½ Stunde eine selektive neuropsychologische Beeinträchtigung i. S. einer Retentionserschwerung – ein transitorisches Korsakoff-Syndrom. Es läßt sich mit Reproduktions-Tests messen, deren Sensitivität mit der Zeit zwischen Presentation und Abruf ansteigt (Cronholm u. Molander 1957; Squire u. Miller 1974). Traditionelle Tests wie die Wechsler-Gedächtnis-Skala sind weniger valide, da sie eher die Auffassung als das Behalten von Informationen messen. Die Informationsauffassung ist bei depressiven Zuständen ohnehin gesenkt und bessert sich mit Abklingen des Verstimmungszustandes. Erfolgreiche EKT bei Depressionszuständen hat hier den Doppel-Effekt: Verbesserung der Informationsaufnahme und Beeinträchtigung ihrer Speicherung (Cronholm u. Ottosson 1961; Sternberg u. Jarvik 1976). Die Beeinträchtigung der Informations-Retention ist kein antidepressiv wirksamer Faktor, sondern unerwünschte Nebenwirkung (Ottosson 1966). Bis zu einem gewissen Grade besteht jetzt die Möglichkeit, die auf das Gedächtnis gehenden Effekte von den antidepressiven zu trennen und einen maximalen antidepressiven Effekt bei minimaler Beeinträchtigung des Gedächtnisses durch unilaterale nondominante EKT zu erreichen.

Informationsaufnahme beruht im wesentlichen auf neokortikalen Aktivitäten, wohingegen Retention von der Aktivität älterer Hirnteile abhängt, insbesondere des Papez-Kreises oder des limbischen Vorderhirn-Kreises, welcher Hippocampus, Fornix, Corpora mamillaria, Thalamus und Cingulum umfaßt (Barbizet 1963; Cronholm et al. 1970).

Die Beteiligung des Papez-Kreises erklärt wahrscheinlich die Retention-Beeinträchtigung bei EKT. Die folgenden zwei Mechanismen sind vorstellbar:

1. Der Hippocampus hat eine niedrigere epileptogene Schwelle als das übrige Hirn und er ist an der Krampfaktivität mit einer höheren Stoffwechselrate beteiligt (Liberson u. Cadilhac 1953; Berlyne u. Strachan 1967). Möglicherweise wird der durch einen höheren Sauerstoffbedarf ausgezeichnete Hippocampus stärker betroffen und dies trotz der Tatsache, daß die arterio-venöse Sauerstoff-Differenz des Gesamthirns bei EKT nicht ansteigt. Indessen sprechen die derzeit vorliegenden Befunde eher gegen diese Hypothese (Siesjö et al. 1986).
2. Der Hippocampus projiziert sich gerade an die Lokalisation der fronto-temporal angesetzten Elektrode bei praktisch allen unilateralen wie bilateralen Behandlungsmodifikationen; er könnte hierdurch eine höhere Dichte des Stromdurchflusses empfangen. Indessen führten Versuche, diese Elektroden-Position zu vermeiden, nicht zu einer Verminderung der Gedächtnisstörungen. Die elektrischen Eigenschaften des Schädels und der Kopfschwarte bedingen eine diffuse Ausbreitung des Stromes (d'Elia 1976). Die Rückkehr zu einer pharmakologischen Krampftherapie bringt keine Lösung, da die länger laufenden Anfälle für das Hirn eine größere Belastung mit sich bringt. Die geringste Beeinträchtigung wird bei unilateraler Stimulation und maximaler Sauerstoff-Versorgung erreicht.

Die Gedächtnisstörungen haben anterograde und retrograde Komponenten, welche zu entsprechenden Beschwerden führen können.

I. Anterograde Amnesie

Die anterograde Amnesie geht nach jeder Behandlung rasch zurück, kumuliert aber im gesamten Behandlungsverlauf (SQUIRE u. MILLER 1974). Nach Abschluß der Behandlung erfolgt allmähliche Wiederherstellung der Funktion bis zur Ausgangslinie. Nachuntersuchungen stimmen dahingehend überein, daß nach 6–7 Monaten keine Schäden mehr festgestellt werden können (WEEKS et al. 1980; JOHNSTONE et al. 1980); das gilt selbst für den Abruf von Informationen, die zwei Wochen zuvor gegeben wurden (SQUIRE u. CHASE 1975). Die Dauer der anterograden Amnesie variiert mit der Anzahl, der Häufigkeit und der Technik der Behandlungen sowie mit den verwendeten Tests. In einer Untersuchung zeigte sich eine 30%ige Reduktion der Speicherung eine Woche nach Serien von 2–7 bilateralen Behandlungen (CRONHOLM u. BLOMQUIST 1959); Rückkehr zum Funktionsniveau vor der Behandlung trat nach einem Monat in Erscheinung (Durchschnitt: 27–52 Tage nach 2–12 Behandlungen) (CRONHOLM u. MOLANDER 1964).

Nach unilateraler nondominanter EKT wurde Wiederherstellung mit denselben Tests bereits 3–7 Tage nach Serien von 3–10 Behandlungen festgestellt (D'ELIA 1970). Zieht man die durchschnittlichen Wiederherstellungszeiten aus mehreren Untersuchungen zusammen, ergibt sich die Zahl von 72 Tagen (7–270 Tagen) (WEEKS et al. 1980).

Faßt man diese Studien zusammen, so ergeben sie keinen Hinweis auf eine persistierende anterograde Amnesie nach EKT. Gleichwohl klagen einige Patienten darüber, daß sie überdauernd beeinträchtigt seien. 26 solcher mit einer mittleren Zeit von 10 Jahren nach der letzten EKT, welche durch lokale Psychiater und Zeitungen ermittelt worden waren, zeigten geringgradige, aber signifikant schlechtere Scores als Kontrollen in einigen Tests (FREEMAN et al. 1980). Die sich beklagenden Patienten hatten mehr depressive Symptome als die Kontrollen und nahmen mehr Psychopharmaka; indessen konnte nicht ihr gesamtes kognitives Defizit auf diese Unterschiede bezogen werden. Diese Patienten mit überdauernden Klagen bilden einen kleinen Anteil von EKT-Behandelten mit längerwährenden Gedächtnisbeeinträchtigungen. Sie können aber auch als eine Auslese mit leichtgradigen subnormalen Gedächtnisfunktionen oder mit milden Beeinträchtigungen aus anderen Gründen angesehen werden, welche ihre Störungen fehlerhaft der zurückliegenden EKT zuschreiben. Insgesamt scheint es nicht unberechtigt, anzunehmen, daß sehr lange Behandlungsserien, die nun der Geschichte angehören, überdauernde Beeinträchtigungen der kognitiven Funktionen hervorgerufen haben. (Zusammenfassung bei TAYLOR et al. 1982).

II. Retrograde Amnesie

EKT kann retrograde Amnesien sowohl für Ereignisse unmittelbar vor der Behandlung (CRONHOLM u. MOLANDER 1961; DORNBUSH u. WILLIAMS 1974) als auch für zurückliegende Ereignisse (SQUIRE u. SLATER 1975) bewirken. Öffentliche Ereignisse etwa Rundfunk- oder Fernsehprogramme 1–3 Jahre zuvor werden nach bilateraler EKT vergessen, während Rundfunkprogramme welche 4–17 Jahre zurückliegen nach EKT ebenso gut erinnert werden wie vor der Behandlung. Volle

Restitution tritt innerhalb von 6 Monaten nach der Behandlung ein (SQUIRE et al. 1981). Solche Defizite sind nach unilateraler nondominanter EKT nicht festzustellen (SQUIRE et al. 1975).

Es kann schon ein kurzer Verlust der Orientierung in der Vergangenheit recht störend sein. Einige Patienten verloren ihre früheren topographischen Schemata und verirrten sich in Umgebungen, die ihnen lange Zeit bekannt waren (ein praktizierender Psychiater 1965). Autobiographisches Material, das sich auf frühere Schul- und Berufs-Erlebnisse oder andere Lebensereignisse bezieht, kann für zumindest 14–18 Wochen vergessen werden (JANIS 1950).

In einer weiteren Untersuchung entstanden Unvollständigkeiten in der Erinnerung für relativ kurz zurückliegende Ereignisse, insbesondere für die Umstände der Krankenhausaufnahme, aber auch für andere autobiographische Ereignisse, die bis zu 3 Jahren vor der EKT lagern. Solche Beeinträchtigungen der Reproduktion oder Rekognition waren noch 7 Monate nach bilateraler EKT festzustellen (SQUIRE et al. 1981).

Diese Befunde passen zu dem Modell einer größeren Vulnerabilität der frischen im Vergleich zu den älteren Gedächtnisspuren. Was die Dauer irreversibler retrograder Amnesien angeht, läßt sich hierzu keine präzise Angabe machen. In jedem Fall sind Erinnerungen an Ereignisse während der Tage vor einer EKT-Serie zumeist durch starke innere Belastung und Unruhe gekennzeichnet, und das mag zur Beeinträchtigung der Informationsaufnahme beitragen. Es kann hier auch zu einem selektiven Vergessen kommen.

III. Gedächtnisbeschwerden

Die Eigenerfahrung des Patienten über sein Gedächtnis kann Informationen liefern, welche durch die üblichen Tests nicht eingefangen werden (FREEMAN u. KENDELL 1980). Es ist eine allgemeine Erfahrung, daß Patienten, welche in der Rekonvaleszenz nach einer Depression stehen, selten über ein schlechtes Gedächtnis klagen, obwohl bei ihnen objektiv eine Beeinträchtigung der Informationsspeicherung besteht. Dies erklärt sich daraus, daß die meisten Patienten in erster Linie die nach Besserung der Depression verbesserte Auffassung erleben und nicht die Retention (CRONHOLM u. OTTOSSON 1963 a). Patienten einer Katamnesestudie 6–9 Monate nach der Behandlung (SQUIRE u. CHASE 1975), welche keine objektiven Gedächtnisstörungen hatten, bewerteten gleichwohl ihr Gedächtnis als behindert, und zwar hinsichtlich der Informationsaufnahme als auch hinsichtlich der Reproduktion von bekanntem Gedächtnismaterial. Nach bilateraler EKT hatten $^2/_3$ der Patienten solche Klagen, $^1/_3$ nach unilateraler EKT gegen nur $^1/_6$ in einer Kontrollgruppe ohne EKT. Mehr als die Hälfte der Patienten, welche über subjektive Gedächtnisstörungen klagten, schrieben diese der EKT zu. In einer prospektiven 3-Jahres-Studie nach bilateraler EKT berichtete die Hälfte der Patienten über Gedächtnisprobleme und ordnete sie der EKT zu (SQUIRE u. SLATER 1983). Die wesentlichen Beschwerden bestanden in Gedächtnisbeeinträchtigungen für Ereignisse, welche bis zu 6 Monate vor der Behandlung und bis zu 2 Monate danach lagen. Ein Teil solcher negativen Erfahrungen kann auf weiterbestehende oder rezidivierende Depressivität bezogen werden, ein anderer Teil mag auf einer überdauernden Beschäftigung mit der unmittelbar nach EKT aufgetretenen Amnesie beruhen; ein weiterer Teil kann mit einer erhöhten Bereitschaft zu unvermeidlichen altersabhängigen Gedächtnisbeeinträchtigungen zusammenhängen, welche irrtümlich auf EKT bezogen werden; schließlich kann ein Teil dieser Beeinträchtigungen korrekterweise als überdauernde Auswirkung bilateraler EKT angesehen werden (SQUIRE 1986). Nach 7 Monaten wurden Gedächtnisstörungen nach unilateraler EKT, welcher Verursachung auch immer, weniger deutlich wahrgenommen.

Zusammenfassend: Anterograde und retrograde Amnesie fügen sich zu einer kontinuierlichen Erinnerungslücke zusammen, und zwar entsprechend der Behandlungsweise der voranliegenden und folgenden Wochen. Diese Lücke, zu welcher die seelische Krankheit selbst und Verdrängungsmechanismen beitragen, bildet nur selten die Quelle von Klagen. Auf der anderen Seite verschwinden anterograde und retrograde Amnesie eher nach nondominanter unilateraler Behandlung als nach bilateraler EKT. Es gibt keinen Beleg dafür, daß unilaterale Behandlung an sich überdauernde Beeinträchtigungen bewirkt, die aber auftreten können, wenn längere Serien bilateraler EKT gegeben wurden, und zwar zumal dann, wenn Serien von 3 oder mehr Behandlungen/Woche gegeben wurden. Ältere Patienten leiden nicht unter stärkeren Beeinträchtigungen nach EKT als jüngere Patienten (OTTOSSON 1970; D'ELIA u. RAOTMA 1977).

IV. Keine strukturellen Hirnschäden

Das Fehlen persistierender Gedächtnisbeeinträchtigungen, welche über ein mildes, fleckenförmiges Defizit in der autobiographischen Erinnerung hinausgeht, steht in Übereinstimmung mit fehlenden Beweisen dazu, daß EKT eine irreversible Hirnschädigung bewirke. Die Kürze der Krampfentladung, die Narkosetechnik und lange Intervalle zwischen den Krampfzuständen sind weit davon entfernt, Bedingungen zu setzen, welche irreversible neuronale Veränderungen bewirken können. Solche Bedingungen sind bei einem langdauernden Status epilepticus gegeben, oder bei gehäuften kleinen Anfällen, nach welchen irreversible neuronale Veränderungen bei Affen und anderen Tieren beobachtet wurden (MELDRUM 1986). Die relative Harmlosigkeit der EKT beruht im wesentlichen auf der Aktivierung von Kompensationsmechanismen: Blutdruckanstieg und zerebrale Vasodilatation begegnen den während des Anfalls ansteigenden Stoffwechselbedürfnissen auf eine günstigere Weise (BRODERSEN et al. 1973; PLUM et al. 1974).

Es wurde behauptet, daß die Blutdruckanhebung während der Behandlung zu den temporären Gedächtnisstörungen beitragen könne (HAMILTON et al. 1979) und angenommen, daß dies durch eine erhöhte Permeabilität der Blut-Hirn-Schranke geschehe (BOLWIG et al. 1977). Indessen, EKT unter Niedrigdruck-Narkose reduziert die Gedächtnisbeeinträchtigungen nicht (OTTOSSON u. WIDEPALM 1987).

Die Annahme, daß moderne EKT strukturelle Hirnschäden bewirke, sollte zu den Mythen gerechnet werden. Die Forschung sollte sich auf diejenigen funktionellen Veränderungen ausrichten, welche die Mechanismen der therapeutischen Wirkung und der Nebenwirkungen der EKT aufklären können.

H. Technische Aspekte

Die technische Konsequenz des Modells in Abb. 1 liegt darin, daß ein großer Krampfanfall bei minimaler elektrischer Reizung und minimalen peripheren Anfallsmanifestationen erreicht werden sollte. Hinsichtlich der Wirksamkeit und Sicherheit bedeutet dies, daß maximale Krampfaktivität für eine optimale Wirkung erforderlich ist, während Minimalisierung der Reizung und der peripheren Anfallsmanifestationen die Sicherheit der Behandlung optimiert.

I. Wirkungsfaktoren

Die entscheidenden Faktoren des technischen Vorgehens umfassen Sauerstoffzufuhr, oberflächliche Narkose, Ausschaltung gleichzeitiger Medikation und Monitoring des Anfallsgeschehens zur Kontrolle maximaler Krampfaktivität.

1. Sauerstoff

Während eines großen generalisierten Anfalls verdoppelt sich der zerebrale Sauerstoffverbrauch. Erfolgt keine zusätzliche Sauerstoffzufuhr, so bleiben die Anfälle submaximal und wahrscheinlich weniger wirksam (HOLMBERG et al. 1956). Dies bedeutet nicht, daß kontinuierliche Sauerstoffinsufflation stark verlängerte Anfälle bewirkt, da es alsbald zur Aktivierung antikonvulsiver Prozesse kommt. Sehr lange Anfälle können ungünstig wirken und sollten durch intravenöse Gaben von Barbituraten oder Benzodiazepinen unterbrochen werden (WEINER et al. 1980). Beim Standardverfahren, wenn die Lungen mit Sauerstoff gefüllt und hinreichende Sauerstoffsättigung des Blutes vor der Behandlung gegeben ist, nimmt die Anfallsdauer mit der Anzahl der gegebenen Behandlungen kontinuierlich ab, um dann erstaunlich konstant zu bleiben. Die Anfallsdauer wird im wesentlichen durch die kardiovaskuläre und pulmonale Kapazität bestimmt. Bei chemisch (mit Flurothyl) induzierter Anfallsbehandlung dauern die Anfälle länger als bei EKT, sind indessen nicht wirksamer (LAURELL 1970).

Submaximale Krampfaktivität vermindert die therapeutische Wirkung; künstlich verlängerte supramaximale Krämpfe scheinen die therapeutische Wirkung nicht zu verbessern.

2. Oberflächliche Narkose

Barbiturate heben die Krampfschwelle und mindern die Generalisierung der Krampfaktivität. Daher führt eine zu tiefe Narkose zu submaximalen Anfällen kurzer Dauer und fokaler (anstelle generalisierter) Ausbreitung der Krampfaktivität. Bis zu einem gewissen Grade kann den Effekten durch Steigerung der elektrischen Stimulation entgegengewirkt werden; diese führen indessen zu stärkeren organischen Nebenwirkungen. Barbituratnarkose ist erforderlich, um die Mißempfindungen bei der Muskel-Relaxierung auszuschalten; sie sollte so oberflächlich sein, daß sie den Beginn und die Ausbreitung der Krampfaktivität nicht verhindert. Der Anästhesist muß die speziellen Bedingungen der EKT berücksichtigen und eine adäquate Narkose-Tiefe erreichen.

3. Keine Begleitmedikation

Die antidepressive Wirkung der EKT ist so befriedigend, daß wenig Raum für weitere Verbesserungen bleibt. Die Kombination mit psychotropen Medikamenten kann die Wirkung eher beeinträchtigen. Benzodiazepine haben starke antikonvulsive Eigenschaften; wenn sie in Kombination mit EKT verwendet werden, bedeutet dies, daß die Behandlung dem Verfahren simulierter EKT naherückt. Aufgrund der langen Halbwertzeit dieser Pharmaka und ihrer Metaboliten interferieren diese mit der Krampfaktivität noch am Morgen nach einer Nachtdosis und selbst nach einigen Tagen. Benzodiazepine und EKT sollten als inkompatibel in derselben Weise angesehen werden wie zwei Pharmaka mit negativer Interaktion. Die Wirkungsabnahme der EKT bei Kombination mit Benzodiazepinen wurde in zwei Untersuchungen klargelegt (Kay et al. 1970; Strömgren et al. 1980). In der letztgenannten Studie wurde nachgewiesen, daß drei zusätzliche Behandlungen gegeben werden mußten, um denselben Effekt zu erreichen wie ohne Benzodiazepine.

Begleitmedikation mit Antidepressiva ist zumindest schadlos, da sie die Anzahl erforderlicher Behandlungen nicht vermindert; es wird aber auch das Ansprechen auf EKT dadurch nicht beschleunigt (Seager u. Bird 1962; Wilson et al. 1963; Imlah et al. 1965). Auf diese Weise können indessen Manien induziert werden (Jotkowitz 1962). Chlorpromazin kann die Wirkung von EKT auf die depressive Hemmung blockieren (Arfwidsson et al. 1973), und Lithium erhöht das Risiko prolongierter Verwirrtheit nach EKT (Mandel et al. 1980). L-Tryptophan hat auf die Symptomatik depressiver Hemmung marginale Auswirkungen, steigert indessen zugleich ungünstige Effekte auf die Gedächtnisfunktionen (D'Elia et al. 1977, 1978). Bei schwerer Angst können Opiate gemeinsam mit EKT gegeben werden.

4. Monitoring des Anfalls

Es reicht nicht hin, lediglich einen Anfall zu erzeugen, welcher irgendwo zwischen fokalen bis generalisierten submaximalen und generalisierten maximalen Anfällen liegt. Als ausreichender Anfall kann nur ein generalisierter maximaler Anfall angesehen werden. Überwachung kann unter subtotaler Muskelrelation durch Inspektion des Anfalls durchgeführt werden, bei totaler Muskelrelaxierung durch Monitoring der Muskelkontraktionen am Arm bei blockiertem arteriellen Durchfluß, verläßlicher durch ein EEG mit symmetrischer Plazierung der Elektroden.

Zwei Arten generalisierter, aber submaximaler Anfallsaktivität kann die Abnahme der Wirksamkeit von EKT erklären, die in einigen neueren Untersuchungen ohne adäquate Monitoring der Krampfaktivität festgestellt worden ist. Zum einen gibt es den dissoziierten Anfall, welcher dieselbe Dauer wie ein maximaler Anfall hat und ihm auch oberflächlich ähnelt. Ihm folgt indessen frühes Erwachen entweder unmittelbar nach oder selbst während der finalen Anfallsphase, und zwar mit postkonvulsiven oder auf der Muskelrelaxierung beruhenden Beschwerden. Dissoziierte Anfälle zeigen kein abruptes Ende und nicht jene elektrische Stille im EEG, wie das bei maximalen generalisierten Anfällen der Fall ist; sie schwächen sich allmählich ab und werden nicht von elektrischer Stille gefolgt. Pulsförmige Reize, welche kürzer sind als eine Millisekunde und eine entsprechend höhere Amplitude aufweisen, begünstigen solche submaximalen dissoziierten Anfallsmuster (LIBERSON 1953; CRONHOLM u. OTTOSSON 1963c). Die andere generalisierte aber submaximale Anfallsform geht nur mit klonischen, wiewohl bilateralen und symmetrischen Muskelkontraktionen einher. Sie beginnen unmittelbar nach Beendigung des elektrischen Reizes und enden abrupt nach 10–20 s. Dieser Anfallstyp wird hauptsächlich bei älteren Patienten mit hoher Krampfschwelle beobachtet, des weiteren bei Patienten, welche Benzodiazepine oder eine zu tiefe Narkose erhielten.

In den letzten Jahren wurde deutlich, daß die Anzahl der Behandlungen pro Serie eine Tendenz zum Anstieg aufwies. Früher wurde die durchschnittliche Anzahl an Behandlungen zur Erreichung einer Remission bei 6–8 gesehen, wohingegen jetzt in einigen Behandlungszentren zumindest die doppelte Behandlungsanzahl verabreicht wird. Diese Gegebenheit wird oft der unilateralen Reizung zugeschrieben. Indessen besteht zugleich eine Tendenz zu kürzerer Anfallsdauer. In der Tat tragen mehrere Faktoren in ungünstiger Kombination zur Senkung der Wirksamkeit bei, zu tiefe Narkose, Benzodiazepine, unilaterale Reizung, Fehlen adäquater Monitoring des Anfalls. Tiefe Narkose und Benzodiazepin-Medikation begünstigen submaximale Anfallsaktivität, dies insbesondere bei unilateraler Behandlung. Unilaterale Reizung macht an sich keine Erniedrigung der Wirksamkeit, wenn es zu generalisierten maximalen Anfällen kommt. Wenn Anfallsdauer von weniger als 30 s eintreten, sollte die Behandlungstechnik überprüft werden.

II. Sicherheitsfaktoren

Die wesentlichen Sicherheitsfaktoren beziehen sich auf Anästhesie-Prinzipien, auf die Zahl und zeitliche Verteilung der Behandlungen sowie auf die Wahl des elektrischen Reizes.

1. Anästhesieprinzipien

Voraussetzung für eine Verringerung der arteriovenösen Sauerstoffdifferenz des Hirns während des Anfalls ist großzügige Sauerstoffzufuhr, Muskelrelaxierung und Beachtung der allgemeinen anästhesiologischen Prinzipien.

2. Anzahl der Behandlungen

Die Anzahl der für eine Remission erforderlichen Behandlungen kann nicht vorausgesagt werden. Werden bestimmte Zahlen festgeschrieben, so führt das auf zu wenige oder zu viele Behandlungen, selten zur adäquaten Anzahl. Sorgfältige Beobachtung des Patienten zwischen den Behandlungen und Ausdehnung der Intervalle gegen Ende der Behandlungsserie lassen erkennen, welche Behandlungsanzahl für eine Remission erforderlich ist. Die Praxis sog. stabilisierender Extra-Behandlungen läßt sich empirisch nicht rechtfertigen (BARTON et al. 1973).

3. Zeitliche Verteilung der Behandlungen

Ein großer Anfall bedeutet eine Belastung des Zentralnervensystems und es entspricht einer soliden klinischen Praxis, hier genügend Zeit zur Erholung zu lassen. Das übliche Intervall von 48 oder 72 Stunden ist für eine komplette Wiederherstellung der Strukturen und Funktion erforderlich, wenn die gängigen anästhesiologischen Vorsichtsmaßnahmen eingehalten werden. Nur unter sehr strikten Indikationen sollte dieses Intervall kürzer gestaltet werden. Die Praxis, EKT in großer Zahl in kurzen Zeitabständen zu geben, ist nicht wünschenswert, selbst wenn dadurch günstige kurzfristige Effekte erreicht werden können. Ältere Patienten leiden häufiger unter längerwährenden postkonvulsiven Verwirrtheiten als jüngere Patienten, und das Intervall zwischen den Behandlungen sollte daher prolongiert werden (FRASER u. GLASS 1978).

4. Elektrische Reizung

Es besteht ein Informationsmangel über die Bedeutung der Reiz-Parameter bei EKT (MAXWELL 1968). Die frühere Auffassung, daß der einmal ausgelöste Anfall einem alles-oder-nichts-Gesetz folge, hat sich zu einer Einsicht in die komplexe Interaktion zwischen Reiz- und Anfalls-Parametern gewandelt. Kopfschwartenableitungen der EEG-Krampf-Aktivität geben nur ein rohes Bild des Anfallsmusters, und die Tatsache, daß die Anfallsdauer bei unterschiedlichen Reiz-Typen gleichbleibt, vermittelt den falschen Eindruck, daß auch die übrigen Bedingungen gleich bleiben. EEG-Untersuchungen der postkonvulsiven Muster mit verminderter und verlangsamter elektrischer zerebraler Aktivität zeigen, daß Anfälle hinsichtlich des Grades ihrer Generalisierung stark variieren können, wiewohl sie bilateral auftreten und die gleiche Dauer aufweisen (WEINER et al. 1986a).

Die Reiz-Charakteristika sind sowohl für die Gedächtnisstörungen wesentlich, und zwar durch Veränderungen der Krampfaktivität, als auch für die antidepressive Wirkung. Die Variationen betreffen die Reizintensität, den Reiz-Typ und die Elektrodenplazierung.

a) Reizintensität

Wenn der Reiz stark überschwellig ist, sind die Gedächtnisstörungen ausgeprägter als bei mäßiggradiger supraliminaler Stimulation (OTTOSSON 1960). Innerhalb dieser Grenzen gibt es keine Unterschiede der Anfallsdauer, der EEG-Muster während und nach dem Anfall oder des antidepressiven Effekts. Offenkundig führt zu intensive Reizung allein zu vermehrten Gedächtnisbeeinträchtigungen und sollte daher vermieden werden. Auf der anderen Seite führt unilaterale, nahe an der Krampfschwelle gelegene Reizung zu generalisierten aber submaximalen Anfällen mit reduzierter antidepressiver Wirkung im Vergleich zu bilateraler EKT (MALITZ et al. 1986). Je weniger elektrische Energie angewandt wird, um so besser ist das Vorgehen; es gibt jedoch eine Grenze, welche nicht unterschritten werden sollte, zumindest bei unilateraler EKT.

b) Reiz-Typ

Kurzreiztechnik macht weniger Gedächtnisstörungen und geringere postkonvulsive Verlangsamungen und Senkungen der EEG-Aktivität als Sinustyp-Reizung (AC); dabei ist der antidepressive Effekt gleichartig (WEINER et al. 1986 b). Kurzreiztechnik erfordert etwa ein Drittel der elektrischen Energie, die bei AC für eine gleichwertige Anfallsprovokation notwendig ist (WEAVER et al. 1974; WEINER 1980). Dies erklärt wahrscheinlich den Unterschied. Es gibt hier eine unterste Grenze, die nicht überschritten werden darf, da ultrakurze Pulse von 0,1 msec Anfälle mit reduzierter antidepressiver Wirkung erzeugen (CRONHOLM u. OTTOSSON 1963 b).

c) Elektrodenplazierung

Reizung nur einer Hemisphäre (unilaterale EKT) bewirkt weniger Verwirrtheit, weniger Gedächtnisstörungen und postkonvulsive EEG-Veränderungen als bilaterale Reizung. Dieser Vorzug beruht wahrscheinlich auf der Tatsache, daß ein kleinerer Anteil des Gehirns der Elektrizität ausgesetzt wird (D'ELIA 1970; WEAVER et al. 1976, 1977). Ob es zu betonteren Beeinträchtigungen des verbalen oder nonverbalen Gedächtnisses kommt, hängt davon ab, ob über der dominanten oder nicht-dominanten Hemisphäre gereizt wird. Gleichwohl besteht in beiden Fällen ein Vorzug im Hinblick auf solche Schäden im Vergleich zur bilateralen EKT (HALLIDAY et al. 1968; D'ELIA et al. 1976; SQUIRE u. SLATER 1978).

Hinsichtlich der antidepressiven Wirkung unilateraler im Vergleich zu bilateraler Behandlung gab es eine Kontroverse. Es gibt etwa 30 vergleichende Arbeiten zu diesem Thema mit unterschiedlichen Graden wissenschaftlicher Genauigkeit (Übersichten bei STRAIN et al. 1968; WELCH 1982; STRÖMGREN 1973; D'ELIA u. RAOTMA 1975; HESHE et al. 1978; FINK 1979). Die Mehrzahl der Untersuchungen gelangt zu dem Schluß, daß die Wirkung eine ähnliche sei; einige Studien berichteten eine geringere Wirkung bei unilateraler Reizung (STRAIN et al. 1968; ABRAMS et al. 1972, 1983; ABRAMS u. TAYLOR 1976; REICHERT et al. 1976); andere hielten unilaterale Reizung für wirksamer (ZINKIN u. BIRTCHNELL 1968; WELCH et al. 1982). Meta-analytische Ansätze, welche unterschiedliche Anteile dieser Vergleichsuntersuchungen studierten, gelangten zum Ergebnis gleicher Wirksamkeit (JANICAK et al. 1985; PETTINATI et al. 1986).

Katamnestische Untersuchungen, in welchen die störenden Auswirkungen der unmittelbaren hirnabhängigen Beeinträchtigungen eliminiert wurden, zeigen eine gewisse Überlegenheit der unilateralen Behandlung (D'ELIA u. RAOTMA 1975). In einer retrospektiven Untersuchung wurden 6–10 Behandlungen mit unilateraler Reizung ohne Wirkung gegeben; nachdem zu bilateraler Reizung übergegangen

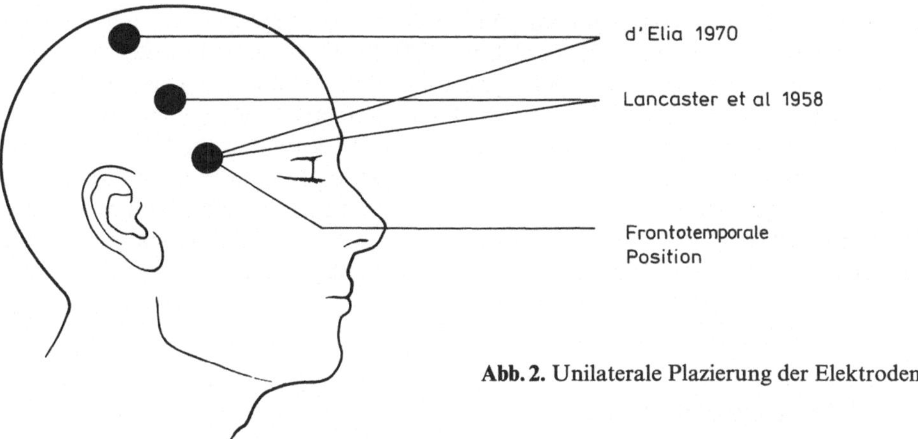

Abb. 2. Unilaterale Plazierung der Elektroden

worden war, blieb der endgültige Verlauf nicht besser als bei fortgesetzter unilateraler Reizung (STRÖMGREN 1984). Es wurde indessen auch beschrieben, daß Patienten, welche auf unilaterale EKT nicht ansprachen, eine deutliche Besserung bei bilateraler EKT zeigten (PRICE 1981).

Der Grund dieser Unterschiede liegt wahrscheinlich darin, daß unilaterale EKT keine klar definierte einzelne Behandlungsmodalität ist, sie umfaßt vielmehr viele Modifikationen, von denen einige der bilateralen EKT gleichwertig, andere unterlegen und wiederum andere überlegen sein können. Drei Reiz-Typen scheinen sich zu einer verringerten antidepressiven Wirkung in Beziehung setzen zu lassen, wahrscheinlich über den Weg der Auslösung submaximaler Anfälle: ultrakurze Reizung (CRONHOLM u. OTTOSSON 1963b), unilaterale Reizung an der Krampfschwelle (SACKEIM et al. 1986) und unilaterale Reizung bei kurzer Elektrodendistanz (WEINER 1984; PETTINATI 1986). Den beiden am häufigsten angewendeten Elektrodenplazierungen ist nach LANCASTER et al. (1958) und D'ELIA (1970) die Plazierung der frontotemporalen Elektrode gemeinsam (Abb. 2); während D'ELIA die parietale Elektrode nahe an der Mittellinie plaziert, gehen LANCASTER et al. nur halbwegs dazu. Die Position nach D'ELIA sollte vorgezogen werden, da der größere Abstand zwischen den Elektroden eine Aktivierung größerer Anteile des Hirns bewirkt und dadurch die Auslösung maximaler Anfälle fördert. Mit der Position nach D'ELIA lassen sich bei einer Reizdauer von zumindest einer msec und einer Intensität etwas oberhalb der Krampfschwelle Bedingungen optimaler Wirksamkeit und Sicherheit erreichen (WELCH et al. 1982).

III. Spezifische oder unspezifische Behandlung

Wenn diese Prinzipien akzeptiert werden, ergibt sich Aussicht auf eine soweit als möglich spezifische antidepressive Wirkung. Charakteristika der Spezifität sind: der selektive Effekt (antidepressiver Effekt ist stärker und verläßlicher als andere Effekte, z. B. antimanische und antipsychotische); Ziel-Effekt (geringe Interferenzen mit der normalen seelischen Funktion); syndromatischer Effekt (Besserung des gesamten depressiven Syndroms, nicht nur einzelner Symptome). Charakteristika der Unspezifität sind: nicht-selektiver Effekt, Interferenz mit der normalen seelischen Funktion und lediglich symptomatische Wirkung. Das organische Hirnsyndrom ist ein unspezifischer Effekt der EKT, auf welchem wahrscheinlich Teile ihrer antipsychotischen und antimanischen Wirkung beruhen. Die EKT depressiver Erkrankungen kann zu einer unspezifischen Behandlung werden, wenn die Forderungen ihrer Wirksamkeit und Sicherheit nicht berücksichtigt werden. Wird indessen der antidepressive Effekt auf ein korrektes Vorgehen gegründet, so erleichtert dies die Identifizierung der Wirkungsmechanismen (OTTOSSON 1986).

J. Wirkungsmechanismen

Einige Befunde verweisen auf zentrale Hirnstrukturen, insbesondere auf den Hypothalamus als Ziel der antidepressiven Wirkung der EKT. Offensichtlich korreliert die antidepressive Wirkung mit der Dauer der dienzephalen Komponente des Anfalls (OTTOSSON 1962), mit der gesteigerten Durchlässigkeit der Blut-Hirn-Schranke, welche die zentralen Hirnanteile charakterisiert (BOLWIG 1984) und mit der zunehmenden Anzahl der Synapsen mit hirnspezifischen synaptischen Proteinen, welche hauptsächlich im hypothalamischen Bereich angetroffen werden (BOLWIG 1984; BOLWIG u. JØRGENSEN 1986). Ferner bewirkt EKT Einflüsse neurohumoraler und neuroendokriner Funktionen, die in diesem Bereich ihren Ursprung haben oder von hier aus reguliert werden. Die Gegenspieler solcher Wirkungen der EKT sind die vitalen oder hypothalamischen Symptome der mit Melancholie einhergehenden depressiven Erkrankungen sowie ihre neuroendokrinen und neurohumoralen Störungen. Wiewohl es gegenwärtig noch nicht möglich ist, alle Befunde in einem zusammenhängenden theoretischen Modell zu vereinigen, verstärken die neueren Befunde eine erweiterte und verfeinerte Amin-Hypothese (FINK u. OTTOSSON 1980).

Daß EKT den Noradrenalin-Turnover steigert und die β-Adrenozeptoren herunterreguliert, erscheint heute als gut fundierte Tatsache. Der letztgenannte Effekt ist EKT und antidepressiven Pharmaka gemeinsam. Auf der anderen Seite kommt es im Gegensatz zu den Auswirkungen antidepressiver Pharmaka hier zu einem Anstieg der Zahl der 5-HT-Rezeptoren. Es wird auch ein Anstieg der Dopamin-Rezeptoren beobachtet, und zwar im Gefolge einer Abnahme der GABA-Abgabe in den Interneuronen und ansteigender GABA-Konzentrationen (GRAHAME-SMITH et al. 1978; MODIGH et al. 1984; VETULANI 1984; GREEN 1984; KELLAR u. STOCKMEIER 1986). GABA hat möglicherweise eine Schlüsselposition unter den Aminen-Transmittern, da die Spiegel im CSF und im Plasma bei Depressionen spezifisch erniedrigt sind (GERNER et al. 1984). Der Anstieg der GABA-Konzentration während EKT kann die sukzessive Hebung der Krampfschwelle erklären, welche mit einem günstigen antidepressiven Ansprechen korreliert (SACKEIM et al. 1986).

Indessen beschränken sich die Wirkungen der EKT nicht auf die aminerge Transmission, sondern umfassen auch die peptiderge Transmission. Dies wird durch die ansteigende Endorphin-Abgabe und durch die Zunahme der Opiat-Rezeptoren dokumentiert (BELENKY et al. 1984; HOLADAY et al. 1986). Auch eine Herunterregulierung der Azetylcholin-Rezeptoren wird beobachtet. Die Interaktion zwischen diesen unterschiedlichen Systemen ist bisher nur teilweise aufgeklärt.

Teilweise abhängig von Änderungen in der Biochemie der Amine wurden einige endokrinologische Reaktionen bei Stimulation der Amin-Rezeptoren im Tier-Experiment nachgewiesen. Bisher ließen sich bei klinischen EKT-Untersuchungen nur wenige dieser Befunde replizieren, und dies beruht wahrscheinlich auf blockierenden Einflüssen der Narkose (CHECKLEY et al. 1984; COWEN 1986). Untersuchungen mit neuroendokrinen Markern wie dem Dexametasonsuppressions-Test (DST) und dem TRH-Test zur Stimulierung thyreotropen Hormons erwiesen sich hier als ergiebiger. Gegenwärtig dienen sie als hilfreiche Ergänzungen zu klinischen Beobachtungen; sie können sich indessen zu objektiven Kriterien entwickeln, wenn es um die Entscheidung geht, geeignete Patienten für EKT auszuwählen, die Dauer einer EKT-Behandlung festzulegen sowie die Notwendigkeit präventiver Behandlung zu bestimmen (ALBALA et al. 1984).

Die Vielfalt der EKT-Wirkungen auf die mehr oder minder verknüpften Transmissions-Systeme kann ihre Überlegenheit über antidepressive Pharmaka, die einen selektiveren Wirkungsmechanismus haben, erklären. Zugleich erscheinen Pläne, dies Breitband-Spektrum der EKT durch ein einzelnes Pharmakon zu ersetzen, weniger aussichtsreich. Solange EKT gebraucht wird, um bei schweren depressiven Störungen die bestmögliche Behandlung einzusetzen, sollte auch die Erforschung ihrer Wirkungsmechanismen fortgeführt werden.

Literatur

Abrams R, Taylor MA (1974) Unipolar and bipolar depressive illness. Phenomenology and response to electro-convulsive therapy. Arch Gen Psychiatry 30:320–321

Abrams R, Taylor MA (1976) Diencephalic stimulation and the effects of ECT in endogenous depression. Br J Psychiatry 129:482–485

Abrams R, Fink M, Dornbush RL, Feldstein S, Volavka J, Roubicek J (1972) Unilateral and bilateral ECT: effects on depression, memory and the electroencephalogram. Arch Gen Psychiatry 27:88–91

Abrams R, Taylor MA, Faber R, Ts'o Tot, Williams RA, Almy G (1983) Bilateral versus unilateral electroconvulsive therapy: Efficacy in melancholia. Am J Psychiatry 140:463–465

Albala AA, Haskett RF, Greden JF (1984) Neuroendocrine markers in the practice of ECT. In: Lerer B, Weiner RD, Belmaker RH (eds) ECT: basic mechanisms. John Libbey & Co, London, pp 107–114

A practising psychiatrist (1965) The experience of electroconvulsive therapy. Br J Psychiatry 111:365–367

Arfwidsson L, Arn L, Beskow J, d'Elia G, Laurell B, Ottosson J-O, Perris C, Persson G, Wistedt B (1973) Chlorpromazine and the anti-depressive efficacy of electroconvulsive therapy. Acta Psychiatr Scand 49:580–587

Avery D, Lubrano A (1979) Depression treated with imipramine and ECT: the DeCarolis study reconsidered. Am J Psychiatry 136:559–562

Avery D, Winokur G (1976) Mortality in depressed patients treated with electroconvulsive therapy and antidepressants. Arch Gen Psychiatry 33:1029–1037

Babigian HM, Guttmacher LB (1984) Epidemiologic considerations in electroconvulsive therapy. Arch Gen Psychiatry 41:246–253

Barbizet (1963) Defect on memorizing of hippocampal-mamillary origin: a review. J Neurol Neurosurg Psychiatry 26:127–135

Barton JL (1977) ECT in depression: the evidence of controlled studies. Biol Psychiatry 12:687–695

Barton JL, Mehta S, Snaith RP (1973) The prophylactic value of extra ECT in depressive illness. Acta Psychiatr Scand 49:386–392

Belenky GL, Tortella FC, Hitzemann RJ, Holaday JW (1984) The role of endorphin systems in the effects of ECS. In: Lerer B, Weiner RD, Belmaker RH (eds) ECT: basic mechanisms. John Libbey & Co, London, pp 89–97

Berlyne N, Strachan M (1968) Neuropsychiatric sequelae of attempted hanging. Br J Psychiatry 114:411–422

Bielski RJ, Friedel RO (1976) Prediction of tricyclic antidepressant response. A critical review. Arch Gen Psychiatry 33:1479–1489

Bolwig TG (1984) The influence of electrically-induced seizures on deep brain structures. In: Lerer B, Weiner RD, Belmaker RH (eds) ECT: basic mechanisms. John Libbey & Co, London, pp 132–138

Bolwig TG, Jørgensen OS (1986) Electroconvulsive therapy effects on synaptic proteins. In: Malitz S, Sackeim A (eds) Electroconvulsive therapy. Clinical and basic research issues. Ann NY Acad Sci 462:140–146

Bolwig TG, Hertz MM, Paulson OB, Spotoft H, Rafaelsen OJ (1977) The permeability of the blood-brain barrier during electrically induced seizures in man. Eur J Clin Invest 7:87–93

Brandon S, Cowley P, McDonald C, Neville P, Palmer R, Wellstood-Eason S (1984) Electroconvulsive therapy: results in depressive illness from the Leistershire trial. Br Med J 288:22–25

Brodersen P, Paulson OB, Bolwig TG, Rogon ZE, Rafaelsen OJ, Lassen NA (1973) Cerebral hyperemia in electrically induced epileptic seizures. Arch Neurol 28:334–338

Carney MWP, Roth M, Garside RF (1965) The diagnosis of depressive syndromes and the prediction of ECT response. Br J Psychiatry 111:659–674

Checkley SA, Meldrum BS, McWilliam JR (1984) Mechanism of action of ECT: neuroendocrine studies. In: Lerer B, Weiner RD, Belmaker RH (eds) ECT: basic mechanisms. John Libbey & Co, London, pp 101–106

Clinical Research Center, Division of Psychiatry (1984) The Northwick Park ECT trial. Predictors of response to real and simulated ECT. Br J Psychiatry 144:227–237

Cowen PJ (1986) Neuroendocrine responses as a probe into the mechanisms of action of electroconvulsive therapy. In: Malitz S, Sackeim A (eds) Electroconvulsive therapy. Clinical and basic research issues. Ann NY Acad Sci 462:163–171

Cronholm B, Blomqvist C (1959) Memory disturbances after electroconvulsive therapy. 2. Conditions one week after a series of treatments. Acta Psychiatr Scand 34:18–25

Cronholm B, Molander L (1957) Memory disturbances after electroconvulsive therapy. I. Conditions 6 h after electroshock treatment. Acta Psychiatr Neurol Scand 32:280–306

Cronholm B, Molander L (1961) Memory disturbances after electroconvulsive therapy. 4. Influence of an interpolated electroconvulsive shock on retention of memory material. Acta Psychiatr Scand 36:83–90

Cronholm B, Molander L (1964) Memory disturbances after electroconvulsive therapy. 5. Conditions one month after a series of treatments. Acta Psychiatr Scand 40:212–216

Cronholm B, Ottosson J-O (1960) Experimental studies of the therapeutic action of electroconvulsive therapy in endogenous depression. Acta Psychiatr Scand [Suppl 145] 35:69–101

Cronholm B, Ottosson J-O (1961) Memory functions in endogenous depression. Before and after electroconvulsive therapy. Arch Gen Psychiatry 5:193–199

Cronholm B, Ottosson J-O (1963 a) The experience of memory function after electroconvulsive therapy. Br J Psychiatry 109:251–258

Cronholm B, Ottosson J-O (1963 b) Ultrabrief stimulus technique in electroconvulsive therapy. II. Comparative studies of therapeutic effects and memory disturbance in treatment of endogenous depression with the Elther ES electroshock apparatus and Siemens Konvulsator III. J Nerv Ment Dis 137:268–276

Cronholm B, Ottosson J-O (1963 c) Ultrabrief stimulus technique in electroconvulsive therapy. I. Influence on retrograde amnesia of treatments with the Elther ES electroshock apparatus Siemens Konvulsator III and of lidocaine-modified treatment. J Nerv Ment Dis 137:117–123

Cronholm B, Ottosson J-O, Schalling D (1970) The memory variables learning and retention in relation to intelligence and age in adults. Acta Psychiatr Scand [Suppl 219] 46:50–58

Crow TJ, Johnstone EC (1986) Controlled trials of electroconvulsive therapy. In: Malitz S, Sackeim A (eds) Electroconvulsive therapy. Clinical and basic research issues. Ann NY Acad Sci 462:12–29

d'Elia G (ed) 1970) Unilateral electroconvulsive therapy. Acta Psychiatr Scand [Suppl] 215

d'Elia G (1976) Memory changes after unilateral electroconvulsive therapy with different electrode positions. Cortex 12:280–289

d'Elia G, Raotma H (1975) Is unilateral ECT less effective than bilateral ECT? Br J Psychiatr 126:83–89

d'Elia G, Raotma H (1977) Memory impairment after convulsive therapy. Influence of age and number of treatments. Arch Psychiatr Nervenkr 223:219–226

d'Elia G, Lorentzson S, Raotma H, Widepalm K (1976) Comparison of unilateral dominant and non-dominant ECT on verbal and non-verbal memory. Acta Psychiatr Scand 53:85–94

d'Elia G, Lehmann J, Raotma H (1977) Evaluation of the combination of tryptophan and ECT in the treatment of depression. I. Clinical analysis. Acta Psychiatr Scand 56:303–318

d'Elia G, Lehmann J, Raotma H (1978) Influence of tryptophan on memory functions in depressive patients treated with unilateral ECT. Acta Psychiatr Scand 57:259–268

Dornbush R, Williams M (1974) Memory and ECT. In: Fink M, Kety S, McGaugh J, Williams TA (eds) Psychobiology of convulsive therapy. Wiley, New York, pp 199–207

Fink M (1979) Convulsive therapy: theory and practice. Raven Press, New York

Fink M, Ottosson J-O (1980) A theory of convulsive therapy in endogenous depression: significance of hypothalamic functions. Psychiatr Res 2:49–61

Fraser RM, Glass IB (1978) Recovery from ECT in elderly patients. Br J Psychiatry 133:524–528

Freeman CPL, Kendell RE (1980) ECT: I. Patients' experiences and attitudes. Br J Psychiatry 137:8–16

Freeman CPL, Weeks D, Kendell RE (1980) ECT. II. Patients who complain. Br J Psychiatry 137:17–25

Gangadhar BN, Kapur RL, Kalyanasundaram S (1982) Comparison of electroconvulsive therapy with imipramine in endogenous depression: a double blind study. Br J Psychiatry 141:367–371

Gerner RH, Fairbanks L, Anderson GM, Young JG, Scheinin M, Linnoila M, Hare TA, Shaywitz BA, Cohen DJ (1984) CSF neurochemistry in depressed, manic, and schizophrenic patients compared with that of normal controls. Am J Psychiatry 141:1533–1540

Glassman AH, Kantor SJ, Shostak M (1975) Depression, delusions, and drug response. Am J Psychiatry 132:716–719

Grahame-Smith DG, Green AR, Costain DW (1978) Mechanism of the antidepressant action of electroconvulsive therapy. Lancet I:254–257

Green AR (1984) Alterations in monoamine-mediated behaviours and biochemical changes after repeated ECS: Studies in their possible association. In: Lerer B, Weiner RD, Belmaker RH (eds) ECT: basic mechanisms. John Libbey & Co, London, pp 5–17

Greenblatt M, Grosser GH, Wechsler H (1964) Differential response of hospitalized depressed patients to somatic therapy. Am J Psychiatry 120:935–943

Gregory S, Shawcross CR, Gill D (1985) The Nottingham ECT study. A double-blind comparison of bilateral, unilateral and simulated ECT in depressive illness. Br J Psychiatry 146:520–524

Halliday AM, Davison K, Browne MW, Kreeger LC (1968) A comparison of the effects on depression and memory of bilateral ECT and unilateral ECT to the dominant and nondominant hemispheres. Br J Psychiatry 114:997–1012

Hamilton M, Stoker MJ, Spencer CM (1979) Post-ECT cognitive defect and elevation of blood pressure. Br J Psychiatry 135:77–73

Heshe J, Røder E, Theilgaard A (1978) Unilateral and bilateral ECT. A psychiatric and psychological study of therapeutic effect and side effects. Acta Psychiatr Scand [Suppl] 275

Holaday JW, Tortella FC, Long JB, Belenky GL, Hitzemann RJ (1986) Endogenous opioids and their receptors: Evidence for involvement in the postictal effects of electroconvulsive shock. In: Malitz S, Sackeim A (eds) Electroconvulsive therapy. Clinical and basic research issues. Ann NY Acad Sci 462:124–139

Holden C (1985) Editorial comment: a guarded endorsement for shock therapy. Science 228:1510–1511

Holmberg G, Hård G, Ramqvist N (1956) Experiments in the prolongation of convulsions induced by electric shock treatment. Acta Psychiatr Scand 31:61–70

Hordern A, Holt NF, Burt CG, Gordon WF (1963) Amitriptyline in depressive states: phenomenology and prognostic considerations. Br J Psychiatry 109:815–825

Imlah NW, Ryan E, Harrington JA (1965) The influence of antidepressant drugs on the response to electroconvulsive therapy and on subsequent relapse rates. J Neuropsychopharmacol 4:438–442

Janicak PG, Davis JM, Gibbons RD, Ericksen S, Chang S, Gallagher P (1985) Efficacy of ECT: a meta-analysis. Am J Psychiatry 142:297–302

Janis IL (1950) Psychologic effects of electric convulsive treatments. J Nerv Ment Dis 111:359–382

Johnstone EC, Deakin JFW, Lawler P, Frith CD, Stevens M, McPherson K, Crow TJ (1980) The Northwick Park electroconvulsive therapy trial. Lancet II:1317–1320

Jotkowitz MW (1962) Manic reactions following combined "Tofranil" (imipramine) and electroconvulsive therapy. Med J Aust 49:87–90

Kalinowsky LB, Hippius H, Klein HE (1982) Biological treatments in psychiatry. Grune & Stratton, New York London

Kay DWK, Fahy T, Garside RF (1970) A seven-month double-blind trial of amitriptyline and diazepam in ECT-treated depressed patients. Br J Psychiatry 117:667–671

Kellar KJ, Stockmeier CA (1986) Effects of electroconvulsive shock and serotonin axon lesions on beta-adrenergic and serotonin-2 receptors in rat brain. In: Malitz S, Sackeim A (eds) Electroconvulsive therapy. Clinical and basic research issues. Ann NY Acad Sci 462:76–90

Kendell RE (1981) The present status of electroconvulsive therapy. Br J Psychiatr 139:265–283

Kiloh LG, Child JP, Latner G (1960a) A controlled trial of iproniazid in the treatment of endogenous depression. J Ment Sci 106:1139–1144

Kiloh LG, Child JP, Latner G (1960b) Endogenous depression treated with iproniazid – a follow-up study. J Ment Sci 106:1425–1428

Kragh-Sørensen P, Eggert-Hansen C, Baastrup PC, Hvidberg EF (1976) Self-inhibiting action of nortriptyline's antidepressive effect at high plasma levels. Psychopharmacology 45:305–312

Kramer BA (1985) Use of ECT in California, 1977–1983. Am J Psychiatry 142:1190–1192

Lancaster N, Steinert R, Frost I (1958) Unilateral electroconvulsive therapy. J Ment Sci 104:221–227

Landolt H (1955) Über Verstimmungen, Dämmerzustände und schizophrene Zustandsbilder bei Epilepsie. Schweiz Arch Neurol Psychiatr 76:313–321

Latey RH, Fahy TJ (1985) Electroconvulsive therapy in the Republic of Ireland 1982: a summary of findings. Br J Psychiatry 147:438–439

Laurell B (ed) (1970) Flurothyl convulsive therapy. Acta Psychiatr Scand [Suppl] 213

Liberson WT (1953) Current evaluation of electric convulsive therapy. Correlation of the parameters of electric current with physiologic and psychologic changes. Res Publ Ass Nerv Ment Dis Proc 31:199–231

Liberson WT, Cadilhac JG (1953) Electroshock and rhinencephalic seizure states. Confin Neurol 13:278–286

Mahler H, Co BT, Dinwiddie S (1986) Studies in involuntary civil commitment and involuntary electroconvulsive therapy. J Nerv Ment Dis 174:97–106

Malitz S, Sackeim HA, Decina P, Kanzler M, Kerr B (1986) The efficacy of electroconvulsive therapy: Dose-response interactions with modality. In: Malitz S, Sackeim A (eds) Electroconvulsive therapy. Clinical and basic research issues. Ann NY Acad Sci 462:56–64

Mandel MR, Madsen J, Miller AL, Baldessarini RJ (1980) Intoxication associated with lithium and ECT. Am J Psychiatry 137:1107–1109

Maxwell RDH (1968) Electrical factors in electroconvulsive therapy. Acta Psychiatr Scand 44:436–448

McCabe MS (1976) ECT in the treatment of mania: a controlled study. Am J Psychiatry 133:688–691

McCabe MS, Norris B (1977) ECT versus chlorpromazine in mania. Biol Psychiatry 12:245–254

Medical Research Council (1965) Clinical trial of the treatment of depressive illness. Br Med J 1:881–886

Meldrum BS (1986) Neuropathological consequences of chemically and electrically induced seizures. In: Malitz S, Sackeim A (eds) Electroconvulsive therapy. Clinical and basic research issues. Ann NY Acad Sci 462:186–193

Mendels J (1965) Electroconvulsive therapy and depression. II. Significance of endogenous and reactive syndromes. Br J Psychiatry 111:682–686

Modigh K, Balldin J, Eriksson E, Granérus A-K, Wålinder J (1984) Increased responsiveness of dopamine receptors after ECT: a review of experimental and clinical evidence. In: Lerer B, Weiner RD, Belmaker RH (eds) ECT: basic mechanisms. John Libbey & Co, London, pp 18–27

Ottosson J-O (1960) Experimental studies of memory impairment after electroconvulsive therapy. Acta Psychiatr Scand [Suppl] 145:103–131

Ottosson J-O (1962) Seizure characteristics and therapeutic efficiency in electroconvulsive therapy: An analysis of the antidepressive efficiency of grand mal and lidocaine-modified seizures. J Nerv Ment Dis 135:239–251

Ottosson J-O (1966) Memory disturbance after ECT – a major or minor side effect? Excerpta Med Int Congr Ser Psychosom Med 34:161–168

Ottosson J-O (1970) Influence of age on memory impairment after electroconvulsive therapy. Acta Psychiatr Scand [Suppl] 219:154–165

Ottosson J-O (1985) Use and misuse of electroconvulsive treatment. Biol Psychiatry 20:933–946

Ottosson J-O (1986) Clinical perspectives on mechanism of action. In: Malitz S, Sackeim A (eds) Electroconvulsive therapy. Clinical and basic research issues. Ann NY Acad Sci 462:357–365

Ottosson J-O, Widepalm K (1987) Memory disturbance after ECT in low pressure narcosis. A study of anterograde and retrograde amnesia. Convulsive Ther (to be published)

Paykel ES, Prusoff BA, Klerman GL, Haskell D, Dimascio A (1973) Clinical response to amitriptyline among depressed women. J Nerv Ment Dis 156:149–165

Paykel ES, Klerman GL, Prusoff BA (1974) Prognosis of depression and the endogenous-neurotic distinction. Psychol Med 4:57–64

Pettinati HM, Mathisen KS, Rosenberg J, Lynch J (1986) Meta- analytical approach to reconciling discrepancies in efficacy between bilateral and unilateral ECT. Convulsive Ther 2:7–17

Plum F, Howse DC, Duffy TE (1974) Metabolic effects of seizures. Res Publ Assoc Nerv Ment Dis 53:141–157

Price TRP (1981) To the Editor: unilateral electroconvulsive therapy for depression. N Engl J Med 304:53

Reichert H, Benjamin J, Keegan D, Marjerrison G (1976) Bilateral and non-dominant unilateral ECT. I. Therapeutic efficacy. Can Psychiatr Ass J 21:69–78

Rich CL, Spiker DG, Jewell SW, Neil JF (1984) DSM III, RDL and ELT: depressive subtypes and immediate response. J Clin Psychiat 45:14–18

Robin AA, Langley GE (1964) A controlled trial of imipramine. Br J Psychiatry 110:419–422

Sackeim HA, Decina P, Prohovnik I, Portnoy S, Kanzler M, Malitz S (1986) Dosage, seizure threshold, and the antidepressant efficacy of electroconvulsive therapy. In: Malitz S, Sackeim A (eds) Electroconvulsive therapy. Clinical and basic research issues. Ann NY Acad Sci 462:398–410

Schiele BC, Schneider RA (1949) The selective use of electroconvulsive therapy in manic patients. Dis Nerv Syst 10:291–297

Scovern AW, Kilmann PR (1980) Status of electroconvulsive therapy: Review of the outcome literature. Psychol Bull 87:260–303

Seager CP, Bird RL (1962) Imipramine with electrical treatment in depression – a controlled trial. J Ment Sci 108:704–707

Siesjö BK, Ingvar M, Wieloch T (1986) Cellular and molecular events underlying epileptic brain damage. In: Malitz S, Sackeim A (eds) Electroconvulsive therapy. Clinical and basic research issues. Ann NY Acad Sci 462:207–223

Simpson GM, Lee JH, Cuculic Z, Kellner R (1976) Two dosages of imipramine in hospitalized endogenous and neurotic depressives. Arch Gen Psychiatry 33:1093–1102

Small JG, Milstein V, Klapper MH, Kellams JJ, Miller MJ, Small IF (1986) Electroconvulsive therapy in the treatment of manic episodes. In: Malitz S, Sackeim A (eds) Electroconvulsive therapy. Clinical and basic research issues. Ann N Y Acad Sci 462:37–49

Smith E, Richman A (1984) Electroconvulsive therapy: a Canadian perspective. Can J Psychiatry 29:693–699

Spiker DG, Weiss JC, Dealy RS, Griffin SJ, Hanin I, Neil JF, Perel JM, Rossi AJ, Soloff PH (1985) The pharmacological treatment of delusional depression. Am J Psychiatry 142:430–436

Squire LR (1986) Memory functions as affected by electroconvulsive therapy. In: Malitz S, Sackeim A (eds) Electroconvulsive therapy. Clinical and basic research issues. Ann NY Acad Sci 462:307–314

Squire LR, Chase PM (1975) Memory functions six to nine months after electroconvulsive therapy. Arch Gen Psychiatry 32:1557–1564

Squire LR, Miller PL (1974) Diminution of anterograde amnesia following electroconvulsive therapy. Br J Psychiatry 125:490–495

Squire LR, Slater PC (1975) Forgetting in very long-term memory as assessed by an improved questionnaire technique. J Exp Psychol [Human Learn Mem] 104:50–54

Squire LR, Slater PC (1978) Bilateral and unilateral ECT: Effects on verbal and nonverbal memory. Am J Psychiatry 11:1316–1320

Squire LR, Slater PC (1983) Electroconvulsive therapy and complaints of memory dysfunction: a prospective three-year follow-up study. Br J Psychiatry 142:1–8

Squire LR, Slater PC, Chase PM (1975) Retrograde amnesia: temporal gradient in very long-term memory following electroconvulsive therapy. Science 187:77–79

Squire LR, Slater PC, Miller PL (1981) Retrograde amnesia and bilaterial electroconvulsive therapy. Long-term follow-up. Arch Gen Psychiatry 38:89–95

Sternberg DE, Jarvik ME (1976) Memory functions in depression. Improvement with antidepressant medication. Arch Gen Psychiatry 33:219–224

Strain JJ, Brunschwig L, Duffy JP, Agle DP, Rosenbaum AL, Bidder TG (1968) Comparison of therapeutic effects and memory changes with bilateral and unilateral ECT. Am J Psychiatry 125:294–304

Strömgren LS (1973) Unilateral versus bilateral electroconvulsive therapy. Investigations into the therapeutic effect in endogenous depression. Acta Psychiatr Scand [Suppl] 240

Strömgren LS (1984) Is bilateral ECT ever indicated? Acta Psychiatr Scand 69:484–490

Strömgren LS, Dahl J, Fjeldborg N, Thomsen A (1980) Factors influencing seizure duration and number of seizures applied in unilateral electroconvulsive therapy. Anesthetics and benzodiazepines. Acta Psychiatr Scand 62:158–165

Taylor JR, Tompkins R, Demers R, Anderson D (1982) Electroconvulsive therapy and memory dysfunction: Is there evidence for prolonged defects? Biol Psychiatry 17:1169–1193

Thomas DLL (1954) Prognosis of treatment with electrical treatment. Br Med J II:950–1954

Thomas J, Reddy B (1982) The treatment of mania. A retrospective evaluation of the effects of ECT, chlorpromazine, and lithium. J Affective Disord 4:85–92

Vetulani J (1984) Changes in responsiveness of central aminergic structures after chronic ECS. In: Lerer B, Weiner RD, Belmaker RH (eds) ECT: basic mechanisms. John Libbey & Co, London, pp 33–45

Weaver JA Jr, Ives JO, Williams R, Nies A (1977) A comparison of standard alternating current and low-energy brief-pulse electrotherapy. Biol Psychiatry 12:525–543

Weaver L, Ravaris C, Rush S, Paananen R (1974) Stimulus parameters in electroconvulsive shock. J Psychiatr Res 10:271–281

Weaver L, Williams R, Rush S (1976) Current density in bilateral and unilateral ECT. Biol Psychiatry 11:303–312

Weeks D, Freeman CPL, Kendell RE (1980) ECT. III. Enduring cognitive defecits? Br J Psychiatry 137:26–37

Weiner RD (1980) ECT and seizure threshold: Effects of stimulus wave form and electrode placement. Biol Psychiatry 15:225–241

Weiner RD (1984) Does electroconvulsive therapy cause brain damage? Behav Brain Sci 7:1–54

Weiner RD, Volow MR, Gianturco DT, Cavenar JO (1980) Seizures terminable and interminable with ECT. Am J Psychiatry 137:1416–1418

Weiner RD, Rogers HJ, Davidson JR, Kahn EM (1986a) Effects of electroconvulsive therapy upon brain electrical activity. In: Malitz S, Sackeim A (eds) Electroconvulsive therapy. Clinical and basic research issues. Ann NY Acad Sci 462:270–281

Weiner RD, Rogers HJ, Davidson JRT, Squire LR (1986b) Effects of stimulus parameters on cignitive side effects. In: Malitz S, Sackeim A (eds) Electroconvulsive therapy. Clinical and basic research issues. Ann NY Acad Sci 462:315–325

Welch CA (1982) The relative efficacy of unilateral non-dominant and bilateral stimulation. Psychoparmacol Bull 18:68–70

Welch CA, Weiner RD, Weir D, Cahill JF, Rogers HJ, Davidson J, Miller RD, Mandel MR (1982) Efficacy of ECT in the treatment of depression: wave form and electrode placement considerations. Psychopharmacol Bull 18:31–34

Wilson IC, Vernon JT, Guin T, Sandifer MG (1963) A controlled study of treatments of depression. J Neuropsychiatry 4:331–337

Winslade WJ, Liston EH, Ross JW, Weber KD (1984) Medical, judicial, and statutory regulation of ECT in the United States. Am J Psychiatry 141:1349–1355

Zinkin S, Birtchnell J (1968) Unilateral electroconvulsive therapy: its effects on memory and its therapeutic efficacy. Br J Psychiatry 114:973–988

2. Psychotherapien

2.1 Analytische Psychotherapie der affektiven Psychosen

G. Benedetti

INHALTSVERZEICHNIS

A. Einleitung

Affektive Psychosen interessieren den Psychotherapeuten vor allem als unipolare Depressionen. Bipolare Psychosen wurden von der frühen Psychoanalyse, so insbesondere von Abraham (1912) behandelt; schon damals hob man den Befund hervor, daß sich vor allem die Intervallzeiten für die psychologische Behandlung eigneten. Heute hat sich die Meinung durchgesetzt, daß eine analytische Psychotherapie während der manischen Phase schwer durchzuführen ist, da Leidensdruck, Einsichtsfähigkeit und stabile Objektbeziehungen fast völlig fehlen – es sei denn, daß sich eine tiefere Übertragung und Gegenübertragung in der vorausgehenden depressiven Phase gebildet hatte, und daß man als Psychoanalytiker ein besonderes Interesse an solchen Fällen hat. Ich weise hier auf die Beiträge meines Mitarbeiters C. Elia (1981) hin.

Die Grenze zwischen endogenem und psychoreaktivem Leiden existiert für den Psychotherapeuten im Grunde genommen etwas weniger als für den Kliniker.

Das will keineswegs Rückführung des Leidens auf eine einseitige Psychogenese bedeuten! Verstehen und Erklären ist nicht dasselbe (Jaspers 1913). Selbst psychodynamische Entwicklungen, die im Verstehen lückenlos erscheinen, können eine konstitutionelle Basis voraussetzen. Vielleicht ist gerade die Anlage etwas, das eine psychodynamische Überlegung und Psychotherapie erst rechtfertigt, anstatt verhindert. Denn vor allem das, was ein Mensch ist und weniger das, was über ihn von außen (etwa als ein hirnorganischer Schaden oder als eine über ihn bestimmende soziale Situation) verfügt, gestattet uns das Eingehen auf seine Innerlichkeit. Das Endogene ist nicht bloß das Somatogene, es drückt die Vielfalt der Erscheinungsformen des Menschseins in einem Ganzen aus.

Psychotherapie im engeren Sinne des Wortes, als systematisches, zeitraubendes Eingehen des Arztes auf die Innerlichkeit des Kranken, verlangt aber eine Indikation – wie jede medizinische Maßnahme. Freilich, die Indikation zur Psychotherapie einer Psychose liegt bei affektiven Psychosen, ähnlich wie bei einer Schizophrenie, nicht nur in der Struktur des Leidens, sondern auch in der Interaktion zwischen Patient und Arzt.

Gewiß, prognostische Regeln sind wichtig. Die psychotherapeutische Prognose aber, im Gegensatz zu der psychiatrischen, läßt sich oft erst aufgrund einer *Probebehandlung* bestimmen, die heute einen wichtigen Platz in der ganzen Psychotherapie einnimmt und auch der Behandlung der affektiven Psychosen gilt. Grundsätzlich sind folgende Voraussetzungen für eine Psychotherapie der affektiven Psychosen wichtig:

1. Eine mindestens streckenweise vorhandene Motivation des Patienten zur Introspektion und deren Verarbeitung in der Psychotherapie.
2. Eine Kindheits- und Jugendentwicklung, die zwar in keinem unmittelbar anschaulichen Zusammenhang mit dem gegenwärtigen affektiven Leiden stehen mag, jedoch an sich eine wichtige Lebensproblematik darstellt.
3. Eine adäquate Disposition des Psychotherapeuten, der nicht nur psychoanalytisch ausgebildet sein soll, sondern auch eine evtl. affektive Übertragungspsychose aushalten kann und gewohnt ist, mit depressiven (oder manischen) Patienten umzugehen.

B. Theorie

Die psychoanalytische Behandlung der affektiven Psychosen ist von deren psychoanalytischen Theorie abhängig: Diese bildet sich einerseits aufgrund der therapeutischen Erfahrung, welche sich andererseits entfaltet, indem sie theoretisch konzeptualisiert wird.

Es wäre somit wichtig, auf die psychoanalytische Theoriebildung der affektiven Psychosen im Laufe der vergangenen 75 Jahre (erste Publikation: Abraham 1912) ausführlich einzugehen – was allerdings den Rahmen dieses Handbuches sprengen würde. Wir begnügen uns deshalb mit dem Hinweis auf ein Hauptproblem, welches wie ein roter Faden die Theoriebildung gekennzeichnet hat. Ich meine die Alternative zwischen denjenigen Autoren (z. B. Abraham, Freud, M. Klein), die vor allem „intersystemisch" denken, d. h. die schwer ambivalente Beziehung des Ichs oder des Selbst zu einem intrapsychischen Objekt (oder dem Überich) im Vordergrund sehen und jenen anderen Autoren (Bibring 1953; Sandler u. Joffe 1965; Battegay 1985), welche eher „intrasystemisch" denken, die Depression vor allem als einen narzißtisch gestörten Zustand des Ichs (Verlust der Selbstachtung, Verarmung des Ichs an narzißtischer Libido) betrachten.

Freilich ist die Grenze fließend, das Sowohl-als-auch wird mehrfach angedeutet. Im großen und ganzen sehen die ersteren Autoren die Aggression des Ichs gegen das sich mit ihm identifizierte intrapsychische Objekt (= die unbewußte Repräsentanz des einstigen enttäuschenden Liebespartners) als die Grundlage der depressiven Selbstaggression, der Selbstanklage; für sie ist das Leiden „die“ Krankheit der Aggression und der Schuld (GUNTRIP 1968).

Die zweiten Autoren hingegen kommen mit den Begriffen der narzißtischen Einbuße und Entleerung der verhaltenspsychologischen „Hilflosigkeit“-Theorie von Seligmann nahe.

Diesen beiden Alternativen ist aber eine Gemeinsamkeit eigen: Sehr viele psychoanalytische Autoren schildern die Psychodynamik der Depression ziemlich unabhängig davon, ob es sich bei dieser um eine affektive Psychose oder eine Neurose handelt; sie sehen hüben und drüben dieselbe oder eine ähnliche Dynamik; sie erfassen die Differentialdiagnose mit rein psychoanalytischen Mitteln kaum (am deutlichsten weist auf die Psychose der frühe FREUD hin (1917), wo er in „Trauer und Melancholie“ auf den Rückzug der Libido ins Ich, also auf einen für die Psychosen charakteristischen Vorgang eingeht). Am ehesten wird ein quantitativer Unterschied in der Ausprägung der psychodynamischen Mechanismen postuliert.

RADO (1956) und FENICHEL (1945) unterschieden die psychotische von der neurotischen Depression danach, ob das ambivalent erlebte Liebesobjekt intrapsychisch oder in der Außenwelt sei. Da keine Gespaltenheit vorhanden ist, ist die Depression meistens nicht psychotisch. Sie steigert sich nur in einer Minderzahl der Fälle zur Psychose, und diese ist dann ganz anders strukturiert als die schizophrene Psychose: Das negative Selbstkonzept wird nicht durch projektive Verfälschung des Selbst- und Weltbildes abgewehrt. Es ist vielmehr ganz im Mittelpunkt der Selbstwahrnehmung, der Patient wird davon erdrückt. Die depressive Psychose beginnt dort, wo die allzu große Intensität des negativen Selbstbildes eine unmittelbare Evidenz erzeugt, aus jedem liebenden Ort des Universums ausgeschlossen zu sein (z. B. von Gott verdammt zu werden, schon in der Hölle zu sein, als gesamthafte Existenz, psychisch, leiblich und sozial für immer ruiniert zu sein). Der Patient ist dann schuld an allem. Seine gehemmte, aber deutliche Aggressivität zeigt sich wahnhaft in einem Verhalten, wo alles, was Ärzte, Pfleger, Familienangehörige dem Patienten bieten, nichts nützt, verlorene Zeit sei.

Das schwerkranke depressive Erleben dabei wird vom empathischen Verstehen der psychoanalytischen Autoren mit verschiedener Nuancierung interpretiert: Für die einen ist die Erfahrung der Verlust-Katastrophe entscheidend, für die anderen (z. B. RADO 1956) liegt die unbewußte Sühne im Versuch, das verlorene Objekt wiederherzustellen.

Der psychoanalytischen Theorie der Depression ist es freilich nicht gelungen, ein einheitliches Modell zu entwerfen oder ein therapeutisches Instrument zu schaffen, welches für die Mehrzahl der Fälle stets geeignet wäre. Es fällt auch auf, daß die Literatur eine Fülle von Arbeiten über die Psychodynamik der Depression, aber nur wenige (wie z. B. ARIETI u. BEMPORAD 1978; LAUGHLIN 1967; WEIGERT 1961) über das methodische Vorgehen und eine detaillierte Psychotherapie enthält.

Schließlich sei auch erwähnt, daß die psychoanalytische Theoriebildung in den letzten 20 Jahren durch die Fortschritte der biologischen und medikamentösen Forschung etwas in Frage gestellt worden ist. Physiologische und psychologische

Betrachtungsweisen bilden allerdings keinen Gegensatz, insofern als jedes psychische Geschehen für seine Realisierung neurophysiologische und biochemische Mechanismen braucht.

Die dynamische Psychotherapie bleibt fundamental: Sie hat uns auch hier wie auf dem ganzen Gebiet der endogenen Psychosen gezeigt, wie biologische Anlagen, Erbmodi und Neurotransmissionen erst im Zusammenhang mit menschlichen und lebensgeschichtlich artikulierten Daseinsmustern pathologisch wirken. Zur Pharmakotherapie sollte sich der Psychotherapeut positiv äußern. Selbst wenn damit bloß eine symptomatische Behandlung mittlerer Wirksamkeit möglich ist, so dürfe sie angesichts des fürchterlichen Leidens bei schweren Depressionen darob nicht zurückgewiesen oder gering geschätzt werden.

C. Drei psychodynamische Hauptfaktoren der affektiven Psychosen

Diese sind nach heutiger übereinstimmender Ansicht der meisten Autoren die folgenden:

1. Die Folgen der symbiotischen Abhängigkeit (orale Fixierung, Abraham 1911, 1916; Identifizierung mit dem verlorenen Liebesobjekt, Freud 1917; Unfähigkeit der manisch-depressiven Kranken, ihre Partner als separate andere wahrzunehmen, Cohen et al. 1954; Überanpassung an den dominanten anderen, Arieti u. Bemporad 1978; Fusionierung mit dem anderen, Battegay 1985).
2. Die Folgen der Negativität (anal-sadistische Fixierung, Abraham 1916, 1924; Selbstaggression als Aggression gegen das introizierte Liebesobjekt, Freud 1917; Destruktivität des Überichs, Freud 1923; Angst des depressiven Ichs, das gutböse mütterliche Objekt und somit sich selber zu zerstören, M. Klein 1940; Entwertung der frustrierenden Partner, Jacobson 1971; Erschöpfung der libidinösen Reserven, Jacobson 1971).
3. Die Folgen der narzißtischen Lücke als eine Ich-Insuffizienz im Erreichen des übersetzten Ich-Ideales (Bibring 1953; Benedetti 1983).
   Der narzißtische Aspekt der Depression, der heute, seit Bibring bis zu Battegay als fundamental angesehen wird, ist schon 1945 von Fenichel zum ersten Mal klar formuliert worden:
   "A person who is fixated on the state where his self-esteem is regulated by external supplies... goes through the world in a condition of perpetual greediness. If his narcissistic needs are not satisfied, his self-esteem diminishes to a danger point."
   Im Hinblick auf die Psychotherapie habe ich die erwähnten drei Ansätze wie folgt formuliert:

1. *Depressive Menschen leiden oft unter der Diskrepanz zwischen großen, von ihnen nicht selten verkannten affektiven Ansprüchen, die lange enttäuscht wurden, und der allgemeinen Unfähigkeit, sie zu erfüllen bzw. sich durchzusetzen.*

Schon lange vor der Erkrankung neigten diese Menschen dazu, sich an ihre Verhältnisse *anzupassen;* sie wurden *dominiert,* gebraucht, in manchem Falle von ihren Partnern sogar ausgenützt.

Es fehlte ihnen an aggressivem Durchsetzungsvermögen im positiven Sinne des Wortes, an der Sicherheit in der Verteidigung ihrer eigenen psychologischen Lebensrechte.

Oft war die Angst vor den befürchteten Reaktionen der Partner, vor deren Ablehnung oder Enttäuschung zu groß. Die Patienten mußten sich die Liebe und die Zuwendung der Partner um jeden Preis sichern, ohne die sie sich überflüssig und wertlos erlebten.

Sie neigten deshalb dazu, sich aufzuopfern und die Depression entwickelte sich nicht selten dann, wenn die erwartete Dankbarkeit des anderen ausblieb, wenn die innere Einsamkeit zunahm oder wenn eigene latente Aggressionen gegen den enttäuschenden Partner ein Maß erreichten, das mit dem überangepaßten Lebensstil des Patienten unverträglich war.

In der Psychotherapie geht es darum, dem Patienten allmählich die Situation zu zeigen und ihn dabei von einer notwendigen Änderung seiner Verhaltensweisen zu überzeugen.

Viele Patienten sträuben sich gegen solche psychodynamischen Einsichten, weil sie unbewußt danach streben, frühere Lebensverhältnisse der Unterwerfung, soweit wie möglich, wiederherzustellen. Sie haben Angst davor, neue Schlüsse aus ihrer Krankheit zu ziehen. Sie glauben deshalb unseren Deutungen nicht; ja, sie meinen dann oft, daß sie allein am verhängnisvollen Krankheitsgeschehen schuldig seien.

Nicht selten kommt es auch zur Übertragung, wo der deutende Psychotherapeut in den Augen des Patienten die Rolle der dominierenden Person selber übernimmt und dann zu einem Zielobjekt des depressiven Kampfes wird: Anpassung einerseits, geheime Rebellion andererseits.

2. KLÄSI prägte einmal den Ausdruck: depressive Negativität, als Parallele zum schizophrenen „Negativismus" (persönliche Mitteilung). Dieser Ausdruck führt uns zum zweiten Problemkreis, nämlich zur psychotherapeutischen Notwendigkeit, die Patienten dazu zu bringen, sich von ihrer Negativität zu distanzieren, welche in vielen Fällen am Ursprung des depressiven Wesens liegen kann.

Die Depressivität mancher Menschen weist auf ein verneinendes Moment im Ursprung ihrer Existenz hin. Es sind dies jene Depressiven, die sich sowohl unbarmherzig anklagen, wie auch in der Psychotherapie jedes Angebot, jede Form der Zuwendung, jeden Rat, jede Anregung, jede Deutung, jede Stellungnahme, hartnäckig zurückweisen.

Das destruktive Prinzip ihrer psychischen Krankheit zeigt sich hier sowohl in einem sadistischen Überich, das am ganzen Verhalten des Patienten kein gutes Haar läßt, wie auch in einer Erschöpfung aller libidinösen Reserven. Die Patienten klagen dann auch, daß sie unfähig sind, zu lieben. In ihrer Liebesunfähigkeit, in der Unmöglichkeit, positive Gefühle für ihre nächsten Mitmenschen zu haben, fühlen sie sich schlecht. Angesichts der Unschuld ihrer gegenwärtigen Person denkt man manchesmal an eine Erschütterung, die in ihrem archaischen Unbewußten liegt, an ein Verfallensein an archetypische negative Erfahrungen.

Der letzte Grund der *depressiven Negativität* ist schließlich nicht faßbar, es sei denn, man faßt ihn konstitutionell auf. *Wichtig für die Psychotherapie ist aber, daß wir den Patienten mit seiner Negativitätssucht konfrontieren können, ohne jedoch Schuldgefühl und vernichtende Selbstverurteilung zu stimulieren.*

In meiner Erfahrung besteht oft die Möglichkeit, auf eine negative Instanz in der Depression hinzuweisen, die außerhalb des Ichs liegt und von der das Selbst sich in der Hingabe an die Situationen der Dualität in der Psychotherapie distanzieren soll.

Es ist unvermeidlich, daß in der tieferen Auseinandersetzung mit solchen Menschen sich sogar beim Psychotherapeuten Regungen des Unvermögens, der Ohnmacht, ja der relativen Ablehnung melden können. In der Psychoanalyse nennen wir das Gegenübertragung.

Eine solche Gegenübertragung kann auch positive Auswirkungen haben. Indem wir die Negativität des Patienten in uns selber fühlen, haben wir ihm den Beweis unseres Mittragens, unseres Bei-ihm-bleibens gegeben. Indem wir nicht aufhören, den Kranken zu bejahen, haben wir der Negativität Grenzen in unserer Person gesetzt.

3. Bei manchen anderen Patienten ist schließlich die *Idealbildung* gestört. Sie meinen in ihrer Depression, daß sie unfähig seien, die einfachsten Aufgaben zu erfüllen, etwa den Haushalt zu besorgen, die notwendigsten Geschäfte zu verrichten, usw.

Wenn wir diese Menschen näher kennenlernen, so merken wir, daß ihnen oft eine große, ja grandiose Lebensaufgabe vorschwebte, die sie aber nie erfüllen konnten.

Die ideale Aufgabe kann je nach Fall ganz verschieden sein; kennzeichnend ist die Diskrepanz zwischen der unbewußten Selbstforderung, die immer hoch ist, und den tatsächlichen Möglichkeiten des Patienten, die umgekehrt niedrig sind.

Vielleicht wollte der Patient schon in seiner Jugend mehr tun, als was er konnte; vielleicht war die ihm von ehrgeizigen Eltern delegierte Aufgabe wegen innerer Widersprüchlichkeit oder Unglaubwürdigkeit dieser Eltern fragwürdig – und nichtsdestoweniger verpflichtend.

Die Depression entstand bei solchen Lebensläufen später, an irgendeiner Wende der Lebensgeschichte, z. B. beim Eintritt in die zweite Lebenshälfte, oder als er von einem wichtigen Partner verlassen wurde, oder auch als er die Elternrolle selber übernehmen mußte.

Diese drei Hauptkomplexe der schweren Depression (Abhängigkeit, Selbstaggressivität, gestörte Idealbildung) kommen bei jedem schwer depressiven Kranken vor, können aber so unterschiedlich ausgeprägt sein, daß man aus psychodynamischer Sicht verschiedene Krankengruppen (insbesondere Es- oder Überichdepressionen) unterscheiden kann (Benedetti 1983).

Die drei Momente sind aber oft miteinander kombiniert: Die Depression ist durch eine Unsumme von lebenslänglichen Mikroerschütterungen bedingt, von denen sich der Patient oft jahrelang keine Rechenschaft gegeben hat. Im Versuch, der Lebenssituation gewachsen zu sein, hat er unangenehme Emotionen verdrängt, ihn treffende Enttäuschungen nicht realisiert, sich also in einer Weise zusammengenommen, die für Trauerarbeit, Selbstgefühl, Kommunikation des Leidens, keinen Raum und keine Zeit mehr übrig ließ.

Der Patient war oft lange, bevor er krank wurde, ein unglücklicher Mensch, ohne es zu wissen. Ihm nun zu zeigen, wie er unwissentlich gelitten hat, mit ihm und seiner nun erwachenden Erinnerung durch seine Lebensgeschichte hindurchzugehen, kann für ihn heilsam sein, besonders wenn der Arzt bei einer solchen symbolischen Mitwanderung es versteht, *an der Stelle seines Patienten die Gefühle der Trauer, der Hilflosigkeit, der ohnmächtigen Rebellion, die dieser nicht haben konnte, mitzufühlen.* Der Kranke erkennt sich im Spiegel seines Arztes und die Psychotherapie wird ihm zu einer schmerzlichen, aber heilsamen Einkehr.

Mancher Patient realisiert erst in der Psychotherapie, daß er in seiner Familie immer eine Rolle gespielt hat, welche ihm für das Wohlsein der anderen unentbehrlich schien und die doch ein fortwährender Selbstverrat war; eine Rolle, die er nicht aufgeben konnte, sei es, daß diese ihm doch eine gewisse narzißtische Befriedigung brachte, sei es, weil er sich vorstellte, die nahen Mitmenschen könnten ohne ihn und seine Hingabe überhaupt nicht existieren.

In der manischen Phase kommt es dagegen zu einer radikalen Verleugnung dieser Problematik.

D. Behandlungsphasen in der analytischen Psychotherapie der affektiven Psychosen

Nach dieser psychodynamischen Dreiteilung, die bereits in ihrer Wechselwirkung mit der tiefenpsychologischen Therapie skizziert wurde, wollen wir nun aufgrund eigener Erfahrungen (30 Eigenbehandlungen und über 100 Supervisionen) sowie stellenweise der Literatur (ARIETI u. BEMPORAD 1978) fünf nacheinanderfolgende Phasen der Behandlung betrachten:

1. Die Phase der Abwehr, der Negativität, der Ablehnung der Hilfe, der sturen, monotonen Betonung der eigenen Hilflosigkeit, der depressiven Wahnideen.

Diese erste Phase, die als *Psychose* einige Wochen dauern kann, behandle ich nicht analytisch oder dynamisch, sondern partizipativ. Da diese Behandlungsphase entscheidend ist, möchte ich ausführlich auf sie eingehen.

Die Psychotherapie ist im psychiatrischen Spital schon als Fürsorge, als volle mitmenschliche Präsenz, als herzliche Zuwendung des Arztes und des Pflegepersonals sehr wichtig.

Ich erinnere mich an viele depressive Kranke, die ich als junger Arzt in der Klinik stumm und wie abwesend erlebte, so daß man den Eindruck bekommen konnte, sie wären überhaupt nicht wirklich anwesend, sie würden nicht merken, wer wir sind und was wir sagen; dabei war es geradezu umgekehrt.

Ich denke an eine Kranke aus jener Zeit, die monatelang kein Wort mit mir wechselte – es gab damals, vor vierzig Jahren, noch keine Medikamente, die heute solche katatonieähnlichen Zustände selten machen. In großer Sorge saß ich mitschweigend jeden Morgen fünf Minuten lang am Bett der Patientin. Monate später sagte mir die Frau, welche große Bedeutung mein Kommen und Gehen für sie gehabt habe.

Eine andere Patientin, der ich lediglich den Puls tastete und ruhig verweilend ihr Schweigen teilte, sagte mir später, dies sei das erste Mal in ihrer Krankheit gewesen, wo sie einen Menschen wahrgenommen hätte und wo sie dann begonnen habe, auch sich selber wieder zu spüren.

In den meisten Fällen der akuten schweren Depression ist die Psychotherapie eine entweder psychosoziale oder noch präverbale Angelegenheit: Umweltfürsorge oder emotionaler Austausch mit dem Unbewußten des Patienten. Tiefenpsychologische Gespräche, Deutungen, sind noch nicht möglich; man kennt als Arzt die tieferen Verhältnisse des Patienten noch nicht. Auch wenn man sie kennen würde, so wäre es doch besser, noch nicht davon zu reden, da jedes Wort den Patienten verletzen könnte.

Es ist schwer in Worte zu fassen, was das heißt, sich zu bemühen, eine warme Atmosphäre der Teilnahme um den Patienten zu schaffen. Worte wirken hier eher wie Phrasen, die man leicht formulieren kann, währenddem es alles andere als leicht, als selbstverständlich, als allgemein lernbar ist, wirklichen Kontakt zu üben.

Es können allgemeine Regeln formuliert werden: Die Tagesnormen der psychiatrischen Abteilung sollen einfach, übersichtlich und nie überfordernd sein; sie dürfen nie nur etwa einem bestimmten Ordnungsprinzip zuliebe da sein, sondern immer den tatsächlichen Bedürfnissen der Kranken Rechnung tragen. Die Patienten sollen ganz im Zentrum unseres Interesses bleiben, ohne daß Macht- oder Kontaktbedürfnisse der sie Pflegenden die Art der Zuwendung beeinflussen.

Das Gespräch wird ermutigt, aber nie aufgezwungen; derselbe Patient, der im Zentrum unseres Interesses steht, darf sich auch an der Peripherie unseres Blickfeldes aufhalten, sich zurückziehen, wenn er es muß, ohne daß wir ihn bedrängen und beschämen.

Will aber der Patient einmal mit uns sprechen, so sollte man immer die Zeit dafür finden, auch in einem unerwarteten Moment, für ihn da zu sein.

Tiefenpsychologisches Verstehen ist hier noch nicht einmal nötig; der Patient verzeiht uns unser Nichtwissen, wenn wir sein Menschsein ernst nehmen.

Handwerkliche Arbeitsmöglichkeiten, welche bei den Patienten das Gefühl der eigenen Produktivität steigern, werden unaufdringlich angeboten. Das muß so taktvoll geschehen, daß es dem Kranken möglich ist, unsere Angebote bei mangelndem Antrieb zu refüsieren, ohne deshalb Schuldgefühle zu entwickeln.

Solche Patienten sollen am besten in kleinen Gruppen betreut werden, wo man sich gegenseitig kennenlernt; es ist wichtig, daß die Umwelt stabil bleibt, das Pflegepersonal möglichst wenig rotiert und wechselt. Wichtig ist auch, daß derselbe Arzt, welcher den Patienten in der Klinik behandelt hat, nach seiner Entlassung Zeit für ihn findet, und ihn also nicht an einen anderen Arzt weiter schickt.

Überall im Gespräch mit dem depressiven Menschen sollte der Psychotherapeut sicher, bestimmt und klar besonnen sein. Auf die vielen Zweifel, ängstlichen Sorgen und Schuldgefühle der Patienten soll er einfache, konsistente und mutige Antworten finden; er soll der moralische und unerschütterliche Rechtsanwalt seines Patienten sein, diesen vor seinen inneren Widersachern kraftvoll und aufrichtig in Schutz nehmen und ihn spüren lassen, daß seine ganze Person dem Arzt äußerst wichtig ist.

Ich bin mir bewußt, daß alle diese Forderungen nicht immer restlos erfüllt werden können; die Realität mit ihren Grenzen und anderweitigen Pflichten bedrängt uns alle. Daß man jedoch sein eigenes Tun an einem psychotherapeutischen Ideal mißt, tut gut; auch wenn man sich oft sagen muß, daß es eben doch nicht so weit gereicht hat. Wir brauchen dann keine Schuldgefühle zu haben, wenn wir uns ernsthaft bemüht haben – durch eine solche Haltung, die gleichzeitig konzentriert ist und frei bleibt, helfen wir dem sich oft übermäßig schuldig fühlenden depressiven Kranken.

Während dem Klinikaufenthalt, wo der depressive Mensch sich nicht anstrengen muß, zu uns zu kommen, besuchen wir ihn oft und kurz. Als ich noch in der Klinik tätig war, pflegte ich meine schwer depressiven Patienten jeden Tag, aber nicht länger als etwa 10–20 Minuten, zu besuchen. Längere Gespräche ermüden die Patienten in diesem Zustand, oft sind sie überhaupt unzugänglich; so verwendete ich meine Zeit besser, indem ich ihnen jeden Tag ein kleines Zeichen meines Interesses gab.

Wenn der Patient dann die Klinik verlassen kann und nun zum Arzt in die Sprechstunde kommt, soll man sich mehr Zeit nehmen, weil er nun auch bereit ist, mit uns zu sprechen.

Wenn wir dem Patienten eine Stunde pro Woche reservieren, so hat er Zeit, sich in den Intervallen von unseren Gesprächen zu erholen, und wir können pro Woche mehrere Patienten in der Sprechstunde sehen, ohne in zeitliche Bedrängnis zu geraten.

Die oft unbewußte Abwehr depressiver Menschen liegt in der Monotonie; sie machen ihre Partner – den Psychotherapeuten nicht ausgenommen – mit ihren ewigen monotonen Klagen müde. Wenn wir bei rechter Dosierung unserer Zuwendung es zu vermeiden wissen, müde zu werden oder uns zu langweilen – auch das kann ja leider passieren bei einem Patienten, der hundertmal dieselbe Klage wiederholt – dann haben wir diejenige Seite von ihm, die den echten Kontakt sucht, befriedigt, und die Seite, welche durch die depressive Monotonie den Kontakt sabotiert, in heilsamer Weise versagt.

Man darf am Anfang keine ehrgeizigen psychotherapeutischen Ziele haben; man soll vielmehr für den Kranken da sein, sich von ihm „gebrauchen" lassen, bis der Patient beginnt, sich selber wahrzunehmen.

Eine solche abwartende, nicht versagende Haltung ermöglicht dem Arzt das Vertrauen in die Entwicklungsmöglichkeit seines Patienten, und vor allem in den positiven Sinn seines Leidens.

Der behandelnde Arzt sollte ferner die Fähigkeit besitzen, die kleinsten Fortschritte seiner Patienten wahrzunehmen und sich darüber wirklich zu freuen. Oft ist das, was uns als kleiner Fortschritt erscheint, die Frucht einer ungeheuren Anstrengung des Kranken.

Wenn es einerseits so ist, daß der depressive Mensch in sich eine versagende, schuldige oder resignierte Seite trägt, soll der Arzt andererseits, diese kompensierend, eine stets positivierende Haltung einnehmen und in seiner Tiefe vom Wert und der potentiellen Kreativität seines Patienten überzeugt sein.

Diese voranalytische, grundlegende Psychotherapie, die ich hier dargestellt habe, bedarf noch keiner speziellen tiefenpsychologischen Erkenntnis oder Ausbildung. Sowohl der vorwiegend somatologisch tätige Psychiater, wie auch die psychiatrische Krankenschwester können dem Kranken so begegnen.

Gleichzeitig möchte ich aber auch betonen, daß eine solche allgemeine psychotherapeutische Haltung, wie ich sie geschildert habe, zwar keine tiefe psychologische Kenntnis, aber doch eine bewußte Einübung im Umgang mit psychisch Kranken voraussetzt. Das zeigt sich auch darin, daß die Angehörigen von depressiven Kranken oft bei aller affektiven Zuwendung in wesentlichen Situationen des Umganges hilflos werden: Sei es, daß sie die Patienten mit moralistischen Ratschlägen bedrängen, sei es, daß sie sich als dominierende Partner entwickeln oder daß sie selber in depressivierende Beziehungen verwickelt werden.

Deshalb gehört zur psychotherapeutischen Behandlung von depressiven Kranken auch die psychotherapeutische Betreuung der Familien. Diese, im Gegensatz zur eigentlichen Familientherapie, besteht sowohl im Verstehen der Probleme, Ängste, Schuldgefühle, welche bei den Angehörigen der Patienten entstehen können, wie auch im Versuch, diesen Angehörigen das tiefere Erleben des Kranken, ja die unbewußten Aspekte seines Leidens verständlich zu machen.

2. Die Phase der beginnenden Psychoanalyse und der (nach einigen Monaten) teilweisen Einsichtsnahme.

Ein wichtiger Schritt ist die Aufdeckung des „Grunddramas". Worin besteht der Verlust, den der Patient als so bedrohlich erlebte? Das Feststellen des spezifischen auslösenden Faktors wird den Therapeuten die Art der Depression erkennen lassen. Bei den schweren Depressionen ist das auslösende Ereignis eben nicht bloß eine oft banale Tatsache, sondern ein Symbol, das es in einer Studie des ganzen Lebens aufzuschlüsseln gilt. Nur so wird es möglich sein, die Unfähigkeit des Patienten zur Trauerarbeit nach dem spezifischen auslösenden Faktor zu verstehen.

Der depressive Kranke muß hier realisieren, wie er in einem psychopathologischen Verhältnis mit einer negativen intrapsychischen Instanz lebte, die seine „psychologischen Lebensrechte" verneinte und im allfälligen psychotischen Wahn das Übergewicht über das Realitätsbild bekam. Das Ich ist mit dieser Instanz (bzw. mancher unbewußten Repräsentanz des Partners) „fusioniert" (Battegay 1985) oder (Freud 1917; Abraham 1916) mit dem hoch ambivalent erlebten Liebesobjekt „identifiziert". Sein bewußtes Ich erscheint außerhalb dieses pathogenen Komplexes entleert. In der analytischen Psychotherapie wird der Kranke auf diesen inneren Zustand allmählich aufmerksam gemacht. In den Deutungen soll sich der Kranke mehr und mehr als separate Person entdecken, die aber in wesentlichen Momenten der Lebensgeschichte vom „dominierenden Partner" (Arieti u. Bemporad 1978) verschlungen wurde. Im Zuge einer fortschreitenden tiefenpsychologischen Erhellung und unter dem Druck aufsteigender Reminiszenzen erlebt der Kranke, wie wenig er dabei in seinem Eigenrecht leben konnte, wie oft er sich anpassen mußte, sich opferte, für Protektion durch den anderen autonome Regungen preisgab; wie er sich für den depressivierenden Partner (oft selber ein depressiver Elternteil) überverantwortlich fühlte und sich dabei für eigene Aggressionen gegen ihn mit Schuldgefühlen bestrafte; wie er diese durch erneute Unterwerfung sühnte, in der Abhängigkeit infantil blieb, eigene Aggressivität oder Sexualität verdrängte; wie er umsonst auf Gegenhonorierung durch Dankbarkeit hoffte, sich ausgenützt vorkam, auf Enttäuschungen mit latenten Aggressionen reagierte, die ihn wiederum in Frage stellten und den ganzen Kreis von Schuld und Sühne reaktivierten; wie er in der kompensatorischen Idealisierung des anderen an Selbstvertrauen einbüßte und diesen anderen als den liebsten Partner seines einsamen Selbst unbewußt haßte. So erlebt der Patient die lebensgeschichtliche Hilflosigkeit und Selbstzerstörung, die falsche Ideologie und den ohnmächtigen "cry for help" (Rado 1956), die der Depression zugrunde liegen.

Durch die Prüfung der kognitiven Komponenten, welche die Depression erzeugen, kann der Patient den Zustand der Ohnmacht und Verzweiflung verlassen und lernen, sich darin zu bestätigen, was wirklich für ihn bedeutsam und befriedigend ist. Gefühle von Verlust oder Enttäuschung tauchen zwar weiterhin auf, werden jedoch nicht mehr in Selbstanklage oder Schuld verwandelt. Das alles wird aber nicht ohne Widerstand realisiert. Vielmehr resultiert daraus eine fundamentale Erschütterung der bisherigen Selbstidentität des Kranken, welcher die Depression unter Umständen vorgezogen hätte!

Die analytische Erschütterung kann nur dann vorwiegend positiv erlebt oder ausgehalten werden, wenn der Psychotherapeut sich als ein Vorkämpfer für die psychologischen Lebensrechte seines Patienten und als ein „Liebhaber" seiner positiven Seiten versteht.

Bei den drei Subtypen des Leidens: a) Überich-, b) Es- und c) Ichideal-Depressionen werden verschiedene therapeutische Akzentsetzungen gelegt:

Ad a): Die irrationalen Schuldgefühle rühren oft vom bewußten oder unbewußten Haß auf den dominierenden Partner her; deshalb bedeutet eine drastische Veränderung der Beziehung zu ihm die größte Erleichterung von der Schuld.

Schuldgefühle sind oft verwandelte Angst, mit welcher der Patient nicht umzugehen versteht. Im guten therapeutischen Klima lernt der Patient, die Angst zu durchschauen und seine negative Haltung gegenüber Ungewissem und Bedrohlichem in eine Haltung des Vertrauens zu verwandeln.

Ad b): Die Schwierigkeit bei der psychotherapeutischen Behandlung besteht darin, daß bei dieser Art Erkrankung jede Frustration als Verlust erlebt wird und die Depression verschärft. Der Patient sucht im Therapeuten einen Ersatz für den dominierenden Partner, der ihn enttäuscht hat. Man kann die Bedürfnisse des Patienten durch die sich einfühlende Beachtung seiner Not, durch die Integrität der therapeutischen Persönlichkeit, die Aufrichtigkeit und Konsistenz der Deutungen beantworten.

Ist die „Gier nach Akzeptation" symbolisch befriedigt, so wird die „fordernde Depression" beachtlich abnehmen, jedoch nicht verschwinden. Ihre Erscheinungsform wandelt sich von der konstanten Gemütsverfassung zu „unterscheidbaren einzelnen Episoden". In dieser Phase kann es dem Therapeuten gelingen, dem Patienten die Depression als Ergebnis dieser bewußten oder unbewußten Gedankenfolge verständlich zu machen: „Ich bekomme nicht, was mir zusteht → ich entbehre chronisch → ich bin zu bedauern." Der erste Satz wird dem Patienten so zu bedenken gegeben: „Ich möchte in die Glückseligkeit der frühen Kindheit zurück. Ich will keine autonome Person sein, die selber bestimmt." Die Therapie wirft nun die Frage auf: Welche andern Mittel als die Abhängigkeit habe ich zur Verfügung, um zu erreichen, was ich will? D. h. dem Patienten wird dazu verholfen, seine Denkweisen so zu reorganisieren, daß sich die gewohnheitsmäßigen Einstellungen nicht wiederholen und nicht automatisch und starr die alte Sequenz reproduzieren. Wichtig dabei ist: Der Patient wird diese Veränderungen in sich selber nur dann aktivieren können, wenn die neue Beziehung zum Therapeuten ihren Aspekt an Entbehrung und Leiden verringert hat. Mit zunehmendem Selbstvertrauen des Patienten wird der Therapeut den Forderungen engere Grenzen setzen können.

Nach dem Abklingen der depressiven Episoden geht die Behandlung weiter mit der Erforschung der Vergangenheit, wie wir sie aus der Psychoanalyse kennen.

Ad c): Therapeut und Patient müssen zum vollen Verständnis dessen gelangen, was die phantasierte Realisierung des Erstrebten bedeutete. Stimmt es wirklich, daß das Leben ohne die beanspruchte und beanspruchende Aufgabe keine Bedeutung mehr hat? Daß die einzige Alternative zur erfolgreichen Übernahme der jeweiligen, persönlichkeitsspezifischen Verantwortung die Depression ist?

Auch hier muß dem Patienten zu alternativen Wegen verholfen werden.

Der Patient lebt in einer Existenz, deren einzige Bedeutung das Leiden zu sein scheint. Unsere Aufgabe ist es, diesem Patienten, der meist völlig beziehungslos lebt, zu einer Sinngebung zu verhelfen; er soll lernen, zu verstehen, daß sein Schmerz um den Verlust der Bedeutung seines Lebens in Wirklichkeit zeigt, wie viel das Leben für ihn bedeutet.

3. Dann entwickelt sich die dritte, wesentlichste Phase der Therapie: Die allmähliche Bewußtmachung, wie der *Patient selber* am Entstehen seiner Depression in lebenslanger „Vorarbeit“ beigetragen hat; wie er ferner durch sein verhängnisvolles abhängiges, selbstverleugnendes, sich unterwerfendes Verhalten gewisse (dominierende, entwertende, pseudoschützende, infantilisierende, oral überfütternde, usw.) Aspekte der Persönlichkeit des Partners verstärkte, ja geradezu hervorrief.

Während also der Kranke in der vorangehenden Therapiephase gelernt hat, die Selbstanklage vom Selbst zu entkoppeln, das erlittene psychologische Unrecht zu realisieren und getarnte Aspekte des anderen im therapeutischen Gespräch in Frage zu stellen, wird er nun allmählich dazu geführt, wiederum sich selbst in Frage zu stellen – diesmal aber nicht mehr im Sinne der depressiven Selbstanklage, sondern in der konstruktiven Weise der realistischen Einsichtsnahme. Freilich ist die Gefahr noch vorhanden, daß der Patient dabei in sein altes Muster der Selbstanklage zurückfällt und die Deutungen des Analytikers dazu mißbraucht, um gegen ihn Front zu machen oder sich zu unterwerfen. Solche Widerstände in einer Weise zu zeigen, die den therapeutischen Prozeß fördert und das Selbstvertrauen ernährt, gehört zur Kunst der Behandlung und bedarf der tiefen affektiven Beziehung des Psychotherapeuten zu seinem Patienten.

4. Die Phase der Projektion bzw. der projektiven Triangulierung des Dominanzverhältnisses.

Es wäre erstaunlich, wenn nicht vorübergehend (Wochen) projektive Mechanismen in Erscheinung treten und die Rolle und die Person des Therapeuten auch *psychotisch* verfälschen würden. Der Therapeut wird allmählich oder über Nacht in das scheinbar soeben überwundene depressive Drama einbezogen! Dies geschieht einerseits in der depressiven Absicht des Patienten, dem Therapeuten als Neuauflage des einst dominanten Partners die Autorität und Überzeugungskraft der tiefenpsychologischen In-Frage-Stellung streitig zu machen. Andererseits ist die projektive Einbeziehung des Therapeuten in das depressive Drama auch die Chance, um letzteres in einem neuen Rahmen zu inszenieren und durchzuarbeiten. Der Therapeut soll dabei, wie sich ARIETI u. BEMPORAD (1978) treffend ausdrückten aus dem (im übertragenen Sinn) „dominierenden Partner“ der „signifikante Partner“ werden. Er soll seinen symbolischen Schutz in einer Weise gestalten, die der aggressiven Potenz des Patienten und seinen wachsenden Autonomietendenzen breiten Raum läßt. Gleichzeitig darf er unter dem Druck von Anklage und Anspruch nicht zurücktreten.

Die Deutung der Übertragung wird bei solchen Patienten, die im depressiven Wahn zur psychotischen Verkennung der Realität neigten, zeitweise viel schwieriger als sonst im Rahmen einer Neurose. Andererseits ist die Beziehung durch die Valenz der affektiv-psychotischen Persönlichkeit konstelliert. Sie geht nie in die Brüche, wenn der Therapeut sich nicht zurückzieht. Unterbrochene Therapien kenne ich auf diesem Gebiet nicht, im Gegensatz zu mancher Schizophreniebehandlung. Die Entschlossenheit des Therapeuten, die Anklagen seines Patienten zu ertragen, gibt Letzterem die Möglichkeit, noch angestaute unbewußte Aggressivität abzureagieren und über den infantilen Haß hinaus schreitend, diesem durch Einsicht Herr zu werden. In gleichem Maße, wie der Therapeut es fertig bringt, sein Selbstvertrauen in der Gegenübertragung aufrechtzuerhalten, nimmt dasjenige des Patienten zu; und in derselben Weise, wie sich der Therapeut, ohne selbst in Zweifel zu geraten, in Frage stellen läßt, beginnt der Patient offen für die Selbst-in-Frage-Stellung zu werden; für die Einsicht also, wie er unwissend der Entstehung und Aufrechterhaltung der depressiven Lebensweise Vorschub leistete. Ohne eine solche Einsicht, nur durch Stützung des brüchigen Selbstgefühles, kann es eine wirkliche Heilung der Depression (mehr als eine bloße Remission) nicht geben.

5. Nicht selten kann die noch nicht abgeheilte Depression aus dieser Phase heraus in die *Manie* umschlagen, vor allem bei ohnehin manisch-depressiven Patienten. Leichte hypomanische Verstimmungen bei sonst unipolaren Zyklothymien kommen vor.

Auf einmal wird also der Patient in der Manie unangreifbar; er hat zwar keine Schuldgefühle, keine depressiven Symptome mehr, aber er erhebt sich in einer grandiosen Weise über den Therapeuten.

Währenddem ich (hier im Einklang mit fast allen psychoanalytischen Autoren) davon abrate, eine bipolare affektive Psychose im Anfang der manischen Phase zu behandeln (die Objektbeziehung kommt dann schwerlich zustande), scheint es mir dagegen wichtig, die manische Phase während einer psychologischen Depressionsbehandlung auszuhalten. Die Gefahr, den Kranken durch einen manischen Schub zu verlieren, ist viel geringer, wenn schon die Basis der Übertragung besteht; die Möglichkeit aber, daß Deutungen auf der Grundlage der bereits bestehenden affektiven Beziehung das grandiose Selbst des Patienten zum Einsturz bringen, ist ungefährlicher.

Die soeben skizzierte Abfolge von therapeutischen Phasen ist ideal-typisch – nicht regelmäßig. Auch meine ich nicht, daß die Patienten zu diesem Zeitpunkt – nach im Durchschnitt 2- bis 3jähriger Therapie – für immer geheilt wären.

Hat der Patient jedoch die Psychodynamik seines Lebens begriffen, so lernt er auf die alten Pseudolösungen und circuli vitiosi zu verzichten. Die alten Mechanismen neigen freilich auch nach dem eingetretenen Verständnis des Patienten zur Wiederholung. Eine Wiederholung der Psychotherapie und neue Durcharbeitung der alten Konflikte ist dann nötig.

E. Der depressive Wahn in der Sicht der Psychotherapie

I. Dynamische Analyse der Wahnbildung

Die Psychotherapie des affektiven *Wahnes* ist überall dort besonders erfolgreich, wo es dem Therapeuten im Verlaufe der aufdeckenden Analyse gelingt, zusammen mit dem Kranken bis an den Punkt zu gelangen, wo der Patient seine eigenen Gefühle der krankhaften Erleichterung, der masochistischen Befriedigung, der perversen Lust, welche durch den gedanklichen Schritt zum Wahn ausgelöst wurden, wahrnimmt.

Früher war beim Kranken ein quälendes Gefühl der Insuffizienz; im Moment aber, wo „Stimmen“ auftraten und ihm Verbrechen vorwarfen – etwa „er habe seine Kinder mißhandelt“ – erreichte der Kranke eine feste Selbstidentität; er war nun von der Wirklichkeit der Stimmen überzeugt, welche sich von den früheren depressiven Zweifeln durch ihre „außerpsychische Realität“ und Eindeutigkeit unterschieden.

Der Patient, der sich jahrelang umsonst gegen das Überich und die Dominanz der Angehörigen auflehnte, war nun überzeugt, von den Stimmen zu Recht bestraft zu werden; er wollte keine psychiatrische Behandlung, da er ihre Stimmen, welche ihm auch Ratschläge gaben, „brauchte“.

Erst das psychotherapeutische Gespräch brachte diesen Patienten an den Punkt, wo er die psychopathologische Erleichterung realisierte, die der Projizierung des bösen Objektes nach außen folgte und wo er ferner auch die masochistische Lust wahrnahm, die in dem Moment einsetzte, als sein schlechtes Gewissen die kühle Objektivität einer äußeren Instanz entfaltete, welcher er kein ambivalentes Gegenargument entgegenzustellen brauchte. Das Wahrnehmen solcher Gefühle ermöglichte eine Lockerung und Auflösung des Wahns. Von diesem Moment an realisierte der Kranke den eigenen emotionalen Beitrag zur Wahnbildung als innere Evidenz und war nun bereit, den Wahn als eine neurotische überwertige Idee zu betrachten.

II. Therapeutische Wahnbildungen

Unter therapeutischen Wahnbildungen verstehe ich flüchtige Übergangssyndrome, die aus der therapeutischen Interaktion stammen und durch Projektionen und Introjektionen des Kranken charakterisiert sind, in welchen ein symbolischer Austausch mit der therapeutischen Person stattfindet, unbewußte oder archaische Bedürfnisse oder Befürchtungen des Kranken dramatisiert und neue Kerne der Selbstidentität entworfen werden.

So denke ich beispielsweise an eine Patientin, die aus der wahnhaften Überzeugung heraus, nur schlecht, verkommen und verworfen zu sein, einen Liebesanspruch auf die idealisierte Therapeutin stellte – um anschließend gegen sie, die Versagende, zu kämpfen, um sie bitter anzuklagen und ihr jene Unmenschlichkeit und Bosheit vorzuwerfen, die während der Depression ihre eigene waren.

Eine Wende in diesem Verlauf trat ein, als die Kranke begann, die Therapeutin als gespalten zu erleben: Eine Seite war in ihren Augen die reale Ärztin, die eben an der Wirklichkeit der Beziehung festhielt; eine andere Seite aber war ihr Liebesphantom, das sie auf die Partnerin projizierte – eine unwirkliche Person freilich, die grenzenlos lieben konnte, den Vornamen der Therapeutin trug, fortwährend mit der Kranken sprach und phantasmatisch ständig bei ihr war.

Der Anteil der ärztlichen Gegenübertragung am Entstehen einer solchen wahnhaften Teil-Person war hier die große Sorge für die Kranke, die echte und tiefe Anteilnahme, der Wille, ihre „Illusion“ nicht durch vorzeitige Deutungen aufzulösen, der Versuch, durch einfühlende Fragen Motivation und Anliegen ihres „Doppelbildes“ zu erkunden.

Interessanterweise folgte der Geburt dieser wahnhaften Person im therapeutischen Gespräch keine Steigerung des Liebesanspruches – im Gegenteil. Die Kranke war nun dadurch erleichtert, daß eine Art „Übergangssubjekt" zwischen ihr und der Partnerin entstanden war, welches einerseits ihren Anspruch personifizierte und beantwortete, andererseits der Patientin wirksame Grenzen von außen setzte, die weder die Kranke selber, noch ihre reale Ärztin sonst festhalten konnten: Sie verbot ihr z. B. Suizidversuche zu unternehmen oder sich mit Drogen zu intoxikieren.

Der Wahnpartnerin gelang das, was weder die Selbstkontrolle der Kranken noch die äußerliche Kontrolle der Ärztin konnte. Erst das Unterbringen eigener ohnmächtiger Selbstanteile in Vorstellungen, die mit der therapeutischen Identität zusammenhingen, gestattete es der Kranken, solche zu integrieren.

III. Therapeutische Stellvertretung der Trauergefühle

Der Psychotherapeut beobachtet bei vielen solchen depressiven Kranken, zusammen mit den unerträglichen Empfindungen eines inneren Todes, einer Leere, einer körperlichen Entfremdung, einer psychotischen Derealisierung und Depersonalisierung, das Ausbleiben von positiven Gefühlen körperlicher und seelischer Art. Positive Emotionen, Lustempfindungen, lebendige Wahrnehmung der Farben usw. sind wie abgestorben.

Ein solches Auslöschen der positiven vitalen Empfindungen in der Gegenwart geht nun mit einer Unfähigkeit zu trauern in der Wiedererinnerung der Vergangenheit einher. Diese wird zu einer einzigen Klage, ohne daß der Kranke jedoch psychodynamisch relevante Ereignisse reproduzieren kann und Gefühle der Trauer über das ihm Zugestoßene aktualisiert. Die Depression als Spaltung des Gefühlslebens tritt an die Stelle der Vergegenwärtigung der Trauer.

Ich erinnere mich an eine depressive Kranke, welche nach dreijähriger Psychotherapie erstmals Gefühle der Freude beim Weinen-Können empfand; ihr immer wiederholter Satz lautete monatelang: „Ich möchte weinen, ich darf nun traurig sein!"

Es ist therapeutisch wichtig, wenn es dem Arzt beim Durchgehen der lebensgeschichtlichen Vergangenheit gelingt, sich mit dem vermuteten und in der Gegenübertragung nachvollzogenen Erleben des Patienten zu identifizieren und dieses ansatzweise auszusprechen.

Es genügt hier also nicht, wie in der Psychoanalyse der Neurose, auf verdrängte Emotionen aufmerksam zu machen; die depressive Mauer ist zu dicht, um solche Deutungen durchzulassen. Es kann dagegen hilfreich sein, wenn der Therapeut aufgrund seiner Beziehung zum Kranken *stellvertretend* für ihn jene Gefühlsregungen ausspricht, deren Nicht-Vollzug zur Leere, Kälte und Entfremdung der Depression gehört. Erst dann wird der Kranke fähig, sich die im therapeutischen Spiegel wahrgenommenen Selbstanteile anzueignen. Diese *Appersonierung* wird nicht nur durch die Selbstwahrnehmung im Spiegel möglich, sondern auch durch die damit zusammenhängende Erfahrung des Kranken, daß von ihm wertlos gehaltene und so abgespaltene eigene Reaktionen für den Therapeuten jedoch ergreifend sind.

Fließende Übergänge zur Psychotherapie der schizoformen Psychosen werden durch die Wiedergabe solcher therapeutischer Verläufe deutlich. Diese zeigen nämlich, daß das Borderline-Gebiet zwischen affektiven Psychosen und schizophrenieähnlichen Psychoseformen in der Psychotherapie breiter ist als in der Psychopathologie – wo differentialdiagnostische Trennungslinien leichter gezogen werden können und müssen.

So zeigt die Psychotherapie bzw. die Psychoanalyse – wohl in einem gewissen Abstand von der psychiatrischen Klinik – was die nosologisch verschiedenen Kranken unter sich gemeinsam haben; sie weisen die Gemeinsamkeit der einfühlbaren Konflikte und deren Wandlungen in der Dualität auf. Phänomene wie Grandiosität, Depressivität, Selbstdestruktivität, irrealistische Liebesbedürfnisse, grausame Introjekte, die wir bei affektiv psychotischen Kranken fanden, waren alle in der Psychotherapie sehr wichtig, jedoch für die Psychodynamik der affektiven Psychosen selber weniger spezifisch als z. B. die in der Klinik bekannten, typisch depressiven Symptome.

F. Über analytische Psychotherapie der manischen Phase

Ich weise hier besonders auf die Erfahrungen meines Mitarbeiters C. Elia hin.

Wesentlich für die Psychotherapie ist, daß es dem Therapeuten gelingt, die Projektion des guten Objektes auf sich zu zentrieren. Allmählich tritt dann der Patient in die therapeutische Symbiose ein, wo der Therapeut der Behälter der explosiblen, unkontrollierbaren Energie des Es ist. Sind diese Energien einmal auf den Therapeuten verpflanzt und finden dort gleichsam einen Nährboden, der sie aufnimmt, statt sie zu unterdrücken, können sie dem Patienten zurückübermittelt werden, so daß sein Ich sie nutzbringend verwenden kann.

Will man die therapeutische Symbiose fördern, muß man auch regelmäßig den Sadismus des primitiven Über-Ichs interpretieren. Nach einer initialen Phase, wo der Therapeut die manische Expansivität voll akzeptiert, beginnt er mit Mikrofrustrationen.

Eine wichtige Wende in der Therapie ist dann erreicht, wenn der Patient realisiert, daß gewisse Erfahrungen seine Erregung steigern und er sich entschließt, solche Situationen zu meiden oder sie zu begrenzen. Der Therapeut muß auf die Aggression des Patienten je nach ihrer Intensität reagieren: sie absorbieren, damit sie der Patient erleben kann, oder sie interpretieren, wenn er sie nicht wahrnimmt.

Mit Hilfe eines ausgewogenen Systems von Interventionen – der angegriffene Therapeut ist auch der geliebte Therapeut – kann eine Entflechtung von Libido und Aggression gelingen, des öfteren über eine Phase der Dualisation, wie sie in der Therapie von Schizophrenen bekannt ist.

Literatur

Abraham K (1912) Ansätze zur psychoanalytischen Erforschung und Behandlung des manisch-depressiven Irreseins und verwandter Zustände. Zentralbl Psychoanal Psychother 2:302–315

Abraham K (1916) Untersuchungen über die früheste prägenitale Entwicklungsstufe des Libido. Int Z Psychoanalyse 4:71–97

Abraham K (1924) Versuch einer Entwicklungsgeschichte der Libido aufgrund der Psychoanalyse seelischer Störungen. Internationaler Psychoanalytischer Verlag, Heft 11, S 1–96

Arieti S, Bemporad J (1978) Severe and mild depression. The psychotherapeutic approach. Basic Books Inc, New York

Battegay R (1985) Depression. Psychophysische und soziale Dimension. Hans Huber, Bern Stuttgart Toronto

Benedetti G (1983) Todeslandschaften der Seele. Vandenhoeck & Ruprecht, Göttingen
Bibring E (1953) The mechanism of depression. In: Greenacre P (ed) Affective disorders. International Universities Press, New York
The Boston-New Haven Collaborative Depression Project (1981) Heinrichs DW, Carpenter WT (Jr): The efficacy of individual psychotherapy: a perspective and review emphasizing controlled outcome studies. In: Arieti S, Brodie HKH (eds) American handbook of psychiatry. Basic Books, New York, pp 586–613
Cohen MB, Blake G, Cohen RA, Fromm-Reichmann F, Weigert EV (1954) An intensive study of twelve cases of manic-depressive psychosis. Psychiatry 17:103–138
Elia C (1981) Die therapeutische Begegnung mit dem Manischen. In: Battegay R (Hrsg) Herausforderung und Begegnung in der Psychiatrie. Hans Huber, Bern Stuttgart Toronto
Fenichel O (1945) The psychoanalytic theory of neurosis. Norton, New York
Freud S (1917) Trauer und Melancholie. In: Gesammelte Werke, Band 10, S. 428–446. Imago Publishing, London, 1946
Freud S (1923) Das Ich und das Es. In: Gesammelte Werke, Band 13, S. 237–283. Imago Publishing, London, 1940
Guntrip H (1968) Schizoid phenomena, object relations and the self. International Universities Press, New York
Jacobson E (1971) Depression. International Universities Press, New York
Jaspers K (1913) Allgemeine Psychopathologie. Springer, Berlin
Klein M (1940, 1948) Mourning and its relation to manic-depressive states. In: ID, Contributions to psychoanalysis, 1921–1945. Hogarth Press, London, 1948
Laughlin HP (1967) The Neuroses, London: Butterworths
Mendelson M (1974) Psychoanalytic concepts of depression. Spectrum Publications, New York
Rado S (1956) The problem of melancholia. In: ID, Collected Papers, vol I. Grune & Stratton, New York
Sandler J, Joffe, WG (1965) "Notes on Childhood Depression", in "International Journal of Psychoanalysis", 46, S 88–96
Weigert E (1961) The Psychotherapy of the Affective Psychoses. In: Burton AF, Psychotherapy of the Psychoses, New York, Basic Books

2.2 Psychotherapie bei depressiven Erkrankungen, speziell endogenen Depressionen

M. Linden

INHALTSVERZEICHNIS

A. Einführung

I. Stand der Psychotherapie-Forschung

Bis in die Mitte der 70er Jahre gab es keine empirisch-wissenschaftlichen Belege für die Wirksamkeit von Psychotherapie bei depressiven Erkrankungen (Liberman 1975), und zwar für neurotische und reaktive Depressionsformen ebenso wenig wie für affektive Psychosen. Seitdem wurden jedoch eine Reihe von Studien durchgeführt, die einen wesentlichen Methoden- und Kenntnis-Fortschritt gebracht haben. In ihnen wurde gezeigt, daß, entgegen gelegentlich geäußerten anderslautenden Meinungen, Psychotherapie den gleichen rigorosen Evaluationsschritten unterworfen werden kann wie andere Therapiemethoden (Linden 1980), und daß Psychotherapie-Verfahren bei bestimmten depressiven Erkrankungen wirksam sind und zwar vergleichbar mit einer antidepressiven Pharmakotherapie (Jarrett u. Rush 1986).

Die angesprochenen Arbeiten sind durch eine Reihe methodischer Charakteristika zu kennzeichnen. Die Behandlung bezog sich konsequent auf psychiatrische Populationen und wurde in der Regel auch im Rahmen psychiatrischer Institutionen, seien es stationären Einrichtungen, Ambulanzen oder Praxen, durchgeführt. Die diagnostische Zuordnung der Patienten erfolgte unter Bezug auf international geläufige standardisierte Diagnose-Instrumente wie beispielsweise die Forschungs-Diagnosekriterien/RDC (Spitzer et al. 1982) oder das DSM-II/III (Koehler u. Sass 1984). Die Schwere der aktuellen Erkrankung wie auch der Verlauf unter der Behandlung wurde mit international gebräuchlichen Selbst- und Fremdbeurteilungsskalen (Sartorius u. Ban 1986) bestimmt. Die Therapie wurde im randomisierten Vergleich mit Kontrollgruppen verschiedener Art, darunter auch alternative, insbesondere pharmakotherapeutische Standardbehandlungen, durchgeführt. Die Patientengruppen waren hinreichend groß, um inferenzstatistische Auswertungen zu erlauben. Mit am wichtigsten ist, daß die untersuchten Psychotherapieformen in Manualen niedergelegt sind. Damit ist zum einen eine Beschreibung des therapeutischen Vorgehens möglich und zum zweiten kann überprüft werden, ob eine hinreichende Therapeuten-Compliance gegeben ist, d. h. inwieweit die Behandler die Therapieform auch tatsächlich in die Tat umsetzen, auf die sie sich vorgeblich beziehen.

Im folgenden soll vornehmlich Bezug auf Studien genommen werden, die die eben genannten Kriterien erfüllen, denn nur unter solchen Voraussetzungen kann die Frage überhaupt diskutiert werden, welche psychotherapeutischen Möglichkeiten bei der Behandlung endogener Depressionen gegeben sind, wo deren Grenzen liegen und wie eine Kosten-Nutzen-Analyse im Einzelfall aussehen kann. Es kann im folgenden aus Umfangsgründen nicht eingegangen werden auf allgemeine therapeutische Haltungen bzw. sog. psychotherapeutisches Basisverhalten in der Begegnung mit dem depressiven Patienten (Linden 1979, 1984).

II. Diagnose und Therapie

Es gibt wohl kaum einen Bereich in der psychiatrischen Diagnostik und Therapie, der sich so vielgestaltig darbietet wie die depressiven Erkrankungen (Helmchen u. Linden 1980). Hierbei stellt gerade die Abgrenzung endogener Depressionen von den übrigen Depressionsformen ein großes und keineswegs endgültig geklärtes Problem dar. In den derzeit dominierenden Diagnose-Systemen wie den bereits erwähnten RDC-Kriterien oder dem DSM-III wird dieses Problem teilweise umgangen, indem in der Hauptgliederung diese Unterscheidung erst gar nicht gemacht wird, sondern statt dessen nach der Schwere der Erkrankung gruppiert wird. In beiden Systemen lassen sich dann unter Bezug auf den Verlauf bipolare Erkrankungen aussondern und in bezug auf den Querschnitt als Untertypen u. a. sogenannte „psychotische Depressionen", d. h. wahnhafte Depressionen, und „endogen-melancholische Depressionen" beschreiben. Nach der Logik der Systeme handelt es sich hierbei also eher um Prägnanz-Typen, wenn nicht sogar nur um eine Schwereabstufung und weniger um eigenständige Erkrankungen. Diese Feststellung ist wichtig, da sich fast alle kontrollierten Studien auf diese Systeme beziehen, d. h. es wurden in der Regel Patienten mit „typischen (major) depressiven Episoden" in die Behandlung aufgenommen, unter denen sich, entsprechend dem zugrunde liegenden Konzept, eine variable Anzahl von Patienten mit melancholischer Symptomatik befanden, die teilweise gesondert ausgewiesen wurden, ohne jedoch ein spezielles Ein-/Ausschluß-Kriterium darzustellen. Bipolare Depressionen und wahnhafte Depressionen waren dagegen in allen Studien explizit ausgeschlossen. Auf dem Hintergrund dieser diagnostischen Situation ist die Frage, inwieweit endogene Depressionen psychotherapeutisch zugänglich sind, letztlich mehr als Frage nach dem Einfluß der Schwere depressiver Erkrankungen auf die therapeutische Ansprechbarkeit zu stellen.

III. Multimodale Therapie

Neben der Frage eines Zusammenhanges zwischen bestimmten Depressionstypen und psychotherapeutischer Wirkung läßt sich auch noch die Frage nach psychotherapeutischen Wirkungen auf bestimmte Zielsymptome oder -syndrome und deren Bedeutung in einem Gesamtbehandlungsplan stellen. Es ist aus der Pharmakotherapie geläufig, daß sich die Wirksamkeit von Psychopharmaka weniger an diagnostischen Klassen als vielmehr an Zielsymptomen (FREYHAN 1969) orientiert. Von daher ist es auch nicht überraschend, daß Antidepressiva depressive Verstimmungen sowohl im Rahmen endogener wie neurotischer Depressionen bessern können (GAEBEL 1984). Ein ähnliches Wirkungsprinzip ist auch für psychotherapeutische Interventionen denkbar. Es ist deshalb auch die Frage nach psychotherapeutischen Zielsymptomen analog zu den psychopharmakotherapeutischen Zielsymptomen zu stellen, woraus sich gegebenenfalls das Rational für eine multimodale Therapie ableitet. Gerade die in verhaltenstherapeutischer Tradition stehenden Psychotherapieverfahren eignen sich hierfür in besonderer Weise, da sie sich aufgrund ihrer Struktur meist aus einem Bündel von Einzelstrategien (LINDEN u. HAUTZINGER 1981) zu einer multimodalen Therapie (LAZARUS 1981) zusammenfügen. Die Kombination einer solcherart konzeptualisierten Psychotherapie etwa mit einer antidepressiven Pharmakotherapie stellt keinen Bruch dar, sondern kann zu einem in sich geschlossenen Gesamttherapieplan integriert werden. Das gilt sowohl für die Indikationsstellung hinsichtlich bestimmter diagnostischer Klassen wie auch hinsichtlich verschiedener Zielsymptom-Muster.

B. Psychotherapie-Strategien zur Behandlung depressiver Erkrankungen

Legt man die eingangs angesprochenen Kriterien zugrunde, dann gibt es derzeit sechs psychotherapeutische Strategien zur Behandlung depressiver Erkrankungen, die in Manualen niedergelegt sind und zu denen es ein gewisses Mindestmaß an empirischen Wirksamkeitsuntersuchungen gibt. Dies sind das Depressionsbewältigungstraining nach LEWINSOHN et al. (1984), das Training sozialer Fertigkeiten bei Depression nach BELLACK, HERSEN u. HIMMELHOCH (1981), die Selbstkontroll-Therapie nach REHM (1985), die kognitive Verhaltenstherapie nach BECK et al. (1979), die interpersonale Psychotherapie nach KLERMAN et al. (1984) und die psychodynamische Kurzzeit-Therapie, von der Beschreibungen in verschiedenen Varianten vorliegen, so von WOLBERG (1967), DÜHRSSEN (1972), MANN (1973), MALAN (1976) und in der Art von Manualen von LUBORSKY (1984) und STRUPP u. BINDER (1984).

I. Das Depressionsbewältigungstraining

Das Depressionsbewältigungstraining nach LEWINSOHN et al. (1984) ist eine relativ eng an der sozialen Lerntheorie orientierte Behandlungsmethode. Am Anfang steht eine Analyse der Lebensbezüge des Patienten unter der Vorstellung, daß depressives Verhalten mitbedingt ist durch einen Mangel an positiven Lebensereignissen, sprich Verhaltensverstärkern. Entsprechend zielt die Behandlung darauf ab, beispielsweise mittels Selbstbeobachtungsverfahren mit dem Patienten regelhafte Zusammenhänge zwischen Befinden einerseits und Situationscharakteristika und vor allem auch eigenem Verhalten andererseits herauszuarbeiten. Im nächsten Schritt werden dem Patienten dann Fähigkeiten vermittelt, diese Analysen eigenständig kontinuierlich fortzuführen und eigenes Verhalten und situative Rahmenbedingungen so zu ändern, daß Bedingungen für depressives Verhalten minimiert und für gesundes Alternativverhalten maximiert werden.

Zur Wirksamkeit dieses Verfahrens liegen z. Z. 4 Therapiestudien vor (LEWINSOHN u. CLARKE 1984). In der Regel handelt es sich um 8wöchige Kurse. Die Patienten wurden nach SADS-RDC Kriterien als “major depressive disorder”, “minor depressive disorder” oder “intermittent depressive disorder” diagnostiziert. Typische (major) Depressionen und besonders endogene Depressionen waren unter den behandelten Patienten eher eine Minderheit. Ungefähr ein Drittel der Patienten war zudem auch noch anderweitig in Behandlung.

Die Autoren resümieren, daß ihre Behandlung im Vergleich zu Kontrollgruppen, d. h. Warteliste und Minimalkontakt, zu einer deutlichen Besserung im Grad der Depression führt, ein Effekt, der auch bei katamnestischen Untersuchungen einen Monat und ein halbes Jahr nach Abschluß der Behandlung konstant blieb. Etwa 20% der Patienten mußten am Ende der Therapie als Behandlungsversager eingestuft werden. Dies waren vor allem Patienten, die zusätzlich in anderer Behandlung waren, zusätzlich körperliche Erkrankungen hatten, in der Vorgeschichte Suizidversuche hatten und vor allem zu Beginn der Behandlung stärker depressiv waren, während Patienten, die von Beginn an einen eher positiven Therapie-Erfolg erwarteten, Zufriedenheit mit wichtigen Lebensereignissen, Unterstützung durch Familienangehörige und das Bewußtsein einer gewissen Kontrolle über ihre Lebenssituation zu haben meinten, bessere Behandlungsresultate zeigten. Zusammengefaßt bedeutet dies, daß dieser Behandlungsansatz Patienten voraussetzt, die bereits einen relativ hohen Grad an Selbstverfügbarkeit haben, d. h. eher unter depressiven Anpassungsstörungen leiden, möglicherweise auch in der Folge einer akuten endogen depressiven Episode.

Dieser Therapieansatz hat möglicherweise eine besondere Relevanz bei Depressionen im Involutionsalter. Von THOMPSON u. GALLAGHER (1984) liegen 3 Studien vor, die die Durchführbarkeit wie auch die Wirksamkeit dieses Therapieansatzes bei ambulanten depressiven Patienten über 60 Jahren zeigen. Die Abgrenzung endogener Depression zu reaktiv neurotischen Depressionen ist bei dieser Patientengruppe sicherlich besonders schwierig. Dennoch haben die Autoren die nach RDC als endogen zu bezeichnenden Patienten einer gesonderten Analyse unterworfen mit dem Ergebnis, daß endogen depressive Patienten mit doppelt so viel Therapiesitzungen nur halb so viele Behandlungserfolge zeigten. In einer der Studien waren beispielsweise 12 von 15 nichtendogen depressiven Patienten remittiert, während es bei den endogen depressiven Patienten nur 5 von 15 waren. Bei Katamnesen, 6 bzw. 12 Monate nach Abschluß der Behandlung waren etwa 40% der endogen depressiven Patienten akut depressiv, während es bei den nicht-endogen Depressiven unter 20% waren. Wenn sich die Behandlung bei endogen depressiven Patienten im Involutionsalter also auch, wie zu erwarten, sehr viel schwieriger gestaltet als bei weniger schweren Depressionen, so begründen die Zahlen im Vergleich mit Spontanverläufen und gelegentlich eingeschränkten alternativen Therapiemöglichkeiten doch durchaus die Durchführung dieses Behandlungsansatzes (COLE 1985).

II. Training sozialer Fertigkeiten bei Depression

Das Training sozialer Fertigkeiten bzw. das Selbstsicherheitstraining bei Depression nach BELLACK et al. (1981) ist ebenfalls ein relativ strikt verhaltenstherapeutisch orientierter Behandlungsansatz, der auf empirischen Befunden basiert, daß negative Lebensereignisse im Vorfeld depressiver Erkrankungen wie auch begleitend zu depressiven Erkrankungen vorrangig sozialer Natur sind und daß darüber hinaus gerade depressives Verhalten wesentlich durch eine soziale Inkompetenz, wenn nicht gar durch spezifische dysfunktionale Interaktionsmuster gekennzeichnet werden kann (LINDEN 1976). Das Training sozialer Fertigkeiten setzt hier an, indem mit dem Patienten zunächst die Defizite in seinem Sozialverhalten herausgearbeitet werden und dann mit therapeutischen Instruktionen und Übungen, d.h. mittels Rückmeldung, Übungen in der natürlichen Umgebung, Training der sozialen Wahrnehmung, Selbstbeobachtung und -beurteilung sowie auch Selbstbelohnung ein nichtdepressives kompetentes Sozialverhalten aufgebaut wird, in der Erwartung, dadurch wesentliche depressiogene Faktoren reduzieren zu können.

Zu diesem Behandlungsansatz liegen Ergebnisse zweier größerer Studien, mit einmal 178 Patienten (McLEAN u. HAKSTIAN 1979) und einmal 125 Patienten (HERSEN et al. 1984) vor. Die Behandlungsdauer betrug ungefähr 3 Monate mit wöchentlichen Sitzungen und anschließend ein halbes Jahr mit vereinzelten Wiederholungssitzungen. Die Patienten litten unter primären, unipolaren, nicht-wahnhaften, typischen (major) Depressionen. In der Studie von HERSEN et al. (1984) befanden sich unter den Patienten 18% eindeutig und 37% „wahrscheinlich endogen“ Depressive nach RDC. Die Ergebnisse der Studien belegen, daß im Verlauf der Behandlung eine Verbesserung der depressiven Symptomatik erreicht werden konnte, die mit den Ergebnissen von mit Amitriptylin behandelten Kontrollgruppen vergleichbar war oder bezüglich spezifischer Kriterien wie beispielsweise soziale Kompetenz sogar überlegen war. Eine Analyse der Subgruppe der „wahrscheinlich“ und „definitiv“ endogen depressiven Patienten ergab keine von der Gesamtgruppe unterschiedlichen Ergebnisse hinsichtlich der Besserungsrate. Die Patienten hatten zu Beginn der Behandlung beispielsweise auf der Hamilton-Depressionsskala um 23 Punkte im Durchschnitt und lagen am Ende der Behandlung im Mittel bei 7 Punkten.

Eine Erweiterung dieses Ansatzes, wie er auch schon bei McLEAN u. HAKSTIAN (1979) unsystematisch angewendet wurde, besteht darin, soweit möglich, enge Sozialpartner, d. h. in der Regel den Lebenspartner des Depressiven, in die Behandlung im Sinne einer Ehetherapie miteinzubeziehen (JACOBSON 1984), um durch eine Reduktion der Spannungen und Mißverständnisse in der Partnerschaft gleicherweise zu einer Reduktion der Depression beizutragen wie auch zu einer Verhütung von negativen Sekundärfolgen der Erkrankung.

III. Selbstkontrolltherapie

Die Selbstkontrolltherapie nach REHM (1985) basiert auf den Theorien von KANFER (1971) zur Selbststeuerung von Verhalten. Bei Depressiven findet sich nach REHM (1984) ein Defizit in der Sequenz der internen Verhaltenskontrolle. Sie zeigen eine gestörte Selbstbeobachtung, indem sie sich vor allem auf negative Aspekte konzentrieren und positive Aspekte ignorieren, indem sie ihr Verhalten an kurzfristigen statt an langfristigen Konsequenzen orientieren, indem sie die Bewertung des eigenen Verhaltens an sehr rigiden und hochgesetzten Standards orientieren und indem sie auf eigenes Verhalten bevorzugt Selbstbestrafung und unzureichend Selbstbelohnung folgen lassen. Die Behandlung konzentriert sich nun primär auf diese internen Prozesse der Verhaltenssteuerung, um mit dem Patienten eine adäquate Selbstbeobachtung zu lernen und die Verhaltensziele und vor allem auch die Selbstbewertung eigenen Verhaltens zu modifizieren.

Von REHM (1985) werden aus der eigenen Gruppe wie auch von anderen Wissenschaftlern Ergebnisse von 12 Therapie-Studien berichtet, eine davon mit einer 1-Jahres-Katamnese und eine mit stationären Patienten. Die Erkrankungen der Patienten wurden als nichtwahnhafte, nichtbipolare typische (major) depressive Erkrankungen mit leichterer Intensität beschrieben. Aus den vorliegenden Untersuchungen läßt sich zur Zeit noch kein sicheres Urteil über die klinische Wertigkeit des Behandlungsansatzes und schon gar nicht über seine Brauchbarkeit bei endogenen Depressionen ableiten. Die Studien sind der Art und Durchführung nach eher als explorative Untersuchungen der Phase II der Therapie-Evaluation anzusehen und haben bislang weniger das Ziel, einen Wirksamkeitsnachweis zu führen als vielmehr die Beschreibung des Therapieverfahrens zu verbessern und die wesentlichen therapeutischen Elemente präzise herauszuarbeiten. Die vorliegenden Daten sind aber immerhin vielversprechend genug, um eine weitere Überprüfung des Behandlungsverfahrens zu begründen. Aus theoretischer Sicht nimmt die Selbstkontrolltherapie eine interessante Zwischenstellung ein zwischen den vorrangig verhaltens- und situationsorientierten Therapie-Ansätzen einerseits und den kognitiven erlebensorientierten Therapie-Ansätzen andererseits.

IV. Kognitive Verhaltenstherapie

Die der kognitiven Therapie, wie sie vor allem von BECK et al. (1979) beschrieben wurde, zugrunde liegende Theorie depressiver Erkrankungen geht davon aus, daß Kognitionen, d. h. Gedanken, Bilder, Vorstellungen und Wahrnehmungsprozesse, einen Einfluß auf die Emotionen haben und somit auch als therapeutischer Zugang zur Veränderung von Stimmungszuständen genutzt werden können. Bei Depressiven wird ihre typische negativistische und pessimistische Wahrnehmungsausrichtung mehr als die tatsächliche Lebenssituation als Ursache dafür gesehen, daß der depressive Patient keine Initiativen ergreift, keine positiven Erlebnisse hat, ohne Zukunft zu sein scheint, sich als überfordert erlebt und sich entsprechend niedergeschlagen fühlt. Des weiteren lassen sich auch individuelle dysfunktionale Grundannahmen beschreiben, die im Sinne interner psychologischer Konstrukte die Wahrnehmung steuern, Situationen bewerten und dadurch auch Verhalten und Emotionen mitbeeinflussen. Ein Beispiel hierfür ist der Satz „Ich muß von allen geliebt werden". Solche internen Ansprüche können jede Zurückweisung zu einer persönlichen Katastrophe werden lassen. Schließlich läßt sich das depressive Denken auch noch im Hinblick auf sogenannte „Denkfehler" analysieren. Hierunter werden kognitive Denkstile verstanden, etwa derart, daß Depressive generalisierend und nicht situationsbezogen denken, daß sie nach einem dichotomen Entweder/Oder statt im Sinne von Mehr oder Weniger Dinge wahrnehmen und beurteilen, daß sie Wahrnehmungen personalisieren, d.h. diese gleichgültig, was in der Umwelt passiert, stets auf sich beziehen, oder daß sie eine Tendenz zur selektiven Wahrnehmung haben, d.h. sich aus dem, was um sie herum vorgeht, jeweils nur das herausnehmen, was zur Bestätigung der depressiven Vorurteile dient unter Ignorierung jeder dagegen sprechenden Information. Die Behandlung zielt darauf ab, solche depressiven Denkmuster zu identifizieren, dann den Zusammenhang zwischen Wahrnehmungs- und Denkstruktur einerseits und Verhalten und Emotionalität andererseits herauszuarbeiten und schließlich diese depressiven Denkschemata und -stile durch nichtdepressives, funktionales und sachgerechtes Denken zu ersetzen. Eine wichtige Rolle bei der Behandlung spielen Selbstbeobachtung und sog. „Verhaltensproben" unter natürlichen Lebensbedingungen, die im Sinne von Hausaufgaben vorgeplant werden. Hierdurch werden insbesondere depressive Vorannahmen auf ihre Validität hin vom Patienten selbst überprüft. Die Behandlung fußt wesentlich auf solchen diskrepanten Erfahrungen des Patienten und nicht, wie gelegentlich mißverstandlich angenommen wird, auf Erläuterungen, die der Therapeut dem Patienten gibt. Insofern ist es auch richtig, von einer kognitiven Verhaltenstherapie zu sprechen.

Die kognitive Verhaltenstherapie ist derzeit sicherlich das Psychotherapieverfahren für depressive Störungen, das international in über 30 kontrollierten Studien, unter anderem auch aus dem deutschsprachigen Raum, am umfassendsten empirisch-wissenschaftlich überprüft wurde. In Analogie zur Evaluationsforschung bei Psychopharmaka kann für die kognitive Therapie gesagt werden, daß sie die Phasen I–III erfolgreich durchlaufen hat (Jarrett u. Rush 1986; Elkin et al. 1986; Hautzinger 1986). Es liegen darüber hinaus mittlerweile sogar erste Berichte aus der Routineanwendung, d.h. Phase-IV-Studien vor (Mercier u. Halper, im Druck; Teasdale et al. 1984).

Was den generellen Therapie-Effekt angeht, so zeigt sich, daß kognitive Verhaltenstherapie bei ambulant behandelten, nichtwahnhaften, unipolaren, typischen (major) Depressionen eine mit einer Antidepressiva-Therapie vergleichbare therapeutische Wirksamkeit hat. In zwei 1-Jahres-Katamnesen zeigte sich darüber hinaus sogar eine geringere Rückfallquote in den mit kognitiver Therapie behandelten Patientengruppen (Kovacs et al. 1981; Simons et al. 1986).

Aufgrund der relativ breiten empirischen Datenbasis zur kognitiven Therapie lassen sich auch zur Frage der Behandlungsfähigkeit endogener Depressionen durch kognitive Therapie einige Aussagen machen. Entsprechend dem Konzept der typischen (major) depressiven Erkrankung finden sich in allen Studien eine mehr oder weniger große Zahl von Patienten mit einer Erkrankung vom endogenen Subtyp. In mehreren der Studien wurden sie mit Patienten des nichtendogenen Subtyps verglichen. Das gleichlautende Ergebnis war, daß die Unterscheidung endogen/nichtendogen keinen prädiktiven Wert für das Behandlungsergebnis hatte. Dies gilt unter Ausschluß von bipolaren Depressionen und wahnhaften Depressionen. Diese Aussage einer gleichen therapeutischen Ansprechbarkeit von endogenen wie nichtendogenen Depressionen auf kognitive Therapie bedarf jedoch einer erläuternden Ergänzung. Schwerere Depressionen, solche mit einer längeren Erkrankungsdauer und mehr Rezidiven in der Vorgeschichte, zeigen ein schlechteres Therapie-Ergebnis als solche bei Ersterkrankungen. Der potentielle Beitrag kognitiver Therapie zur Behandlung dieser schweren Depressionen, auch endogenen und wahnhaften Typs, gehört zu den in der Bearbeitung befindlichen Fragestellungen (RUSH 1980; FENNELL u. TEASDALE 1982; MILLER et al. 1985; JARRETT u. RUSH 1986; DEJONG et al. 1980). Eine besondere Patientengruppe, die in diesem Zusammenhang auch noch zu erwähnen ist, sind die Depressionen im Involutionsalter. Von STEUER et al. (1984) sind 2 Studien publiziert worden, die zeigen, daß auch mit dieser Patientengruppe durch kognitive Therapie klinisch sinnvolle Verbesserungen im Depressionsgrad herbeigeführt werden können. Es zeigt sich allerdings eine Tendenz, daß in der pharmakotherapeutisch behandelten Gruppe ein etwas größerer Anteil der Patienten eine Vollremission erlebte. Zum zweiten weisen die Autoren darauf hin, daß die Behandlung von Depressionen im höheren Lebensalter eine Anpassung des psychotherapeutischen Vorgehens erforderlich macht, indem verhaltenstherapeutische Interventionen im engeren Sinne ein größeres Gewicht bekommen (STEUER u. HAMMEN 1983).

V. Interpersonale Therapie

Die interpersonale Therapie nach KLERMAN et al. (1984) hat nach der kognitiven Therapie den größten Aufmerksamkeitsgrad erlangt, obwohl bislang nur 2 kontrollierte Studien publiziert wurden (KLERMAN et al. 1974; WEISSMAN et al. 1979) sowie eine weitere, allerdings größere Studie gerade abgeschlossen wurde (ELKIN 1986). Die theoretischen Grundlagen der interpersonalen Therapie sind eine Weiterentwicklung psychodynamischer Depressionskonzepte, etwa von FROMM-REICHMANN (1960), CHODOFF (1970) oder ARIETI u. BEMPORAD (1978). Depression wird als Folge von zwischenmenschlichen Bindungsstörungen, sei es in der frühen Kindheit oder auch im späteren Leben verstanden. Verlust, Zurückweisung und unerfüllte Bedürfnisse in Hinblick auf Eltern oder enge Lebenspartner werden als Ursache für die Ausbildung von Unselbständigkeit, Abhängigkeit, negativer Selbstbewertung, Verhaltenshemmung und Mangel an konstruktiven Problemlöseversuchen sowie sozialer Einengung gesehen und damit als ein entscheidender Faktor in der Auslösung und Entwicklung depressiver Erkrankungen.

Die Therapie konzentriert sich entsprechend dieser Vorannahmen primär auf die sozialen Bindungen des Patienten, wobei allerdings kein retrospektiv deutender Ansatz gewählt wird, sondern ein auf die aktuelle Situation und die Zukunft fokussiertes problemlösendes Vorgehen. Es wird gefragt, wer aktuell in die Depression des Patienten einbezogen ist, welchen interpersonalen Belastungen der Patient aktuell ausgesetzt ist, wie der Patient mit diesen aktuellen Belastungen umgeht, welche Bedürfnisse er hat und welche Möglichkeiten zu ihrer Befriedigung bestehen. Entsprechend wird etwa bei Verlusterlebnissen sehr viel Wert auf die Herbeiführung einer adäquaten Trauerreaktion gelegt. Im Hinblick auf aktuelle Partnerbeziehungen liegt ein Schwerpunkt auf der Bearbeitung gegenseitiger Erwartungen und Ansprüche und dem Versuch, diese miteinander in Einklang zu bringen. Soweit durch veränderte Sozialbeziehungen neue Lebensanforderungen an den Patienten gestellt werden, zielt die Behandlung darauf ab, den Patienten dahin zu führen, diese bejahen zu können, nach vorne zu schauen, gegebenenfalls auch erforderliche neue Kompetenzen zu erlernen und sich von früheren Rollen, die aufgegeben werden mußten, gegebenenfalls durch eine Trauerreaktion zu lösen.

Die Ergebnisse, insbesondere der beiden jüngsten empirischen Studien belegen, daß die interpersonale Therapie bei ambulant behandelten unipolaren, nicht wahnhaften typischen (major) depressiven Erkrankungen eine klinisch relevante Wirksamkeit hat, vergleichbar einer Antidepressiva-Behandlung. Soweit versucht wurde, Depressionen vom endogenen Subtyp gesondert zu betrachten, zeigte sich, daß diese Patientengruppe auf interpersonale Therapie nicht hinreichend ansprach (PRUSOFF et al. 1980). Diese Patienten reagierten besser auf eine Behandlung mit Antidepressiva, weshalb von den Autoren der Frage einer eventuellen Kombination von Antidepressiva und interpersonaler Psychotherapie auch mit besonderer Aufmerksamkeit nachgegangen wurde (ROUNSAVILLE et al. 1981). Das Ergebnis ist, daß die Kombination insgesamt bessere Ergebnisse erbrachte als Psychotherapie oder Pharmakotherapie für sich alleine, daß keine negativen Interferenzen beobachtet werden konnten und daß deshalb bei schwereren Depressionen, wenn keine sonstigen Kontraindikationen vorliegen, eine Kombinationsbehandlung von Antidepressiva und interpersonaler Psychotherapie als sinnvolles Vorgehen empfohlen werden kann.

VI. Psychodynamische Kurzzeittherapie

Die psychodynamische Kurzzeittherapie ist nicht in der gleichen Form zu beschreiben wie die vorangestellten Psychotherapieformen. Es liegen keine von Vertretern dieser Therapierichtung initiierten kontrollierten Studien vor (STRUPP et al. 1982; vgl. auch Kap. BENEDETTI in diesem Band). Dies gilt erst recht für eine diagnostisch eingeengte Population wie die der depressiven Erkrankungen, da nach der psychodynamischen Theorie die deskriptive Psychopathologie keinen engeren Bezug zu den intrapsychischen Konflikt-Konstellationen hat. Die vorliegenden 6 Studien, in denen eine psychodynamische Kurzzeittherapie einer kontrollierten empirischen Überprüfung hinsichtlich ihrer Wirksamkeit bei depressiven Erkrankungen unterworfen wurde, sind deshalb auch von Pharmakotherapeuten oder Vertretern der bislang beschriebenen Therapie-Ansätze durchgeführt worden. Es handelt sich hierbei typischerweise um eine etwa 3 Monate dauernde Behandlung mit wöchentlichen Sitzungen. Sie gehen von der theoretischen Vorannahme aus, daß Beziehungs- und Erlebensmuster, die in der Regel in der frühen Kindheit erworben wurden, sich in späteren Lebensbezügen und -konstellationen im Sinne von Persönlichkeitsstrukturen und Übertragungsreaktionen erneut manifestieren. In Fällen, in denen die früh gelernten Beziehungsmuster sich in späteren Beziehungen als nicht mehr adaptiv erweisen, kann es dann auch zur Ausprägung einer depressiven Symptomatik kommen. In der psychodynamischen Kurzzeittherapie wird nun versucht, durch Introspektion diese nichtadaptiven Beziehungs-, Übertragungs- und auch Abwehr-Mechanismen zu erkennen, zu deuten und aufzulösen. Im Gegensatz zur klassischen Psychoanalyse geschieht dies bei der Kurztherapie jedoch unter Bezug auf gegenwärtige oder kurz zurückliegende Erfahrungen und damit verbundenes emotionales Erleben. Inwieweit in den im folgenden anzusprechenden Studien dieses Prinzip durchgehalten wurde, läßt sich nicht sagen, da eine entsprechende Spezifizierung des Therapeutenverhaltens in der Regel nicht vorlag. Dennoch war allen der Bezug auf die eben geschilderte theoretische Basis gemeinsam.

In der frühesten Studie von COVI et al. (1974) zeigte eine psychodynamisch orientierte wöchentliche Gruppenpsychotherapie im Vergleich zu unterstützenden Kurzkontakten keinen therapeutischen Vorteil, während eine alternative Behandlung mit einem Antidepressivum einen deutlichen Therapie-Effekt hatte. Die Patienten wurden entsprechend den damaligen diagnostischen Gepflogenheiten als neurotisch-depressiv bezeichnet, darunter 38% ängstlich-depressiv, 40% feindselig-depressiv, 16% agitiert-depressiv und 6% gehemmt-depressiv. In einer weiteren Studie von MCLEAN u. HAKSTIAN (1979) fand sich, daß eine introspektiv orientierte Kurzzeit-Therapie weniger Wirkungen hatte als Entspannungstraining, eine Behandlung mit Amitriptylin oder eine Verhaltenstherapie. In einer weiteren Studie wurde eine dynamische Gruppenpsychotherapie im Vergleich zur Selbstkontrolltherapie untersucht (KORNBLITH et al. 1983). In dieser Studie zeigte die psychodynamische Therapie eine vergleichbare Wirksamkeit. Auch HERSEN et al. (1984) behandelten eine ihrer Patientengruppen mit einer psychodynamischen Einzeltherapie. Im Vergleich der verschiedenen Therapie-Alternativen zeigte sich, daß die psychodynamische Therapie gleiche Wirksamkeit hatte wie die Selbstkontrolltherapie oder eine Behandlung mit Amitriptylin. In einer Untersuchung von THOMPSON u. GALLAGHER (1984) bei älteren Patienten zeigte sich, daß eine introspektiv orientierte Kurzzeit-Therapie im Vergleich zu einem Depressionsbewältigungstraining und einer kognitiven Therapie etwas geringere therapeutische Wirkungen nach 3 Monaten hatte, während nach einem Jahr nur noch für das Depressionsbewältigungstraining und die kognitive Therapie Wirkungen nachgewiesen werden konnten. In einer weiteren Studie der gleichen Autoren wurde statt der introspektiv orientierten Kurzzeit-Therapie eine psychodynamische Kurzzeit-Psychotherapie nach HOROWITZ durchgeführt. Unter dieser Bedingung zeigte die psychodynamische Therapie in etwa mit der kognitiven Therapie und der Verhaltenstherapie vergleichbare Wirkungen. Schließlich haben auch STEUER et al. (1984) in ihrer Untersuchung zur kognitiven Therapie eine psychodynamische Gruppentherapie als Vergleichsgruppe in der Behandlung von Depression im Involutionsalter herangezogen. Das Ergebnis zeigt, daß beide Gruppentherapien in etwa gleiche therapeutische Wirksamkeit hatten, wobei geringe Überlegenheit der kognitiven Therapie sich abzuzeichnen schien.

Faßt man die vorliegenden Ergebnisse zusammen, dann kann man wegen der Vielfältigkeit der Therapiedurchführung sicherlich kein abschließendes Urteil über die Wirksamkeit einer psychodynamischen Therapie bei depressiven Erkrankungen fällen. Es läßt sich nicht entscheiden, ob die Studienergebnisse, die eine unzureichende Wirksamkeit der psychodynamischen und introspektiv orientierten Therapie gezeigt haben, nicht letztlich von der Durchführung her unzureichend waren. Andererseits zeigen einige der referierten Ergebnisse, daß eine psychodynamische Therapie durchaus mit anderen Psychotherapieformen vergleichbare Behandlungsergebnisse zeigen kann. Eine solide Untersuchung dieses Therapie-Ansatzes erscheint deshalb durchaus vielversprechend und dringend erforderlich.

C. Kombination von Psychotherapie und Pharmakotherapie

Im vorangegangenen Abschnitt wurden Psychotherapie-Strategien daraufhin untersucht, inwieweit ihnen eine hinreichende therapeutische Wirksamkeit bei depressiven Erkrankungen zugesprochen werden kann, wenn sie als alleinige Behandlungsmethode angewandt werden. Die positive Beantwortung dieser Frage bedeutet jedoch nicht, daß die beschriebenen Psychotherapie-Strategien ausschließlich in Konkurrenz zueinander wie auch zu anderen Therapieverfahren, d.h. insbesondere zu einer Pharmakotherapie, gesehen werden dürften. Es gibt statt dessen eine Reihe von Gründen, die im Einzelfall eine Methodenkombination als sinnvoll erscheinen lassen können. Solche Gründe sind eine positive Wirksamkeitsinteraktion zweier Verfahren, d.h., daß die Anwendung zweier Verfahren zu einem besseren Therapie-Erfolg führt. Es kann auch zu einer Wirksamkeitskomplementierung bei der Kombination zweier Verfahren kommen, d.h. die angewandten Verfahren ergänzen sich, indem sie jeweils gesonderte Indikationen bei speziellen Zielsymptomen haben. Drittens können unterschiedliche Therapieverfahren verschiedene Wirksamkeitsverläufe haben, d.h. ein Verfahren kann eher unter akuten Behandlungsgesichtspunkten, ein zweites eher unter längerfristigen Behandlungsaspekten angewandt werden. Schließlich sind auch noch Argumente der Therapieverfügbarkeit und -durchführbarkeit zu berücksichtigen, die eine besondere Behandlungs-Auswahl, -Modifikation und auch -Kombination erforderlich machen können. Hier ist besonders der Aspekt der Therapie-Kooperation der Patienten zu erwähnen. Es darf bei der Kombination zweier Therapieverfahren allerdings nicht automatisch davon ausgegangen werden, daß ein Mehr an Therapie und Therapie-Kombination in jedem Fall auch zu einer Vermehrung der therapeutischen Wirksamkeit führt (Müller-Oerlinghausen u. Linden 1981). Es besteht immer auch die Möglichkeit einer gegenseitigen Wirkungsinhibition oder sogar -inversion. Deshalb muß die Frage, welche Behandlungskombinationen sinnvoll sind, stets auch empirisch beantwortet werden.

I. Wirksamkeitsinteraktionen zwischen Pharmakotherapie und Psychotherapie

Bei der Betrachtung der Vor- und Nachteile einer Kombination von Pharmakotherapie und Psychotherapie geht interessanterweise niemand davon aus, daß die Psychotherapie die Wirkungen der Pharmakotherapie negativ beeinflussen könnte. Es wird stets auch eine psychotherapeutische Führung des Patienten im weitesten Sinne als notwendige Ergänzung zu einer pharmakotherapeutischen Behandlung gefordert (Linden 1986 b). Umgekehrt wird jedoch nicht selten aus psychotherapeutischer Sicht argumentiert, daß sich eine begleitende Pharmakotherapie negativ auf den Behandlungsverlauf auswirken könne, etwa indem eine angemessene Konfliktbehandlung durch die pharmakotherapeutisch erzielte Symptombesserung nicht mehr möglich sei (Muhs et al. 1986). Betrachtet man die vorliegende empirische Literatur und fragt, wie Patientengruppen abgeschnitten haben, die kombiniert pharmakotherapeutisch und psychotherapeutisch behandelt wurden, dann ergeben sich keine Hinweise auf negative Wechselwirkungen (Rounsaville et al. 1981; Gaebel u. Linden 1984). Selbst da, wo unter bestimmten Behandlungsbedingungen eine Pharmakotherapie eine geringere Wirksamkeit zeigt als eine Psychotherapie, wird in der Kombination ebenfalls der relativ bessere Therapie-Effekt erreicht (Blackburn u. Bishop 1983). Da wo es sich um schwere Depressionen, d. h. wesentlich also auch des endogenen Subtyps handelt, werden mit einer Kombinationsbehandlung in der Tendenz bessere Therapie-Ergebnisse erzielt, als mit jeder Methode für sich allein (Weissman et al. 1986; Thompson u. Gallagher 1984).

Neben dem Aspekt der Schwere der Erkrankung sind bei der Diskussion einer Kombinationsbehandlung auch noch andere Faktoren zu berücksichtigen, die einen unterschiedlichen Einfluß auf die Wirksamkeit der kombinierten Therapieverfahren haben und die sogar als Indikatoren der therapeutischen Wirksamkeit der einzelnen Therapieverfahren gelten können. So fanden beispielsweise Simons et al. (1985), daß Patienten mit einem hohen Maß und wohl auch Bedürfnis an Selbstkontrolle und Selbstverfügbarkeit besser auf Psychotherapie ansprachen, während solche mit einer geringen Ausprägung dieser Persönlichkeitsvariablen besser auf eine Medikation ansprachen. In eine ähnliche Richtung gehen Befunde von Corney u. Clare (1983), die zeigten, daß eine intensive Unterstützung durch einen Sozialarbeiter bei Patienten mit längerandauernden depressiven Erkrankungen, die auch ungenügende Sozialbeziehungen hatten, positive Effekte brachte, während bei Patienten mit akuten Depressionen die Einschaltung eines Sozialarbeiters sogar eine Besserung behindern konnte. Die Abstimmung einer Behandlung auf die Persönlichkeit, Krankheitskonzepte, Bedürfnisse und Therapie-Erwartungen des individuellen Patienten muß unabhängig von der Art und Akuität der Erkrankung als eine wichtige Einflußvariable auf den Therapie-Erfolg angesehen werden, wobei die therapeutische Compliance hierbei ein wichtiger Mittler ist (Linden 1986 a). Da wo es nicht möglich ist, die Patienten entsprechend solcher Faktoren gezielt für die eine oder andere Behandlung auszuwählen, empfiehlt sich bei fehlender negativer Interferenz dann eine Kombinationsbehandlung. Es scheint, daß dadurch bei depressiven Erkrankungen mehr Patienten zufriedengestellt werden als jeweils durch eine Therapiemethode für sich. So sind Drop-Out-Raten in der Kombinationsbehandlung in der Regel niedriger als in den sonstigen Behandlungsgruppen (Herceg-Baron et al. 1979).

II. Differentielle Therapieziele und Komplementarität von Pharmakotherapie und Psychotherapie

Eine Kombination von Pharmakotherapie und Psychotherapie kann nicht nur hinsichtlich des globalen Therapie-Erfolg diskutiert werden, sondern auch im Sinne einer multimodal angelegten Therapie in bezug auf spezielle Therapieziele, die parallel mit unterschiedlichen Behandlungsmethoden angestrebt werden. Unter dieser Betrachtungsweise lassen sich aus der vorliegenden empirischen Literatur akzentmäßig unterschiedliche Zielsymptome für eine Pharmakotherapie und eine Psychotherapie ablesen.

Die antidepressive Pharmakotherapie hat im Vergleich zur Psychotherapie eine hervorgehobene Wirkung in bezug auf vegetative Symptome depressiver Erkrankungen, insbesondere Schlaf und Appetit, und dies vor allem in der akuten Behandlungsphase zu Beginn der Therapie.

Als vorrangiges Zielsymptom für Psychotherapie ist die depressive Hoffnungslosigkeit zu nennen, die ein wesentlicher Bedingungsfaktor für Suizidalität ist (LINDEN 1987). Hoffnungslosigkeit ist ein Therapieproblem zu Beginn der Behandlung, wenn etwa eine antidepressive Pharmakonwirkung noch nicht einsetzen konnte, und vor allem auch nach einer mehrwöchigen Pharmakonbehandlung, wenn der depressive Affekt noch vorherrscht, gleichzeitig aber bereits eine vermehrte Auseinandersetzung mit der eigenen Lebenssituation begonnen hat. Hier ist eine psychotherapeutische Intervention geradezu unerläßlich. Kognitive Therapieansätze scheinen in besonderer Weise geeignet, um Hoffnungslosigkeit direkt behandeln zu können (RUSH et al. 1982; BLACKBURN u. BISHOP 1983). In die gleiche Richtung fallen auch psychotherapeutische Maßnahmen zur Unterstützung des Patienten bei der Bewältigung psychischer und sozialer Krankheitsfolgen. Beispiele hierfür sind die Behandlung sekundärer und habitueller Schlafstörungen durch kognitive Therapie (SCHUBERT 1986) oder auch Psychotherapie bei Ehe- und Partnerproblemen (JACOBSON 1984; RUSH 1986).

Schließlich gehören in diesen Bereich auch Befunde, die darauf hindeuten, daß Patienten durch Psychotherapie lernen können, depressionsfördernden Faktoren entgegenzuwirken, sich adaptiver zu verhalten und damit ein geringeres Rückfallrisiko zu haben (JARRETT u. RUSH 1986; WEISSMAN et al. 1986). In den verschiedenen Studien zeigt sich, daß Patienten ein Jahr nach zu Ende geführter Behandlung eine geringere Rezidivfrequenz hatten, wenn sie psychotherapeutisch behandelt worden waren. Inwieweit diese Beobachtung auch auf endogene Depression übertragbar ist, ist nicht endgültig zu entscheiden, einzelne Befunde scheinen jedoch für eine solche Annahme zu sprechen (RUSH 1986). Dies ist nicht unplausibel, wenn man berücksichtigt, daß auch bei endogenen Depressionen akute Erkrankungsphasen nicht unabhängig von psychischen Stressoren und sog. Auslöseereignissen gesehen werden dürfen (MATUSSEK et al. 1965).

Literatur

Arieti S, Bemporad J (1978) Severe and mild depression: the psychotherapeutic approach. Basic Books, New York

Beck AT, Rush AJ, Shaw BF, Emery G (1979) Cognitive therapy for depression: a treatment manual. Guilford Press, New York

Bellack AS, Hersen M, Himmelhoch JM (1981) Social skills training for depression: a treatment manual. JSAS Catalog of Selected Documents in Psychology 10:92

Blackburn IM, Bishop S (1983) Changes in cognition with pharmacotherapy and cognitive therapy. Br J Psychiatry 143:609–617

Chodoff P (1970) The core problem in depression. In: Masserman J (ed) Science and psychoanalysis, vol 17. Grune & Stratton, New York

Cole MG (1985) The course of elderly depressed out-patients. Can J Psychiatry 30:217–220

Corney RH, Clare AW (1983) The effectiveness of attached social workers in the management of depressed women in general practice. Br J Social Wk 13:57–74

Covi L, Lipman R, Derogatis LR, Smith JE, Pattison JH (1974) Drugs and group psychotherapy in neurotic depression. Am J Psychiatry 131:191–198

DeJong R, Hoffmann N, Linden M (1980) Verhaltensmodifikation bei Depression. Urban & Schwarzenberg, München

Dimascio A, Weissman MM, Prusoff BA, Neu C, Zwilling M, Klerman GL (1979) Differential symptom reducation by drugs and psychotherapy in acute depression. Arch Gen Psychiatry 36:1450–1456

Dührssen A (1972) Analytische Psychotherapie in Theorie, Praxis und Ergebnissen. Vandenhoeck & Ruprecht, Göttingen

Elkin I (Speaker) (1986) NIMH treatment of depression collaboration research programm. Paper presented at the Annual Meeting of the American Psychiatric Association, May 13

Fennell MJV, Teasdale JD (1982) Cognitive therapy with chronic drug refractory depressed outpatients: a note of caution. Cogn Ther Res 6:455–460

Freyhan FA (1969) Depressionsforschung: Klärung oder Verdunklung? In: Hippius H, Selbach (Hrsg) Das depressive Syndrom. Urban & Schwarzenberg, München

Fromm-Reichmann F (1960) Principles of intensive psychotherapy. Phoenix Books, Chicago

Gaebel W (1984) Die Behandlung von neurotischen Erkrankungen mit Antidepressiva. Neuropsychiatr Clin 3:15–26

Gaebel W, Linden M (1984) Kombination von Pharmakotherapie und Psychotherapie in der Behandlung depressiver Störungen. In: Baumann U, Berbalk H, Seidenstücker G (Hrsg) Klinische Psychologie, Trends in Forschung und Praxis. Huber, Bern

Hautzinger M (1986) Der kognitive Ansatz in der Therapieforschung. In: Beck AT, Rush AJ, Shaw BF, Emery G (Hrsg) Kognitive Therapie der Depression, 2. Aufl. Urban & Schwarzenberg, München

Helmchen H, Linden M (1980) Depressive Erkrankungen. In: Bock HE, Gerok W, Hartmann (Hrsg) Klinik der Gegenwart, Bd XI. Urban & Schwarzenberg, München

Herceg-Baron RL, Prusoff BA, Weissman MM, Dimascio A, Klerman GL (1979) Pharmacotherapy and psychotherapy in acutely depressed patients: a study of attrition patterns in a clinical trial. Compr Psychiatry 20:315–325

Hersen M, Bellack AS, Himmelhoch JM, Thase ME (1984) Effects of social skill training, amitriptyline, and psychotherapy in unipolar depressed women. Behav Ther 15:21–40

Jacobson NS (1984) Marital therapy and the cognitive-behavioral treatment of depression. Behav Ther 8:143–147

Jarrett RB, Rush AJ (1986) Psychotherapeutic approaches for depression. In: Cavemar JO (ed) Psychiatry. Lippincott, Philadelphia

Kanfer FH (1971) The maintenance of behavior by self-generated stimuli and reinforcement. In: Jacob A, Sachs LB (eds) The psychology of private events: perspectives on covert response systems. Academic Press, New York

Klerman GL, Dimascio A, Weissman MM, Prusoff B, Paykel ES (1974) Treatment of depression by drugs and psychotherapy. Am J Psychiatry 131:186–191

Klerman GL, Weissman MM, Rounsaville BJ, Chevron ES (1984) Interpersonal psychotherapy of depression. Basic Books, New York

Koehler K, Sass H (1984) Diagnostisches und Statistisches Manual Psychischer Störungen – DSM-III. Beltz, Weinheim
Kornblith SJ, Rehm LP, Ohara MW, Lamparski DM (1983) The contribution of self-reinforcement training and behavioral assignments to the efficacy of self-control therapy for depression. Cogn Ther Res 7:499–527
Kovacs M, Rush AJ, Beck AT, Hollon SD (1981) Depressed outpatients with cognitive therapy or pharmacotherapy: a one-year follow-up. Arch Gen Psychiatry 38:33–39
Lazarus AA (1981) The practice of multimodal therapy. McGraw-Hill, New York
Lewinsohn PM, Clarke GN (1984) Group treatment of depressed individuals: the "Coping with depression" course. Adv Behav Res Ther 6:127–139
Lewinsohn PM, Antonuccio DO, Steinmetz JL, Teri L (1984) The coping with depression course: a psychoeductional intervention for unipolar depression. Castalia Publ, Eugene/Oregon
Liberman M (1975) Survey and evaluation of the literature on verbal psychotherapy of depressive disorders. Clin Res Branch, National Institute of Mental Health, Bethesda
Linden M (1976) Depression als aktives Verhalten. In: Hoffmann N (Hrsg) Depressives Verhalten. Müller, Salzburg
Linden M (1979) Ratschläge zur antidepressiven Psychotherapie in der Allgemeinpraxis. Dtsch Med Wochenschr 104:713–716
Linden M (1980) Stand der pharmakologischen Depressionsbehandlung: Das Problem der „geprüften Wirksamkeit" und seine Bedeutung für die antidepressive Psychotherapie. In: DeJong R, Hoffmann N, Linden M (Hrsg) Verhaltensmodifikation bei Depressionen. Urban & Schwarzenberg, München
Linden M (1984) Fehler in der Behandlung depressiver Patienten. Psychotherapeutische und psychosoziale Aspekte. In: Kielholz P, Adams C (Hrsg) Vermeidbare Fehler in Diagnostik und Therapie der Depression. Dtsch Ärzte-Verlag, Köln
Linden M (1986a) Compliance. In: Dölle W, Müller-Oerlinghausen B, Schwabe U (Hrsg) Grundlagen der Arzneimitteltherapie. BI-Verlag, Mannheim
Linden M (1986b) Das pharmakotherapeutische Gespräch. Münch Med Wochenschr 28:513–515
Linden M (1987) Grundregeln antidepressiver Psychotherapie. In: Helmchen H, Hippius H, Linden M (Hrsg) Depressionen – erkennen und behandeln, Bd IV. Vieweg, Braunschweig
Linden M, Hautzinger H (Hrsg) (1981) Psychotherapie-Manual. Springer, Berlin Heidelberg New York
Luborsky L (1984) Principles of psychoanalytic psychotherapy. Basic Books, New York
Malan DH (1976) The frontier of brief psychotherapy. Plenum, New York
Mann J (1973) Time-limited psychotherapy. Harvard Univ. Press, Cambridge
Matussek P, Halbach A, Troeger U (1965) Endogene Depression. Urban & Schwarzenberg, München
McLean PD, Hakstian L (1979) Clinical depression: comparative efficacy of outpatient treatments. J Consult Clin Psychol 47:818–836
Mercier MA, Halper IS (1987) The effectiveness of cognitive therapy in a private practice. Unpubl. Manuscript (in press)
Miller IW, Bishop S, Norman W, Keitner G (1985) Cognitive/behavioural therapy and pharmacotherapy with chronic drug-refractory depressed inpatients: a note of optimism. Behav Psychother 13:300–307
Müller-Oerlinghausen B, Linden M (1981) Rationalität der Indikation zu psychopharmakologischer Behandlung. In: Baumann U (Hrsg) Indikation zur Psychotherapie. Urban & Schwarzenberg, München
Muhs A, Knoke M, Jauta B, Tress W (1986) Indikation zur Verordnung von Psychopharmaka bei Neurosen aus epidemiologischer und tiefenpsychologischer Perspektive. Münch Med Wochenschr 28:715–717
Prusoff BA, Weissman MM, Klerman GL, Rounsaville B (1980) Research diagnostic criteria subtypes of depression. Their role as predictors of differential response to psychotherapy and drug treatment. Arch Gen Psychiatry 37:796–801
Rehm LP (1984) Self-management therapy for depression. Adv Behav Res Ther 6:83–98
Rehm LP (1985) Self-management therapy programm for depression. Int J Ment Health 13:34–53

Rounsaville BJ, Klerman GL, Weissman MM (1981) Do psychotherapy and pharmacotherapy for depression conflict? Arch Gen Psychiatry 38:24–29

Rush AJ (1980) Psychotherapy of the affective psychosis. Am J Psychoanal 40:99–123

Rush AJ (1986) Pharmacotherapy and psychotherapy. In: Derogatis LR (ed) Clinical psychopharmacology. Addison-Wesley, Menlo Park

Rush AJ, Beck AT, Kovacs M (1977) Comparative efficacy of cognitive therapy and pharmacotherapy in the treatment of depressed outpatients. Cogn Ther Res 1:17–37

Rush AJ, Beck AT, Kovacs M, Weissenburger JE, Hollon SD (1982) Comparison of the effects of cognitive therapy and pharmacotherapy on hopelessness and self-concept. Am J Psychiatry 139:862–871

Sartorius N, Ban TA (eds) (1986) Assessment of depression. Springer, Berlin Heidelberg New York Tokyo

Schubert FC (1986) Kognitive Therapie psychogener Schlafstörungen. Ein Erklärungs- und Handlungsansatz. Psychiatr Prax 13:1–9

Simons AD, Lustman PJ, Wetzel RD, Murphy GE (1985) Predicting response to cognitive therapy of depression: the role of learned resourcefulness. Cogn Ther Res 9:79–89

Simons AD, Murphy GE, Levine JL, Wetzel RD (1986) Sustained improvement one year after cognitive and/or pharmacotherapy of depression. Arch Gen Psychiatry 43:43–48

Spitzer L, Endicott J, Robins E (1982) Forschungs-Diagnose Kriterien (RDC). Beltz, Weinheim

Steuer JL, Hammen CL (1983) Cognitive-behavioral group therapy for the depressed elderly: Issues and adaptations. Cogn Ther Res 7:285–296

Steuer JL, Mintz J, Hammen CL, Hill MA, Jarvik LF, McCarley T, Motoike P, Rosen R (1984) Cognitive-behavioral and psychodynamic group psychotherapy in treatment of geriatric depression. J Consult Clin Psychol 52:180–189

Steuer JL, Mintz J, Jarvik LF (1984) Geriatric depression: Methodological issues in comparing pharmacology with group psychotherapy results. In: Miller N, Cohen G (eds) Psychodynamic research perspectives on development, psychopathology and treatment in later life. Intern Univ Press, New York

Strupp HH, Binder JL (1984) Psychotherapy in a new key. Basic Books, New York

Strupp HH, Sandell JA, Waterhouse GJ, Omalley SS, Anderson JL (1982) Psychodynamic therapy: theory and research. In: Rush AJ (ed) Short-term psychotherapies for depression. Guilford, New York

Teasdale JG, Fennell MJV, Hibbert GA, Amies PL (1984) Cognitive disorder in primary care. Br Psychiatry 144:400–406

Thompson LW, Gallagher D (1984) Efficacy of psychotherapy in the treatment of late-life-depression. Adv Behav Res Ther 6:127–139

Weissman MM, Prusoff BA, Dimascio A, Neu C, Goklaney M, Klerman GL (1979) The efficacy of drugs and psychotherapy in the treatment of acute depressive episodes. Am J Psychiatry 136:555–558

Weissman MM, Jarrett RB, Rush AJ (1986) Psychotherapy and its relevance to the pharmacotherapy of major depression: A decade later (1976–1985). Paper presented at the 25th Anniversary of the American College of Neuropsychopharmacology, Washington 1986 and for publication in Meltzer H et al. (eds) Psychopharmacology: the third generation of progress. Raven, New York

Wolberg LR (1967) Short-term psychotherapy. Grune & Stratton, New York

VI. Rollendynamische Aspekte bei Manisch-Depressiven

A. KRAUS

INHALTSVERZEICHNIS

A. Allgemeiner Teil

I. Rollentheoretische Konzepte

Der Versuch, die lange Trennung der Psychiatrie von den Sozialwissenschaften zu überwinden, hat dem Begriff der Rolle als einem neuen wissenschaftlichen Paradigma zu stetig wachsender Bedeutung verholfen. Den verschiedenen Rollenkonzepten entsprechend wird der Begriff der Rolle im Bereich der Psychiatrie, wie hier bei den manisch-depressiven Erkrankungen, mit einem unterschiedlichen theoretischen Hintergrund verwendet. Die wichtigsten rollentheoretischen Konzepte seien daher kurz skizziert.

Allgemein kann man sagen, drückt der Begriff der Rolle ein von der jeweiligen Person ablösbares und verallgemeinerungsfähiges Sein und Verhalten aus. So sind nach der klassischen *soziologischen Rollentheorie* (LINTON 1945; PARSONS

1964) mit der Einnahme einer bestimmten Position im Sozialsystem ganz bestimmte, normierte Rechte und Pflichten verbunden, wodurch das Verhalten des Inhabers einer solchen Position in hohem Grade voraussagbar ist. Dabei ist Rolle nichts anderes als der dynamische, Position der statische Aspekt dieser Art von Sozialbeziehung. In dieser Sichtweise scheinen die normativen Erwartungen eindeutig vorgegeben zu sein und den individuellen Bedürfnissen zu entsprechen.

Demgegenüber hebt die Sichtweise der *interaktionistischen Rollentheorie* (MEAD 1968; DREITZEL 1968; BLUMER 1973; GOFFMAN 1973; KRAPPMANN 1973) darauf ab, daß die Normen und Erwartungen sich dem einzelnen Rollenträger keineswegs so eindeutig und konsistent darbieten und außerdem sich nicht ohne weiteres mit seinen eigenen Bedürfnispositionen decken. Das heißt, dem Rollenträger fällt nicht nur die grundsätzliche Aufgabe zu, die jeweiligen Rollennormen reflektierend zu interpretieren, sondern auch mit oft widersprüchlichen normativen Erwartungen innerhalb ein und derselben Rolle oder auch verschiedener Rollen zurechtzukommen. So verlangen sowohl die besonderen Bedürfnislagen des Individuums, als auch die Rollenerfordernisse selbst vom Rollenträger ein hohes Maß an Kreativität, Spontaneität und Flexibilität in seiner Rollenverwirklichung. Bei diesen letzten Fähigkeiten handelt es sich um sog. Ich-Leistungen, i. e. Leistungen des Individuums, welche eine sog. Ich-Identität voraussetzen. Sogar diese Ich-Identität ist jedoch, obwohl aktuell jeweils über jegliche Identifikation mit der Rolle bzw. Rollenidentität hinausgehend, im Sinne ERIKSONS aus Sozialprozessen hervorgegangen. Damit stellt sich dem Rollenkonzept des symbolischen Interaktionismus der Sozialisationsprozeß nicht nur als ein solcher der Vergesellschaftung des Individuums, sondern zugleich auch als ein solcher der Individuierung dar.

Auf diese Weise wurde in der *sozialpsychologischen Rollentheorie* das Konzept der Rolle sehr eng mit dem der Identität bzw. des Selbst verbunden. Dabei weist der Begriff der Rolle auf eine ambiguöse Seinsstellung des Menschen in seinen sozialen Zusammenhängen hin. Erleidet der Mensch einerseits in der sozialen Rolle eine Fremdbestimmung, indem der andere bzw. die Gesellschaft darüber entscheiden, was er zu sein und wie er sich zu verhalten hat, so haben andererseits die Autoren des Interaktionismus zeigen können, wie der Mensch überhaupt nur in sozialen Zusammenhängen, d.h. nur durch die Übernahme von Rollen ("role taking" i.S. von MEAD) imstande ist, ein Selbst zu entwickeln. Der Begriff der Rolle bringt aber auch eine innere Distanz des Individuums zu sich selbst in der Wahrnehmung seiner Rollen zum Ausdruck. Dieses Spannungsverhältnis zwischen Person und Rolle hat PLESSNER (1964) veranlaßt, von einer Art Doppelgängertum des Menschen zu sprechen.

In dieser engen Verbindung des Sozialsystems mit dem System der Person bzw. der Persönlichkeit liegt die besondere bisherige und zukünftig zu erwartende Fruchtbarkeit der neueren Rollentheorie für die Psychiatrie. Dabei zeigt sich ihre Bedeutung nicht nur auf dem Gebiet der Individual-Entwicklung psychisch Kranker, sondern auch für die Beschreibung der sozialen Aspekte ihres abnormen Verhaltens sowie für die Erforschung der Genese abnormen Verhaltens in Sozialzusammenhängen.

Viele, v.a. epidemiologische Untersuchungen sind jedoch weiterhin an der älteren klassischen soziologischen Rollentheorie orientiert. Im Zusammenhang verschiedener einzel- und gruppentherapeutischer Verfahren kamen auch andere Rollenbegriffe zur Verwendung. So bezieht sich das Psychodrama von MORENO (1934) auf die kreative Spontaneität im Rollenspiel und das Modell der soziodynamischen Rangstruktur von SCHINDLER (1971) auf die Position, die jemand in einer Gruppe unter dynamischen Aspekten einnimmt. Nach der psychoanalytischen Rollentheorie RICHTERS (1969) führen elterliche Erwartungsphantasien beim Kind zur Auferlegung bestimmter Repräsentanz-Rollen. STIERLIN (1976) spricht in solchen Zusammenhängen nicht von Rolle, sondern von einer Delegation und unterscheidet demnach zwischen einem Rollen- und einem Missionsmodell.

II. Identität und Rolle

Die im Rollenverhalten implizierte Dialektik von Selbstbestimmung und Fremdbestimmung, auf die wir schon hingewiesen haben, hat dazu geführt, daß man, entsprechend der Meadschen Unterscheidung (MEAD 1934) eines "I" von einem "me" als den beiden Polen des Selbst bzw. der Identität des Menschen, einer Ich-Identität eine *Rollen-Identität* gegenübergestellt hat. Dabei beschreibt Rollen-Identität denjenigen Teil der Persönlichkeit, der sich in der Erfüllung bestimmter, an eine soziale Rolle bzw. Position gerichteter Rollenerwartungen, also in der Identifikation mit einer Sozial-Rolle erst ausbildet. Unter *Ich-Identität* ist zunächst nach dem sozialpsychologischen Modell ERIKSONS (1966) die Selbstbestimmung der Persönlichkeit, dasjenige Sein zu verstehen, das der Mensch jeweils mehr ist als seine bloße Rollenidentifikation. Hierdurch entsteht ein gewisses Spannungsverhältnis zwischen der Person und ihren Rollen bzw. zwischen Ich-Identität und Rollen-Identität(en).

Der Begriff der Ich-Identität hat in der Fortentwicklung der interaktionistischen Rollentheorie u. a. durch DREITZEL (1968) und KRAPPMANN (1973) insofern eine nähere Bestimmung hinzugewonnen, als sie gewisse – im Rollenverhalten entscheidende – Ich-Leistungen ermöglicht, nämlich Rollendistanz und Ambiguitätstoleranz.

Rollendistanz meint dabei keineswegs eine Ablehnung der Rolle, sondern lediglich eine Distanz gegenüber den jeweiligen normativen Rollenerwartungen bzw. gegenüber der in diesen etablierten Rollen-Identität, wodurch dem Individuum eine interpretative Selbstgestaltung der Rolle, aber auch ein biographisch stets geforderter Wechsel seiner Rollen ermöglicht wird.

Der Begriff der *Ambiguitätstoleranz* bezieht sich in seiner allgemeinsten rollentheoretischen Fassung auf die Fähigkeit, Erwartungen und Bedürfnisse sowohl bei anderen als auch bei sich selbst zuzulassen bzw. zu artikulieren und hierdurch zu einem wechselseitigen Austausch zu kommen. Rollendistanz wie auch Ambiguitätstoleranz sind sowohl Voraussetzungen als auch Folge einer Balance zwischen Ich-Identität und Rollen-Identität (KRAPPMANN 1973). Diese Balance ermöglicht dem Menschen seine Artikulation als Person gegenüber seiner drohenden Selbstentfremdung als bloßer Agent seiner Rolle(n). Damit bekommt hier der Begriff der Rollendynamik einen doppelten Sinn. Zum einen beschreibt er die Dynamik von Rollenbeziehungen als solchen, zum anderen eine dynamische Beziehung des Individuums zu sich selbst, das nicht darin aufgeht, nur diese oder jene Rolle zu sein.

B. Spezieller Teil

I. Identitätsbildung Manisch-Depressiver

1. Sozialverhalten und Identitätsbildung

Die rollentheoretisch ermöglichte integrative Betrachtungsweise von Persönlichkeits- und Sozialsystemen gestattet es, die Ergebnisse der Persönlichkeitsforschung bei Manisch-Depressiven, aber auch jene der life-event-Forschung in einem neuen Licht zu sehen und insbesondere unter dem Aspekt der Identitätsbildung dieser Menschen zu analysieren. Nach KRAUS (1977, 1985) lassen sowohl das Sozialverhalten und die Auslösesituationen depressiver und manischer Phasen als auch, mit Einschränkung, die Symptomatik manisch-depressiver Psychosen auf eine überidentifizierende Identitätsbildung, u. a. auf eine Überidentifikation mit der sozialen Rolle, schließen.

a) Hypernomisches Leistungsverhalten

Die Überidentifikation mit der sozialen Rolle bzw. mit den normativen Rollenerwartungen, der Verlust der Rollendistanz, schlägt sich zunächst in einem hypernomischen (nomos = Gesetz, Regel, Vorschrift) Leistungsverhalten (KRAUS 1977) nieder. Auf ein solches weisen in rollentheoretischer Sicht die Verhaltensmerkmale des von TELLENBACH (1983) herausgestellten Typus melancholicus einer besonderen Ordentlichkeit, Genauigkeit und Gewissenhaftigkeit bei einem hohen Leistungsanspruch hin. Diese Merkmale gehören zu den heute am besten objektivierend abgesicherten Verhaltenseigenschaften monopolar Depressiver, teilweise aber auch bipolar Manisch-Depressiver (MATUSSEK u. FEIL 1983) (s. Kap. MÖLLER u. VON ZERSSEN in diesem Band). Die rollentheoretische Kennzeichnung dieses Verhaltens Melancholischer als ein hypernomisches erlaubt es, dieses aufgrund seiner distanzlosen, peinlich-genauen Erfüllung gesellschaftlich-kultureller Rollennormen (hohe Verpflichtungsbereitschaft nach HAASE 1976) phänomenologisch vom anankastischen Verhalten Zwangsneurotischer abzugrenzen (KRAUS 1985). Dient in funktionaler Hinsicht das neurotisch-anankastische Verhalten der Abwehr von analerotischen und sadomasochistischen Triebregungen, so das hypernomische Verhalten Melancholischer bzw. bipolar Manisch-Depressiver der Etablierung und Aufrechterhaltung sozialer Identität, v. a. sog. Rollenidentität(en). Erst die Begründung dieses Verhaltens im Sinne des Typus melancholicus in einer besonderen Identitätsbildung vermag die auffallende Festgelegtheit Melancholischer auf diese Verhaltensweisen, auf die TELLENBACH so besonders abhebt, und deren spezifische Auswirkungen in der Auslösesituation depressiver Phasen zu erklären.

b) Anpassung und Autonomie

Die objektivierenden Untersuchungen von BECKER (1960) und von SPIELBERGER et al. (1963) konnten erstmals die klinischen Beobachtungen der psychoanalytischen Intensivstudie an 12 Manisch-Depressiven von COHEN et al. (1954) und der katamnestischen Studie von GIBSON et al. (1959) sowie jene von FINLEY u. WILSON (1951) bestätigen, daß Manisch-Depressive in besonderer Weise nach der sozialen Konvention ausgerichtet sind, autoritären Werten, insbesondere solchen einer traditionellen Familienideologie verhaftet sind, und in ihrem starken Leistungsstreben eher an der Bestätigung durch andere (value achievement) als an internalisierten Standards orientiert (need achievement) sind. Während die genannten Studien nicht zwischen den verschiedenen Verlaufsformen der manisch-depressiven Erkrankung unterscheiden, weisen neuere Untersuchungen darauf hin, daß sich Unipolare und Bipolare in dieser Hinsicht überwiegend gegensätzlich verhalten. So hebt sich gegenüber dem Mangel an Autonomie, der Überanpassungsbereitschaft und Abhängigkeit unipolar Depressiver (s. Kap. von MÖLLER u. v. ZERSSEN sowie Übersichten von v. ZERSSEN 1982, MATUSSEK u. FEIL 1983) das starke Autonomie- und Unabhängigkeitsstreben bipolar Manisch-Depressiver (u. a. MATUSSEK u. FEIL 1983) scharf ab. Ebenso ließen sich dem aufopfernden „Sein-für-andere" Monopolarer (TELLENBACH 1983) eher egoistische Haltungen Bipolarer und Manischer gegenüberstellen. Monopolar Depressive zeigen auch eine niedrige Selbstachtung bzw. ein niedriges Selbstvertrauen. Rollentheoretisch können die oben genannten Persönlichkeitseigenschaften als mangelnde Ambiguitätstoleranz aufgefaßt werden (vgl. KRAUS 1977). Die Ambiguitätstoleranz ermöglicht es demgegenüber, im Verhältnis von Selbstbestimmung und Fremdbestimmung, von eigenen Erwartungen und Bedürfnissen und denen des anderen eine Balance zu halten.

c) Emotionale und kognitive Ambiguitätsintoleranz

Die tendenziell ambiguitätsintoleranten Beziehungen Manisch-Depressiver zu anderen stehen nach KRAUS (1977) in engem Zusammenhang mit deren Identitätsbildung. Dabei weist die stark von anderen abhängige Identitätsbildung bei monopolar Depressiven unterschiedliche Niveaus auf.

Auf einem unteren Niveau der symbiotischen Ureinheit und undifferenzierten Verbundenheit mit dem anderen besteht eine starke Neigung, sich mit dem anderen zu identifizieren. HÄFNER (1962) sprach von einer sympathetischen und stimmungshaften Verbundenheit. Diese zeigt sich z. B. im erweiterten Suizid, wenn die depressive Mutter ihre Kinder mit in den Tod nimmt.

Auf einem höheren Niveau erreicht die Beziehung zu anderen zwar die Qualität einer Rollenbeziehung, aber, wie z. B. Depressionen nach dem Weggang der Kinder (empty-nest depression) zeigen, eine solche der Rollenfixierung, weil mangels zureichender Ich-Identität der andere durch die Erfüllung von dessen Rollenerwartungen zur Stützung eigener Rollenidentität gebraucht wird.

Die Abhängigkeit der eigenen Identität vom anderen macht die Aufrechterhaltung einer fraglos stabilen positiven Beziehung zu diesem notwendig. Eine solche wird insbesondere ermöglicht durch bestimmte Gefühlshaltungen und kognitive

Stile, die KRAUS (1977) unter dem Titel einer emotionalen und kognitiven Ambiguitätsintoleranz zur Charakterisierung von Patienten aus dem manisch-depressiven Formenkreis beschrieben hat. Emotionale und kognitive Ambiguitätstoleranz meint einen Teilbereich des oben genannten umfassenderen Begriffes der Ambiguitätstoleranz. Diese Begriffe wurden erstmals von der Soziologin FRENKEL-BRUNSWIK (1948) im Rahmen ihrer Vorurteilsforschung als allgemeine Persönlichkeitsvariablen eingeführt. Danach bezeichnet *emotionale Ambiguitätstoleranz* die Fähigkeit, emotionale Ambivalenzen, also gleichzeitige Liebes- und Haßgefühle, gegenüber demselben Objekt ertragen zu können. Diese emotionale Ambiguitätstoleranz konstituiert nach den Untersuchungsergebnissen FRENKEL-BRUNSWIKS, die inzwischen von anderen bestätigt werden konnten, eine *kognitive Ambiguitätstoleranz*. Jene kognitive Ambiguitätstoleranz ist die Fähigkeit, miteinander in Konflikt stehende Persönlichkeitszüge, also etwa sowohl positive als auch negative Eigenschaften zugleich am selben Objekt erkennen zu können. Viele klinische und objektivierende Beobachtungen und Ergebnisse sprechen für eine Neigung zur emotionalen und kognitiven Ambiguitätsintoleranz bei monopolar Depressiven und bei Bipolaren sowie monopolar Manischen, wie wir noch sehen werden, teilweise in jeweils umgekehrter Richtung. Diese tendenzielle Unfähigkeit zur Toleranz von Ambiguitäten scheint nicht nur in den jeweiligen Krankheitsphasen, sondern auch außerhalb derselben zu bestehen. So haben schon COHEN et al. (1954) in ihrer großen psychoanalytischen Intensivstudie über 12 manisch-depressive Behandlungsfälle auf die „Vermeidung" der Anerkennung und Identifizierung eines Gemisches sowohl attraktiver als auch unangenehmer Züge bei anderen hingewiesen. Durch die Vermeidung der Wahrnehmung negativer Züge bei anderen und damit negativer eigener Gefühle sichern sich diese Kranken (dies dürfte vor allem bei monopolar Depressiven der Fall sein) eine positive stabile Beziehung zu anderen. Dieser emotionalen Stereotypie der Beziehung entspricht auf der kognitiven Seite eine Typifizierung des anderen. Durch emotionale und kognitive Ambiguitätsintoleranz versuchen monopolar Depressive daher, ihre mitmenschlichen Beziehungen von allem Negativen freizuhalten. So wurde auf die bei monopolar Depressiven meist überaus harmonisch erscheinenden Ehen (HELL 1980; TELLENBACH 1983 u.a.) mit einer geringen Scheidungsrate (BAER 1975; GREENE et al. 1976; HAASE 1976) sowie auf deren allgemein hohe Übereinstimmung mit der Umwelt im Sinne der Syntonie BLEULERS (1922) hingewiesen. Die gute „Kommunikationsgestalt" (REITER 1965) geht offenbar mit kognitiven Veränderungen der Wahrnehmung anderer einher. So neigten in einer Fragebogenuntersuchung von BAER (1975) Depressive dazu, ihre Angehörigen zu idealisieren. Gleiches konnte HELL (1982) anhand des Gießen-Tests und eines semistrukturierten Interviews beobachten. Hier zeigte sich eine auffallende Polarisierung insofern, als die Patienten (im Krankheitsintervall) ihre Partner idealisierten, sich selbst aber negative Attribute im Sinne einer sozialen Unattraktivität etc. zuschrieben. HELL folgert aus diesen Paarprofilen ein eindeutig festgelegtes komplementäres Positionsverhältnis.

Auch die häufigen Beschreibungen der Beziehungsmuster und Charaktere monopolar Depressiver als unflexibel (ARIETI 1959), konstant-beharrlich (HAASE 1976), unelastisch (KIELHOLZ 1971), exzessiv-rigide (MAYER 1979, s.a. Kap. MÖLLER u. VON ZERSSEN in diesem Band) geben u.E. nichts anderes als jene Ambiguitätsintoleranz einer reduzierten Selbstrealisation und eingeschränkten Wahrnehmung des anderen wieder. Indem monopolar Depressive alles Negative, Trennende, die Beziehung Störende vermeiden, kommt es zu einer Reduktion der Komplexität der Beziehung.

Zwischen Ambiguitätsintoleranz und der Ordentlichkeit im Sinne des Typus melancholicus wie auch dem hypernomischen Leistungsverhalten scheinen enge Beziehungen zu bestehen. Hypernomisches Verhalten kann an die Stelle personaler Beziehungen treten und damit das Auftreten emotionaler Ambiguitäten vermeiden. Bereits außerhalb der melancholischen Phasen werde, so MATUSSEK et al. (1965), von Melancholikern Partnerschaft und Mutterschaft „vorwiegend im Sinne der Leistung, der Erfüllung allgemeiner Normen vollzogen“, aber auch in der depressiven Phase versuche die depressive Mutter, nach den objektivierenden Untersuchungen von WEISSMAN et al. (1974, 1971), zeitweise einen Mangel an emotionalem Engagement und Interesse für ihre Angehörigen durch Überaktivität zu kompensieren.

2. Familiäre Rollendynamik und Identitätsbildung

Von psychoanalytischen Autoren wurde dem Verlust von Elternteilen in der frühen Kindheit eine große Bedeutung für die Entstehung von Depressionen nicht nur in der Kindheit, sondern auch im Erwachsenenalter zugemessen. Empirisch-statistische Untersuchungen fanden jedoch solche Verluste nur z. T. häufiger bei dieser Patientengruppe und dann eher bei schweren Depressionen vorkommend (s. Kap. PAYKEL in diesem Band).

In den Untersuchungen über die Ursprungsfamilie Manisch-Depressiver kehren seit den frühen Studien von WILSON (1951), FINLEY u. WILSON (1951) und der bereits angeführten Studie von COHEN et al. (1954) einige rollendynamisch bedeutsame Charakteristika immer wieder (s. a. Kap. STIERLIN u. SIMON in Bd. 1, 1986). Das ist die hohe Anpassungsbereitschaft der Eltern an die Umgebung (COHEN 1954) sowie eine Tendenz, tradierte kulturelle Muster aufrechtzuerhalten (WILSON 1951), die als Konformitätsdruck an die Kinder weitergegeben werden, sich sowohl an die Eltern als auch die Umgebung anzupassen. Das Streben der Familie nach höherem Sozialprestige (GIBSON et al. 1959) werde als Aufgabe demjenigen Kind aufgebürdet, das später die manisch-depressive Psychose entwickle. Nach BENEDETTI (1981) seien bei depressiven Müttern vor allem die Söhne, bei depressiven Vätern vor allem die Töchter gefährdet, wobei auch er auf den Ehrgeiz der Eltern hinweist, die sich für ihre Kinder aufopferten und dabei allzuviel von diesen erwarteten. Es gebe aber auch gespannte, streiterfüllte Ehen, in denen die Kinder abwechselnd die Partei des einen oder anderen Elternteils ergriffen, die eigene Selbstidentität dabei z. T. immer wieder wechselten. Der spätere Patient bekomme die Rolle zugeteilt, der unentbehrliche Garant der elterlichen Ehe zu sein. Ein von STIERLIN geleitetes Forscherteam hat vor kurzem (1986) seine Ergebnisse über 22 Familien mit einem jungen manisch-depressiven sowie über 11 Familien mit einem schizoaffektiven Patienten mitgeteilt, die teilweise mit jenen von BENEDETTI übereinstimmen. Kennzeichnend sei eine Verhaltensgegensätzlichkeit der Eltern insofern, als ein Elternteil großzügig, emotional, abenteuerlustig, unverantwortlich, unordentlich, der andere dagegen streng, rational, gewissenhaft, überverantwortlich und ordentlich sei. Dabei werde ein Elternteil vom anderen kontrolliert, mit einer Tendenz, den anderen abzuwerten und zu verletzen. Hieraus entstehe in etwa $^{2}/_{3}$ der Gesamtkohorte der 33 Familien eine offene oder verdeckte restriktive elterliche Komplementarität. Der Manisch-Depressive sei in einer massiven Delegationsfunktion festgehalten. Um nicht von einer schmerzlichen Ambivalenz zerrissen zu werden, identifiziere sich dieser einmal mit dem einen, ein anderes Mal mit dem anderen Elternteil, wodurch er zugleich die eingeschränkte Komplementarität seiner Eltern absichere. Die Autoren leiten aus dieser Familiendynamik das Entstehen sowohl der depressiven als auch der manischen Phasen sowie deren Wechsel ab. Früh entstandene Muster führten dazu, entweder ganz schlecht, schuldig, eingeschränkt (in letzter Konsequenz depressiv) oder vollkommen gut, schuldfrei, uneingeschränkt (in letzter Konsequenz manisch) zu sein. Diese familiäre Rollendynamik könnte sehr gut auch die Genese der kognitiven und emotionalen Ambiguitätsintoleranz sowohl als Persönlichkeitsvariable als auch als Merkmal depressiver und manischer Psychosen erklären. Ebenso stehen die in fast allen genannten Studien angeführte hohe Anpassungsbereitschaft sowie die starken konformistischen und autoritären wie auch symbiotischen Tendenzen der Ursprungsfamilien Manisch-Depressiver in guter Übereinstimmung mit hypernomischen und abhängigen Verhaltensweisen (monopolar Depressive). Gegenidentifikationen gegen elterliche Ordnungs- und Abhängigkeitsstrukturen könnten demgegenüber zu Verhaltensweisen führen, die nach Befreiung vom Normendruck und Autonomie streben (teilweise Bipolare und monopolar Manische). Insgesamt geben die genannten Untersuchungen Hinweise dafür, daß die Rollendynamik in den Familien Manisch-Depressiver für die Entfaltung von Rollendistanz (deren Mangel sich im hypernomischen Verhalten zeigt) und von Ambiguitätstoleranz als wesentlichen Ich-Leistungen im erwachsenen Rollenverhalten nicht günstig ist.

II. Soziale Faktoren und ihre Wirkungen

Die Tatsache, daß biologische Korrelate bislang nicht zufriedenstellend das zeitliche Auftreten depressiver und manischer Phasen sowie einige recht auffällige Populationsunterschiede der manisch-depressiven Krankheit erklären konnten, hat zunehmend das Interesse an unterschiedlichen sozialen Daten im Zusammenhang mit dieser Erkrankung geweckt.

Dabei bleiben die Ergebnisse der empirisch-statistischen Forschung hinsichtlich des tatsächlichen Zusammenhanges der Sozialfaktoren mit der Erkrankung, etwa der Ursachen- oder Folgewirkung, sog. life-events (s. Kap. PAYKEL in diesem Band), über die Feststellung bloßer Korrelationen hinaus meist mehrdeutig. Es fällt auf, daß die Art des jeweils erwarteten Zusammenhanges häufig einem nicht expliziten, oft wenig differenzierten vorwissenschaftlichen Vorverständnis überlassen bleibt. Wie werden soziale Gegebenheiten erlebt, und welche Wirkungen hat dieses Erleben im Zusammenhang psychischer Krankheit? Dabei muß man davon ausgehen, daß Personen sich nicht nur erheblich darin unterscheiden, wie sie jeweils ihre Wirklichkeit konstituieren, d.h. welche Bedeutungen und Bewertungen sie dieser geben, sondern daß auch die Erlebnisfolgen ganz verschiedene sein können. Ereignisse haben oft eine Fülle anderer Ereignisse zur Folge, die vielleicht viel bedeutungsvoller für ein Individuum sind als die in Betracht gezogenen (z. B. kann ein Todesfall einen Umzug oder den Verlust vieler Freunde, die mit dem Toten zusammenhängen, zur Folge haben). Auch ist lange ein zu großes Gewicht auf bereits eingetretene Ereignisse gelegt worden. Dabei wurde zu wenig berücksichtigt, inwieweit psychische Prozesse auch von noch nicht eingetretenen Ereignissen, also von Antizipationen, gelenkt werden. Als ein erheblicher Mangel stellte sich die methodisch bedingte Trennung der Forschungsbereiche heraus. So wurde die statistisch-empirische life-event-Forschung fast ausschließlich getrennt von der Persönlichkeitsforschung betrieben. Auf diese Weise blieb die besondere Vulnerabilität Manisch-Depressiver für bestimmte Ereignisse aus methodischen Gründen weitgehend unberücksichtigt. Ein identitätstheoretisch orientierter, rollendynamischer Ansatz versucht, diese Schwierigkeiten durch eine integrative Betrachtungsweise von Situation und Persönlichkeit zu überwinden. Wir beschränken uns hier auf rollendynamische Aspekte sozialdemographischer Daten sowohl der Auslösung als auch Folgen manischer und depressiver Psychosen. (Wir verweisen auf das Kapitel über Epidemiologie und auf die Kapitel über die Auslösung manisch-depressiver Psychosen in diesem Band.)

1. Sozialschicht und Berufsrolle

Seit der bahnbrechenden ökologischen Studie von Faris u. Dunham aus dem Jahre 1939 haben zahlreiche Untersuchungen an Populationen aus dem Formenkreis manisch-depressiver Psychosen wie auch epidemiologische Feldstudien repräsentativer Stichproben der Bevölkerung Hinweise dafür ergeben, daß es eine Beziehung zwischen sozioökonomisch mittleren und höheren Schichten und schwerer Depression bzw. manisch-depressiver Krankheit gibt. Dieser Trend scheint aber weder konstant noch stark zu sein (Übersichten von Bagley 1973; Berndt 1968; Dinshah u. Herzl 1980; Häfner et al. 1969; Paykel 1982; Silverman 1968).

Eine Anzahl von Studien haben die z. T. widersprüchlichen Ergebnisse dadurch zu vermeiden versucht, daß sie zwischen monopolaren und bipolaren Verlaufsformen unterschieden. In einer Studie von Woodruff et al. (1971) zeigte sich ein signifikanter Unterschied im Bildungs- und Sozialstatus zwischen monopolar und bipolar Kranken mit einem Statusvorteil für die bipolaren Probanden und deren Brüder. Auch die einzige epidemiologische Feldstudie, die ausdrücklich zwischen mono- und bipolaren Verlaufsformen der manisch-depressiven Erkrankung (major affective disorder) mit Hinblick auf den sozioökonomischen Index (SES) unterschied, nämlich die von Weissman u. Myers (1978), fand eine ausgeprägte Beziehung zwischen bipolarer Störung und hohem SES, die aber, wenngleich weniger ausgeprägt, auch zwischen monopolarer Depression (major depression) und höherer sozialer Klasse bestand. Auch bipolar manisch-depressive Patienten der Heidelberger Universitätsklinik erzielten in einer gemeinsam mit Vogel (1987) durchgeführten Untersuchung im Durchschnitt höhere Werte auf einer Prestigeskala als monopolar Depressive und waren zu einem größeren Anteil in selbständigen und Handelsberufen sowie in solchen mit hoher Qualifikation engagiert. Andere Untersuchungen konnten jedoch einen solchen beruflichen bzw. Statusvorteil bipolarer gegenüber monopolar Depressiven nicht durchweg bestätigen (Monelly et al. 1974; Spalt 1975, 1977). Für die Uneinheitlichkeit dieser Ergebnisse mögen unterschiedliche soziale Selektionsmechanismen verantwortlich sein. Ein höherer Bildungs- und Sozialstatus bzw. häufiger selbständige Berufe [wie einige ältere Autoren, z. B. Ødegaard (1956) annehmen] bei Bipolaren könnten in eine gute Übereinstimmung damit zu bringen sein, daß Persönlichkeiten mit bipolaren Psychosen autonomer (Matussek u. Feil 1983) und ehrgeiziger (Biedermann 1976) sind als solche mit nur depressiven Psychosen. Im manischen Pol der Erkrankung könnte sich somit eine Seite der Persönlichkeit ausdrücken, die durch ihre Aggressivität und Expansivität, Energie und Optimismus günstigere Voraussetzungen für gesellschaftlichen Erfolg verspricht als die eher in Richtung von Skrupeln, Ängstlichkeit, Schwäche und Rückzug gehende Persönlichkeit monopolar Depressiver (vgl. Vogel 1987).

Einige ältere Arbeiten lassen eine gewisse Entsprechung von beruflichen Tätigkeitsmerkmalen und hypernomischen Verhaltensweisen erkennen. So weist Shimoda darauf hin, daß Manisch-Depressiven, da sie als „sicher" und „vertrauenswürdig" eingeschätzt würden, besondere Anerkennung als „Musterknaben, Angestellte oder Soldaten" zuteil würde. Dietrich (1961) fand die überwiegende Mehrzahl seiner depressiven Patientinnen in betont abhängigen Berufen mit geringer Möglichkeit zu vertikaler Mobilität. Tellenbach (1983) beobachtete eine relative Häufigkeit der „Genauigkeitsberufe" sowie anspruchsloser und abhängiger Berufe bei monopolar Depressiven. Wenn demgegenüber eine Reihe anderer Autoren wie Ødegaard (1956) auf besonders viele Akademiker und Geschäftsleute, also besonders hohe Ich-Leistungen verlangende Berufe, bei Manisch-Depressiven hinweisen, so scheint sich dies vor allem auf Bipolare zu beziehen. Für die sich wahrscheinlich überwiegend auf die Gruppe der Bipolaren beziehende Assoziation von Depression und höheren Berufen bzw. höherem sozialen Status seien abschließend folgende Erklärungsmöglichkeiten nach Bagley (1973) genannt. Soweit es sich dabei nicht um ein diagnostisches Artefakt handle, könnten bestimmte Persönlichkeitstypen eher dazu tendieren, sowohl in eine höhere soziale Gruppierung aufzusteigen als auch Depressionen zu entwickeln. Es könnten aber auch Streßfaktoren des Lebens in der mittleren und höheren Klasse oder der Streß, sich in eine solche Position bewegt zu haben, bestimmte Individuen zur Depression oder Manie disponiert haben.

2. Frauenrolle

Der auffallende Befund eines Überwiegens der Frauen unter den monopolar Depressiven, weniger bei den Bipolaren (s. hierzu Kap. Angst in diesem Band), scheint zwar für die meisten Länder zu gelten, jedoch gibt es auch Ausnahmen. So ist das Geschlechterverhältnis in Finnland und Norwegen nahezu gleich und in einigen Entwicklungsländern wie Indien und Neu-Guinea sogar umgekehrt (Weissman u. Klerman 1977). Da solche Befunde soziologische Ursachen nahelegen, hat man nach weiteren sozialen Faktoren gesucht, welche diese erklären könnten. Mehrere Autoren (Gove 1972, 1973; Radloff 1975) fanden, daß Heirat generell nur Männer vor psychischer Erkrankung schützt, sich aber für Frauen eher schädlich in dieser Hinsicht auswirkt. So sind verheiratete Frauen konsistent mehr depressiv als verheiratete Männer, während es ein solches Überwiegen der Frauen bei den Nie-Verheirateten und den Verwitweten nicht gibt (RADLOFF 1975). In einer Studie von ANGST (1966) waren psychotische Depressive jedoch häufiger ledig als der Erwartung entsprach. Für einen rollenbedingten Unterschied könnte das gegenüber Verheirateten frühere Erkrankungsalter der ledigen Frauen sprechen.

Nach PENFOLD (1981) würden gemeinhin Schwierigkeiten, denen Frauen aufgrund ihrer sozialen Rolle ausgesetzt sind, unterschätzt. Unmut, Frustration, Langeweile seien die Folge. BROWN (1979) sieht eine soziologisch begründete geringe Selbstachtung der Frauen als wichtigstes Moment in der Entstehung einer Depression. Nicht unwidersprochen blieb die häufig geäußerte Auffassung, die Hausfrauenarbeit sei eine wesentliche Depressionsursache. RADLOFF (1975) hält demgegenüber die relative Hilflosigkeit, zu welcher Mädchen nach seiner Auffassung erzogen würden, für einen wichtigeren Risikofaktor in der Depressionsgenese bei Frauen.

3. Gesellschaftsstruktur und Rollenanforderungen

Auf transkulturelle und ethnologische Untersuchungen sowie insbesondere auf die Frage der Bedeutung eines hohen gesellschaftlichen Normendrucks und dessen Beziehung zur manisch-depressiven Krankheit kann hier wegen der Komplexität der Problematik nicht näher eingegangen werden. Wir weisen in diesem Zusammenhang lediglich auf eine Studie von EATON u. WEIL (1955) hin, über die von ihrer Umgebung abgeschlossen lebenden Hutteriten, die extrem hohe Raten manisch-depressiver Psychosen aufweisen. Diese Population ist durch eine besonders hohe soziale Kohäsion und durch hohe Konformitätsforderungen an das einzelne Gesellschaftsmitglied bei sehr strengen und starren Moralvorstellungen gekennzeichnet. Es kann vermutet werden, daß Gesellschaften mit einem besonders starken Normendruck für die Entfaltung von Ich-Leistungen bzw. der Entwicklung von Ich-Identität nicht günstig sind und damit die Entstehung hypernomischer und ambiguitätsintoleranter Verhaltensstrukturen fördern dürften.

Zur soziogenetischen Erklärung abweichenden Verhaltens und damit auch psychischer Störungen wurde vor allem das Anomiekonzept herangezogen. Der Anomiebegriff wurde von DURKHEIM 1893 (s. DURKHEIM 1973) zur soziologischen Erklärung des Auftretens von Suiziden eingeführt und fand über dessen Fortentwicklung, vor allem durch MERTON (1961) und PARSONS (1964), Eingang in die sozialpathologische Forschung. Im Anomiekonzept werden psychische Störungen wie andere Arten abweichenden Verhaltens auf Widersprüche und Unklarheiten in sozialen Systemzusammenhängen der Werte und Normen zurückgeführt. Da die kulturell und institutionell verfaßten Werte und Normen durch Internalisierung ihre Entsprechung im Persönlichkeitssystem haben, können nicht nur Verhaltens-, sondern auch Persönlichkeitsstörungen die Folge solcher Verhältnisse sozialer Desintegration sein. Im Rahmen der Depressionsforschung sei hier als Modell eine Untersuchung von LINSKY (1969) genannt, der bei über 3000 Erstzugängen mit depressiven Störungen durch eine ökologische Analyse von 27 Gemeinden, aus denen diese stammten, die These unterstützen konnte, daß Gemeinden, in denen die Voraussetzungen für beruflichen Erfolg nicht den Ansprüchen der Bewohner entsprechen, höhere Raten von Depressionen aufweisen.

4. Soziologische Ambivalenz und andere Rollenkonflikte

Kraus (1977, 1985) hat zur Beschreibung bestimmter Auslösesituationen depressiver Psychosen den von Merton u. Barber (1963) im Rahmen des Anomiekonzeptes eingeführten Begriff einer soziologischen Ambivalenz herangezogen. Dabei handelt es sich um ein Konfligieren von Werten und Normen für einen Positionsinhaber in bestimmten Situationen. Charakteristisch für diesen soziologischen Ansatz ist, daß es sich dabei um eine Ambivalenz der objektiven Situation handelt, welche subjektive Ambivalenz zur Folge haben kann aber nicht muß. Solche Konfliktsituationen scheinen im Zusammenhang manisch-depressiver Psychosen deshalb von besonderer Bedeutung zu sein, weil diese nur durch Rollendistanz und den Einsatz anderer, besonderer Ich-Leistungen zu bewältigen sind. Hypernomisches Rollenverhalten, wie jenes monopolar Depressiver, erscheint dagegen für die Lösung solcher normativer Widersprüche besonders ungeeignet. Viele Auslösesituationen (s. Kap. Paykel in diesem Band), die in der Literatur global oft als Arbeitsstörungen bezeichnet werden, können unter den Begriff der soziologischen Ambivalenz gefaßt werden und sind hierdurch einer differenzierteren Analyse zugänglich. Hier sind z. B. Inter- und Intra-Rollenkonflikte zu nennen. Inter-Rollenkonflikte ergeben sich z. B., wenn Frauen konkurrierenden Erwartungen ihrer verschiedenen Rollen als Hausfrau, Partnerin, Mutter, Berufstätige ausgesetzt sind. Ein Ungenügen gegenüber all diesen Erwartungen kann leicht Gefühle der Minderwertigkeit und Unterlegenheit erzeugen. Beim Intra-Rollenkonflikt handelt es sich demgegenüber um widersprüchliche Erwartungen innerhalb ein und derselben Rolle, z. B. in Form einer konfligierenden Loyalität eines Rollenträgers gegenüber gegensätzlichen Interessen, etwa eines Vorarbeiters gegenüber den Vorgesetzten und Untergebenen oder eines Verkäufers gegenüber der Geschäftsleitung und den Kunden etc. Besonders wichtig erscheint uns ein Typus von soziologischer Ambivalenz, der darin besteht, daß Haupt- und Nebennormen miteinander in Widerstreit stehen. Solche latent ubiquitäre Konflikte brechen bei Melancholikern durch ihr Bemühen, alle an sie herangetragenen Rollenerwartungen gleichermaßen erschöpfend zu erfüllen, besonders leicht auf. Tellenbach (1983) hat bereits darauf hingewiesen, welche Schwierigkeiten diese Menschen haben, weniger Wichtiges zurückzustellen. Wenn wir den Melancholischen als allzu genau, als allzu ordentlich, als allzu fleißig empfinden, dann meinen wir ein solches Mißverhältnis zwischen Wichtigem und weniger Wichtigem. In den perniziösen Zirkel des Widerstreites eines hohen Anspruchs von Umfang und Genauigkeit des Leistens, den Tellenbach für die Auslösung von Melancholien so besonders charakteristisch fand, gerät der Melancholiker, wie noch zu zeigen sein wird, vor allem durch die Krankheit selbst, wenn seine Leistungsfähigkeit nachläßt. [Weitere relevante Typen soziologischer Ambivalenz s. Kraus (1985).]

Im Grenzbereich soziologischer Ambivalenz ergeben sich für Manisch-Depressive leicht besondere Intrarollenkonflikte zwischen „offizieller" (z. B. beruflicher Rolle) und „persönlicher" Rolle (z. B. väterliche und mütterliche Übertragungsrolle) durch die starken Identifikations- und Übertragungsbedürfnisse (LANG 1978) sowie durch die Neigung dieser Patienten zum Aufbau symbiotischer und stark autoritätsabhängiger Bezüge. Manisch-Depressive sind deshalb in ihren Rollenbezügen leicht zu frustrieren und zu kränken, ohne daß sie sich selbst solche Gefühle zugestehen können. Überhaupt können Manisch-Depressive, wie wir gesehen haben, Konflikte in zwischenmenschlichen Beziehungen sehr schwer ertragen, weil diese eine Bedrohung ihrer in den Partnerrollen etablierten Identität nach sich ziehen können. In entsprechenden Situationen bzw. in den durch sie ausgelösten melancholischen und manischen Phasen sind die ambiguitätsintoleranten Haltungen vor allem durch kognitive interpersonale Wahrnehmungseinbußen besonders gesteigert. So konnten LUDWIG u. ABLES (1974) die Partnerwahrnehmung in verschiedenen Stadien der Manie und Depression verfolgen und beobachten, daß Patienten in der Depression bei dem Ehegatten weniger negative Attribute feststellen konnten, während diese in der Manie erhöht waren. Das Autonomiestreben Manischer kann so zu Haltungen der Ambiguitätsintoleranz führen, die jenen in der Depression durch ausschließlich abwertende Kritik anderer und eigene Selbstüberhebung bei Ausschluß gegenteiliger Gefühle und Wahrnehmung entgegengerichtet sind. Bei allen Verselbständigungsversuchen befinden sich diese Patienten jedoch aufgrund ihrer Identitätsbildung in einer Art double-bind Situation. Sie können sich weder vom anderen lösen, noch dürfen sie sich an ihn allzusehr binden, ohne in die Gefahr eines Identitätsverlustes zu geraten. Den Verselbständigungsstrebungen Bipolarer und der hierdurch gleichzeitig bewirkten Gefährdung entspricht, daß eheliche Konflikte nicht selten bipolaren Störungen vorausgehen (LESSER et al. 1984). Bipolare weisen auch erheblich höhere Scheidungsraten auf: nach BRODIE u. LEFF (1971) in 57% der Fälle gegen 8% bei unipolar Depressiven. In welch hohem Maße manisch-depressive Phasen in ihrer Auslösung und in ihrem Verlauf von der Beziehung zu Partnerrollen beeinflußt werden, zeigen Mitteilungen über „depression en mariage" und „mélancholie à deux" sowie über die Rollendynamik bei manisch-depressiven Zwillingen (LAUTER 1969; SCHIED u. TÖLLE 1972; JONESCU-TONGYONK 1974).

5. Rollenveränderungen

Zahlreiche Arbeiten weisen immanent auf die Bedeutung von Rollenveränderungen für die Auslösung manisch-depressiver Psychosen hin (s. Kap. PAYKEL in diesem Band). Eine besonders eingehende Untersuchung über die Bedeutung von Rollenverlusten liegt von GLASSNER et al. (1979) vor, die bei 25 bipolar Manisch-Depressiven der amerikanischen Arbeiterklasse in 56% (entgegen 16% bei den Kontrollfällen) Rollenverluste vor dem Beginn der Psychose feststellen konnten. Die Autoren weisen bei dieser gegenüber den Ergebnissen anderer Untersuchungen besonders hohen Zahl von Rollenverlusten darauf hin, daß Informationen hierüber selten beim ersten Interview oder über Fragebögen zu erhalten waren.

Als pathogenetisch bedeutsam heben sie heraus, daß bei keinem ihrer Fälle adäquate Ersatzrollen verfügbar waren.

Einen Rollenverlust besonderer Art kann der berufliche bzw. soziale Aufstieg darstellen, der ja nicht nur mit einer gesteigerten Verantwortlichkeit, sondern auch mit einem Verlust bisheriger Rollenbeziehungen und möglichen Schwierigkeiten beim Erwerb der neuen Rolle einhergehen kann.

Grundsätzlich können Rollenverluste wie auch andere Rollenveränderungen auch zu Manien führen, wie etwa Manien nach Todesfällen bzw. unmittelbar nach Begräbnissen (BLANKENBURG 1964; KRISHNAN et al. 1984). Manche Autoren haben versucht, den Typus der Auslösesituation bei Depressionen eher als Entlastungssituation und jenen bei Manien eher als Belastungs- bzw. Pressionssituation (BLANKENBURG 1964; TELLENBACH 1965) zu bestimmen. Rollendynamisch scheint eher die Reaktionsweise auf die auslösende Situation als die Situation selbst eine verschiedene zu sein: Im Falle der Depression ein Rückzug (MERTON 1961) mit Aufgabe jeden Coping-Verhaltens, im Falle der Manie ein forcierter Bewältigungsversuch mit einem Rebellieren gegenüber der Rollenveränderung bzw. dem Rollenverlust.

III. Rollendynamische Aspekte der manisch-depressiven Psychosen

1. Ingangkommen und Verlauf manisch-depressiver Psychosen

Rollendynamisch kann nicht nur die Auslösung manischer und depressiver Phasen durch Rollenveränderungen und Rollenverluste, sondern auch die weitere Entwicklung in die Psychose sowie die Remission nach Ablauf der akuten Psychose ein Stück weit verständlich werden. Von entscheidender Bedeutung ist, daß Manisch-Depressive ihre Identität überwiegend in ihren jeweiligen sozialen Rollen etablieren und deshalb von ihren Rollen besonders abhängig sind. Aufgrund mangelnder Ich-Identität sind sie mit ihren jeweiligen Rollenidentitäten überidentifiziert (KRAUS 1977). Sie sind dies in einem so hohen Grade, daß die Rollen gewissermaßen ihren Rollencharakter, nämlich ihre Ablösbarkeit von der Person, verlieren. Auch narzißtische oder hysterische Persönlichkeiten mögen von ihren Rollen sehr abhängig sein. Aber hier ist die Rolle das manipulierte Mittel, um ganz bestimmte konkrete Ziele zu erreichen. Diese hohe Verfügbarkeit über die Rolle setzt umgekehrt wie beim Manisch-Depressiven eine besonders hohe Rollendistanz voraus. Aus der Struktur einer mit den jeweiligen Sozialrollen überidentifizierten Identitätsbildung resultiert eine Vulnerabilität, die bewirkt, daß Manisch-Depressive sowohl durch kontradiktorische Rollenanforderungen als auch durch alle Rollenveränderungen besonders gefährdet sind. Man kann auch formulieren: In allen jenen Situationen, in denen der Manisch-Depressive in seiner Fähigkeit, Ich-Leistungen zu erbringen, überfordert ist, oder ein äußerer Zwang zu einer Individuation entsteht, die er nicht zu leisten vermag, droht eine psychotische Dekompensation.

Hinzu kommt, daß die Coping-Strategien dieser Kranken gegen Identitätsverlust, nämlich hypernomisches und ambiguitätsintolerantes Verhalten, sich in den Auslösesituationen ihrer Psychosen häufig als zusätzlich gefährdend erweisen. So bedeutet das im Beginn der Depression zur Abwehr der Bedrohung der Rollenidentität meistens gesteigerte hypernomische Verhalten einen zunehmenden Verzicht auf Ich-Leistungen. Es vermindert sich hierdurch nicht nur die Kompetenz des Depressiven, mit den Rollenanforderungen zurechtzukommen, sondern infolge seines Verlustes an Rollendistanz auch die Wahrnehmung für Normenwidersprüche. Das hypernomische Verhalten, das bestrebt ist, stets alle Erwartungen zu erfüllen, führt so zu der im Vorfeld von Depressionen so oft beobachteten psychophysischen Erschöpfung (KIELHOLZ 1957; SHIMODA, zit. nach KRAUS 1971). Infolge der Erschöpfung kommt es dann aber durch die nachlassende Erfüllung von normativen Erwartungen zu immer neuen Normenverletzungen. So bewirkt paradoxerweise letztlich das hypernomische Verhalten den Zusammenbruch jener Rollenidentität, den es eigentlich zu verhindern bestrebt ist. Da die Depression, wie auch immer sie in Gang gekommen ist, durch Leistungsminderung fast immer auch eine Bedrohung und Beeinträchtigung irgendwelcher Rollenidentitäten zur Folge hat, wird, rollendynamisch gesehen, die Krankheit selbst meistens ebenfalls zum Auslöser (vielleicht sogar einer der wichtigsten) von Depressionen. Der Kranke befindet sich so in einem Zirkel der Selbstverstärkung, aus dem er sich nicht mehr befreien kann. Rollendynamisch kann so die Autonomisierung des Verlaufs depressiver Psychosen wenigstens teilweise verständlich werden.

Ähnlich versucht der Depressive Situationen, die etwa durch Kränkung oder Enttäuschung Veranlassung zu negativen Gefühlen geben gegenüber Personen, von denen er besonders abhängig ist, durch eine Steigerung der Ambiguitätsintoleranz zu neutralisieren. Die damit einhergehende kognitive Ausblendung der negativen Aspekte des anderen führt, wie etwa die Untersuchungen von LUDWIG u. ABLES (1974) zeigen, zwangsläufig zu einer negativen Sicht von ihm selbst (vgl. die kognitive Triade von BECK 1967). Auch in einer Trauersituation läßt die Ambiguitätsintoleranz keine Bewältigung der Gefühlsambiguität zu, nämlich das für die Trauerarbeit charakteristische Oszillieren zwischen einem Sich-Binden an das betrauerte Objekt und einem Sich-von-ihm-lösen.

Analoge Vorgänge wären für das Ingangkommen von Manien aufzuzeigen, wobei hier bedeutsam ist, daß der Manische aktiv durch normverletzende und aggressive Verhaltensweisen seine Rollenidentität zerstört bzw. durch Kündigung, Scheidung etc. aufgibt, um sich unabhängig zu machen und Ich-Identität zu postulieren.

Der im Vergleich zur Schizophrenie günstige Verlauf manisch-depressiver Psychosen mit einer überwiegenden restitutio ad integrum könnte aus rollendynamischer Sicht dadurch erklärt werden, daß es Manisch-Depressiven im allgemeinen wieder gelingt, ihre angeschlagene Identität zu rekonstruieren, indem sie entweder wieder in ihre früheren Rollen zurückkehren oder neue Rollenidentitäten aufbauen, wogegen dies dem Schizophrenen infolge seiner häufig mißlungenen sekundären Sozialisation nicht möglich ist. Manisch-Depressive sind zum Zeitpunkt der Erstmanifestation ihrer Krankheit im Unterschied zu Schizophrenen in der Regel verheiratet und beruflich tätig (BAER 1975 u.a.). Etwas anders ist die Situation häufig im höheren Lebensalter. Dieses geht nicht nur, u.a. durch die Auflösung der Großfamilie, mit zahlreichen Rollenverlusten einher, sondern letzte sind auch nicht mehr so leicht durch den Erwerb neuer Rollen kompensierbar. Dies könnte erklären, warum Depressionen im höheren Lebensalter oft zur Chronifizierung neigen.

2. Auswirkung der Erkrankung auf die Umgebung

Die Beurteilung der Auswirkungen der depressiven Behinderung auf die Umgebung setzt eine nähere Kennzeichnung der Art der Behinderung in den sozialen Rollen voraus. Hier bot sich vor allem die Unterscheidung zwischen instrumentellen oder Arbeitsrollen und expressiven Rollen an, wobei es die primäre Aufgabe der letzten ist, integrative und affektive Bezüge zu anderen Rollenpartnern aufrechtzuerhalten. Weissman et al. (1971) und Weissman u. Paykel (1974) konnten anhand dieser Unterscheidung zeigen, daß depressive Frauen in Sozialrollen mit eher instrumentellen Funktionen weit weniger behindert waren als in solchen mit mehr expressivem Charakter. So kamen diese Frauen in ihrer Arbeit außerhalb ihres Hauses besser zurecht als bei der Erfüllung ihrer häuslichen Pflichten, vor allem in den intimen Beziehungen zum Ehegatten und zu den Kindern, in denen es weit mehr auf emotionale und expressive Rollenfunktionen ankommt. Brown u. Harris (1978) kamen zu ähnlichen Ergebnissen. Arbeit außerhalb des Hauses scheint sogar vor Depressionen zu schützen und wird häufig trotz Symptomen und quälerischer Bemühung fortgeführt. Die Behinderung Depressiver in den expressiven Rollen, welche die eigentliche depressive Phase häufig noch lange überdauern, bleiben oft wenig bemerkt und werden vor allem nicht richtig erkannt.

Sie wirken sich bei depressiven Müttern vor allem im Verhältnis zu ihren Kindern, und zwar vor allem zu sehr kleinen Kindern und zu Adoleszenten, mit dem Risiko psychopathologischer Folgen nachteilig aus (zusammenfassende Übersicht Beardslee et al. 1983). Bei Kindern bis zum Alter von 4 Jahren depressiver Mütter wurden kognitive und emotionale Entwicklungsstörungen (Beardslee et al. 1983; Gaensbauer et al. 1984) bei den Jugendlichen allgemeine Beziehungsprobleme mit der Mutter (Weissman u. Siegel 1972) beschrieben.

3. Reaktion der Umwelt auf die Erkrankung

Während in der akuten Depression von seiten der Angehörigen im allgemeinen eine verstärkte besorgte Zuwendung zum Kranken erfolgt, fühlen sich die Kranken mit häufigen Rezidiven von diesen reservierter behandelt und erleben eine Distanzierung der Partner (Baer 1975). Übereinstimmend haben die Untersuchungen von Baer (1975) und von Essex et al. (1985) gezeigt, daß paradoxerweise Kranke mit schweren Depressionen weniger freundlich und ungeduldiger von ihren Angehörigen behandelt werden als solche mit leichten depressiven Störungen. Auch nimmt die Zahl und Dauer der Kontakte mit Angehörigen und Freunden bei zunehmender Schwere der Erkrankung ab. Eine Reihe von Studien (s. Hell 1982) weisen darauf hin, daß die Ehepartner Depressiver trotz der sonst geringen Induktion trauriger Gefühle auf die Umgebung dazu tendieren, ebenfalls bedrückt zu sein. Eine Chronifizierung der Depression kann dazu führen, daß der Partner sich mit dem Depressiven weder emotional einlassen noch von ihm lassen kann, so daß die Kommunikation zunehmend in eine interaktionale Sackgasse oder Pattsituation gerät (s. Übersicht von Hell 1980). Trotzdem scheint bei Depressiven im Unterschied zu manischen Patienten keine große Tendenz zur Desorganisation der Familie zu bestehen (Baer 1975). Manien scheinen für Ehepartner weit weniger tolerabel zu sein (Übersicht von KAPLAN DE-NOUR 1980). Dies hängt offenbar mit der Aggressivität, Selbstsucht, Untreue und dem oft normenverletzenden (antinomischen) Verhalten (KRAUS 1980) dieser Kranken zusammen. Auch erscheint der Umgebung das manische Verhalten eher willentlich gesteuert als das depressive. Der gesunde Partner wird vom manischen Patienten nicht nur häufig für alle Fehler und Probleme verantwortlich gemacht, sondern muß auch als Puffer zwischen dem Patienten und der Gesellschaft dienen. In einem Großteil der Paarbeziehungen (61%) lassen sich nach GREENE et al. (1976) dyadische interaktionale Systeme beobachten, in welchen ein gewöhnlich zwanghafter Partner einen spontan-emotional expressiven Partner (den Kranken) kontrolliert.

4. Manisch-depressive Krankheit als abweichendes Verhalten

Die Tatsache, daß die Auffälligkeiten manisch-depressiven Krankseins, wie jeden psychischen Krankseins, immer soziale sind, insofern, als der Kranke stets von einer sozialen Norm abweicht, läßt dieses als eine bestimmte Form abweichenden Verhaltens beschreiben. Dabei stellt sich allerdings die Frage, inwieweit das, was wir hier als Abweichung vor uns haben, primär durch den Krankheitsprozeß selbst bedingt ist, oder das sekundäre Ergebnis einer komplexen Wechselwirkung zwischen Krankheit und der Reaktion des Individuums auf seine Krankheit, der Reaktion der Gesellschaft auf den Kranken sowie der Reaktion des Individuums auf die Reaktion der Gesellschaft darstellt. Was hier also krankheitsbedingte Destruktion des Rollenverhaltens ist und was durch die gesellschaftlichen sowie patienteneigenen Interpretationen der Primärabweichung neu entstandener interaktionaler Kontext ist, läßt sich häufig schwer unterscheiden. Die Unterscheidung primärer und sekundärer Abweichung ist jedoch zur Erfassung der sozialen Folgewirkungen der neuen Identität eines solcherart Stigmatisierten von entscheidender Bedeutung. Da die Krankenrolle mit ihren ganz anderen Erwartungen und Pflichten oft mit einem Verlust und mit einer Neubesetzung bisheriger Sozialrollen einhergeht, kann sich diese unter Umständen in einer sog. Patientenkarriere perpetuieren.

Insbesondere der interaktionale Ansatz GLATZELS (1973, 1974, 1981) hat sich die Analyse der Symptomatik und des Verlaufes manisch-depressiven Krankseins unter dem Aspekt einer sekundären Abweichung zur Aufgabe gemacht. So beschreibt GLATZEL depressive und manische Symptome u. a. unter den Titeln einer Strategie der verdeckenden Selbstidentifikation und des Stigmamanagements als Ergebnis der Auseinandersetzung des Patienten mit seiner Störung und mit den Selbst- und Fremdzuschreibungen. Es kann jedoch danach gefragt werden, wie viele Reaktionsmöglichkeiten sind dem Patienten angesichts der Penetranz der primären Abweichung überhaupt noch verblieben, inwieweit kann er sich in seiner Psychose noch verhalten?

Wenn GLATZEL das psychotische Erleben und Verhalten nicht nur unter dem Aspekt einer Destruktion normalen Rollenverhaltens, sondern der Ausbildung besonderer Wahnrollen beschreibt, dann folgt er einem Rollenverständnis, in welchem Rolle nicht mehr durch die Reziprozität von Verhaltenserwartungen und von allgemein verbindlichen Normen definiert ist. Anhand eines solchen, eher am Rollenspiel orientierten Rollenbegriffes unterscheidet GLATZEL u. a. den noch auf Interaktionspartner bezogenen depressiven Wahn (z. B. Rolle der schlechten Mutter) bis zur Lebensmitte von dem partnerlosen, an ubiquitären, überindividuellen Rollenfiguren (z. B. Rolle der Schlechtigkeit an sich) orientierten Wahn älterer Depressiver. GLATZELS insbesondere auf die Frage nach der Konsensualität der Situationsinterpretation von Rollenpartnern abhebende Analysen machen weniger Gebrauch von dem im Rollenbegriff implizierten Identitätstheorem als von der engen Beziehung zwischen Situation und Rolle. Wie sehr andererseits Situation und Identität miteinander verbunden sind, macht JANZARIKS (1974) Auffassung von der Situation als gelebter Struktur (worunter er u. a. das Inventar von Rollen versteht) deutlich.

In dieser engen Verbindung von Rolle, Identität und Situation scheint uns die längst nicht ausgeschöpfte besondere Fruchtbarkeit des rollendynamischen Ansatzes sowohl für die Deskription als auch für die Erforschung dynamischer und soziogenetischer Aspekte bei den manisch-depressiven Psychosen wie auch bei anderen psychiatrischen Erkrankungen zu liegen.

Literatur

Angst J (1966) Zur Ätiologie und Nosologie endogener depressiver Psychosen. Springer, Berlin Heidelberg New York

Arieti S (1959) Manic-depressive psychosis. In: Arieti S (ed) American handbook of psychiatry, vol I. Basic Books, New York, pp 419–454

Baer R (1975) Die sozialpsychiatrische Prognose der zyklothymen Depression. Thieme, Stuttgart

Bagley C (1973) Occupational class and symptoms of depression. Soc Sci Med 7:327–339

Beardslee WR, Bemporad J, Keller MB, Klerman GL (1983) Children of parents with major affective disorder: a review. Am J Psychiatry 140:825–832

Beck A (1967) Depression: clinical, experimental, and theoretical aspects. Harper and Row, New York

Becker J (1960) Achievement related characteristics of manic-depressives. J Abnorm Soc Psychol 60:334–339

Benedetti G (1981) Zur Psychodynamik der Depression. Nervenarzt 52:621–628

Berndt H (1968) Zur Soziogenese psychiatrischer Erkrankungen. Ein Bericht über ökologische und epidemiologische Forschungsergebnisse. Soziale Welt 19:23–46

Biedermann N (1976) Zum Zusammenhang von Persönlichkeitsmerkmalen mit der Auslösesituation manischer Psychosen bei Zyklothymen. Diss, Heidelberg

Blankenburg W (1964) Lebensgeschichtliche Faktoren bei manischen Psychosen. Nervenarzt 35:536

Bleuler E (1922) Die Probleme der Schizoidie und der Syntonie. Z Ges Neurol Psychiatr 78:373–399

Blumer H (1973) Der methodologische Standort des symbolischen Interaktionismus. In: Arbeitsgruppe der Bielefelder Soziologen (Hrsg) Alltagswissen, Interaktion und gesellschaftliche Wirklichkeit. I. Rowohlt, Reinbek b. Hamburg

Brodie HKH, Leff MJ (1971) Bipolar depression – a comparative study of patients characteristics. Am J Psychiatry 127:126–130

Brown GW (1979) Depression – a sociologist's view. Trends Neurosci 2:253–256

Brown GW, Harris T (1978) Social origins of depression: a study of psychiatric disorder in women. Tavistock, London

Cohen MB, Baker G, Cohen RA, Fromm-Reichmann F, Weigert EW (1954) An intensive study of 12 cases of manic-depressive psychosis. Psychiatry 17:103–137

Dietrich H (1961) Analyse socio-kultureller Faktoren bei depressiven Patientinnen. Confin Psychiat 4:110–122

Dinshah G, Herzl RS (1980) Social cultural and epidemiologic aspects of mania. In: Belmaker RH, van Praag HM (eds) Mania. MTP Press, Falcon House, Lancaster

Dreitzel HP (1968) Die gesellschaftlichen Leiden und das Leiden an der Gesellschaft. Enke, Stuttgart

Durkheim E (1973) Der Selbstmord. Luchterhand XXVII, Neuwied Berlin

Eaton JW, Weil RJ (1955) Culture and mental disorders. Free Press, New York

Erikson EH (1966) Identität und Lebenszyklus (Theorie II). Suhrkamp, Frankfurt/M

Essex MJ, Klein MH, Lohr MJ, Smith BL (1985) Intimacy and depression in older women. Psychiatry 48:159–178

Faris RE, Dunham HW (1939) Mental disorders in urban areas. Chicago Univ Press, Chicago

Finley CB, Wilson DC (1951) The relation of the family to manic-depressive psychosis. Dis Nerv Syst 12:39–43

Frenkel-Brunswik E (1948) Intolerance of ambiguity as an emotional and perceptual personality variable. J Personality 18:108–143

Gaensbauer TJ, Harmon RJ, Cytryn L, McKnew DH (1984) Social and affective development in infants with a manic-depressive parent. Am J Psychiatry 141(2):223–229

Gibson RW, Cohen MB, Cohen RA (1959) On the dynamics of the manic-depressive personality. Am J Psychiatry 115:1101–1107

Glassner B, Haldipur CV, Dessauersmith J (1979) Role loss and working-class manic depression. J Nerv Ment Dis 167(9):530–541

Glatzel J (1973) Gestaltwandel depressiven Wahns. Rollentheoretische Überlegungen zum depressiven Wahn. In: Glatzel J (Hrsg) Gestaltwandel psychiatrischer Krankheitsbilder. Schattauer, Stuttgart New York, S 159–177

Glatzel J (1974) Zyklothyme Verstimmung und Entfremdungserlebnis. Nervenarzt 45:119–125

Glatzel J (1981) Spezielle Psychopathologie. Enke, Stuttgart

Goffman E (1973) Interactionsrituale. Suhrkamp, Frankfurt/M

Gove WR (1972) The relationship between sex roles, marital status, and mental illness. Soc Forces 51:34–44

Gove WR (1973) Sex, marital status, and mortality. Am J Sociol 79:45–67

Greene BL, Lustig N, Lee RR (1976) Marital therapy when one spouse has primary affective disorder. Am J Psychiatr 133:827–830

Haase HJ (1976) Depressionen. Schattauer, Stuttgart New York

Häfner H (1962) Struktur und Verlaufsgestalt manischer Verstimmungsphasen. Jb Psychol Psychother Med Anthropol 9:196–217

Häfner H, Reimann H, Immich H, Martini H (1969) Inzidenz seelischer Erkrankungen in Mannheim 1965. Sozialpsychiatrie 4:126–135

Hell D (1980) Die Sozial- und Familienbeziehungen Depressiver. Fortschr Neurol Psychiatr 48:447–457

Hell D (1982) Ehen depressiver und schizophrener Menschen. Springer, Berlin Heidelberg New York

Janzarik W (1974) Probleme der strukturell-dynamischen Kohärenz in der Zyklothymieforschung. Nervenarzt 45:628–638

Jonescu-Tongyonk J (1974) Depressionen "en mariage". In: Walcher W (Hrsg) Zur Systematik, Provokation und Therapie Depressiver Psychosen. Hollinek, Wien

Kaplan De-Nour A (1980) Psychosocial aspects of the management of mania. In: Belmaker RH, van Praag HM (eds) Mania. MTP Press, Falcon House, Lancaster

Kielholz P (1957) Diagnostik und Therapie der depressiven Zustandsbilder. Schweiz Med Wochenschr 87:87–90, 107–110

Kielholz P (1971) Diagnose und Therapie der Depression für den Praktiker, 3. Aufl. Lehmann, München

Krappmann L (1973) Soziologische Dimensionen der Identität, 3. Aufl. Klett, Stuttgart

Kraus A (1971) Der Typus melancholicus in östlicher und westlicher Forschung. Nervenarzt 42:481–483

Kraus A (1977) Sozialverhalten und Psychose Manisch-Depressiver. Enke, Stuttgart
Kraus A (1980) Bedeutung und Rezeption der Rollentheorie in der Psychiatrie. In: Peters UH (Hrsg) Ergebnisse für die Medizin (2) Psychiatrie. Kindler, Zürich (Die Psychologie des 20. Jh, Bd X)
Kraus A (1980) Vom Umgang Manisch-Depressiver mit sozialen Normen. Medizin, Mensch, Gesellschaft 5:250–255
Kraus A (1985) Praktische Konsequenzen des rollentheoretischen Ansatzes am Beispiel der manisch-depressiven Psychosen. In: Janzarik W (Hrsg) Psychopathologie und Praxis. Enke, Stuttgart
Krishnan KRR, Swartz MS, Larson MJ, Santoliquido G (1984) Funeral mania in recurrent bipolar affective disorders: reports of three cases. J Clin Psychiatry 45:310–311
Lang H (1978) Psychiatrische Perspektiven zur Frage nach dem Vater. In: Tellenbach H (Hrsg) Das Vaterbild im Abendland. I. Kohlhammer, Stuttgart Berlin Köln Mainz
Lauter H (1969) Zur Rollendynamik bei manisch-depressiven Zwillingen. In: Schulte W, Mende W (Hrsg) Melancholie. Thieme, Stuttgart
Lesser AL (1983) Hypomania and marital conflict. Can J Psychiatry 28(5):362–366
Linsky H (1969) Community structure and depressive disorders. Soc Problems 17:120–131
Linton R (1945) The cultural background of personality. Appleton Century Croft, New York
Ludwig AM, Ables MF (1974) Mania and marriage: the relationship between biological and behavioral variables. Compr Psychiatry 15:411–421
Matussek PA, Feil WB (1983) Personality attributes of depressive patients. Arch Gen Psychiatry 40:783–790
Matussek PA, Halbach A, Troeger U (1965) Endogene Depression. Urban und Schwarzenberg, München Berlin
Mayer JA (1979) Material therapy with manic-depressive patients treated with lithium. Compr Psychiatry 20:419–426
Mead GH (1934) Mind, Self, and Society. From the standpoint of a social behaviorist. Chicago University Press, Chicago London
Mead GH (1968) Geist, Identität und Gesellschaft. Suhrkamp, Frankfurt/M
Merton RK (1961) Social theory and social structure, vol III. Free Press, Glencoe, Ill, pp 131–206
Merton RK, Barber E (1963) Sociological ambivalence. In: Tiryakian EA (ed) Sociological theory, values and sociocultural change. Free Press, New York
Monnelly EP, Woodruff RA, Robins LN (1974) Manic depressive illness and social achievement in a public hospital sample. Acta Psychiatr Scand 50:318–325
Moreno JL (1934) Who shall survive? A new approach to the problem of human interrelations. Nervous and Mental Disease Publishing, Washington DC (Monograph No 58)
Ødegaard Ø (1956) The incidence of psychosis in various occupations. Int J Soc Psychiatry 2:85–104
Parsons T (1964) Social structure and personality. Free Press, New York
Paykel ES (1982) Social and psychological causes of affective disorders. In: Wing GK, Wing L (eds) Psychoses of uncertain aetiology. Cambridge Univ Press, Cambridge London New York (Handbook of Psychiatry 3)
Penfold PS (1981) Women and depression. Can J Psychiatry 26(1):24–31
Plessner H (1964) Conditio humana. Neske, Pfullingen
Radloff L (1975) Sex differences in depression: the effects of occupation and marital status. Sex Roles 1:249–269
Reiter A (1965) Gestalt- und erkenntnispsychologischer Beitrag zum melancholischen Wahn. Arch Psychiat Nervenkr 207:114–127
Richter HE (1969) Eltern, Kind und Neurose. Rowohlt, Reinbek b. Hamburg
Schied HW, Tölle R (1972) Psychosoziale Faktoren bei endogener Depression. Dargestellt an zwei Familien. Psychiatr Clin 5:55–66
Schindler R (1971) Die Sociodynamik in der therapeutischen Gruppe. In: Heigl-Evers A (Hrsg) Psychoanalyse und Gruppe. Vandenhoeck und Ruprecht, Göttingen
Shimoda K. Die in japanischer Sprache vorliegenden Arbeiten K Shimodas wurden von A Kraus 1971 zusammengefaßt
Silverman C (1968) The epidemiology of depression. Johns Hopkins Press, Baltimore

Spalt L (1975) Demographic characteristics in affective disorders. Dis Nerv Syst 36:209–214
Spalt L (1977) Occupation characteristics in affective disorders. Dis Nerv Syst 38:548–552
Spielberger CD, Parker JB, Becker J (1963) Conformity and achievement in remitted manic-depressive patients. J Nerv Ment Dis 137:162–172
Stierlin HG (1976) „Rolle" und „Auftrag" in der Familientheorie und -therapie. Familiendynamik 4:I
Stierlin H, Simon FB (1986) Familientherapie. In: Kisker KP, Lauter H, Meyer J-E, Müller C, Strömgren E (Hrsg) Psychiatrie der Gegenwart, 3. Aufl, Bd 1. Springer, Berlin Heidelberg New York Tokyo, S 249–275
Stierlin HG, Weber G, Schmidt G, Simon F (1986) Features of families with major affective disorders. Family Process 25:325–336
Tellenbach H (1965) Zur situationspsychologischen Analyse des Vorfeldes endogener Manien. Jb Psychol Psychother Med Anthropol 12:174
Tellenbach H (1983) Melancholie. Problemgeschichte, Endogenität, Typologie, Pathogenese, Klinik, 4. erw. Aufl. Springer, Berlin Heidelberg New York
Vogel A (1987) Sozialprestige und Berufsstatus bipolar manisch-depressiver und monopolar depressiver Klinikpatienten. Inaugural Diss Heidelberg
Wechsler H (1961) Community growth, depressive disorders and suicide. Am J Sociol 67:9–16
Weissman MM, Klerman GL (1977) Sex differences and the epidemiology of depression. Arch Gen Psychiatry 34:98–111
Weissman MM, Myers JK (1978) Affective disorders in a US Urban community. Arch Gen Psychiatry 35:1304–1311
Weissman MM, Paykel ES (1974) The depressed woman: a study of social relationships. University of Chicago Press, Chicago
Weissman MM, Siegel R (1972) The depressed woman and her rebellious adolescent. Social Casework 53:565–570
Weissman MM, Paykel GS, Siegel R, Klerman GL (1971) The social role performance of depressed women. Am J Orthopsychiatry 41:390–405
Wilson D (1951) Families of manic depressives. Dis Nerv Syst 12:362–369
Woodruff RA, Robins LN, Winokur G, Wabran T (1971) Manic-depressive illness and social achievement. Acta Psychiatr Scand 47:237–249
Zerssen D von (1982) Personality and affective disorders. In: Paykel GS (ed) Handbook of affective disorders. Churchill Livingstone, Edinburgh London Melbourne New York

Sachverzeichnis

Psychiatrie der Gegenwart

Herausgeber:
K. P. Kiesker, H. Lauter, J.-E. Meyer, C. Müller E. Strömgren

3., völlig neu gestaltete Auflage in 9 Bänden

Band 3

Abhängigkeit und Sucht

Bearbeitet von D. P. Agarwal, C. Allgulander, J. Ch. Bode, J. Böning, B. Born, G. Buchkremer, W. Feuerlein, J. Gerchow, H. W. Goedde, E. Holzbach, D. Ladewig, F. Majewski, W. Poser, H. Renn, K.-L. Täschner, R. Tölle, K. Wanke, J. P. von Wartburg, R. Welz

1986. 24 Abbildungen. X, 474 Seiten. Gebunden DM 148,–. Subskriptionspreis Gebunden DM 133,20.
ISBN 3-540-17104-5

Inhaltsübersicht: Definition und Diagnose der Suchtkrankheiten. – Zur Psychologie der Sucht. – Prävention. Organisatorische und evaliative Aspekte. – Die rechtlichen Aspekte bei Suchtkranken. – Epidemiologie des Drogenmißbrauchs. – Genetik des Alkoholismus. – Klinik und Pathophysiologie des Alkoholismus. – Biochemie des Alkoholismus. – Die internistischen Folgeerkrankungen des Alkoholismus. – Teratogene Schäden durch Alkohol. – Therapie des Alkoholismus. – Klinik der Rauschdrogen. – Drogenpsychosen. – Die Behandlung Drogenabhängiger. – Klinik der Medikamentenabhängigkeit. – Prävention und Therapie der primären Medikamentenabhängigkeit. – Nikotinabhängigkeit.

Band 4

Schizophrenien

Bearbeitet von P. Baumann, G. Benedetti, P. Berner, F. Flekkøy, C. G. Gottfries, P. Hartwich, H. Lang, Ch. Mundt, N. Retterstøl, C. Scharfetter, G. Schönbeck, E. Strömgren, J. Wing

1987. 4 Abbildungen, 12 Tabellen. IX, 400 Seiten. Gebunden DM 140,–. Subskriptionspreis DM 126,–.
ISBN 3-540-17418-2

Inhaltsübersicht: Definition, Abgrenzung, Geschichte. – Die Psychopathologie der Schizophrenien. – Schizophrenie – Verlauf und Prognose. – Ätiologie. – Psychogene nicht-schizophrene Psychosen. – Nicht-schizophrene paranoide Entwicklungen und Paranoia. – Biologische Behandlungsmethoden. – Psychotherapeutische Behandlungsmethoden. – Rehabilitation, Soziotherapie und Prävention. – Psychopharmakologie. – Grundlagen.

(Der Subskriptionspreis ist gültig bei Verpflichtung zur Abnahme aller 9 Bände)

Springer-Verlag
Berlin Heidelberg NewYork
London Paris Tokyo

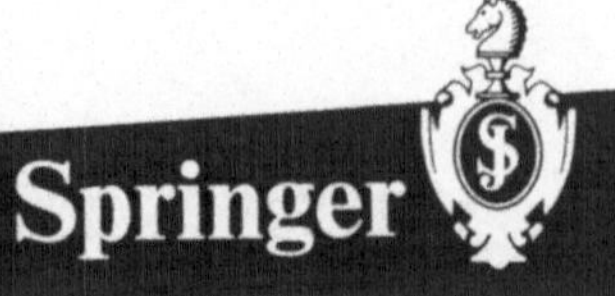